生物材料科学与工程丛书

王迎军　总主编

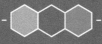

纳米生物材料

刘昌胜 等　著

科学出版社

北京

内 容 简 介

本书为"生物材料科学与工程丛书"之一。本书以著者近年来对纳米生物材料的研究成果为主要基础，并结合国内外的研究现状和发展趋势而著。从纳米生物材料的特性、结构和基本原理出发，简要介绍纳米生物材料的基本情况（第1章）。以纳米钙磷类、二氧化硅、碳等无机生物材料（第2~4章）及纳米纤维材料（第5章）、纳米生物复合材料（第6章）为主线，重点研究纳米生物材料的合成、掺杂改性、组装复合等可控制备技术，表征材料的结构和独特性能。同时，较详细地介绍纳米生物材料作为药物载体、基因载体和生物医学量子点在成像、诊断、检测、示踪和抗菌等方面的最新进展和发展动态（第7~9章）。在此基础上，评述纳米生物材料的生物新效应（第10章），介绍纳米生物材料结构与功能关系的原位表征新技术（第11章），并阐述纳米生物材料的安全性研究（第12章）。

本书可供纳米生物材料领域的研究人员参考使用，也可作为高等院校、科研院所从事纳米生物材料方面科研工作的研究生的入门学习资料或参考书，另外关注纳米生物材料领域的具备中等教育水平的人员也可阅读。

图书在版编目（CIP）数据

纳米生物材料/刘昌胜等著. —北京：科学出版社，2021.7

（生物材料科学与工程丛书/王迎军总主编）

国家出版基金项目

ISBN 978-7-03-068524-7

Ⅰ. ①纳…　Ⅱ. ①刘…　Ⅲ. ①纳米材料－生物材料－研究

Ⅳ. ①R318.08

中国版本图书馆 CIP 数据核字（2021）第 060295 号

丛书策划：翁靖一

责任编辑：翁靖一　孙静惠 / 责任校对：杜子昂

责任印制：吴兆东 / 封面设计：东方人华

科 学 出 版 社 出版

北京东黄城根北街 16 号

邮政编码：100717

http://www.sciencep.com

北京中科印刷有限公司 印刷

科学出版社发行　各地新华书店经销

*

2021 年 7 月第 一 版　　开本：B5（720×1000）

2023 年 7 月第三次印刷　印张：32 3/4

字数：620 000

定价：268.00 元

（如有印装质量问题，我社负责调换）

生物材料科学与工程丛书

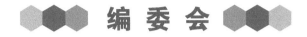

编 委 会

总　序

生物材料科学与工程是与人类大健康息息相关的学科领域，随着社会发展和人们对健康水平要求的不断提高，作为整个医疗器械行业基础的生物材料，愈来愈受到各国政府、科学界、产业界的高度关注。

生物材料及其制品在临床上的应用不仅显著降低了心血管疾病、重大创伤等的死亡率，也大大改善了人类的健康状况和生活质量。因此，以医治疾病、增进健康、提高生命质量、造福人类为宗旨的生物材料也是各国竞争的热点领域之一。我国政府高度重视生物材料发展，制定了一系列生物材料发展战略规划。2017年科技部印发的《"十三五"医疗器械科技创新专项规划》将生物材料领域列为国家前沿和颠覆性技术重点发展方向之一，并将骨科修复与植入材料及器械、口腔种植修复材料与系统、新型心脑血管植介入器械及神经修复与再生材料列为重大产品研发重点发展方向，要求重点开展生物材料的细胞组织相互作用机制、不同尺度特别是纳米尺度与不同物理因子的生物学效应等基础研究，加快发展生物医用材料表面改性、生物医用材料基因组学、植入材料及组织工程支架的个性化 3D 打印等新技术，促进生物材料的临床应用，并从国家政策层面和各种形式的经费投入为生物材料的大力发展保驾护航。

生物材料的发展经历了从二十世纪的传统生物材料到基于细胞和分子水平的新型生物材料，以及即将突破的如生物 3D 打印、材料基因组等关键技术的新一代生物材料，其科学内容、研究范围和应用效果都发生了很大的变化。在科技快速迭代的今天，生物材料领域现有的重要专著，已经很难满足我国生物材料科学与工程领域科研工作者、教师、医生、学生和企业家的最新需求。因此，对生物材料科学与工程这一国际重点关注领域的科学基础、研究进展、最新技术、行业发展以及未来展望等进行系统而全面地梳理、总结和思考，形成完整的知识体系，对了解我国生物材料从基础到应用发展的全貌，推动我国生物材料研究与医疗器械行业发展，促进其在生命健康领域的应用，都具有重要的指导意义和社会价值。

为此，我接受科学出版社的邀请，组织活跃在科研第一线的生物材料领域刘昌胜、陈学思、顾宁等院士、教育部"长江学者"特聘教授，国家杰出青年科学基金获得者等近四十位优秀科学家撰写了这套"生物材料科学与工程丛书"。丛书内容涵盖了纳米生物材料、可降解医用高分子材料、自适应性生物材料、生物医用金属材料、生物医用高分子材料、生物材料三维打印技术及应用、生物材料表界面与表面改性、生物医用材料力学、生物医用仿生材料、生物活性玻璃、生物材料的生物相容性、基于生物材料的药物递送系统、海洋生物材料、细菌纤维素生物材料、生物医学材料评价方法与技术、生物材料的生物适配性、生物医用陶瓷、生物医用心血管材料及器械等生物材料科学与工程的主要发展方向。

本套丛书具有原创性强、涵盖面广、实用性突出等特点，希望不仅能全面、新颖地反映出该领域研究的主流和发展趋势，还能为生物科学、材料科学、医学、生物医学工程等多学科交叉领域的广大科技工作者、教育工作者、学生、企业家及政府部门提供权威、宝贵的参考资料，引领对此领域感兴趣的广大读者对生物材料发展前沿进行深入学习和研究，实现科技成果的推广与普及，也为推动学科发展、促进产学研融合发挥桥梁作用。

在本套丛书付梓之际，我衷心感谢参与撰写、编审工作的各位科学家和行业专家。感谢参与丛书组织联系的工作人员，并诚挚感谢科学出版社各级领导和编辑为这套丛书的策划和出版所做出的一切努力。

中国工程院院士

亚太材料科学院院士

华南理工大学教授

●●● 前　言 ●●●

纳米材料所具有的独特性能不仅为设计和制备新型高性能生物材料提供了新思路和新方法，而且为生物材料领域中采用常规技术和方法所无法解决的问题提供了新的手段。纳米生物材料是纳米科技向生物材料领域渗透的产物，是新材料和纳米生物技术研究的核心内容之一，在生物、医药、卫生领域有着广泛的应用前景。

纳米生物材料是 21 世纪的前沿学科之一，高分辨显微术的出现、先进材料制备技术及生物医学的快速发展对纳米生物材料的发展起到了举足轻重的推动作用。纳米生物材料在组织修复、抗肿瘤、抗菌和生物成像与检测等方面的基础和应用研究取得了飞速发展，部分纳米生物材料或者其复合材料已经实现产业化，并被成功应用于临床。本书作者及其研究团队围绕纳米生物材料的可控制备、功能组装、纳米化后所表现出的特殊生物活性（如细胞/组织的调控、抗肿瘤活性、抗菌活性等）及生物学效应、新型药物传输载体、纳米生物材料的原位表征技术、纳米生物材料的安全性等方面开展了富有成效的研究。为了展现这些研究成果，促进国内纳米生物材料研究领域的快速发展，"生物材料科学与工程丛书"总主编王迎军院士特委托我们撰写了《纳米生物材料》一书。

纳米生物材料的研究，不仅具有重要的学术价值，同时也具有重大的经济价值和深远的社会意义。我们相信，通过本书的介绍，读者可以对纳米生物材料的研究热点和发展趋势、应用前景及其与相关学科的交互影响有一个比较系统、全面的了解。同时，也必将有效推动我国纳米生物材料和医疗健康产业的快速发展。

本书由华东理工大学刘昌胜组织撰写、统稿和审核。具体的写作分工如下：第1章由华东理工大学袁媛教授和刘昌胜教授等撰写，第2章由华东理工大学陈芳萍教授和刘昌胜教授等撰写，第3章由华东理工大学李永生教授等撰写，第4章由苏州大学康振辉教授撰写，第5章由东华大学莫秀梅教授等撰写，第6章由清华大学王秀梅教授等撰写，第7章由中国科学院上海药物研究所于海军研究员和北京大学戴志飞教授等撰写，第8章由华东师范大学步文博教授及华东理工大学李永生教授、屈雪教授、刘昌胜教授和东南大学顾宁教授等撰写，第 9 章由武汉大学庞代文教授等撰写，第 10 章由华东理工大学钱江潮教授、袁媛教授和刘昌胜教授等撰写，第 11 章由上海科技大学江怀东教授等撰写，第 12 章由国家纳米科学中心陈春英研究员和赵宇亮院士等撰写。华东理工大学的陈芳萍教授对全书的每个章节进行了校订安排和编务工作。

　　本书的撰写以内容丰富、数据翔实、条理清晰、结构合理为基本要求，涵盖了纳米生物材料制备、表面修饰改性、检测表征、机制和效应探索以及临床应用等方面的新进展。同时，在编写的过程中，力求语言的精炼和准确、通俗易懂。本书不仅适合于从事纳米生物材料研究、产品开发人员以及在校涉及纳米生物材料的本科生和研究生使用，也可为生物材料生产者、经营者、投资者及其监督管理部门等提供导引。

刘昌胜

2021 年 3 月 11 日

目　　录

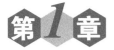

纳米生物材料概述

1.1.1 纳米材料

材料是人类赖以生存和发展的基础，是人类社会进步与发展的先导。尤其是当前，现代高科技的发展更强烈地依赖于新材料的发展；同时也对材料的性能提出了更高、更苛刻的要求。随着对材料结构-性能认识的不断深入，研究者认识到一定尺度范围内材料本体及表/界面的特性改变是调控其性能的有效手段，尤其是在纳米到微米范围内（图 1-1）。亚微米尺度可显著改善材料性能，而纳米尺度则可赋予材料新的性能。

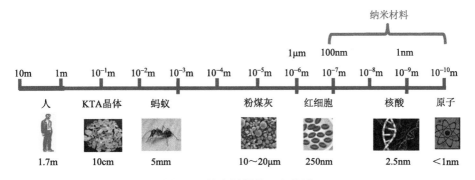

图 1-1 纳米材料的尺度范围

纳米材料是指在三维空间中至少有一维处于纳米尺度范围（0.1～100nm）或者由该尺度范围的物质为基本结构单元所构成的材料的总称。从尺寸大小来说，纳米尺度范围相当于 10～100 个原子紧密排列在一起。从传统的微观和宏观的观点看，纳米尺度处于原子簇和宏观物体交界的过渡区域，既非典型的微观系统亦非典型的宏观系统,而是一种典型的介观系统[1]。通常,当物质达到纳米尺度以后,会因独特的表面效应、小尺寸效应、宏观量子隧道效应和量子限域效应而呈现完全不同于传统宏观物质的奇异或反常的物理、化学或生物特性,即纳米效应[2]。纳米材料的性能往往由量子力学决定。如果仅仅是尺度达到纳米,而没有表现出特殊性能的材料,不能称为纳米材料。

根据物理形态划分,纳米材料大致可分为纳米粉末(纳米颗粒)、纳米纤维(纳米管、纳米线)、纳米膜、纳米块体等四类。如果按维数,纳米材料的基本单元可以分为四类:①零维纳米材料,是指在三维尺寸均为纳米量级的纳米颗粒或原子团簇;②一维纳米材料,是指在三维空间有两维处于纳米尺度,如纳米丝、纳米棒、纳米管等;③二维纳米材料,是指在三维空间中有一维在纳米尺度,如超薄膜、多层膜、超晶格等;④三维纳米材料,是指由纳米颗粒、纳米线、纳米孔等组成的三维空间上均大于100nm的纳米结构材料,如纳米气溶胶、多级微纳结构支架材料等。

1.1.2 生物材料

生物材料(biomaterials),又称生物医学材料,是用于与生命系统接触和发生相互作用的,并能对其细胞、组织和器官进行诊断、治疗、修复或替换机体组织、器官或增进其功能的一类天然或人工合成的特殊功能材料,要求具有生物相容性及可替代活组织的某些功能。生物材料是材料科学、生命科学、化学、生物学、解剖学、病理学、临床医学、药物学、工程技术、机械及人工智能等多种学科相互交叉渗透的领域。生物材料有人工合成材料和天然材料;有单一材料、复合材料以及活体细胞或天然组织与无生命的材料结合而成的复合杂化材料。生物材料本身不是药物,其治疗途径是以与生物机体直接结合和相互作用为基本特征。

1.1.3 纳米生物材料简介

纳米生物材料是纳米科技向生物材料领域渗透的产物,纳米材料所具有的独特性能不仅为设计和制备新型高性能生物材料提供了新思路和新方法,而且为生物材料领域中采用常规技术和方法所无法解决的问题提供了新的手段,是新材料和纳米生物技术研究的核心内容之一,在医药卫生领域有着广泛的应用和明确的产业化前景。通常,纳米生物材料的发展主要包括两个方面:①利用新兴的纳米技术解决生物学和医学方面的关键技术难题和重要科学问题;②借鉴生物学原理,仿生设计构建新型具有纳米尺度的生物材料，改善或提高材料的性能。

　　纳米生物材料必须通过直接或间接参与生命活动才能发挥其作用。细胞是组成生命的基本单元，生物材料与细胞之间的相互作用是其实现功能的基础和核心。蛋白质以及基因级联激活是生物材料调控细胞行为的本质。纳米生物材料特殊的尺寸和结构决定了其与细胞/蛋白质之间的相互作用完全不同于常规材料，呈现一系列特异的生物学效应。例如，对一维纳米粒子来讲，其粒径小于动物细胞（5～50μm），与生物体重要的蛋白质和核酸相当，这就使得纳米粒子可以进入细胞并对体内蛋白质和遗传物质的生长产生影响[3]，而且也可以携带药物/基因等进入细胞发挥治疗作用[4, 5]。另外，纳米微观结构材料与生物体内细胞生存的微环境（大多是由 66nm 胶原纤维构成的纳米支架结构）处于相同的尺寸，因此其空间微观结构，如粗糙程度、空隙大小及分布等对细胞形态、黏附、铺展、定向生长及生物活性均有很大的影响[6, 7]。

　　尽管研究的历史有限，但纳米生物材料发展迅猛，呈现出旺盛的生命力。尤其是近年来，随着纳米科技、生物技术等相关领域研究和相关检测手段的快速发展，纳米生物材料取得了引人注目的成就。一方面，对于纳米生物材料的可控制备、功能组装及其纳米化后所表现出的特殊的生物活性（如细胞/组织的调控、抗肿瘤活性、抗菌活性、基因转染等）以及过程的纳米尺度效应（如纳米粒子的大小、表/界面特性等对其生物学效应的影响规律及机理等）有了系统深入的认识；另一方面，部分纳米生物材料或者其复合材料已经实现产业化，被成功应用于临床，挽救患者生命，造福人类社会。

1.2　纳米生物材料发展历史与现状

1.2.1　发展历史

　　从 20 世纪 50 年代开始，随着材料学、生物学和纳米技术等多学科技术的发展，纳米生物材料开始起步并逐步应用于组织修复、药物载体以及生物检测和诊断等生物医学领域。80 年代，扫描隧道显微镜出现，伴随着纳米技术的飞速发展，纳米生物材料作为一门新兴的学科也得到了加速发展[8]。纵观纳米生物材料的发展历史，不难发现高分辨显微术的出现、先进材料制备技术及生物医学的快速发展对纳米生物材料的发展起到了举足轻重的推动作用，其发展过程大致可以分为三个阶段：第一阶段——起步；第二阶段——加速；第三阶段——腾飞（图 1-2）。

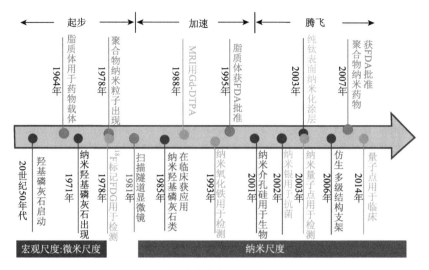

图 1-2 纳米生物材料的发展历程

第一阶段：20 世纪之前，受限于传统的材料加工方法以及落后的材料分析检测技术，纳米生物材料的发展基本处于起步阶段，理论研究匮乏。大约从 20 世纪早期开始，电子衍射技术和电子显微术等关键检测分析手段逐渐出现和发展，标志着人类对纳米尺度有了更加直观的认识，纳米生物材料开始萌芽。20 世纪 50 年代，羟基磷灰石（HAP）作为一种无机纳米生物材料首先得到了广泛关注。1958 年，Posner 等对 HAP 的晶体结构进行了细致的分析。60 年代，Neuman 等用 X 射线衍射技术研究了骨骼和牙釉质中碳酸 HAP 的结晶性和晶格变形[9]。除了 HAP 无机纳米材料，有机纳米材料作为药物载体的研究也开始起步。1964 年，英国学者 Bangham 将磷脂分散在水中进行电镜观察时发现脂质体，并发现其对药物具有较好的包载能力，是一种良好的药物载体[10]。70 年代末，自从 Couvreur 等首次报道了聚氰基丙烯酸烷基酯纳米粒子以来，有关它用于药物载体的研究一直方兴未艾[11]。

第二阶段：进入 20 世纪 80 年代，高分辨显微术逐渐发展成熟，极大地促进了纳米生物材料的发展。1981 年，Gerd Binnig 和 Heinrich Rohrer 在瑞士苏黎世的 IBM 实验室发明了扫描隧道显微镜（scanning tunneling microscope，STM），这一年被广泛视为纳米元年[12]。STM 的出现为我们揭示了一个可见的原子、分子世界，对于纳米生物材料的发展产生了积极促进作用，多种纳米生物材料开始走出实验室并应用于临床。1985 年，纳米 HAP 开始应用于临床[13]；1988 年，钆喷酸葡甲胺（Gd-DTPA）作为造影剂用于增强核磁共振诊断检查效果[14]；1993 年，超顺磁性氧化铁纳米颗粒用于生物成像；1995 年，脂质体获得美国食品药品监督管理局（FDA）批准[15]。

第三阶段：21 世纪以来，纳米生物材料在组织修复、抗肿瘤、抗菌和生物检测等领域的基础和应用研究开始飞速发展，开启了百花齐放、百家争鸣的新时代。除了传统的纳米生物材料，涌现了一批新的纳米生物医用材料。例如，由于具有比表面积大、载药量高等优势，纳米介孔材料开始应用于药物和蛋白质的输送。量子点纳米尺度上转换材料作为一种新型的荧光纳米材料，因其独特的光物理和光化学特性，也开始应用于生物医学检测领域。2003 年，Larson 等在 *Science* 上报道了量子点的多光子发射性质，这样在荧光成像的时候可以完全避开生物组织的背景荧光[16]。2004 年，Bhatia 等报道了量子点的生物毒性，使得关于量子点的研究趋于理性[17]。此外可通过修饰量子点提高其水溶性并降低其生物毒性，开发量子点探针用于生物检测。同时，随着研究的日益成熟，许多纳米生物材料开始应用于临床，如纳米骨组织修复材料、纳米脂质体、纳米氧化铁等。

1.2.2　国内外的发展现状

现代医学目前正向损伤组织和器官的完美再生和重建、肌体生理功能恢复和增进、个性化和微创治疗以及早期检测诊断、诊疗一体化等方向发展，传统的医用金属、无机陶瓷、高分子等材料，已无法满足医学和临床需求。纳米科技的出现为现代生物医用材料和临床的发展带来了新的机遇与挑战。纳米生物材料是 21 世纪的前沿学科之一，属于典型的应用科学。尽管纳米生物材料的发展历史不长，但由于其在保障人类的健康和诊疗等方面所起的巨大作用，得到了全世界很多国家政府、研究机构和企业的高度重视，包括斯坦福大学、哈佛大学、麻省理工学院、剑桥大学等著名机构均走在纳米生物材料研究的前沿。从目前研究和临床应用的热点来看，纳米生物材料主要涉及纳米组织修复材料、纳米药物和基因载体、纳米生物探针和检测技术等重要领域。以下就这些领域目前的研究进展进行分述。

1. 纳米组织修复材料

利用生物材料、组织工程支架等对组织器官进行再生修复是再生医学的重要研究方向。其中，构建利于体内外蛋白质吸附、细胞黏附/分化、组织长入、营养输送的材料是关键。生物活性不足、修复速度慢、修复效果不理想等是临床普遍存在的共性问题。目前，模拟天然组织组成结构设计构建具有纳米本体或纳米表/界面结构的支架材料、可注射材料等成为国内外关注的热点。如基于骨组织的组成仿生设计胶原纳米复合材料、纳米陶瓷材料、纳米磷酸钙骨水泥材料、纳米磷酸钙基水凝胶材料等；基于天然骨结构设计制备的多级微纳结构材料、3D 打印莲藕状结构材料；基于神经的结构设计纳米纤维材料，等等。深入研究材料的组成、结构等对细胞行为和组织生长的影响规律，为新材料的设计制备提供理论指导，这是纳米修复材料的重要研究内容。

生物医用材料植入体内与机体的反应首先发生于植入材料的表面/界面，即材料表/界面对体内蛋白质/细胞的吸附/黏附。控制材料表/界面对蛋白质的吸附，进而左右细胞行为，是控制和引导其生物学反应、避免异体反应的关键。深入研究生物材料的表/界面，发展表面改性技术及表面改性植入器械，是改进和提高生物材料活性的重要手段。组装/复合生物活性因子，通过纳米表面/界面的优化实现生物活性因子的活性装载是全面提升传统组织修复材料生物活性又一重要发展方向。

2. 纳米药物和基因载体

药物/基因的缓释、控释和靶向传输是纳米生物材料研究领域的一个重点，对未来的疾病治疗有着不可估量的意义，其发展前景不可限量。与传统分子药物和蛋白质制剂相比，纳米药物具有对组织、细胞高的穿透能力、理想的缓控作用和生物降解性、高效低毒等明显优势。同时，可以根据靶位的特点制成不同的缓释剂型并对表面进行特殊修饰，从而改变药物在体内的半衰期、延长药物的作用时间、提高药物的靶向性及循环时间等。另外，纳米化还可将一些特殊药物/蛋白质输送到机体天然的生物屏障部位，来治疗以往只能通过手术治疗的疾病。近年来，药物释放系统的研究取得了十分显著的进展。许多无机、有机基质（包括天然高分子、合成高分子材料等）作为药物释放系统的载体材料被大量研究。其中，纳米脂质体、可降解聚合物纳米微球（尤其是聚己内酯、聚乳酸等）被证明具有良好的生物相容性、生物降解性、对药物/蛋白质的保护作用和可控释放性及较高的药物装载量、较好的机械强度和较好的稳定性等优良性能，被广泛用作药物、蛋白质和基因等的载体材料，发展迅猛。特别是作为抗肿瘤药物的载体，极大地提高了难溶性抗癌药物的溶解性和对癌细胞的选择性，降低了药物的不良反应，从而在一定程度上提高了药物的治疗效果。

目前，长循环、高靶向性、精准缓控等仍然是纳米药物载体面临的巨大挑战，也是影响其治疗效果的重要原因。另外，研究发现，肿瘤中心部位恶劣的微环境中存在最具侵略性的肿瘤细胞，但纳米粒子往往难以穿越和渗透，因此肿瘤组织部位的高渗透性是纳米药物载体的重要研究方向[18]。血脑屏障（BBB）是中枢神经系统（CNS）等脑部疾病治疗的最大挑战，纳米材料技术被认为是解决目前中枢神经治疗药物临床转化困难的最佳方案，尤其是纳米级外泌体，对 BBB 有极佳的穿透性，是目前研究的一大热点[19]。同时，纳米药物载体的研究沿多功能化方向发展，如将磁性纳米粒子与介孔材料、高分子材料复合，使其具有磁靶向功能的同时提高载药量；将无机量子点、纳米粒子与智能高分子复合，不仅可以实现多重靶向和荧光成像，而且易实现药物的智能控释。利用具有荧光检测、多重靶向、高效载药、定量定时释药和低（无）毒副作用于一体的多功能纳米药物载体，对癌症等重大疾病的诊断和治疗将是纳米药物载体重要的发展方向[20]。另外，实现多种治疗剂活性成分的同时或有序释放是纳米医学领域的主要挑战之一。克服这一挑战需要构建和设计复杂的器件和系统。多种功能复合的超分子自组装合成方法简单易行，结构调控能力突出，是理想的药物输送系统。如具有脂质/DNA/超顺磁纳米颗粒纳米结构化构造的药物输送系统包括脂质体支架以及 DNA 拉链（DNA zipper）两种载体，另外还有两种位置不同的磁性纳米颗粒作为磁驱动释放的触发器。这种系统最大的特点是通过改变交变磁场的频率可以实现治疗性寡核苷酸或者药物的有序释放[21]。

3. 纳米生物探针和检测技术

基于纳米材料的生物传感器及生物检测技术使得纳米生物探针与检测技术在疾病诊断中可追踪到分子水平的异常，并可根据该异常来制定针对单个患者的个性化治疗方案。如半导体量子点纳米光辐射颗粒，具有独特的光学及电子特性，可发出不同的荧光颜色，量子点探针与肿瘤抗原连接后形成影像，可对肿瘤进行诊断。纳米生物传感器通过靶向分子与肿瘤细胞表面标志物分子结合，利用物理方法来测量传感器中的磁信号、光信号等，可实现肿瘤的定位和显像，用于肿瘤早期诊断。用纳米微电子学控制形成纳米机器人，其尺寸可比人体红细胞还小，将纳米机器人从血管注入人体后，可经血液循环对身体各部位进行检测和诊治。

目前用于纳米生物传感器的纳米材料主要有二氧化硅纳米颗粒、纳米金颗粒、表面氨基化的磁性纳米颗粒、掺杂硅纳米线、碳纳米管、以 DNA 为模板组装的微纳器件等。但纳米生物传感器研究中面临一些核心问题，如传感器的性能严重依赖于纳米材料，而且分辨率和重复性有待提高等，这些都是今后纳米生物传感器研究中需要重点解决的问题。近年来出现的可见/近红外纳米荧光探针具有优良的光谱特征和光化学稳定性，可避免有机荧光探针的不足，正逐步发展成为一类很有发展前途的生物荧光探针[22]。由于该领域重要的理论价值和应用前景，欧美等许多国家和地区已投入大量资金开展这方面的基础及应用研究。

近年来，在国家"973 计划"、"863 计划"、国家重点研发计划、国家自然科学基金和有关部委的资助下，我国在纳米生物材料基础研究和应用方面均取得快速发展，在组织工程、药物缓释、纳米材料、血液相容与净化材料、非病毒性基因治疗载体等领域与国际先进水平的差距已逐渐缩小，有一批具有自主知识产权的技术项目，并逐步形成了有国际影响的生物材料研发机构和团队。在纳米组织修复材料领域，清华大学研发的纳米仿生胶原修复材料，四川大学研发的纳米复合脊柱制品，华东理工大学研发的类骨磷灰石及 BMP-2 复合活性人工骨，解放军总医院研制的纳米软骨，武汉理工大学研制的纳米骨关节，都先后获得中国国家食品药品监督管理局（SFDA）的批准，进入了产业化通道。在药物输送方面，我国在纳米介孔硅基药物载体材料的可控制备与靶向技术等方面处于国际前沿水平，成功开发了系列不同单一孔结构、多级孔结构以及不同响应性介孔 SiO_2 载体材料；开发了系列高靶向、多功能的聚合物基纳米载药系统。上海复旦张江生物医药股份有限公司生产的长循环多柔比星脂质体（里葆多®）已获得 SFDA 批准，并于 2009 年在国内上市，是国内第一个成功投产的聚乙二醇（PEG）化脂质体化疗药物。我国在肿瘤早期诊断、新型高灵敏探针等方面掌握了一些核心关键技术。在聚集诱导发光、纳米量子点等方面的研究处于国际领先水平；研制出了多种可用于肿瘤、心血管疾病和流感病毒检测的超灵敏快速定量检测试剂；初步建立了荧光量子点快速检测研发体系。

1.3 　纳米生物材料的分类

根据化学组成的不同，纳米生物材料主要包括：无机类纳米生物材料、高分子类纳米生物材料、纳米复合材料、功能纳米生物材料等。

1.3.1　无机类纳米生物材料

由于组成和制备过程相对简单，无机纳米材料是研究最早且在临床上应用最为广泛的一类材料。主要包括纳米磷酸钙材料、纳米介孔二氧化硅和生物活性玻璃、碳纳米材料以及纳米磁性材料。

纳米磷酸钙材料主要包括：纳米羟基磷灰石、纳米磷酸三钙、纳米磷酸氢钙以及由其组成的纳米磷酸钙陶瓷、磷酸钙骨水泥等。其中，纳米羟基磷灰石作为脊椎动物骨骼和牙齿的主要无机组成成分，具有良好的生物活性和生物相容性，是研究最早的纳米磷酸钙材料。目前的研究主要集中在纳米羟基磷灰石涂层、人体骨仿生材料、人工牙以及骨内固定材料等。纳米磷酸三钙具有良好的生物降解性、生物相容性和骨传导能力，植入人体后，降解下来的钙、磷能进入活体系统，参与新生骨形成，被大量地应用于骨组织修复材料的构建。纳米磷酸钙陶瓷（羟基磷灰石、磷酸三钙及羟基磷灰石/磷酸三钙复合材料等）是一类典型的生物活性陶瓷。除具有良好的生物相容性外，磷酸钙生物陶瓷还具有良好的骨传导性并可与骨形成化学键合。磷酸钙骨水泥是由磷酸四钙和磷酸氢钙等混合粉末与磷酸盐溶液混合形成具有自固化性能的生物活性骨修复材料，具有良好的生物相容性、骨传导性、可生物降解性，且在临床手术时可根据骨缺损情况任意塑形，在体内能自行凝固，是一种较理想的骨修复材料[23]。

纳米介孔二氧化硅和生物活性玻璃：因多孔性、比表面积大、便于修饰、毒性低等特点，介孔二氧化硅纳米粒子（MSNs）被广泛应用于药物载体和组织修复支架材料。早期的主要以单一孔结构 MSNs 为主。为了提高载药量，并实现不同药物的共包封，科研人员制备出中空介孔二氧化硅纳米粒（HMSNs）和多级孔结构（MMSNs）。为了提高材料的降解性，研究了树枝状 MSNs[24]。

　　由于具有骨传导及优良的生物相容性等优点，生物活性玻璃（BG）在骨修复材料中占有重要的地位，得到全世界广泛的关注和研究。生物活性玻璃最早是由美国佛罗里达大学的 Hench 教授于 20 世纪 70 年代初期发明的。对于介孔生物活性玻璃而言，高的孔容和比表面积能加快材料表面离子的释放速率，使其释放，并为羟基磷灰石的沉积提供大量的成核位置[25]。另外，其材料本体的介孔结构可用于生长因子和药物的固载，通过控制介孔的孔径分布和比表面积来实现生长因子在体内的可控释放，最终实现组织的快速修复和生长。近年来，根据天然骨组织的结构，研究者发展了具有 $200\sim500\mu m$ 的高连通大孔、$0.5\sim5\mu m$ 的丰富表面微孔和孔径为 $7.5nm$ 的高比表面积介孔结构的"大孔/微孔/介孔"三级结构的高活性骨修复支架，不同尺度孔的协同能显著促进骨组织快速修复[26]。

　　碳纳米材料主要包括三种类型：纳米碳球、碳纳米管和石墨烯[27]。根据尺寸大小将碳球分为：①富勒烯族系 C_n 和洋葱碳（具有封闭的石墨层结构，直径在 $2\sim20nm$ 之间），如 C_{60}、C_{70} 等；②未完全石墨化的纳米碳球，直径在 $50nm\sim1\mu m$ 之间；③碳微珠，直径在 $11\mu m$ 以上。另外，根据碳球的结构形貌可分为空心碳球、实心硬碳球、多孔碳球、核-壳结构碳球和胶状碳球等。碳纳米管是碳原子 sp^2 杂化形成的石墨烯片层卷成的无缝中空管状结构，在生物传感器领域、生物电化学领域、组织修复和细胞运输多肽及蛋白质领域得到迅猛发展。石墨烯是一种由碳原子以 sp^2 杂化轨道组成六角形呈蜂巢晶格的二维碳纳米材料，主要用于纳米载药体系和 DNA/基因/蛋白质的选择性检测。

　　纳米磁性材料主要由纳米金属氧化物（包括铁、钴、镍等的氧化物）组成。纳米磁性材料通常显现出超顺磁性，即在外磁场下，纳米材料被磁化产生磁相互作用力，而当撤销磁场后，纳米材料相对较大的内能会超过其畴壁能对磁矩的束缚，恢复磁"无序"的特点，这些特性使磁性纳米材料具有很强的可操控性，在生物医学领域有着多种用途。其中，主要包括磁共振成像、磁控治疗、磁热疗以及生物分离等[28]。

1.3.2　高分子类纳米生物材料

　　与无机类纳米生物材料相比，高分子材料具有结构多样性，易于裁剪、组装，可通过选择聚合方式和聚合单体从分子水平上来设计、合成和制备，且易控制其尺寸大小和粒子的均一性，还具有其他特定功能，如温度、pH、电场和磁场等响应性,从而使得其具备许多无机类纳米生物材料所没有的功能,近年来得到研究者的广泛关注。根据形貌可将高分子类纳米生物材料分为纳米纤维、纳米微球/微囊、纳米胶束等。

纳米纤维结构有利于细胞的黏附、迁移、增殖及分化,因此被广泛用作神经组织工程、血管组织工程、肌腱组织工程材料。材料表面的粗糙程度、孔径的大小及分布、纤维直径等均对细胞生长和分化有显著影响。应用于组织工程支架的高分子材料可分为合成高分子材料、天然高分子材料以及共混材料。合成高分子材料机械性能好、易于电纺,而天然高分子材料具有良好的生物相容性。单一材料静电纺制得的纳米纤维存在缺乏表面特异性、力学性能差、降解速率难以调控等缺点。目前,采用不同性质的材料进行复合以获得具有新性能的复合支架材料越来越引起关注。

纳米微球/微囊等药物和基因载体是常见和重要的高分子类纳米生物材料。一般由天然高分子物质或合成高分子物质构成,大小在 10~1000nm 之间。从药物在材料中的分布来讲,可以分为纳米球与纳米囊。制备纳米微球/微囊的材料主要有:天然高分子材料(明胶、阿拉伯胶、海藻酸钙、壳聚糖等);半合成高分子材料(羧甲基纤维素盐、醋酸纤维素、乙基纤维素、甲基纤维素、羟丙甲纤维素)以及合成高分子材料(聚碳酸酯、聚氨基酸、聚乳酸、乙交酯丙交酯共聚物、ε-己内酯与丙交酯共聚物、聚氰基丙烯酸烷酯类或嵌段共聚物等)。

纳米胶束是由具有亲水基团和疏水基团的两亲嵌段共聚物在水中自组装形成的疏水基团为内核、亲水基团为外壳的纳米级大小的核-壳型胶束。高分子胶束根据其共聚物结构的不同可分为嵌段共聚物胶束和接枝共聚物胶束。目前的研究多集中在嵌段共聚物上,尤其是水溶性或两亲性嵌段共聚物在水中溶解后自发形成的高分子胶束。常用的嵌段共聚物多为二嵌段 AB 和三嵌段 ABA 两类,均无支链。亲水段材料一般为 PEG、PEO(聚氧乙烯)、PVP(聚乙烯吡咯烷酮)、水溶性壳聚糖等,疏水段材料有聚丙烯、聚苯乙烯、聚氨基酸、聚乳酸、精胺或短链磷脂。根据纳米胶束在水中组装的原理不同可以分为:两亲性嵌段共聚物胶束、聚电解质胶束和非共价键胶束。其中,两亲性嵌段共聚物胶束最为常见。

1.3.3 生物医用纳米复合材料

生物医用纳米复合材料是由两种或两种以上的物质在纳米尺度上复合而成的生物医用材料,其中至少有一种纳米尺度材料。纳米复合材料不仅具有纳米材料的小尺寸效应、表面效应等性质,而且将纳米材料的刚性、尺寸稳定性、热稳定性等引入材料体系,显著改善原有材料的性能。就目前的研究而言,有纳米无机陶瓷复合材料、纳米无机/聚合物复合材料、纳米涂层材料等。

纳米无机陶瓷复合材料是以高强度氧化物陶瓷为基材，掺入纳米羟基磷灰石等生物活性陶瓷颗粒的复合陶瓷，使之在保持氧化物陶瓷优良力学性能的基础上赋予其生物活性；同时利用高技术陶瓷补强技术，在生物活性陶瓷基材中掺入氧化物等颗粒以改善其力学性能，从而形成一类生物陶瓷的复合材料。如纳米 HAP/ZrO$_2$ 复合材料，利用 HAP 与 ZrO$_2$ 制备复合材料的目的就是获得具有良好生物相容性、高的力学强度和韧性的生物复合材料[29]。HAP/纳米 SiC 复合纳米陶瓷是一种高性能陶瓷材料，实验证明，该纳米陶瓷复合材料的室温强度和韧性比单组分材料高 2～5 倍。

纳米无机/聚合物复合材料是以聚合物为载体的无机纳米复合材料，综合了无机、有机和纳米材料的优良特性，具有良好的机械、光、电和磁等功能特性，为生物材料的力学性能和生物活性的改善提供了有效的手段。同时，由于自然界生物的某些组织或器官具有纳米复合结构，如动物的牙齿是羟基磷灰石纳米纤维与胶质基体复合而成，动物的筋、软骨、皮、骨骼等都是纳米复合材料，因此纳米无机/聚合物复合材料代表着一种典型的生物仿生材料。目前常见的纳米无机/聚合物复合生物材料主要是：①以天然明胶、胶原或合成聚乳酸（PLA）、聚己内酯（PCL）等为基体，加入纳米磷酸钙粒子、纳米管或表面原位沉积、原位自组装纳米粒子等为纳米相复合而成的支架材料、膜材料、水凝胶材料等。如纳米生物陶瓷增强聚合物复合材料于 1981 年由 Bonfield 提出，由羟基磷灰石（HA）、生物活性（AW）玻璃陶瓷等增强高密度聚乙烯（HDPE）和聚乳酸等高分子化合物，可显著改善材料的力学脆性[30]。②核-壳型纳米无机/聚合物复合材料，根据其核-壳材料的组分与组成的不同，通常具有内核和壳层的性能以及核-壳单一组分所不具有的新性能。如以纳米粒子为核，高分子为壳层不仅可以调整纳米粒子的表面特性，改变其表面电荷密度及表面活性，而且可以赋予材料生物稳定性、生物活性、独特的生物响应性等。如在纳米氧化铁、纳米介孔二氧化硅等表面聚合异丙基酰胺，制得温度、磁性响应的聚合物微球，实现特定部位药物的准确释放。

纳米涂层材料是在金属、高分子以及无机材料的表面，通过表面沉积、表面组装、离子注入等技术制备纳米尺度的涂层，是提高和改善材料生物活性的有效方法。作为生物医用材料的一大类，金属材料占有非常重要的地位，它具有较好的综合力学性能和优良的加工性能，是国内外较早用作人体硬组织修复和植入的一类材料，但金属材料与机体的亲和性、生物相容性较差，在体液中存在材料腐蚀等问题。为此，研究者除了优化本体材料的整体性能外，在其表面制备纳米 HAP、纳米氧化钛等涂层，通过涂层组成、结构的改变，可显著调控其成骨活性，其已成为金属基生物复合材料研究的一个重要方向。

1.3.4　功能纳米生物材料

纳米抗菌材料是一类具备抑菌性能的新型材料，材料中抗菌剂的高比表面积和高反应活性等特殊效应，大大提高了整体的抗菌效果，对细菌、真菌、酵母菌等的生长和繁殖具有较强的杀伤力。根据材料的组成[31]，纳米抗菌材料主要包括以下几种：①Ag^+等金属型纳米抗菌剂，其利用 Ag^+ 等金属离子可使细胞膜通透性增强或使胞内酶蛋白失活，从而杀死细菌；②ZnO、TiO_2 等光催化型纳米抗菌材料，利用该类材料的光催化作用，与 H_2O 或 OH^- 反应生成一种具有强氧化性的羟基自由基（·OH）来杀死细菌。③季铵盐或季膦盐修饰改性无机纳米颗粒，如纳米蒙脱土或 SiO_2，因无机纳米颗粒内部具有特殊的结构而带有不饱和负电荷，从而具有强烈的阳离子交换能力，经季铵盐或季膦盐修饰后，对细菌有强的吸附固定作用，从而起到抗菌作用。④活性氧（ROS）簇型纳米抗菌剂。ROS 是一类重要的生物信号分子，可通过氧化过程杀灭细菌，不产生耐药性。如天然多酚中的邻苯酚基团具有氧化-还原催化活性，原位释放 ROS，且该过程在还原剂抗坏血酸的刺激下，能循环发生。ROS能以扩散抗菌方式杀灭包含耐药细菌 MRSA 在内的多种细菌，具备广谱抗菌性能[32]。

纳米量子点是指半径尺寸小于或接近激子玻尔半径的半导体纳米晶，属于典型的零维纳米粒子，具有纳米尺寸效应。1993 年麻省理工学院（MIT）科研人员将有机金属化合物注射到高温溶剂中，化合物在溶液中受热分解并进行成核生长，从而得到分散性良好的硒化镉（CdSe）等金属硫族化合物纳米晶，其直径在 1～12nm 的范围，拥有一致的晶体结构的纳米粒子呈现出尺寸相关的光发射和吸收特性[33]。如今量子点的概念从最初的半导体纳米晶扩展到钙钛矿量子点、碳量子点以及不含镉的无机量子点等材料。基于纳米量子点的荧光探针广泛用于活体动物内的肿瘤靶向治疗和成像、疾病诊断等研究。近来纳米量子点材料也被成功用于肿瘤光热治疗，并获得 FDA 的批准。

纳米稀土上转换材料指掺杂稀土离子的化合物，通过多光子过程能够使低能量的近红外光转换成为更高能量的近红外光和可见光甚至是紫外光的一类材料，特别是三价 La 系金属离子掺杂的材料。近红外光激发、化学性质稳定、较低的生物毒性及发射带宽窄的特点使上转换纳米材料在显示、医学影像、药物传递、诊断、传感等领域呈现广泛的应用前景。尤其是生物领域，近红外光对人体组织具有更大的穿透能力和极低的背景荧光干扰，使上转换纳米晶和传统的荧光染料分子及量子点相比较具备特殊的优势。

1.4 纳米生物材料的研究热点与前沿

1.4.1　纳米生物材料的可控合成

由于纳米材料的形貌和尺寸对其性能有着直接的影响，只有具有特定尺寸的纳米材料才能够呈现特定的生物学功能。因此，具有特定形貌、尺寸和结构的高纯、均匀纳米材料的合成一直是纳米生物材料的研究热点之一。经过几十年的发展，目前纳米生物材料的制备已由随机合成过渡到从分子水平设计的可控合成；由性能的随机探索发展到按照应用的需要制备具有特定的分子识别、功能调控的纳米材料阶段。

和其他纳米材料的合成相似，纳米生物材料的合成按照构筑方式可以分为两大类：第一类是物理的方法，通过自上而下逐步分解的方法，主要通过物理粉碎等过程获得纳米结构；第二类是化学的方法，是以原子、分子为基础，通过合理地调整实验参数，自下而上地实现从单体到整个纳米结构。若想相对容易并有选择性地合成出具有新形态和良好性能的不同类型的微/纳米材料，主要采用化学和生物技术的方法（图 1-3）。

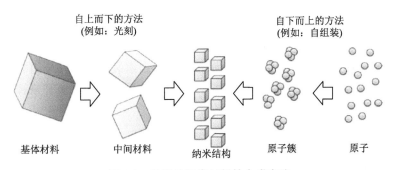

图 1-3　典型的纳米材料的合成方法

物理方法是最早采用的纳米材料的制备技术，是通过机械球磨法、机械粉碎法、蒸发冷凝法、磁控溅射法及等离子体法等得到纳米材料。目前主要应用于中药的纳米化制备，如纳米雄黄、纳米马钱子碱的制备等。磁控溅射法是采用高能粒子撞击靶材料表面的原子或分子，交换能量或动量，使得靶材料表面的原子或分子从靶材料表面飞出后沉积到基片上形成纳米材料。等离子体法是利用在惰性气氛或反应性气氛中通过直流放电使气体电离产生高温等离子体，从而使原料溶液化和蒸发，蒸气到达周围冷却处形成超微粒。等离子体法几乎可制备所有的金属纳米涂层材料。以上几种常用的纳米材料物理制备方法在纳米材料形貌、结构的精确控制上具有一定的局限性。

化学方法即通过适当的化学反应（化学反应中物质之间的原子必然进行组排，这种过程决定物质的存在状态），从分子、原子出发制备纳米颗粒物质。化学合成的优势在于其可调性、多样性和均匀性。传统的纳米生物材料化学合成方法有：液相沉淀法、水热法/溶剂热法、溶胶-凝胶法等。近年来，随着纳米制备技术和相关领域的发展，出现了微乳液法、模板限域法、自组装法、微流控法等新方法，以下将对纳米生物材料的合成新方法进行简要阐述。

（1）微乳液法。为了克服传统液相法在精确控制粒子形貌、尺寸及其分布以及后续的团聚等方面的缺陷，研究者发展了微乳液法。首先通过有机溶剂/水/表面活性剂组合形成稳定的水包油或油包水体系，形成热力学稳定、各向同性的"微反应器"，调控纳米粒子的形成与生长，可以制备得到球形、棒状、片状等不同微结构的纳米材料。

（2）模板限域法就是将具有纳米结构、形状容易控制、价廉易得的物质作为模板，通过物理或化学的方法将相关材料沉积到模板的孔中或表面而后移去模板，得到具有模板规范形貌与尺寸的纳米材料的过程。模板法通常用来制备特殊形貌的纳米材料，如纳米线、纳米带、纳米丝、纳米管与片状纳米材料等。所采用的模板主要包括 DNA、蛋白质等生物分子模板，表面活性剂和嵌段共聚物等软模板，以及阳极氧化铝、介孔氧化硅等硬模板。

（3）自组装法。通过自组装，结构单元（可以是原子/分子、分子集团、纳米尺度聚集体、纳米材料等）借助分子间弱相互作用自发形成稳定的、具有特定结构和功能的、主要以非共价键结合的聚集体系。自组装虽然以化学过程为主，但又有物理过程或类似生物过程。在组装体中组装单元成键的本质和规律、成键强度、优先性、方向性，以及分子间、分子内、分子与基底间的相互作用等都会影响组装材料的结构和形貌。

（4）微流控芯片技术是将化学反应（包括进样、混合、反应、分离、检测）集成到一个微小芯片上来实现的一门新兴合成技术，具有微型化、集成化的特点，广泛应用于金属粒子、氧化硅、纳米量子点、金属有机框架（MOF）材料、CdS/ZnS 核-壳量子点等微纳米材料的高效合成中。该技术方法具有制备时间显著缩短、产品尺寸均一度好等优点。

生物法是近年来发展起来的纳米生物材料合成的新方法，包括生物矿化、活细胞合成等。生物矿化是指在生物体内形成矿物质（生物矿物）的过程。生物矿化区别于一般矿化的显著特征是，它通过有机大分子和无机物离子在界面处的相互作用，从分子水平控制无机矿物相的析出，从而使生物矿物具有特殊的多级结构和组装方式。生物矿化中，由细胞分泌的自组装的有机物对无机物的形成起模板作用，使无机矿物具有一定的形状、尺寸、取向和结构。早期的生物矿化主要合成纳米磷酸钙盐，现在已经发展为多种纳米材料如 CdS、ZnS、Pt、Co、Al_2O_3

和 Fe_3O_4 以及薄膜的合成。活细胞合成即借助"时-空耦合"，通过精心设计和简单的化学操作使细胞内原本不可能相遇的生化反应（或代谢）途径在适当的时间和空间相遇，在活细胞内实现发光量子点的合成。例如，巧妙耦合酵母细胞的富硒及重金属 Cd^{2+} 的解毒这两条不相关的途径，成功实现了多色荧光 CdSe 量子点的胞内可控合成[34]。近期，研究者采用细胞内原位聚合和组装的新方法，首次实现了在细胞内平行构筑不同拓扑结构的纳米材料，为研究胞浆拓扑结构和功能的关系提供了有效手段。通过设计不同氨基酸序列的多肽聚合单体，实现了在胞内聚合过程中对聚合物分子量大小、温敏性质以及组装后拓扑结构的调控。这些研究为精准设计功能化纳米材料提供了新的合成思路和方法[35]。

1.4.2　纳米生物材料的表面改性与功能组装

纳米尺度的表面/界面调控与功能组装是赋予材料特殊性能的有效手段。围绕材料表面/界面的功能构建与计算模拟、生物分子的活性固/装载及生物学功能调控，探索材料特征及多组分协同等对生物分子结构和活性调控的基本规律及机理，基于材料与生长因子协同调控细胞行为和组织形成过程等均是纳米生物材料的研究热点。

生物医用材料植入体内后，快速吸附/黏附体内的蛋白，进而调控后续的细胞行为。因此，发展纳米尺度表/界面的改性技术，探索纳米表面/界面对蛋白吸附和细胞行为的影响规律是优化材料生物学反应，避免发炎感染、免疫排斥等不良反应的关键。深入发展纳米尺度表/界面的改性技术，以及纳米表/界面对蛋白质、细胞的影响和调控一直是纳米生物材料领域的重要研究内容。

（1）纳米表/界面对蛋白质的影响。材料的纳米表/界面会对蛋白质的结构和功能产生重要影响。采用分子动力学模拟、格子模型和柔性自由连接链模型方法，可系统研究蛋白质的基本构成单元——氨基酸在多种典型纳米材料（石墨烯、二氧化钛、纳米金、纳米磷酸钙等）表面的吸附热力学和动力学过程，认清材料表/界面结构对蛋白质微观结构和活性的影响规律。

（2）纳米表/界面对细胞行为的影响。材料表面化学性质的变化对细胞特性（包括黏附、铺展、迁移、增殖和分化等）产生很大的影响。其中影响细胞行为的表面化学性质包括两类：特异性（特定的分子或分子结构、化学组成）和非特异性（如亲水性/疏水性和电荷等）。材料表面形貌、粗糙度、图案尺寸和顺序、黏弹性、软硬度等物理性质对细胞行为产生直接的影响[36, 37]。

表面活性化修饰与功能化可有效提高材料的使用性能。生物材料的活性化包括构建具有生物活性的新型生物材料和在已获 FDA 批准的基质材料的基础上进行活性化修饰两条途径。与设计构建新材料相比，对现有材料进行活性化修饰的手段更简单、更容易突破，因而近年来被广泛关注。材料活性化常用的方法：
①将细胞或生长因子引入到生物材料中，以促进诱导体内细胞的迁移、增殖、分化。如在骨组织的修复过程中，细胞生长因子起着至关重要的调控作用。骨组织修复材料活性化修饰常用的生长因子主要有：骨形态发生蛋白、血管内皮生长因子、转化生长因子-β、成纤维生长因子等，这些生长因子被证明在骨组织的修复和发育过程中起着重要的作用。②采用物理、化学或两者结合的方法对材料表面进行修饰，导入生物活性化基团。如在纳米粒子表面进行抗体、叶酸等修饰提高材料的靶向性和抗肿瘤活性。

1.4.3 纳米生物材料的纳米效应

纳米生物材料的纳米效应研究是近年的研究热点，主要聚焦在建立材料的结构与其生物学性能之间的关系，特别是材料纳米化而引起的材料性能的变化。目前特别关注的有以下几个方面：①材料纳米化引起其物理性质的变化，如纳米量子点通过改变核壳的厚度可以调控纳米粒子的颜色和吸收光波长，材料纳米化引起材料表面亲疏水性的变化等。②材料纳米化对蛋白质结构和活性的调控[38]。研究发现，小粒径、大曲率的纳米氧化硅表/界面有利于蛋白质二级结构和活性的维持。同时，血清白蛋白在粒径小于 30nm 的氧化硅表面上具有更完整的微观结构和更高的活性，而分子量较大的纤维蛋白原则上更适合固定在粒径较大的材料表面（粒径＞30nm）。与此同时，与平整的表面相比，具有独特纳米管状结构的单壁碳纳米管可以显著提高大豆过氧化酶在高温和有机溶剂条件下的稳定性。又如，因为具有比表面积大、吸附性强、选择性高等优点，纳米线进行蛋白质/DNA 检测时可免于标记，且检测信号灵敏。③材料-细胞相互作用的纳米效应。通常，零维和一维纳米材料可通过内吞进入细胞，甚至进入细胞核，调控细胞增殖、细胞分化，甚至诱导细胞凋亡，二维和三维纳米材料则与细胞发生表面接触，调控细胞的黏附、分化、迁移等，过程均存在明显的纳米效应。这些生物学效应直接调控着纳米生物材料的体内外生物活性，因此一直是研究者关注的热点。

1.5 ▶ 本章小结

纳米生物材料从诞生到现在仅仅六十多年。纵观其整个发展过程，从早期的羟基磷灰石到纳米磷酸钙及其复合改性多功能及涂层材料的发展，从纳米脂质体、纳米聚合物微球到多功能抗肿瘤纳米粒子的广泛应用，从纳米材料在影像学中的探索到如今各种纳米探针在活细胞示踪、核磁共振等检测领域的成功应用，以及各种新型纳米抗菌材料、纳米稀土上转换材料、纳米量子点及其复合材料等的不断问世，纳米生物材料得到了飞速发展。纳米生物材料实现了从组成、结构、形貌以及功能上可控；材料与蛋白质、细胞的相互作用及其调控组织形成、疾病治疗的规律及相关机制得到诠释，对材料发挥作用过程的纳米效应有了一定的认识，这些为新型纳米生物材料的设计、合成及功能化组装提供了直接的理论指导。同时，一批科研成果获得临床转化，成功应用于临床，为人类的健康做出重大贡献，已逐步成为医学领域的重要支柱，并为医疗器械行业的发展提供物质基础和支持。

目前，国际上纳米生物技术在生物材料领域的研究已得到快速进展，纳米材料、纳米医学及纳米生物技术均被列为各国政府的优先支持科研方向。2000 年美国率先发布"国家纳米技术计划"（National Nanotechnology Initiative，NNI）后，我国也高度关注纳米材料的发展，并在同年成立了国家纳米科学技术指导协调委员会。2003 年，国家纳米科学中心成立。由施普林格•自然基团、国家纳米科学中心、中国科学院文献情报中心共同编写的中国纳米白皮书显示，我国对世界纳米科学和技术的进步做出了重要贡献，位列世界纳米科技研发大国之中。过去二十年，在国家政策、国内一流科研机构和一流大学的共同推动下，我国纳米生物材料取得了飞速发展，部分研究已经达到世界领先水平，但我国纳米生物材料在基础研究方面还比较分散、重复研究过多、源头创新性不够，对一些问题缺乏系统深入的研究，重大成果较少。另外，实验室成果较多，科技成果转化能力低。成果工程化、产业化水平低，80%～90%的成果仍保留在实验室。现有企业规模小、产业规模小、技术装备落后、缺乏市场竞争力。为此，今后应瞄准国际纳米生物材料研究热点和产业发展方向，合理规划布局，在"十四五"期间，重点面向高端组织器官修复与替代制品、纳米生物医学检测诊断技术、药物缓控释和靶向治疗纳米载体、纳米材料与制品安全性评价技术等方向，进一步加大研究经费投入，集中优势团队协同攻关，争取新的突破。同时，加强对创新型技术及产业的支持，以市场为导向，加强产学研医顶层设计和全链条发展，借力企业资本和风险投资，形成基础研究-技术研发-中试放大-成果转化和产业化的链式布局，有效推动我国医疗健康和纳米生物材料产业的快速发展。

参 考 文 献

[1]　Vladimir M，John H. Nanotechnology Standards：Nanostructure Science and Technology. New York：Springer，2011：6.

[2]　Zhang S L，Li J，Lykotrafitis G，et al. Size-dependent endocytosis of nanoparticles．Advanced Materials，2009，21（4）：419-424.

[3]　Dasgupta S，Auth T，Gompper G. Shape and orientation matter for the cellular uptake of nonspherical particles.

Nano Letters, 2014, 14（2）: 687-693.

[4] Panté'N, Kann M. Nuclear pore complex is able to transport macromolecules with diameters of ~39 nm. Molecular Biology of the Cell, 2002, 13: 425-434.

[5] Zhang T T, Stilwell J L, Gerion D, et al. Cellular effect of high doses of silica-coated quantum dot profiled with high throughput gene expression analysis and high content cellomics measurements. Nano Letters, 2006, 6: 800-808.

[6] Lu D, Luo C, Zhang C, et al. Differential regulation of morphology and stemness of mouse embryonic stem cells by substrate stiffness and topography. Biomaterials, 2014, 35（13）: 3945-3955.

[7] Dalby M J, Nikolaj G, Oreffo R O C. Harnessing nanotopography and integrin-matrix interactions to influence stem cell fate. Nature Materials, 2014, 13: 558-569.

[8] Chimene D, Alge D L, Gaharwar A K. Two-dimensional nanomaterials for biomedical applications: emerging trends and future prospects. Advanced Materials, 2016, 27（45）: 7261-7284.

[9] Neuman W F, Neuman M W. The chemical dynamics of bone mineral. 2nd ed. Chicago: The University of Chicago Press, 1958: 25.

[10] Bangham A D, Horne R W. Negative staining of phospholipids and their structural modification by surface-active agents as observed in the electron microscope. Journal of Molecular Biology, 1964, 8（5）: 660-668.

[11] LaVan D A, McGuire T, Langer R. Small-scale systems for *in vivo* drug delivery. Nature Biotechnology, 2003, 21（10）: 1184-1191.

[12] Stewart M P, Sharei A, Ding X Y, et al. *In vitro* and *ex vivo* strategies for intracellular delivery. Nature, 2016, 538（7624）: 183-192.

[13] Michael M. Hydroxyapatite（HAp）for Biomedical Applications. Cambridge: Woodhead Publishing, 2015: 10.

[14] Park S M, Aalipour A, Vermesh O, et al. Towards clinically translatable *in vivo* nanodiagnostics. Nature Reviews Materials, 2017, 2（5）: 17014.

[15] Torchilin V. Multifunctional nanocarriers. Advanced Drug Delivery Reviews, 2006, 58（14）: 1532-1555.

[16] Larson D R, Zipfel W R, Williams R M. Water-soluble quantum dots for multiphoton fluorescence imaging *in vivo*. Science, 2003, 300（5624）: 1434-1436.

[17] Derfus A M, Chan W C W, Bhatia S N. Probing the cytotoxicity of semiconductor quantum dots. Nano Letters, 2004, 4: 11-18.

[18] Wong C, Stylianopoulos T, Cui J, et al. Multistage nanoparticle delivery system for deep penetration into tumor. tissue. PNAS, 2011, 108: 2426-2431.

[19] Alvarez-Erviti L, Seow Y Q, Yin H F. Delivery of siRNA to the mouse brain by systemic injection of targeted exosomes. Nature Biotechnology, 2011, 29（4）: 341-345.

[20] von Christina R, Wen J, Chan C K, et al. Breaking down the barriers to precision cancer nanomedicine. Trend Biotechnolygy, 2017, 35（2）: 159-171.

[21] Salvatore A, Montis C, Berti D. Multifunctional magnetoliposomes for sequential controlled release. ACS Nano, 2016, 10（8）: 7749-7760.

[22] Xu G, Yan Q L, Lv X G, et al. Imaging of colorectal cancers using activatable nanoprobes with second near-infrared window emission. Angewandte Chemie -International Edition, 2018, 57（14）: 3626-3630.

[23] Liu C S, He H Y. Developments and Applications of Calcium Phosphate Bone Cements. New York: Springer, 2018: 5-6.

[24] Li Y S, Shi J L. Hollow-structured mesoporous materials: chemical synthesis, functionalization and applications.

Advanced Materials，2014，26（20）：3176-3205.

[25] Hench L L，Polak J M. Third-generation biomedical materials. Science，2002，295（5557）：1014-1017.

[26] Tang W，Lin D，Yu Y M，et al. Bioinspired trimodal macro/micro/nano-porous scaffolds loading rhBMP-2 for perfect regeneration of critical size bone defect. Acta Biomaterialia，2016，32：309-323.

[27] Loh K P，Ho D，Chiu G N C，et al. Clinical applications of carbon nanomaterials in diagnostics and therapy. Advanced Materials，2018，30（47）：1802368.

[28] Kim S H，Yeon Y K，Lee J M，et al. Precisely printable and biocompatible silk fibroin bioink for digital light processing 3D printing. Nature Communications，2018，9（1-14）：1620.

[29] Zhao N N，Yan L M，Zhao X Y，et al. Versatile types of organic/inorganic nanohybrids：from strategic design to biomedical applications.Chemical Reviews，2019，119（3）：1666-1762.

[30] Ruiz-Hitzky E，Darder M，Aranda P. Advances in biomimetic and nanostructured biohybrid materials. Advanced Materials，2010，22：323- 336.

[31] 丁浩，童忠良，杜高翔. 纳米抗菌技术. 北京：化学工业出版社，2008：81-82.

[32] Liu H，Qu X，Liu C S，et al. Bio-inspired redox-cycling antimicrobial film for sustained generation of reactive oxygen species. Biomaterials，2018，162：109-122.

[33] Michalet X，Pinaud F F，Bentolila L A，et al. Quantum dots for live cells，*in vivo* imaging，and diagnostics. Science，2005，307（5709）：538-544.

[34] 熊玲红，崔然，刘茵茵，等.活细胞合成无机纳米材料.中国科学：化学，2016，43（2）：163-172.

[35] Li L L，Qiao S L，Liu W J，et al. Intracellular construction of topology-controlled polypeptide nanostructures with diverse biological functions. Nature Communication，2017，8：1276（1-12）.

[36] Chaudhuri O，Gu L，Klumpers D，et al. Hydrogels with tunable stress relaxation regulate stem cell fate and activity. Nature Materials，2016，15：326-334.

[37] Li Y L，Xiao Y，Liu C S. The horizon of materiobiology：a perspective on material-guided cell behaviors and tissue engineering. Chemical Reviews，2017，117（5）：4376-4421.

[38] Hung A，Mwenifumbo S，Mager M，et al. Ordering surfaces on the nanoscale: implications for protein adsorption. Journal of the American Chemical Society，2011，133（5）：1438-1450.

（华东理工大学 袁 媛，陈 凯，刘昌胜）

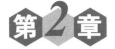

第2章

>>

纳米钙磷生物材料

2.1 绪论

纳米钙磷材料具有无毒、比表面积大、离子交换容量高、无免疫原性、组织相容性好等优良特性，在催化、酶分离、蛋白质纯化、土壤/废水处理、药物/基因传输、色谱分析和组织工程等领域都有着重要的应用[1]。钙、磷是人体含量较多的两种元素，参与生命活动中重要的代谢过程。人体中 99%的钙和 85.7%的磷形成弱结晶的纳米羟基磷灰石，组成了骨和牙齿的主要无机成分。

作为人体硬组织的重要成分，加上优良的生物活性、生物相容性和骨传导性等特性，钙磷生物材料成为生物与再生医学领域的研究热点。尽管国内外有大量研究机构开展了钙磷生物材料的研究，也有多种钙磷材料在临床上获得较好的应用，但仍存在一些问题，如难以实现高纯材料的可控制备；对材料性能缺乏有效的调控方法和手段；材料研究同临床应用脱节等。本章将针对钙磷生物材料在临床应用需求，围绕一些典型的纳米钙磷生物材料，就纳米粉体的可控合成、纳米钙磷陶瓷和骨水泥的制备、钙磷盐间的形成转化以及纳米钙磷材料的应用进行一一阐述，同时深入研究材料的新生物性能与相关机理，以期能推进纳米钙磷材料及产品的相关研究，加速其临床应用和产业化进程。

2.2 钙磷生物材料简介

2.2.1 钙磷生物材料的发展历程

钙磷生物材料是研究最早和应用最广的一类无机生物材料。早在 1920 年，Albee 发现磷酸三钙可以刺激骨形成；1928 年，磷酸钙作为骨替代材料用于组织修复，指出其释放的钙、磷离子能促进骨形成或骨再生。1972 年，Aoki 和 Jarcho

成功烧结了羟基磷灰石并制得羟基磷灰石陶瓷，在随后的几年中发现其良好的生物活性。1973 年，Driskell 报道了 β-TCP 多孔陶瓷植入生物体后能被迅速吸收并发生骨置换。在之后的几十年中，钙磷生物材料或以颗粒、块体或以涂层等形式在硬组织修复的临床应用中取得了很大成功。

2.2.2　钙磷生物材料的分类

钙磷生物材料不仅应用广，种类多，而且用于临床治疗效果明显。按组成分，钙磷生物材料主要有磷酸二氢钙、磷酸氢钙、磷酸八钙、磷酸四钙、磷酸三钙和羟基磷灰石等，具体信息详见表 2-1[2]。植入体的形态是影响力学和生物学性能的重要因素。按材料的形态分，钙磷生物材料主要有粉末型、糊剂型、支架型以及涂层型。根据使用部位和手术的不同要求，选择相应形态的钙磷陶瓷。因超小的尺寸（小于 50nm）和高比表面积，纳米钙磷材料可以通过修饰和复合实现多功能化。例如，通过特定分子配体修饰的纳米颗粒可以靶向选择性识别癌细胞，为癌症的治疗提供新手段。纳米钙磷生物涂层能帮助金属植入物更好地与骨结合[3]，从而提高全髋关节假体植入的临床成功率。同时，纳米钙磷生物涂层有利于骨螺钉界面强度的大幅提高[4]。钙磷糊剂可用于骨质疏松性椎体骨折以及创伤性脊柱损伤的微创治疗，不仅能即刻增加椎体的高度、刚度和稳定性，并避免术中心脏骤停、血管栓塞和肺栓塞以及脊髓、神经根损伤等严重副反应，而且具有不破坏修复区血供、术后恢复时间短等优点，易于被患者接受。在根管治疗中，钙磷糊剂可以注射导入，同时保持良好的流动性，使一些狭小、细长的根尖孔、根管壁间隙及侧副根管获得良好的填充，具有理想的根管治疗作用。

表 2-1　主要的正磷酸钙化合物[2]

化合物	英文名	缩写	化学式	Ca/P 物质的量比
聚合磷酸钙	calcium polyphosphate	CPP	$[Ca(PO_3)_2]_n$	0.5
一水磷酸二氢钙	monocalcium phosphate monohydrate	MCPM	$Ca(H_2PO_4)_2\cdot H_2O$	0.5
磷酸二氢钙	monocalcium phosphate anhydrous	MCPA	$Ca(H_2PO_4)_2$	0.5
二水磷酸氢钙（透钙磷石）	dicalcium phosphate dihydrate，mineral brushite	DCPD	$CaHPO_4\cdot 2H_2O$	1.0
磷酸氢钙（三斜磷钙石）	dicalcium phosphate anhydrate，mineral monetite	DCPA	$CaHPO_4$	1.0
磷酸八钙	octacalcium phosphate	OCP	$Ca_8H_2(PO_4)_6\cdot 5H_2O$	1.33
α-磷酸三钙	α-tricalcium phosphate	α-TCP	α-$Ca_3(PO_4)_2$	1.5
β-磷酸三钙	β-tricalcium phosphate	β-TCP	β-$Ca_3(PO_4)_2$	1.5

化合物	英文名	缩写	化学式	Ca/P 物质的量比
无定形磷酸钙	amorphous calcium phosphate	ACP	$Ca_xH_y(PO_4)_z \cdot nH_2O$ $n = 3 \sim 4.5,\ 15\% \sim 20\%H_2O$	1.2~2.2
缺钙羟基磷灰石	calcium-deficient hydroxyapatite	CDHA	$Ca_{10-x}(HPO_4)_x$ $(PO_4)_{6-x}(OH)_{2-x}$	1.5~1.67
羟基磷灰石	hydroxyapatite	HAP	$Ca_{10}(PO_4)_6(OH)_2$	1.67
磷酸四钙	tetracalcium phosphate	TECP	$Ca_4(PO_4)_2O$	2

2.3 纳米钙磷粉体的合成

钙磷材料因其优越性能在临床上获得了较广泛应用。不同形态和功能的钙磷生物材料的制备必须先合成一定纯度和粒度的钙磷粉体原料,再经过烧结或成形,制成特定材料。大多数磷酸钙盐是微溶盐,通常采用液相沉淀法或水热法合成,但合成过程往往伴随着副产物的形成,难以形成高纯医用材料。临床使用对钙磷材料的纯度要求很高。纯度是影响材料生物学性能的重要因素。杂相的存在往往导致材料植入失败。

一般而言,相同成分和相同工艺下,粉末的细化会引起烧结体组织中晶粒的细化,从而提高材料的力学强度。此外,钙磷粉体的晶粒越细,其生物活性越高。然而,纳米磷酸钙粉体具有高的表面活性,极易团聚,通常条件下难以获得纳米尺度的固态粉体。为此,合成时需要对其粉体的纯度、成分和粒度等进行严格的控制。

2.3.1 钙磷盐反应原理及反应路径

HAP 在水中的溶解度很小,绝大多数钙磷盐在水中最终都能转化为 HAP,其原理是基于不同磷酸钙盐在水中溶解度的差异。图 2-1 为 25℃下各种磷酸钙盐的溶解度等温线图。当 pH 在 4.2~11 范围内时,HAP 在水中的溶解度最小,在热力学角度上是最稳定的。其他磷酸钙盐在水中会趋向于向 HAP 转化:

$$5Ca_3(PO_4)_2 + 3H_2O \longrightarrow 3Ca_5(PO_4)_3OH + H_3PO_4$$
$$5Ca_8H_2(PO_4)_6 \cdot 5H_2O \longrightarrow 8Ca_5(PO_4)_3OH + 6H_3PO_4 + 17H_2O$$
$$5CaHPO_4 + H_2O \longrightarrow Ca_5(PO_4)_3OH + 2H_3PO_4$$
$$3Ca_4(PO_4)_2O + 3H_2O \longrightarrow 2Ca_5(PO_4)_3OH + 2Ca(OH)_2$$

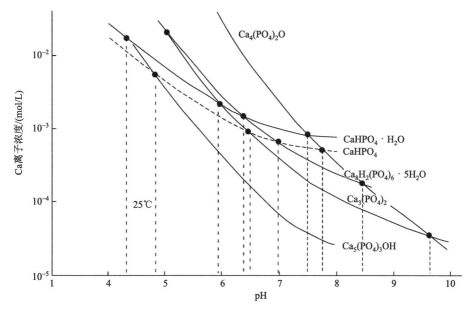

图 2-1　25℃下各种磷酸钙盐的溶解度等温线

控制反应朝目标产物生成的方向转化并抑制副产物的形成是合成高纯磷酸钙盐的关键。由异相形成不同的固相钙磷盐的中间相，往往在液相中能相互转化。Liu 等认为[5]：非晶磷酸钙（ACP）转化成缺钙羟基磷灰石（DAP）时产生 HPO_4^{2-}，中性 pH 条件利于该种磷酸根离子的形成和稳定，并促进反应的进行，而提高 pH 则会降低其转化速率。当 pH = 6.50～7.50、Ca/P 物质的量比 = 1.45～1.55 时生成 β-TCP；当 pH = 9.00～12.00、Ca/P 物质的量比 = 1.67～1.80 时生成 HAP；其他条件均为 β-TCP 和 HAP 的混合物。DAP 转化成 HAP 过程是 DAP 吸取溶液中的 Ca^{2+} 和 OH^-，同时晶格中的 HPO_4^{2-} 向 PO_4^{3-} 转变；提高 Ca^{2+} 浓度和 pH 可加快反应的进行。可见，不同的 pH 和浓度可形成不同的磷酸钙盐，而调控溶液 pH、浓度和 Ca/P 物质的量比等动力学因素是影响反应转化方向和实现高纯钙磷粉体合成的重要途径（图 2-2）。

2.3.2　纳米钙磷盐的转化及其影响因素

1. 钙磷盐的生成与转化过程

当钙磷生物材料的晶粒、晶界进一步细化到纳米级水平，其晶界数量大幅度增加，这可使材料的抗断裂韧性、拉伸模量和拉伸强度等力学性能和生物活性得到大幅度提高。因此，可控制备高纯度和特定尺寸纳米级钙磷盐粉体，对于研制性能优良的骨修复替代材料至关重要[6]，而弄清不同纳米钙磷盐间的转化过程及其转化机制则是其中的关键环节。下文以低结晶度 HAP 为例进行详细阐述。

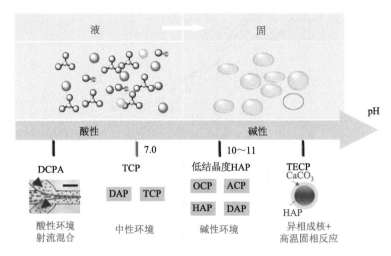

图 2-2　系列钙磷基材料的转化机理与可控合成

　　液相沉淀反应制备低结晶度 HAP 时，通过控制钙盐与磷盐溶液在碱性条件下生成。图 2-3 清晰地反映了该反应体系在 pH＞10 和 35℃条件下 Ca/P 物质的量比随反应时间的变化情况。可以看出，反应开始时 Ca/P 物质的量比小于 1.50，但在短时间内（10min）转化为 Ca/P 物质的量比 = 1.50，再经过一段陈化时间才达到 Ca/P 物质的量比 = 1.67。

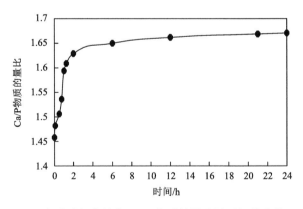

图 2-3　HAP 合成过程中粉末 Ca/P 物质的量比随时间的变化（35℃）

　　在 pH = 10～11 的环境下反应转化为 HAP 主要历经三步：OCP→ACP→DAP→HAP，其中第一步很快，第三步是限速步骤[5]。通过研究不同温度下 HAP 的转化

率 α 同反应时间的关系（图 2-4），可以明确中间相的形成规律，发现其反应机理为粒子表面反应过程控制。溶液中温度对反应速率的影响很大，30℃时需要 24h 才能生成 HAP，而在 60℃只需 5min 就完成转化反应。可见，提高反应温度可加快 HAP 的生成速率，揭示了反应温度对 HAP 转化过程的影响规律。

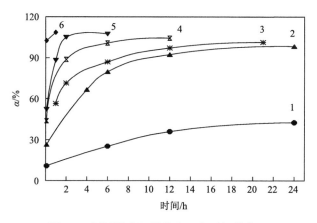

图 2-4　不同温度下转化率 α 与时间的关系

1. 15℃；2. 30℃；3. 35℃；4. 40℃；5. 50℃；6. 60℃

DAP 中 Ca/P 物质的量比的变化反映了 ACP→HAP 转化的程度。利用温度对反应速率的影响规律，可确定 ACP→HAP 转化的动力学模型。根据 Arrhenius 公式，计算出反应活化能 $E = 95.0 \text{kJ/mol} = 22.7 \text{kcal/mol}$。根据确立的 HAP 转化动力学模型，当反应活化能 $E > 5 \text{kcal/mol}$ 时反应为表面控制，当 $E < 5 \text{kcal/mol}$ 时反应为扩散控制，由此推测 ACP 向 HAP 转化反应为粒子的表面控制反应[5]。

2. 纳米钙磷粉体的合成及其影响因素

影响纳米钙磷粉体合成的因素包括温度、添加剂、搅拌时间和速度、陈化时间和反应时间等[6, 7]。

采用化学沉淀法合成纳米 HAP 时，温度不仅影响纳米钙磷粉体的合成速率，也影响粒子大小和形貌。温度越高，反应速率越快，越易成核结晶，但在高温下，晶粒长大速率也加快。同时发现，颗粒结晶度随反应温度（25～60℃）的升高而提高。反应温度对晶粒形貌也有较大影响，晶体长径比呈现先增大后减小的规律。在 25～60℃区域合成的 HAP 呈针状纳米颗粒，而在 90℃下制得短棒状纳米 HAP。升高温度虽对纳米 HAP 组成影响不大，但利于晶体生长，在 70～90℃区域得到的 HAP 晶粒尺寸要明显大于室温制备的产物，结晶度也提高。

添加剂对纳米钙磷粉体的晶粒尺寸、形态、生长取向和排布都有着不同程度的影响。添加剂影响反应物料的表面能，表面能越高，反应速率越快，越易结晶成核。蔡银采用化学沉淀法制备出纳米碳酸根 HAP。结果表明，随着碳酸根掺杂量的增加，HAP 结晶度降低，粒径减小至 10～20nm，长度约 35nm[8]。有研究者以生物分子左旋多巴（L-DOPA）模板辅助，利用水热仿生法制备了 HAP/L- DOPA。研究发现，随着 L-DOPA 浓度的增大，HAP/L-DOPA 的表面形貌经历一维棒状到二维有棱角的平板状再到二维叶状的变化。对于晶核形成能较大的钙磷材料，加入形核剂可加速晶核的形成，利于合成粒径较小的纳米钙磷粉体。刘昌胜等研究发现，甘露醇、果糖等单糖类物质可调节合成的 HAP 晶体形貌，分别以 D-山梨醇、果糖、甘露醇作为合成 HAP 的调节剂，所生成的晶种长径比分别为 20：1、15：1、10：1[9]。

搅拌的影响主要体现在强化传质上，强搅拌有利于反应物料的充分接触[10]，提高转化效率。适当增加搅拌速度可以促进磷酸二氢钙、氢氧化钙、形核剂的充分混合，形成均质体系，利于瞬间大量成核。

陈化时间决定了纳米钙磷晶体生长的完整程度和晶粒大小。石和彬等[11]采用共沉淀法探索不同陈化时间对 HAP 颗粒的影响，发现粒子在陈化的最初 6h 内快速增大，6h 后趋于稳定。进一步延长陈化时间主要是改善晶体粒度分布的均匀性与结晶程度，而对结晶粒度影响不大。杨帆等[12]采用酸碱中和滴定沉淀法制备纳米 HAP，发现随着陈化时间的增长，纳米 HAP 的粒度略有增加。

黄志良等[13]发现，增大反应压力有助于提高 HAP 的相纯度，并且不同压力条件下制得的晶体的形貌有很大不同。反应压力升高促使 HAP 晶体的生长由沿 c 轴定向生长向沿 a 轴或 b 轴定向生长，形貌由针状向片状过渡。

刘昌胜等根据纳米钙磷粉末液固转化过程中异相成核快以及转化限速的规律，以粉末的纯度为合成过程的主要控制指标，利用微观混合理论，优化反应器的设计，采用射流微观混合、异相成核控制、热处理等工程手段控制成核生长和抑制副产物形成，并通过过程强化和浓度场控制，实现了对高纯、高活性 HAP、TCP、DAP、DCPA、TECP 等系列纳米钙磷生物材料的可控合成[14]。同时，深入研究了规模化生产的放大准则，实现了钙磷粉体的宏量制备。

2.3.3 纳米钙磷胶凝材料的结构与性能

在组成一定的情况下，材料的性能取决于其结构。对于由纳米钙磷盐组成的胶凝材料，分析表征纳米钙磷材料的微结构并弄清其结构在不同转化阶段的演变规律，是获得良好生物活性钙磷材料的关键。刘昌胜课题组借助高级流变扩展系统研究了超浓悬浮体钙磷反应性体系的复杂流变性能，揭示了固-液-固转化过程中钙磷材料凝结过程微结构的演变规律及强度增长机制；建立了五参数模型，发现了屈服性随浆体性能及操作时间的变化规律[15]。采用交流阻抗方法，结合微结构分析等手段研究复杂的"溶解-成核"过程，弄清了水化转化过程的反应历程、控制步骤，建立水化反应-内部结构的变化和材料性能关系[16]。

纳米钙磷胶凝材料的结构不仅影响材料的理化性能，同时与生物性能存在紧密关联，而这些又是临床应用的基础。选择合适的制备条件，控制浆体微结构的初始特征及演变过程，使反应向提高强度的方向进行。钙磷粉体的大小和形态在一定程度上决定了材料的流动性和凝结时间，而凝结时间又与材料的使用操作相关。晶体结构如 P/Ca 物质的量比及晶体中钙缺失与否与溶解性有关，进而影响生物降解性和成骨活性，反之可通过设计晶体结构来调控降解性。材料的多孔结构有利于提高比表面积，增大材料与体液的接触面积，进而提高材料降解性及与骨融合速率。通过控制合成的高纯纳米钙磷粉体几乎不含重金属，一般不会对生物体产生明显有害影响，也不因与生物系统的接触而降低其效能，材料的生物安全性应该是有保障的。

2.4　纳米羟基磷灰石

2.4.1　羟基磷灰石的晶体结构和特性

HAP 晶体属于六方晶系 $P6_3/m$ 空间群，由六面柱体的晶胞组成，其晶胞特征为：$a_1 = a_2 = 0.9432\text{nm}$，$c = 0.6881\text{nm}$，$a$ 轴与 b 轴互呈 120° 夹角，a 轴与 c 轴垂直。一个晶胞中含有 10 个 Ca^{2+}，6 个 PO_4^{3-}，2 个 OH^-。HAP 由许多六角柱状的单晶团聚而成，这种柱状晶体的横截面为六边形（图 2-5）。

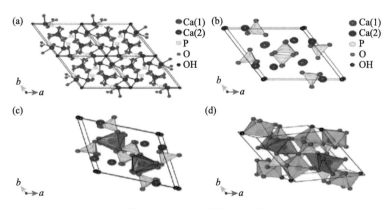

图 2-5　HAP 的晶体结构图

（a）HAP 单位晶胞在（001）晶面上的投影；（b）HAP 结构中八面体[Ca（1）O₆]的排列投影；（c）HAP 结构中八面体[Ca（1）O₆]和四面体[PO₄]的投影；（d）HAP 结构中八面体[Ca（1）O₆]和[Ca（2）O₆]以及四面体[PO₄]的投影

HAP 晶体结构中的 Ca^{2+} 易被 Mg^{2+}、Sr^{2+}、Ba^{2+} 和 Pb^{2+} 等置换，PO_4^{3-} 易被 SO_4^{2-} 和 CO_3^{2-} 等基团取代，OH^- 易被 F^- 和 Cl^- 等离子交换，因此常被用作一种强离子交换剂[17]。同时，HAP 可与含有羧基的氨基酸、蛋白质以及有机酸等发生交换反应。可见，HAP 在生物体内大多数是以被离子取代的形式存在[18]。

纳米羟基磷灰石（nanohydroxyapatite，NHAP）是指至少一维方向上尺寸小于 100nm 的 HAP，是生物体中骨和牙齿的主要无机组成部分。从微观上看，骨的基本单元是结构有序的纳米磷酸钙矿化的胶原蛋白。纳米结构的磷灰石镶嵌在 I 型胶原分子中形成矿化的纳米胶原纤维，且磷灰石晶体的 c 轴择优取向与胶原纤维轴向平行[19]。骨中磷灰石长 30～50nm，宽 15～30nm，厚 2～4nm。

NHAP 拥有良好的生物相容性、高表面活性、强吸附性和抑癌作用等理化性能和特有的生物学效应，在硬组织修复、药物载体及抗肿瘤等领域都有着广阔的应用前景[20]。

2.4.2　纳米羟基磷灰石的合成

NHAP 形貌丰富，有纳米棒、纳米盘、纳米颗粒、纳米管、纳米纤维和多级组装纳米结构等。NHAP 的制备方法主要包括沉淀法、微乳液法、模板法、水热法、溶胶-凝胶法、机械化学法、微波法、超声法以及微乳液-水热结合法等。这些方法的优缺点如表 2-2 所示。相对而言，固相法制备的产物粒径较大、团聚严重、尺寸分布不均等，原料需经较长时间的研磨，易受污染；而液相法制备可以精确操作，产物所含杂质少、组成较为均匀、粒度较细。

表 2-2　NHAP 的制备方法和优缺点[20]

合成方法	粒子形态	优点	缺点
沉淀法	针状、近似球形、棒状	工艺简单、成本低廉	工艺难以精确控制、周期长、结晶度低、易团聚
微乳液法	针状、球形、棒状、长板状	可控制粒子尺寸和形态，减小团聚，尺寸分布均匀	反应体系较复杂、需高温煅烧、周期较长
模板法	棒状、板状、纳米线、介孔结构、花状、层状	可控制材料结构、形貌、尺寸、取向和排布	需添加模板剂、高温煅烧、周期长
水热法	针状、棒状、球形、纤维状	结晶度高、不需高温处理、团聚少、纯度高、形态和尺寸可控	需专用设备、周期较长
微波法	针状、棒状、蝴蝶结状、花状	结晶度高、均匀、粒子分布窄、形态和尺寸可控、周期短	需专用设备
超声法	针状、球形	粒子分布均匀、团聚少、晶化时间短	需专用设备
溶胶-凝胶法	纳米晶团聚体	反应均匀性高、纯度高、相组成均匀、工艺设备简单	周期长、需高温煅烧

续表

合成方法	粒子形态	优点	缺点
微乳液-水热结合法	针状、球形	结晶度高、周期短、无须高温晶化处理	需专用设备
机械化学法	纤维状、球形	工艺简单、成本低、无须高温晶化处理	粒子团聚、需专用设备

2.4.3　离子掺杂的纳米羟基磷灰石

人体骨组织中 HAP 的真正组成和结构极其复杂。实际上，细针状的 NHAP 晶体中含有少量的 CO_3^{2-}、F^-、Cl^-、Na^+、Mg^{2+}、Sr^{2+} 和 Ba^{2+} 等离子或基团。许多体外研究表明：HAP 能为成骨细胞和破骨细胞的黏附和增殖提供有利的表面，但纯相 HAP 抗菌性、降解性、机械性能等欠佳[21]。为了获得性能全面且优越的 HAP，研究者对 HAP 进行了各种改性研究。离子掺杂就是一种常见的改性方法。

掺杂型 NHAP 主要包括阳离子掺杂、阴离子掺杂和共掺杂。离子掺杂对 HAP 的晶格参数、晶体结构、表面形貌、溶解度和热稳定性等都有显著影响。正是这些微量的离子掺杂，材料能激发周围组织产生特殊的生物学效应，从而能大大增强材料的骨组织修复能力，减少药物的使用量并降低成本，同时延长 NHAP 涂层的使用寿命[22]。离子掺杂赋予了 NHAP 优异的性能。

1. 阳离子掺杂纳米羟基磷灰石

锌作为参与生理功能最多的微量元素之一，可激活人体中的酶[23]。天然骨中的 NHAP 含有微量的锌。Zn^{2+} 可以部分取代钙离子生成掺杂型 HAP。Hu 等[24]采用沉淀法制备了 Zn^{2+} 掺杂 HAP。研究发现当 Zn^{2+} 掺杂含量由 0.1%（摩尔分数）增至 1.0% 时，纳米粒子的晶粒尺寸有所减小，晶胞体积呈减小趋势。采用第一性原理计算发现，锌原子的取代能为负值，锌原子的掺入倾向于沿 HAP 晶胞的羟基方向插入。最近的研究也表明，Zn^{2+} 掺杂的 NHAP 随着 Zn^{2+} 的持续释放而具有良好的生物降解性。更可喜的是，Zn^{2+} 掺杂的 NHAP 利于鼠的骨髓间充质干细胞成骨分化，并促进体内骨再生[25]。Zn^{2+} 能抑制耐甲氧西林金黄色葡萄球菌（MRSA）的增殖和生长。有趣的是，Zn^{2+} 和 Ag^+ 两种金属离子对 MRSA 的抗菌活性具有协同作用，其共存提高了涂层的抗菌效果[26]。

锶是人体中的一种微量元素，能通过激活成骨细胞钙敏感受体（CaR）来加快成骨细胞增殖、分化，延长成骨细胞成活时间。在元素周期表中锶与钙同族，可以取代 HAP 中的钙，形成置换固溶体。但由于 Sr^{2+} 比 Ca^{2+} 半径大，Sr^{2+} 替换

Ca^{2+} 使 HAP 产生晶格畸变，最终影响材料性能[27]。Krishnan 等[28]以化学共沉淀法制备了 25%（摩尔分数）和 50%（摩尔分数）的 Sr 掺杂 NHAP。研究表明，Sr-NHAP 多以稳定团簇的形式存在，其细胞活性比纯 NHAP 高，其体内生物活性也显著提高。

2. 阴离子掺杂纳米羟基磷灰石

向 HAP 中掺杂 CO_3^{2-}，能够改变 HAP 的结构，进而有效降低 HAP 的结晶度，增大比表面积，大幅提高材料的吸附性能。随着 CO_3^{2-} 含量的增加，磷钙物质的量比单调增加，而 MG63 细胞的分化则呈下降趋势。与纯 HAP 相比，CO_3^{2-} 掺杂后使骨保护素（OPG）降低 70%，但无剂量依赖性。低含量 CO_3^{2-} 掺杂使血管内皮生长因子 A（VEGF-A）降低 80%，但高浓度 CO_3^{2-} 的掺杂以浓度依赖性的方式逆转了这一效应。可见，HAP 中的 CO_3^{2-} 可调节细胞行为[29]。

氟是人体必需微量元素，具有重要的生理作用。少量的氟能够促进 HAP 的形成，适量的氟还能显著减少细菌的黏附，有一定的预防龋齿作用[30]。Kim 等[31]发现 HAP 的长宽比和结晶度随着氟掺加量的增多而增大，F-HAP 能显著增强成骨细胞的碱性磷酸酶（ALP）活性和骨钙蛋白的表达，同时也提高 ALP 和骨钙蛋白的基因表达水平。

3. 离子共掺杂纳米羟基磷灰石

离子共掺杂可使 NHAP 结合多种离子，共同发挥性能优势。例如，Na^+ 和 F^- 可以有效稳定其 NHAP 的晶体结构，并能有效改善由于碳酸根缺少所引起的结构杂乱问题。Chen 等[32]通过化学沉淀法合成了 Eu^{2+}/Fe^{3+}-HAP 荧光生物材料，SEM 图显示样品为单相纳米级材料，HeLa 细胞核被成功标记成像，材料发光性能优良且易于被人体代谢。此外，由于 Fe 的加入，材料还具有一定磁性，是一种具有诊断和治疗双重功能的体内成像荧光探针材料，可通过磁流体热疗法用于肿瘤治疗。

2.4.4 纳米羟基磷灰石的改性研究

NHAP 的改性主要通过 HAP 活性官能团羟基来进行，通常有以下三种：①偶联剂改性；②酯化反应改性；③聚合物接枝改性。

偶联剂改性是利用偶联剂的特殊官能团连接聚合物和 HAP，从而改善界面结合强度，提高分散性。常用的偶联剂有硅烷类、异氰酸酯类和烷基醇类等。Dupraz 等[33]使用硅烷偶联剂 KH-550 对 HAP 表面改性。研究表明稳定涂覆的 HAP 对周围组织无毒副作用，硅烷偶联剂可用于 HAP 的表面改性[34]。

酯化反应是一种可逆的缩聚反应，主要通过酸和羟基反应生成酯键来改变材料的表面特性。HAP 表面羟基的改变可以调节 HAP 的酸碱性、黏附性、反应性、催化活性和电泳淌度等。适量的表面羟基可保持 HAP 的胶体稳定性和增加蛋白质吸附。Pramanik 等[35]采用 3-磷酰基丙酸的磷酸基团与 HAP 表面羟基反应，剩余的羧基可和乙烯-醋酸乙烯共聚物中的羟基界面键合。结果显示，改性后的 HAP 分散更均匀，复合物的生物活性和力学性能都得到明显改善。

聚合物接枝改性是将 HAP 表面的羟基作为引发剂，引发单体进行聚合反应或者在羟基上接枝特定的官能团，再利用此官能团进行单体聚合。此类反应的范围广，接枝聚合物数量多，可有效改善 HAP 的性能。Liu 等[36]首先利用了 NHAP 表面羟基与甲基丙烯酸异氰基乙酯在氮气保护下混合反应，制得接枝不饱和双键的 NHAP，实现 HAP 的双键官能化；随后利用该双键引发甲基丙烯酸或甲基丙烯酸叔丁酯单体的自由基聚合。改性后的 NHAP 具有良好的生物性能和力学强度，大大拓宽了 HAP 的应用领域。

2.4.5　纳米羟基磷灰石的特性

由于 NHAP 的尺寸效应与界面效应，粒子表面原子占比远小于晶粒表面的原子比例，表面活化能变大，粒子活性增强。此外，NHAP 中的钙磷可参与骨代谢，其独特的尺寸还能促进体内生物大分子对其识别，加上本身的生物降解性和抑制癌细胞的生长特性，NHAP 在生物医用材料领域展示了广阔的应用前景。

NHAP 具有良好的生物相容性，植入体内不仅安全、无毒，还能传导骨生长，即新骨从 HAP 与原骨结合处沿着植入体表面或内部贯通性空隙攀附生长，并能与骨形成牢固的化学结合，是一种良好的骨修复材料。

NHAP 具有很好的生物化学稳定性，能与骨形成紧密结合，不产生排斥反应。NHAP 结构和表面性质易于控制，可作为酶固定化载体，能保持酶特有的生物催化特性。

由于巨大的比表面积，NHAP 具有很强的吸附性能和承载能力。纳米颗粒粒径小，比表面积大，具有很好的生物活性，易于和 DNA、RNA、药物、蛋白质等生物活性分子复合，并使其在机体内有较长的循环时间。同时，NHAP 的表面吸附具有特异性的配体，容易实现主动靶向性。此外，NHAP 对于铜系金属离子和重金属离子具有较高的吸附能力，同时因其较低的水溶解度以及在还原、氧化条件下良好的稳定性，加上成本低廉，NHAP 是一种用于长期处理污染物的理想材料[37, 38]。

可有效抑制肺癌、肝癌、骨肉瘤、胶质瘤、食管癌、胃癌等多种癌细胞的生长，这是 NHAP 的又一大特性。NHAP 作用于细胞膜可增加细胞液中 Ca^{2+} 的浓度[39]。在肿瘤细胞外存在 HAP 等纳米粒子钙源时，超强的钙摄入能力可导致 Ca^{2+} 摄入过多而出现毒性，抑制其生长，同时，诱导细胞周期阻滞和凋亡。例如，NHAP 使 Bel-7402 人肝癌细胞增殖阻滞在 G_1 期，阻断细胞周期，导致肿瘤细胞凋亡。NHAP 可以抑制肿瘤细胞端粒酶基因的表达，具有下调端粒酶活性的作用。可见，NHAP 具有良好的抗肿瘤活性。

2.4.6 介孔羟基磷灰石及其应用

孔径介于 2~50nm 的介孔材料具有高比表面积、规整的介孔孔道和良好的吸附性能。较大的介孔可为大分子反应提供通道，完全晶化的微孔孔壁为小分子的择形固载或需较强碱中心的大分子催化提供可能，因而将材料做成介孔形态备受青睐。

介孔 HAP 的制备方法主要有软模板法和硬模板法。软模板法主要利用阳离子表面活性剂、阴离子表面活性剂和非离子表面活性剂为模板。软模板法具有合成简单、易控制等优点。Li 等[40]以 $K_2HPO_4 \cdot 3H_2O$ 为磷源、$CaCl_2$ 为钙源，十六烷基三甲基溴化铵（CTAB）为模板剂合成了平均孔径为 1~5nm 的 NHAP。Wang 等[41]以 CTAB 为模板剂，用 $Ca(NO_3)_2 \cdot 4H_2O$ 和 $NH_4H_2PO_4$ 制备介孔 HAP，场扫描电镜显示在 HAP 的网状骨架中贯穿很多相连的孔，孔径分布大多集中在 40nm 左右。所形成的孔径不同的原因在于 CTAB 介孔孔径较大，铵盐分解所得的氨气体积不大且分散性强，CTAB 移除后留下的孔径比铵盐分解后形成的孔径大，如图 2-6 所示。

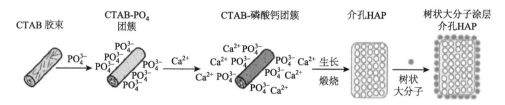

图 2-6　软模板法制备介孔 HAP 粉体的流程图[42]

模板剂的类型和浓度影响介孔 HAP 的形状。Zhao 等[43]首次利用两种浓度的非离子表面活性剂——聚氧乙烯-聚氧丙烯-聚氧乙烯三嵌段共聚物 F127 作为模板合成了介孔 HAP。由于氢键的作用，OH^- 与模板剂 F127 的亲水链段相连。为保持电中性 Ca^{2+} 被吸附到 F127 表面，为 HAP 的成核提供了生长位点。随着磷源的加入，逐渐形成 HAP 胶束并自组装形成纳米颗粒。在高浓度模板剂 F127

的情况下，制备出的介孔 HAP 呈棒状，长 100～300nm、直径为 40～50nm。而在低浓度下，介孔 HAP 纳米颗粒呈类球形，颗粒大小约为 100nm、孔径约为 5.8nm。

硬模板法[44]是以介孔氧化硅（铝）、介孔碳、纳米粒子为模板来合成其他介孔材料的方法。利用硬模板法合成介孔 HAP 的机理示意图见图 2-7。硬模板法合成最初所选择的硬模板剂是介孔碳。Xia 等[45]用 H_2SO_4 原位碳化模板剂（SBA-15）首先得到 CMK-3，再以 CMK-3 为模板合成了长 100nm、直径 20nm、孔径为 2～3nm 的棒状介孔 HAP。

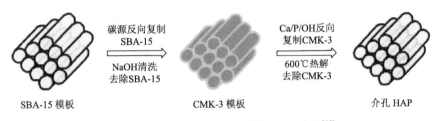

SBA-15 模板　　　　　　　CMK-3 模板　　　　　　　介孔 HAP

图 2-7　硬模板法合成 HAP 的机理示意图[45]

引入介孔后，HAP 颗粒的比表面积显著增加，便于表面化学修饰。相比于非介孔 HAP，介孔 HAP 具有更高的表面润湿性能。此外，在 HAP 中引入介孔能大大提高载药量，可保护被输送物质不被体内酶所分解，利于实现蛋白质、药物与基因的有效负载和可控释放[46,47]。

2.5　纳米磷酸三钙

2.5.1　磷酸三钙的结构和生物特性

磷酸三钙（tricalcium phosphate，TCP）是一种常见的钙磷盐，其晶型有 α 型和 β 型。β-TCP 晶体属于六方晶系，$R3c$ 空间群，其晶胞参数为：$a = b = 1.0418nm$，$c = 3.7346nm$，$\beta = 120°$，晶体结构如图 2-8 所示。β-TCP 在 1125℃以下稳定存在；高于 1125℃时，转化为高温相 α-TCP。α-TCP 属单斜晶系，空间群为 $P2^1/a$，密度为 $2.869g/cm^3$。

图 2-8（a）为从 c 轴方向观察得到的结构，A 列周围被 6 个 B 列包围，沿 c 轴方向呈隧道构造。图 2-8（b）是沿 a 轴方向观察的结构，A 列和 B 列的原子配置不同。A 列是以-P-Ca(4)-Ca(5)-P-Ca(5)-为单元的结构，B 列是以-P-Ca(1)-Ca(3)-Ca(2)-P-为单元的结构。

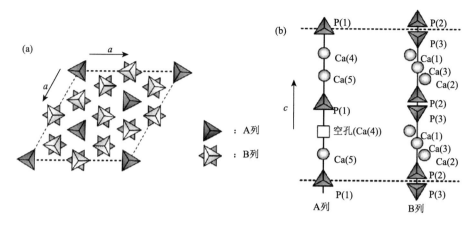

图 2-8　β-TCP 的晶体结构示意图[47]

2.5.2　纳米磷酸三钙的合成

纳米磷酸三钙的合成方法主要有固相法和湿法化学法，其中湿法化学法被更为广泛地采用。固相法制备 β-TCP 时需在较高温度下经长时间反应获得，此过程中 β-TCP 颗粒易团聚，粒径变大，产物纯度降低。湿法化学法制备 β-TCP 的实验过程复杂，经长时间的陈化处理后得到，而陈化过程易混入杂质。表 2-3 具体展示了化学沉淀法[48]、溶胶-凝胶法[49]、干法[50]、机械化学合成法[51]、水热法[52]等制备方法的特点。

表 2-3　纳米 β-TCP 各种合成方法的特点

方法名称	优点	缺点
化学沉淀法	合成快，成本低，规模大，分散性好	结晶度低
溶胶-凝胶法	分布尺寸窄	团聚严重，成本高
干法	成本低，规模大	能耗高，杂质多，团聚严重，晶粒粗大
机械化学合成法	成本低，规模大	团聚严重
水热法	快速合成，分布尺寸窄，结晶程度高，分散性良好	规模小

微乳液法因可控制颗粒尺寸、形貌和比表面积而备受关注。邓春林等以聚乙二醇辛基苯基醚/正癸醇/异辛烷/水溶液四组分反相微乳液为模板[1]，采用反相微乳液法制备了颗粒大小分布均匀、分散性良好的梭状 β-TCP 纳米粉体，粒径

为 10～20nm，长度为 80～110nm。进一步研究发现水油比、搅拌时间对颗粒尺寸影响较大，而溶液 pH 的改变将导致最终产物的改变。随着热处理温度的升高，β-TCP 的晶型变得完整，粒径也变大，晶体由梭状变为球状或椭球状，甚至出现晶粒团聚现象。也有人报道使用甲醇为溶剂，在室温下合成了 β-TCP 球形纳米粒子，直径约为 50nm，主要是将乙醇钙和磷酸在甲醇中反应，所得沉淀在 80℃干燥即得。

纳米 β-TCP 因其卓越的生物相容性、体内可吸收性、生物活性和良好的骨传导性而被广泛用于制备组织工程支架、涂层以及药物载体等。

2.6 纳米磷酸氢钙

2.6.1 纳米磷酸氢钙的合成

磷酸氢钙为无臭无味的白色结晶粉末，其结构为含有两个结晶水的单斜晶体，相对密度 2.306（16℃）。通常以二水合物（DCPD，$CaHPO_4 \cdot 2H_2O$）的形式存在，在空气中稳定，加热至 75℃ 开始失去结晶水成为无水磷酸氢钙（DCPA，$CaHPO_4$），高温则变为焦磷酸盐。易溶于稀盐酸、稀硝酸、醋酸，微溶于水（100℃，0.025%），不溶于乙醇。

DCPA 参与调节磷酸钙盐水化反应，是生物活性骨水泥的重要组分。DCPD是 HAP 的前驱体之一，由于其易溶于生理溶液，是良好的涂层材料[53]。常规工业生产方法制备的磷酸氢钙，其纯度和粒度都难以达到生物材料应用的要求。

采用液相沉淀法合成磷酸氢钙时，前驱体的起始浓度和 Ca/P 物质的量比、钙源和磷源的类型、添加剂种类及浓度[54]、反应温度、pH、老化温度、煅烧温度和时间以及水热和超声处理都在纳米磷酸氢钙合成中起着关键作用。表 2-4 总结和比较了几种控制磷酸氢钙晶粒大小的合成方法[55]。

表 2-4　不同晶粒大小磷酸氢钙的合成

方法	尺寸	形状	特点
沉淀法[56-59]	纳米到微米	多种	成本低，规模大，但易团聚
水热法[60]	纳米到几百微米	多种	结晶度高，成本高
扩散方法[61-63]	纳米到微米	针状，晶须，板状	长期模仿生物矿化过程，但生产规模小
水解法	纳米到微米	多种	尺寸和形状可控，但成本高

方法	尺寸	形状	特点
微乳液法[64-67]	纳米到亚微米	多种	尺寸分布窄，成本高，需表面活性剂和有机溶剂
前体转换法[63, 68]	纳米到宏观	多种	结晶度高，尺寸和化学成分可控，步骤多

微乳液法也是纳米磷酸氢钙的常用制备方法之一。陈苏[69]将纳米氢氧化钙悬浮液和磷酸溶液加入到有机相（分散剂、烷基醇和环己烷混合）形成反相乳液，经搅拌、熟化破乳、离心洗涤、干燥得到粒径为 50～500nm 的磷酸氢钙。基于喷雾干燥法，Sun 等[70]将 1.088 g DCPA 溶解于 1L 浓度为 16 mmol/L 的冰醋酸中，制备了 50～200nm 的纳米磷酸氢钙。Liu 等[71]仅用乙酸和水作反应溶剂，通过低温水热法制备了自组装 DCPD 纳米花。在上述反应体系中加入油酸、十八烷基胺和乙醇，通过调节溶剂种类/使用量、反应温度制备出多种形态的 DCPD 和 DCPA 纳米晶。Zou 等[72]向 $Ca(NO_3)_2·4H_2O$、$NH_4H_2PO_4$ 和 HNO_3 的混合液中加入尿素作为共沉淀剂，采用超声化学辅助微波法在 100℃制备了单晶磷酸氢钙。在碱性环境和微波辅助下转化为厚度约为 0.8μm，宽度为 3～6μm 的板状纳米 HAP 晶体。

2.6.2 影响纳米磷酸氢钙粒径和形态的主要因素

磷酸氢钙晶粒大小和粒径分布受多重因素影响。有机分子在晶面上的吸附以及有机分子与 Ca^{2+} 的络合，是控制粒径的最常用策略[73-78]。与线性结构相比，支化分子和树枝状大分子可明显减小晶体尺寸，可见 CaP 成核和结晶可能位于树枝状大分子的外部或内部[79]。Fowler[80]研磨 $Ca(H_2PO_4)_2$ 和 $Ca_3(PO_4)_2·1/6H_2O$，通过控制温度和水蒸气压力等可控制备出磷酸氢钙。门间英毅通过在钙化合物中添加浓磷酸制备 $CaHPO_4$ 团聚体，但合成的 DCPD 平均粒径在 1～100μm[81]。Avnimelech[82]通过碳酸钙与磷酸间的发泡反应制备了晶粒尺寸为 0.5～3.9μm 的超细 DCPD。研究发现，随着反应中磷酸浓度的增高和温度的降低，DCPD 尺寸减小，但该方法难控制，重复性不好，粒径仍较大。

溶液 pH 影响磷酸氢钙的形态。刘昌胜[14]在酸性条件下通过液相沉淀反应制备了 DCPD。当溶液 pH = 3.8 时，由于 DCPD 溶解度增大，无沉淀生成；当 pH 在 4.00～4.50 之间，合成的均为纯 DCPD 产物；而在 pH = 4.5 的条件下，反应 2h 得到纯 DCPD 粉末，延长反应时间则形成的 DCPD 粒子中含有 HAP 杂质。因此，在短时间内形成的是纯 DCPD，且合成 DCPD 的最佳 pH 范围是 4.00～4.20。LeGeros[83]的研究表明 DCPD 可以在 HCO_3^- 或 CO_3^{2-} 存在下，在中性或碱性 pH 下转化为缺钙羟基磷灰石，在酸性、中性 pH 下转化为 β-TCP。

2.7 纳米钙磷陶瓷的制备及其生物应用

2.7.1 纳米钙磷陶瓷的可控制备

高性能的纳米钙磷陶瓷，需要高质量的纳米钙磷粉体。理想的钙磷粉体需满足以下几个条件：①纯度高；②颗粒均匀，粒径分布窄；③形状规则；④分散性好，无团聚或团聚少。而纳米钙磷粉体经成型并烧结后可制得纳米钙磷陶瓷。烧结是以表面能降低作为驱动力的致密化过程，是实现材料从纳米钙磷粉体形态到结构紧密的块体材料转变的有效途径。

和普通钙磷陶瓷烧结相比，纳米陶瓷由于其颗粒尺寸小而具有烧结温度低、烧结周期短的特点。为控制陶瓷晶粒尺寸在纳米范围内，很多研究者采用了超高压烧结、放电等离子烧结（SPS）、真空烧结、无压烧结等方法来制备纳米生物陶瓷，以抑制钙磷陶瓷晶粒的长大。纳米陶瓷的烧结受粉体团聚、颗粒分布、烧结过程中产生的不稳定相或非晶相以及烧结温度等多种因素影响。研究显示，致密 HAP 断裂韧性随着气孔率的增加而呈线性降低。HAP 晶粒越细，其生物活性越高，植入人体后其扭转模量、拉伸模量和拉伸强度也就越高。当密度大于 75%时，弹性模量与 HAP 的烧结密度呈线性关系。HAP 的强度值取决于孔隙率、颗粒尺寸和杂质等。此外，不同的烧结工艺对纳米钙磷陶瓷的生物活性也有不同影响。相比于常规烧结，微波烧结利于制备具有丰富微孔的纳米 HAP，该微结构有助于增强蛋白质吸附能力和提高生物活性。

钙磷生物陶瓷的结构对于骨再生至关重要。骨支架应具有一定分布范围的孔径、相互连通的孔隙或孔道以确保细胞穿透、血管向内生长、营养物质扩散以及代谢物的排出。另外，多孔表面可以增强植入材料和周围组织的咬合，使得界面拥有更好的稳定性。研究发现，利于骨组织形成的生物陶瓷材料孔径一般在 100～300μm。孔径大于 10μm，人体细胞可长入；孔径在 15～50μm，组织纤维可长入；孔径 50～100μm 的孔利于骨组织的形成。孔径的大于 100μm 可以沉积矿化骨[84]。因此，控制纳米钙磷陶瓷的孔径和孔隙率可以满足不同组织修复的需要。常见的多孔陶瓷制备方法有颗粒堆积法、粒子滤除法、有机泡沫浸渍法、模板法和 3D 打印成型法等。其中，有机泡沫浸渍法是指将剪裁好的、具有弹性的多孔高分子材料浸入陶瓷浆料中，待其表面黏附一定量的陶瓷浆料后干燥烧结而制得。模板法是以多孔基体为模板，将钙磷纳米粉体与黏结剂配成浆料，涂覆在其表面或灌注到其孔隙中，随后去除模板而得到与模板孔隙结构一致的多孔陶瓷。该方法可制备高连通度的孔道结构，在一定范围能控制孔隙率和孔尺寸，但力学强度不高。3D 打印多孔支架是通过计算机辅助设计与计算机辅助制造相结合进行个性化解剖形状支架的定制方法。3D 打印是将钙磷纳米粉体配成一定黏性的浆体，通过自由喷射成型技术将浆料注射而出，沿着设定的路径、网格间距层层堆积形成。该方法制备的多孔陶瓷支架孔道分布均匀，孔道结构可以精确控制，利于药物和生物因子的活性装载。

钙磷生物陶瓷主要应用于牙科、骨科及其他医学领域，包括牙周缺损的修复、牙槽骨的增强、鼻窦提升、牙齿替换、骨缺损修复、脊柱融合以及耳和义眼植入物等。

2.7.2　磷酸三钙陶瓷及其应用

磷酸三钙（TCP）陶瓷是一种可吸收的多晶型生物陶瓷，主要包括 α 相 TCP（α-TCP）和 β 相 TCP（β-TCP）。在 1125～1400℃ 之间主要以 α 相存在，1180℃ 以下主要以 β 相存在。当温度升高，TCP 由 β 相转变为 α 相时体积增大，材料发生膨胀而产生裂纹，使整体的力学性能降低[85-87]。α-TCP 可有效地促进骨组织生成，但其降解速率快，吸收和成骨不能很好匹配，支撑作用差，因此很少用作骨修复支架。β-TCP 因具有更好的生物活性、生物相容性和生物降解性，特别引人注目。植入人体后，β-TCP 能与骨组织直接化学键合，降解产物钙、磷进入活体循环系统后形成新骨组织，加上其成骨速度优于 HAP，是一种具有临床应用前景的硬组织修复材料。

致密的 β-TCP 陶瓷尽管力学性能好，但不利于体内降解。β-TCP 多孔陶瓷能为骨形成提供支架，其巨大的比表面能增大与体液的接触面积，促使材料在体内降解，也可使宿主的细胞和血管长入材料之中，形成新骨的同时材料被逐步降解吸收，从而完成新骨的"爬行替代"过程。Isaac 等研究了孔隙率为 25% 和 45% 的 β-TCP 陶瓷对骨髓基质细胞行为的影响，发现高孔隙率的钙磷生物材料提高了人骨髓基质细胞的活力，促使骨髓间充质干细胞早期黏附。将多孔陶瓷植入到新西兰大白兔股骨的松质骨、皮质骨和髓腔时，发现 β-TCP 24 周降解超过 50%，同时发现在相同微结构的情况下，TCP 成骨明显优于 HAP。这是由于 β-TCP 的三维多孔结构利于营养物质的输送和细胞的长入[88]。

至今，研究者们对 TCP 陶瓷体内降解过程并没有取得统一认识。Bhaska 等[89] 认为 TCP 陶瓷的体内降解是由于细小晶粒被细胞所吞噬。Hollinger 等[90] 认为化学沉积是引起 TCP 陶瓷降解的重要原因。更多研究者认为，β-TCP 生物陶瓷降解是体液降解和细胞降解共同作用的结果，主要受材料的孔隙率、植入部位和宿主差异等影响。具体来讲，首先 β-TCP 在体液的作用下物理解体为微粒。接着，在体液中水、离子作用下，TCP 生成 Ca^{2+}、HPO_4^{2-}、PO_4^{3-} 等，给成骨细胞提供营养物质。这是体液介导的过程。之后，材料被体内的巨噬细胞、破骨细胞所吞噬，导致材料最终降解吸收，如图 2-9 所示[91]。

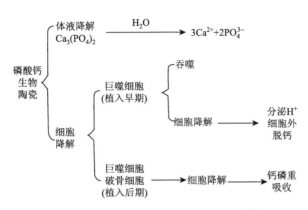

图 2-9　磷酸钙生物陶瓷体内降解过程[92]

β-TCP 具有优良的成骨和矿化性能。β-TCP 陶瓷不仅增加成骨细胞胞内 Ca^{2+} 的浓度，而且释放的 Ca^{2+} 参加成骨细胞有机代谢。此外，β-TCP 陶瓷影响骨组织中胶原蛋白的 α 螺旋和 β 折叠，使结构变得更为有序，利于矿化[93]。β-TCP 植入骨组织后，来自周围的骨组织、β-TCP 和组织液形成钙磷的固-液平衡，形成类骨磷灰石，最后沉积在材料与骨组织的界面处，与宿主骨牢固结合。材料慢慢降解，组织不断长入，直到材料完全吸收，骨缺损完全骨化。这两者的结合是化学性钙离子和生物性钙离子的交接地带[94]。Bernstein 等[95]在多孔 β-TCP 陶瓷上移植自体软骨细胞，培养后植入山羊膝关节缺损处，52 周后有新软骨及下骨形成，并和周围的软骨组织融合良好。

β-TCP 应用形式多样，既可作为原料来制备无机生物陶瓷，又可作为涂层材料，也可作为抗生素、生长因子等的载体[96, 97]。Kawanura 等[98]将掺杂锌的 β-TCP 作为表面涂层，发现材料对骨细胞具有增殖效应，材料的成骨性能明显提高。Mitenmuller 等[99]将抗结核药物以及抗生素载入 β-TCP 并植入到患有骨髓炎的骨缺损处，70 天后发现陶瓷颗粒几乎全部被吸收，缺损部位基本被修复。这是因为药物通过体液溶解后从 β-TCP 载体微孔内逐步释放出来，实现了药物的释放，达到长期的治疗效果。β-TCP 作为药物载体，具有与人体组织较好的生物相容性和良好的体内降解性，可以达到药物治疗和骨缺损修复的双重效果。

2.7.3　羟基磷灰石陶瓷及其应用

HAP 具有与生物体内骨骼和牙齿的主要无机成分相似的化学组成。自 1972

年 Aoki 等成功合成 HAP 粉体并烧制出 HAP 陶瓷以来，HAP 因其优良的生物相容性、生物活性和骨传导性而被广为研究。

HAP 具有良好的生物相容性和优异的骨传导性，性质稳定且没有毒性，常常通过压制烧结加工制成生物陶瓷，用于生物医学领域。HAP 陶瓷分为致密陶瓷和多孔陶瓷，可采用常用烧结技术研制。致密陶瓷一般通过等静压制备及热压技术制备。等静压制备是将 HAP 粉体加入模具中加压，再在真空环境中利用等静压法成形，并在氧气气氛下煅烧得到。热压是通过连续的热压法，加热和加压同时进行，得到的 HAP 陶瓷颗粒尺寸分布较广，机械强度也较低。多孔HAP 陶瓷可采用浸渍法、气体分解法、有机物添加法、水热热压法和微波工艺法等制备[100]。这些方法主要是将 HAP 粉体和可以产生气体的物质混合后，在一定条件下形成多孔 HAP 陶瓷。纯 HAP 陶瓷脆性大，力学性能较差。随着 Ca/P 物质的量比增加，HAP 的强度增加，在 Ca/P 物质的量比为 1.67 时达到最大值，并且当 Ca/P 物质的量比＞1.67 时突然降低。此外，随着孔隙率的增加，HAP 陶瓷的强度几乎呈指数下降。然而，通过改变孔隙几何形状，可以影响多孔生物陶瓷的强度，多孔 HAP 比致密 HAP 的抗疲劳性低得多。

目前，HAP 陶瓷已广泛应用于骨科和牙科，主要用于骨缺损修复、小型种植体如人的齿根、耳骨等，也用于药物输送和植入物涂层。HAP 涂层既具备良好的力学性能，又有较好的生物活性。经 HAP 表面涂层处理的人工关节植入体内后，骨组织能很快沉积并与 HAP 的钙、磷离子形成化学键，且结合紧密，中间无纤维膜。早期临床效果良好，可有效解决人工关节的松动和下沉。

药物载体需具备良好的生物相容性、可降解性、生物稳定性以及较高的载药量。HAP 无毒、比表面积大、无免疫原性、组织相容性好，满足了药物载体的基本要求。将药物、DNA 及 RNA 等分子包裹在 HAP 颗粒中或者吸附在其表面，从而形成 HAP 药物/基因运载体，同时在 HAP 材料表面偶联特异性配体、单克隆抗体等特异性靶向分子，依靠靶向分子与细胞表面的特异性受体相结合后引起细胞反应，实现安全有效的靶向治疗。HAP 药物载体可提高药物在生物膜间的透过性，利于药物透皮吸收，在细胞内发挥药效[101]。Buranapanitkit 等用 HAP 作为万古霉素、磷霉素和夫西地酸钠的载体，用于治疗对甲氧西林耐药的金黄色葡萄球菌的骨感染，药物的有效抑菌浓度持续达 3 个月[102]。

由于胃酸性环境可以降解 HAP，因此，它主要用作骨骼药物递送系统而不是口服治疗系统。载药多孔 HAP 陶瓷可精确地将药物等输送到患处，用于输送抗生素、抗癌/抗炎药物、维生素、激素、蛋白质和生长因子等。Zuo 等[103]制备出层状HAP，通过静电吸附和离子交换作用将 DNA 插入到 HAP 层间，从而保护 DNA不被水解，且受保护的 DNA 在酸性环境下易于恢复，有望用于基因治疗。

2.7.4　双相陶瓷及其应用

双相陶瓷（BCP）通常由 HAP/β-TCP、HAP/α-TCP 或 β-TCP/α-TCP 组成，各相在亚微米级均匀且紧密地"混合"[104]。将不同相进行复合可以发挥各自的优点，使综合生物性能优于单一相的生物陶瓷。

HAP/β-TCP 双相陶瓷是目前研究较多的一类双相陶瓷，它结合了 HAP 的低溶解度和骨传导性以及 β-TCP 易溶解性和良好的生物降解性。双相陶瓷的生物化学性质与 HAP/β-TCP 质量比、微孔结构、孔隙率、孔隙大小和粒度有关。Arinzeh 等[105]比较了不同 HAP/β-TCP 质量比（0、20%、56%、63%、76%和100%HAP）的骨诱导动力学和人骨髓间充质干细胞被刺激成骨分化的动力学。结果表明，20%HAP-80%β-TCP 有最佳效果。双相陶瓷的生物降解性能取决于 HAP/β-TCP 质量比：质量比越高，生物降解越少。Toquet 等[106]研究了在大孔双相陶瓷颗粒上培养的人骨髓细胞的体外成骨潜能。研究表明，大孔为骨髓细胞的分化和生长以及随后的新骨形成提供了合适的环境，在细胞表达和成骨过程中起关键作用。图 2-10 为大孔双相陶瓷新骨定植组织切片图，图 2-10（a）为植入兔股骨缺损 8 周后，大孔双相陶瓷植入物的大孔内形成的新骨图片，新形成的骨生长在陶瓷的表面，并重建了一个接近 200μm 哈弗斯系统，砂罗铬花青（solochrome cyanine）染色，双相陶瓷为黑色，新形成的骨为紫色；图 2-10（b）为大孔双相陶瓷种植体植入兔股骨缺损后 3 周内新骨形成情况。

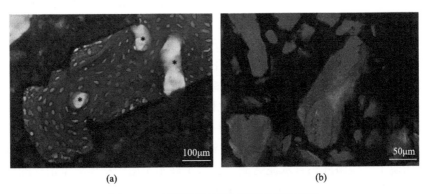

| (a) | (b) |

图 2-10　大孔双相陶瓷新骨定植组织图片

1986 年首次制备出 HAP 和 β-TCP 的混合物组成的双相生物陶瓷[107]，HAP/β-TCP 双相陶瓷通过混合 HAP 和 TCP，经高温下烧结生成。HAP/β-TCP 质量比取决于烧结前钙磷盐粉体的 Ca/P 物质的量比。双相陶瓷成孔方法与其他钙磷陶瓷相同。蔡舒等[108]以 HAP 为原料，明胶为分散剂，壳聚糖微球为成孔剂，采用注浆法制备出多孔双相磷酸钙陶瓷，在 1000～1180℃烧结获得了不同的 HAP/β-TCP 双相多孔陶瓷。在 1000～1350℃温区，随着温度升高，β-TCP 相成为主晶相，再升温则 β-TCP 向 α-TCP 转变。

双相磷酸钙陶瓷现已成功用于临床的骨替代，例如骨缺损修复、脊柱骨质增大、牙周治疗或作为金属植入物的涂层等。双相陶瓷用于大段骨缺损时，制成的片状或根状物可长时间维持形状，可在负载区使用[109, 110]。许多研究[111, 112]提出将双相陶瓷与骨髓抽取物或从骨髓抽取物中分离的干细胞结合，以刺激大临界尺寸缺陷或细胞活动不良的骨性环境中的新骨形成。Malard 等[113]将空心双相陶瓷植入犬的胫骨和股骨缺损处，18 周后移除植入物并使用扫描电子显微镜联合定量图像分析，发现自体细胞能显著增加双相陶瓷内的新骨形成。为了优化其成骨特性，研究者将颗粒形式的双相陶瓷承载各种活性分子如生长因子。Guicheux 等[114, 115]研究了大孔双相陶瓷承载人生长因子（hGF）对双相陶瓷的再吸收-取代过程的影响。兔骨植入实验显示，与没有承载生长因子的双相陶瓷相比，hGF 局部释放增加了骨向内生长和双相陶瓷的吸收。可见，双相陶瓷也是局部递送生物活性分子的合适基质。

2.8 磷酸钙骨水泥的合成与应用

2.8.1　磷酸钙骨水泥简介

大多钙磷块体是在黏结剂作用下通过加压成形继而烧结钙磷粉体而形成，但存在塑形难、降解控制难等问题。磷酸钙骨水泥（calcium phosphate cement，CPC）是由磷酸四钙（TECP）、磷酸氢钙（DCPA）、羟基磷灰石（HAP）等粉末配以一定比例的固化液组成的，可在生理环境下经常温水化转化形成类骨磷灰石的一种骨修复材料。固化液可以是蒸馏水、稀磷酸、生理盐水和手术部位的血液等[116]。这种材料不仅成分上具有突出优势，比磷酸钙陶瓷更接近人体骨的无机成分，而且无需烧结即实现了可任意塑形、自行固化、生物相容、逐步降解等特性的统一[117]。磷酸钙骨水泥又称自固化磷酸钙人工骨，自获 FDA 批准用于临床以来，市场上出现了一些磷酸钙骨水泥商品。表 2-5 展示了用于椎体成型治疗的部分商品化磷酸钙骨水泥产品。上海瑞邦生物材料有限公司生产的自固化磷酸钙 2000年获中国国家药品监督管理局的三类医疗器械产品注册证，现已广泛应用于临床骨缺损的治疗，取得了很好的治疗效果。

材料的化学组成、孔道结构以及活性化等是调控磷酸钙骨水泥骨传导性、可降解性和生物活性的有效手段。该方面的研究得到了国内外研究者的广泛关注，也取得了许多有意义的研究结果。

表 2-5　用于椎体成型治疗的部分商品化磷酸钙骨水泥[118]

类别	组成	制造商/供应商
α-BSM[Biobon®]	无定形 CaP + DCPD	ETEX，Cambridge，MA
Biopex R®	75% α-TCP + 18%TECP + 5%DCPD + 2%HAP	Mutsubishi Materials Co.，Saitama，Japan
BoneSave®	80%TCP + 20%HAP	StrykerHowmedica-Osteonics，Mahwah，NJ
BoneSource® BVF	TECP，DCP	Stryker Howmedica Osteonics
ChronOS Inject™	42%β-TCP + 21% MCPM + 3%β-TCP 颗粒 + 5%磷酸氢镁 + <1%焦磷酸钠和 MgSO₄	Synthes，Inc，West Chester，PA
Calcibon®	α-TCP + CaHPO₄ + CaCO₃ + HAP 沉淀	Biomet Europe，Dordrecht，The Netherlands
Eurobone®	TCP	F-H Orthopedics，Heimsbrum，France，Synthes
Norian SRS®	α-TCP，CaCO₃，MCPM	USA，Norian
Rebone®	TECP + DCPA	上海瑞邦生物材料有限公司

注：CaP，磷酸钙；DCPD，二水磷酸氢钙；TCP，磷酸三钙；TECP，磷酸四钙；HAP，羟基磷灰石；DCP，磷酸二钙；MCPM，一水磷酸二氢钙

2.8.2　磷酸钙骨水泥的水化硬化及其转化机理

磷酸钙骨水泥的水化硬化是基于不同钙磷微溶盐在水中溶解度的差异，其水化硬化过程是浆体由松软的结构变为坚硬的结构、强度不断提高的过程。尽管大多数固相磷酸钙盐在液相中都能转化形成新固相羟基磷灰石，但是转化过程受颗粒大小与匹配、相组成、水化反应速率调节剂、晶种大小与形态、温度、水化环境等诸多因素的影响，且转化过程非常复杂。控制水化过程是制约高活性材料性能稳定的关键，这就需要深入了解该水化硬化转化的精细过程。

1. 磷酸钙骨水泥水化硬化形成类骨磷灰石（BLA）的动态过程

动态过程包括水化前期和水化后期，水化前期由 DCPA 粉末的表面溶解控制。在液相介质作用下颗粒表面溶解，微区形成过饱和溶液并成核析出 BLA，随水化反应的进行，BLA 不断长大并相互交联接触，在颗粒表面形成包敷；水化后期为透过产物层的扩散控制。TECP 和 DCPA 水化产生过量 OH⁻ 和 H⁺，透过包敷层继续水化反应直至完全。颗粒内部的水化依赖于颗粒间水通过水化产物层向内部渗透以及内外离子的扩散。刘昌胜等[15, 16]通过现代分析手段如 XRD、SEM、BET、

DSC、交流阻抗技术、流变等，结合水化过程中的溶液行为，如 Ca、P 浓度及 pH 大小等的变化，深入探索了水化硬化过程机理，建立了表征该"表面溶解和水化层扩散"等历程的水化硬化动力学模型，确立 CPC 水化反应动力学、凝结过程机理及强度增长机理，该结果不仅揭示了钙磷盐水化硬化过程中固-液-固的演化规律（图 2-11），且修正了文献中由 Ca/P 物质的量比不同产生放热速率不同而得出 DCPA 为水化控制的观点。

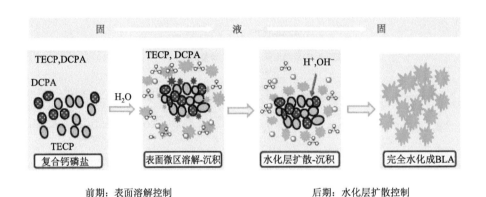

图 2-11　磷酸钙骨水泥的水化硬化过程

2. 磷酸钙骨水泥的水化动力学规律

刘昌胜等采用微量热仪研究了钙磷盐水化的动力学过程，建立了反应过程的状态方程，率先计算出 TECP 和 DAP 的标准摩尔生成焓分别为−5908.1kJ/mol 和−11118.7kJ/mol，填补了文献中有关热力学数据的空白[119]。Ha 等研究了几种不同配比（T4-D2，T4-D4，T1-D4，T1-D2，T3-D3）颗粒大小对凝结时间和抗压强度的影响，以及不同固化体系对水化反应进程的影响。凝结时间按 T4-D2＜T4-D4＜T1-D4＜T1-D2 排序，凝结时间越短，表明体系的水化速率越快，而抗压强度最高的是 T3-D3。同时发现在固化体系中引入少量 HAP 晶种可加快水化反应进程，使凝结时间缩短至 7min，明显降低凝结时间，但同时也会降低固化体强度。对于不同的固化体系揭示强电解质（如 NaCl）的固化液通过降低体系活度提高过饱和度来加速产物成核生长，缩短凝结时间来加快水化反应的机理；发现引入不同添加剂可改变晶体生长方向，影响水化产物形态，如羧酸盐存在时 CPC 水化产物呈薄片状，阴离子表面活性剂存在时呈花瓣状，20% CaSO₄ 存在时呈放射的乳突状，进一步放大表面呈聚集在一起的短棒，20% NaCl 存在时水化产物呈绒毛状，进一步放大表面为碎片状聚集体等，这些研究为原位增强提供了参考思路[14]。

2.8.3 磷酸钙骨水泥的体内降解及其生物转化

钙磷材料植入体内后，与体液接触，会发生离子溶出、细胞吞噬、材料参与新骨形成等过程。刘昌胜等通过设计不同的材料组成、晶相结构、孔径大小与孔隙率等来研究钙磷基生物材料的降解行为，发现材料的组成结构与孔结构等特性显著影响其降解速率以及成骨转归过程。运用同步辐射光源成像等新技术，研究了钙磷生物材料在体内的成骨转化过程与降解机理，发现材料能引导新骨形成。材料在体内是以溶解为主，伴随着多核巨噬细胞的吞噬为辅的过程[120]。结合相关的研究结果，将钙磷材料体内的降解成骨过程归结为：材料植入后先溶出钙、磷离子，然后被细胞吞噬；溶解后的微小颗粒有的直接沉积在局部，参与局部类骨质的钙化；有的进入骨髓腔，随体液流入远处骨质内沉积或分解成钙、磷离子而进入体循环内代谢。图 2-12 阐明了在体内环境中无生命材料向有生命组织的转化过程[121]。

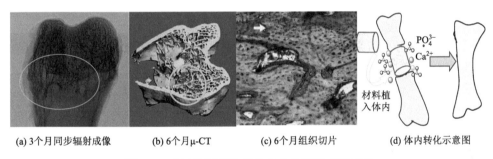

(a) 3个月同步辐射成像　　(b) 6个月μ-CT　　(c) 6个月组织切片　　(d) 体内转化示意图

图 2-12　钙磷材料植入动物体内的降解成骨过程

2.8.4 多孔磷酸钙支架

合适的孔径和高孔隙率可提供适宜细胞生长的表面微环境，利于大量骨细胞附着、迁移和增殖[122]。就孔隙率而言，一般认为孔隙率越高越利于细胞的黏附和生长[123]，但过高的孔隙率会降低材料的力学强度，加快材料降解，往往在骨缺损还没有修复完全时材料已完全降解。Onder 等[124]认为，骨组织工程支架材料的理想孔径为 300～400μm，有利于血管化及细胞迁移，而孔径过大（>500μm）或过小均不利于引导成骨。多年的临床试验发现，CPC 虽然在生物相容性方面表现优异，但是植入体内后固化所形成的类骨磷灰石材料是致密的，其孔径小于 10μm，致使材料降解前骨组织难以长入材料内部，降解过程只能在界面上逐步推进，6 个月部分降解，随访 12 个月 CPC 的吸收和骨长入为 40%，材料的降解速率不十分理想。

通过改变材料的结构来加速 CPC 降解是一种有效的措施。Lin 等[125]制备了缺钙磷酸钙多孔骨水泥，其具有高达 81%的孔隙率和 400～500μm 大孔。体外降解实验表明，12 周后该支架降解率达到 36%，细胞实验的结果同样证明其具有良好的成骨能力。Machado 等[126]采用石蜡浸提法制备多孔 CPC 支架材料，通过控制致孔剂的直径来调控 CPC 的孔径，通过致孔剂的加入量来调控孔隙率，制备了不同形状的多孔 CPC 支架。体外降解 5 周后，孔径为 450μm、孔隙率为 70%的支架降解率达到 12%，降解性优于致密 CPC 材料。

进一步将不同孔径的 CPC 支架负载重组人骨形态发生蛋白-2（rhBMP-2）考察孔径对复合 rhBMP-2 的载体材料在骨缺损环境中的成骨能力和降解性的影响。DR-X 线观察结果发现，4 周时，所有组材料植入区均可见较清晰的材料影像，各组之间植入区 X 线密度差异不明显。20 周时，所有组骨缺损区域 X 线密度较 4 周时减小，材料界限不清楚。与单纯材料组相比，复合 rhBMP-2 的材料组的兔材料植入区密度变化更为明显，材料影像更不清晰。不同孔径材料组之间比较，小孔径材料组植入区影像密度较大孔径材料组低，而且残余材料面积小，界限更为模糊。Micro-CT 三维重建图发现，4 周时，所有材料组均可见有新骨形成，与单纯材料植入组相比，复合 rhBMP-2 材料植入组所形成的骨组织面积更广泛，材料外周部分区域可见新生编织骨包绕。200～300μm CPC/rhBMP-2 组材料外周区域降解较其他组明显。20 周时，所有材料已经降解，复合 rhBMP-2 材料植入组材料的减少比单纯材料植入组明显，小孔径材料组比大孔径材料组明显，其中 200～300μm CPC/rhBMP-2 组剩余材料最少。此时，材料内部可见骨组织形成，骨组织通过连通的孔隙结构交联整合。

2.8.5　可注射磷酸钙骨水泥

传统的人工骨需要在体外预制成一定形状后经手术植入，创伤较大，且不能完全充填骨缺损。在骨科临床中，一些常见骨折，如桡骨远端骨折、胫骨平台骨折、跟骨骨折、椎体压缩性骨折等，往往只需要闭合复位经皮注射入植骨材料填充缺损就可以进行治疗，而不需要开放性手术。此外，在根管治疗中，材料只有以可注射状态导入，同时保持良好的流动性，才能使一些狭小、细长的根尖孔、根管壁间隙及侧副根管获得良好的填充，取得理想的根管治疗效果。

研制可注射磷酸钙骨水泥并通过微创注射的方法将材料植入到缺损处，可注射磷酸钙骨水泥材料除具有块体生物材料所具有的性能外，还应具有如下特点[127, 128]：抗水性好，遇血液或体液而不影响材料自固化，不因溃散进入血液，经静脉回流造成肺栓塞等并发症；固化速率快，能强化椎体强度并能恢复椎体刚度；浆体流动性和稳定性好，易于注射等特点。操作的方便性和使用的有效性是可注射材料获得临床广泛应用的关键。

1996 年法国 Gaculsi 等[129]研究了 BCP 系可注射骨水泥。1997 年 Knaack 等 [130]对由 ACP-DCPD 组成的可注射自固化磷酸钙骨水泥进行了研究，材料可自行水化硬化，水化产物为弱结晶的缺钙磷灰石，植入 26 周后材料几乎全被吸收。Siham 等[131]将磷酸钙骨水泥（MCPM 和氧化钙的混合物）注射到牙根管，结果表明制备的材料易注射，具有较好的力学性能和凝结时间。在美国和欧洲上市的骨骼修复系统（SRS，Norian 公司）是注射型磷酸钙骨水泥的代表。SRS 主要由 TCP、磷酸钙、碳酸钙和磷酸钠组成。SRS 出售时将固体和液体各放在一个袋内，使用时采用一个专用的搅拌器和注射枪。由于注射时压力大不易注射，利用注射枪可将材料注射入骨质疏松的椎体内。固化 10min 后形成碳酸化羟基磷灰石，与周围的骨质紧密结合，界面结合强度高达 10MPa，且在 12h 后增至 55MPa。

针对可注射磷酸钙骨水泥的不足，如：抗溃散性不足，浆体容易被手术区出现的血涌冲散或冲走；材料可注射性不佳，在注射过程中易产生液固分离；同时材料中存在可注射性与固化时间之间的矛盾问题，华东理工大学陈芳萍进行了水相高效抗溃散快速固化可注射钙磷基骨水泥的研究。优选黄原胶、白糊精、纤维素和海藻酸钠等抗溃散剂，构建高效抗溃散型可注射磷酸钙骨水泥，在确保浆体具有良好可注射性的基础上，使自固化磷酸钙人工骨（CPC）的抗水性能得到根本性改善，同时研究抗溃散剂的加入对材料可注射性、固化时间、流变性能、抗压强度、物相成分和显微结构等的影响。此外，通过固相组分磷酸镁的引入、固化液组分及固液比的调整，对抗溃散型可注射钙磷基骨水泥进行了固化性能的调控，并对其快速固化机理进行初步探索。全面考察了固液比、原料颗粒大小及匹配、添加剂和液相（溶剂）等参数对 CPC 黏度、弹性、剪切稀化指数和触变性的影响规律。结果表明，液固比的增加提高了浆体的可注射性但延缓了固化时间。经优化，4%（质量分数）白糊精为固化液，按 2g∶1.0mL 调制的磷酸镁复合改性可注射磷酸钙骨水泥综合性能最好：固化时间约为 14min，抗溃散率达 99.7%，可注射率高达 88%，抗压强度达 14.9MPa，初始黏度低，触变面积适中，且具有良好的生物相容性。

针对需要定位但用量少的牙根管等区域，水相可注射钙磷基材料需要固液两相现场即时调和的特性不仅影响了浆体的混合效果，而且拖延手术时间、浪费材料并给口腔临床的使用带来不便。刘昌胜教授所在团队以与水互溶的非水相为固化液，研制非水相高效悬浮稳定的可注射钙磷基浆体。这种非水相可注射钙磷基浆体虽然克服了水相需现场混合即时固化的缺陷，但浆体悬浮稳定性差、显影不理想，影响了浆体的可注射性和自固化特性，难以进行临床操作，甚至导致治疗失败。为此，他系统研究了非水相固化液性质、固相 CPC 颗粒粒径、固液比对非水相可注射 CPC 的流变性能、固化性能、可注射性能、抗压强度等理化性能的影响，优化后的体系组成为：1, 2-丙二醇为固化液，粒径≤75μm、固液比 2g∶0.8mL 和 1.5%（质量分数）Na_2HPO_4 的促凝剂。与此同时，研究发现加入 1%（质量分数）水溶性气相二氧化硅后，体系沉降速率从 0.27mm/d 降至 0.029mm/d，悬浮稳定性显著提高。随着气相二氧化硅含量的增加，非水相可注射 CPC 的黏度、触变环面积和屈服应力等参数均显著升高，表明体系内部结构更加稳定，抗剪切能力增强。实验还发现该材料体系不仅能清晰显影根管，而且对龋病常见致病菌具有强效抑菌性。所制备的非水相高效悬浮稳定的可注射 CPC 生物相容性好。将浆体注射到离体牙根管后，发现浆体能固化，与周围牙本质结合紧密，无收缩现象，根封性能优良，是一种理想的根管填充糊剂。

2.8.6　载药磷酸钙骨水泥

通过药物载体的设计，提高病变部位的药物疗效、减少给药次数是保证药物的安全性和降低治疗成本的重要途径。以自固化磷酸钙人工骨为载体负载相关药物，不但可以填充骨的空腔，而且能在局部释放出远高于致病菌的最小抑菌浓度的抗菌药物，而在其他组织或系统的药物浓度很低，从而减少了药物副作用发生的危险性。Otsuka 等首先提出将药物与 CPC 复合，将巯嘌呤与 CPC 复合后用于骨瘤切除后的骨缺损治疗，以防止肿瘤细胞局部转移从而导致旧病复发[132]。Bohner 等发现将庆大霉素与 CPC 复合后具有抗感染作用[133]。已有大量的研究将 CPC 作为消炎痛（吲哚美辛）、胰岛素、白蛋白、阿司匹林、BMP 等药物的缓释系统。结果表明，药物的载入并不影响 CPC 转化为 HAP，也不明显影响 CPC 的生物力学性能。电子探针检测发现药物通过弥散作用在 CPC 微孔中实现释放，药物释放后，HAP 可重新结晶，微孔和通道随之不断调整，使药物释放速率稳定且时间延长。

华东理工大学黄粤等将均相包埋和非均相包埋的优点结合，通过药物微囊化-复合共混的方法将萘普生钠[134]和妥布霉素[135]引入到 CPC 中，研究不同的微囊化工艺、囊材以及表面活性剂等微囊形貌、包封率、大小、药物释放速率对 CPC 理化性能的影响，确定药物微囊化及其与 CPC 复合的最佳条件，探索影响药物释放速率的主要因素，建立药物释放动力学。结果表明，通过调节药物的包埋方式与包埋量可以达到控制释放的目的，药物的引入不会明显影响 CPC 的操作性能。含有 1%万古霉素的 CPC，万古霉素在磷酸盐缓冲液（PBS）中的有效释放持续 2 周，当万古霉素含量为 5%时，则可持续 9 周以上。含有 5%万古霉素的 CPC 植入骨组织 3 周后，骨髓中的平均浓度仍 20 倍于万古霉素的最低抑菌浓度[136]。王传军等[137]分别以妥布霉素和兔股骨下段为药物模型和动物缺损模型，研究植入妥布霉素 CPC 药棒点的近侧、远侧药浓度以及血药浓度随时间的变化。载妥布霉素的 CPC 具有强抗菌活性、生物降解性和骨传导作用，同时在体内具有长时间（至少能够持续 8 周）释放较高浓度药物的特性。这为骨缺损修复同时载入消炎止痛药物、保持局部组织内有效的药物浓度提供了依据，也为骨组织恶性肿瘤切除后载入化疗药物及杀灭残留的肿瘤细胞、防止复发提供了可能。

2.8.7　活性磷酸钙骨水泥

在材料中装载生长因子是目前熟知的提升生物材料活性的理想途径。关于生长因子的装载、控释与活性化修饰已成为骨修复的重要研究方向。在诸多的生长因子中，骨形成蛋白（BMP）是目前唯一能够单独异位诱导骨组织形成的局部生长因子，并具有促进修复骨折损伤部位骨组织的能力。目前纯化的人和牛 BMP-2 以及基因工程法生产的 rhBMP-2（美国 Medtronic 公司生产的 Infuse™ 用于临床脊柱融合的治疗）已成功用于临床，且证实对细胞增殖、组织或器官的修复和再生具有促进作用。将载有 BMP 的 CPC 植入大鼠肌肉中，14 天后即有软骨样组织生成，21 天后软骨组织发生骨化，显示了 BMP 强效的骨诱导作用[138]。将犬的双侧第 2、3、4 磨牙拔除后，即刻植入种植体，并在种植体周围形成统一的约 1.5mm 的环形骨缺损，分别植入含骨生长因子（GF）的 CPC 和不含 GF 的 CPC。3 个月后通过组织学观察，含 GF 组的 CPC 种植体周围已形成约 1mm 的新骨量，同时种植体与周围组织的结合紧密度明显好于未含 GF 组。刘宏建等[139]将复合 rhBMP-2 的注射型磷酸钙人工骨应用于体外经皮椎体成形术（PVP）实验中，观察并评价其生物力学性能，结果表明 rhBMP-2/CPC 可以有效恢复骨质疏松椎体的力学性能。

华东理工大学刘昌胜教授通过原核表达技术实现了 rhBMP-2 的中试生产，解决了 rhBMP-2 的规模制备、活性固载和可控释放等关键技术，并成功开发出高活性人工骨材料（rhBMP-2/CPC，上海瑞邦生物材料有限公司），发现钙离子对 BMP-2 成骨活性具有"低促高抑"的影响。实验结果说明加入少量钙离子后不仅有利于细胞表面 rhBMP-2 的结合，更加有利于 rhBMP-2 与其 I 型受体结合，激活下一步信号通路。BMP-2 发挥其成骨作用主要通过两条信号通路，分别为经典的 Smad 信号通路以及非经典的 MAPK 信号通路（包括 ERK 和 p38 信号通路）。为进一步深入研究钙离子对 rhBMP-2 活性影响的机理，通过蛋白质印迹（Western blotting）法研究钙离子对这两条 BMP-2 信号通路的影响。对于 Smad 和 ERK1/2 信号通路来说，在总蛋白 Smad5 和 ERK1/2 不变的情况下，磷酸化 Smad1/5/8 和磷酸化的 ERK1/2 在浓度较低时，蛋白量增加，而随着浓度升高，蛋白量逐渐降低，在 18mmol/L 时显著受到抑制。然而，对磷酸化 p38 表达来说，在总蛋白 p38 不变的条件下，低浓度钙离子对其表达并无显著性影响，而高浓度钙离子对其表达有显著性抑制。

以兔桡骨大段骨缺损为模型研究复合 rhBMP-2 材料的快速骨组织修复行为。结果显示，rhBMP-2 的引入可促进新骨组织的快速形成，8 周内便可完成骨整合过程。生长因子 rhBMP-2 的引入产生了快速骨组织修复效果，术后 8 周，rhBMP-2/MBG/CPC 复合支架所对应的新骨形成面积约 25%，其骨力学强度值与正常骨组织相当

（图 2-13）。可见，担载生长因子 rhBMP-2 的生物活性支架被成功制备，具有良好的缓释效果且生物活性良好，在大段骨缺损的修复中可起到快速修复作用。

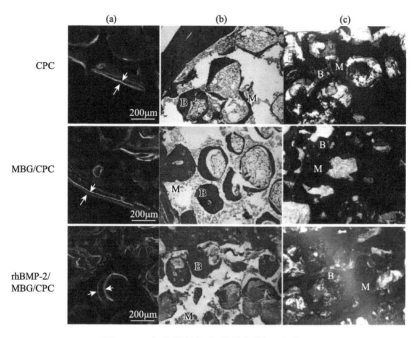

图 2-13　兔桡骨缺损部位的新骨形成效果

（a）荧光双标法；（b）H&E 染色；（c）V&G 染色；B. 骨；M. 材料

2.8.8　掺相磷酸钙骨水泥

掺相 CPC，即在 CPC 中掺入如镁、锶、锌、氟和稀土等微量元素。近年来掺相类骨矿物在组织修复中的作用越来越受到关注。体相掺加微量元素不仅影响材料的晶体结构、力学和化学性能，而且改变材料的生物学性能。

镁离子是细胞内含量最多的阳离子之一，是体内仅次于钙、钠和钾的常量元素，参与体内一系列新陈代谢过程，在细胞内环腺苷酸（cAMP）浓度调节、促进钙沉积、参与组织矿化、体内物质运输和维持电解质平衡等方面起着重要的作用[140]。Mg^{2+}直接影响骨骼钙化过程，并控制新生骨中矿物质的晶化和形成。镁缺乏会降低成骨细胞和破骨细胞的活性，并导致骨质疏松。在 CPC 中，镁离子能够代替 HAP 晶格结构中的钙，生产含镁离子的 HAP。镁离子在 HAP 中的替代对晶体的生长及其构型有重要影响。镁元素的掺入不仅降低了骨水泥固化体的结晶度，增加了磷酸氢根离子的含量，而且将会增加材料的降解速率[141]。

刘昌胜课题组研究了镁改性 CPC 对间充质干细胞的黏附与成骨分化的调控

作用。研究发现，随着镁含量的增加，CPC 表面粗糙度表现出先增大后减小的趋势，其中 5MCPC（MCPC 前数字表示镁前体粉末质量分数，如 5MCPC 表示含镁前体粉末 5%）和 10MCPC 表面粗糙度与 CPC 相比显著升高。同时，随着镁含量增加，材料表面接触角度数增大，表明材料的亲水性下降。

在基因表达方面，α1 的表达量基本不变，而 α2 的表达量仅在 20MCPC 表面有所下降，α5 及 β1 的表达在 5MCPC 和 10MCPC 的表面得到了明显的上调。同时 5MCPC 和 10MCPC 组整合素 α5 和整合素 β1 两种蛋白的表达都显著升高，其中 5MCPC 组更为明显。对培养在不同材料表面的细胞内整合素 α5 进行免疫荧光染色（图 2-14），可以更直观地看出 5MCPC 和 10MCPC 组的整合素 α5 红色荧光强度显著高于其他组，而其中 5MCPC 组的荧光强度最高。综合以上结果得出结论，低镁含量的 MCPC 促进了整合素 α5β1 在蛋白质水平上的表达。综合以上结果可以看出，在多种 BMSCs 表达的整合素亚基中，α5 和 β1 的表达在低含镁量的 MCPC 组升高，说明 MCPC 可能通过整合素 α5β1 受体介导的信号通路对 BMSCs 的黏附起到了调控作用，低镁含量的 MCPC 材料表面结合的 Fn 与细胞表面整合素 α5β1 受体相互结合，促进了细胞黏附。

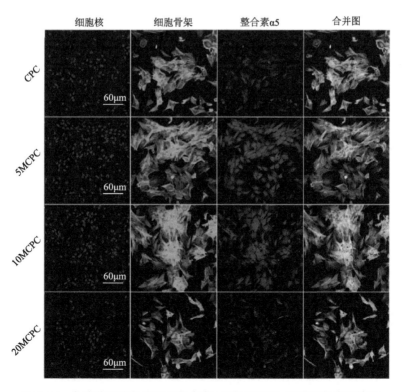

图 2-14　免疫荧光染色法测定整合素 α5 在 BMSCs 细胞内的表达情况

选择大鼠颅骨双侧钻孔临界缺损模型进行实验，2周、4周、8周后取出样品，无炎症反应产生，表明支架均具有良好的生物相容性。在4周时，5MCPC组新生骨组织与材料及宿主骨形成了紧密的结合，完整修复了缺损孔洞，而CPC与20MCPC两组材料空隙内新生骨量较少，且与宿主骨之间仍然有明显空隙存在。8周时，三组材料孔隙中均有较多的新生骨组织产生，其中5MCPC和20MCPC组与CPC组相比材料残余体积较小。5MCPC组具有更高效的体内成骨活性，其降解速率与新生骨长入的速率相匹配，形成快速骨整合，加速骨缺损的修复。

2.8.9　磷酸钙骨水泥的临床应用

磷酸钙骨水泥，又称自固化磷酸钙人工骨，其固化过程不放热，可逐渐生物降解，生物相容性好，植入骨缺损后能与宿主骨形成牢固的骨性愈合。考虑临床的不同需求、使用过程操作方便性以及使用部位，不同功能的系列自固化磷酸钙人工骨产品陆续得以研制开发[142]。如为了提高材料的生物降解性，开发了加快细胞/组织长入的多孔型自固化磷酸钙人工骨；载药型的自固化磷酸钙人工骨为慢性骨髓炎合并骨缺损的临床应用提供了一个有效的治疗方法[143]；可注射型自固化磷酸钙人工骨用于经皮椎体成形术，增强椎体强度，大大减少椎弓根螺钉上的应力，避免椎弓根螺钉内固定后椎体高度和固定节段Cobb角的丢失，既起到即刻稳定作用，又可作为支架爬行替代。自固化磷酸钙人工骨根管充填剂具有良好的流动性，易于注入牙根管，其适当的固化时间和悬浮稳定性保证了其操作的灵活性。与传统的根管治疗相比，自固化磷酸钙人工骨即使超充也不发生不良反应，且治疗过程中不需要牙胶尖，在急慢性牙髓炎、牙髓坏死、急慢性根尖周炎等方面治疗中具有广阔的应用前景。

上海瑞邦生物材料有限公司生产的自固化磷酸钙人工骨于2000年获国家药品监督管理局准生产批文。随后根据临床的反馈不断地完善、提高产品的性能，形成系列产品。目前已在全国三十个省（区、市）、五百多家医院使用三十余万例，最长达十三年的跟踪随访结果表明材料能满意地修复骨缺损。

总之，磷酸钙骨水泥具有操作简便、自行固化、任意塑形、生物相容并能促进骨组织生长等优点，已成为临床上的理想修复材料，可广泛应用于骨科、口腔科、脑外科、整形外科、五官科等领域。

2.9　本章小结

纳米钙磷材料在生物体内能与周围组织甚至软骨组织形成化学键合，是一类典型的生物活性材料，具有优异的生物相容性、骨传导性、力学性能、可降解性。

尽管研究人员合成了不同大小、形貌和结构的纳米钙磷生物材料，发展出众多的应用，在骨缺损填充、人工关节表面涂层、脊柱融合、五官矫形等领域都取得了良好的治疗效果，但仍存在一些问题亟待解决：

（1）单分散、高纯度的钙磷纳米粉体合成效率较低，大规模使用受到限制。如何在探索合成机理的基础上，缩短材料合成周期，提高材料合成质量，实现钙磷纳米粉体材料的规模化、稳定批量生产以及块体材料的可控制备。

（2）如何通过对钙磷基组成、性能和结构的仿生优化，来构建组织自身所需的微环境，从而主动介导细胞募集、迁移、增殖和分化，利用组织自身修复机制启动人体天然修复潜力，促进组织快速修复。同时，如何深入研究纳米钙磷材料的降解行为和毒理学特性。

（3）紧扣临床需求，加强综合配套技术研究，注重工程化开发和技术集成研究，提升纳米钙磷生物材料结构和综合性能，拓宽其在临床的应用范围，加快推动材料的产业化和产品的商业化。

参 考 文 献

[1] Guo X，Yu L，Chen L，et al. Organoamine-assisted biomimetic synthesis of faceted hexagonal hydroxyapatite nanotubes with prominent stimulation activity for osteoblast proliferation. Journal of Materials Chemistry B，2014，2：1760-1763.

[2] Lin K，Wu C，Chang J. Advances in synthesis of calcium phosphate crystals with controlled size and shape. Acta Biomaterialia，2014，10：4071-4102.

[3] Surmenev R A，Surmeneva M A，Ivanova A A. Significance of calcium phosphate coatings for the enhancement of new bone osteogenesis: a review. Acta Biomaterialia，2014，10：557-579.

[4] Moroni A，Faldini C，Rocca M，et al. Improvement of the bone-screw interface strength with hydroxyapatite-coated and titanium-coated AO/ASIF cortical screws. Journal of Orthopaedic Trauma，2002，16：257-263.

[5] Liu C，Huang Y，Shen W，et al. Kinetics of hydroxyapatite precipitation at pH 10 to 11. Biomaterials，2001，22（4）：301-306.

[6] 王辛龙. 纳米磷酸钙生物陶瓷的制备及其生物学效应研究. 成都：四川大学，2006.

[7] Celaletdin E，Zafer E，Thomas J，et al. Synthesis and microstructural characterization of nano-size calcium phosphates with different stoichiometry. Ceramic International，2011，37（3）：971-977.

[8] 蔡银. 仿生碳掺杂羟基磷灰石的制备及软骨矿化研究.扬州：扬州大学，2017.

[9] 邵慧芳，刘昌胜，黄粤，等. 羟基磷灰石晶种的形貌控制及其对磷酸钙骨水泥的原位增强研究. 无机材料学报，2001，5：933-939.

[10] 吴亚楠，谢鹏飞，范洪远.磷酸钙纳米生物材料的合成及烧结研究进展. 材料导报，2017,31（A02）：177-180.

[11] 石和彬，钟宏，刘羽. 共沉淀法制备纳米羟基磷灰石. 化学与生物工程，2012，29（8）：16-20.

[12] 隋岩峰，杨帆，史连军. 酸碱中和沉淀法制备纳米羟基磷灰石的实验研究. 硫磷设计与粉体工程，2016，（4）：9-14.

[13] 黄志良，罗晶，陈常连. 压力对均相共沉淀法制备羟基磷灰石晶体形貌的影响. 武汉工程大学学报，2014,（11）：43-47.

[14] 刘昌胜. 新型骨修复材料-磷酸钙骨水泥的制备及其应用基础研究. 上海：华东理工大学，1996.

[15] Liu C S，Shao H F，Chen F Y，et al. Rheological properties of concentrated aqueous injectable calcium phosphate cement slurry. Biomaterials，2006，27（29）：5003-5013.

[16] Liu C S，Huang Y，Zheng H Y. Study of the hydration process of calcium phosphate cement by AC impedance spectroscopy. Journal of the American Ceramic Society，1999，82（4）：1052-1057.

[17] Jarcho M，Bolen C H，Thomas M B，et al. Hydroxylapatite synthesis and characterization in dense polycrystalline form. Journal of Materials Science，1976，11（11）：2027-2035.

[18] Chiara G，Letizia F，Lorenzo F，et al. Nanostructured biomaterials for tissue engineered bone tissue reconstruction. International Journal of Molecular Sciences，2012，13（1）：737-757.

[19] Hideki A. Science and Medical Applications of Hydroxyapatite. Takayama：Takayama Press Center Co. Inc，1991.

[20] Prakasam M，Locs J，Kristine S A，et al. Fabrication，properties and applications of dense hydroxyapatite：a review. Journal of Functional Biomaterials，2015，6（4）：1099-1140.

[21] Szcześ A，Hołysz L，Chibowski E. Synthesis of hydroxyapatite for biomedical applications. Advances in Colloid and Interface Science，2017，249：321-330.

[22] Šupová M. Substituted hydroxyapatites for biomedical applications：a review. Ceramics International，2015，41（8）：9203-9231.

[23] Murata H，Shitara K，Tanaka I，et al. First-principles calculations of Zn-K XANES in Ca-deficient hydroxyapatite. Journal of Physics：Condensed Matter，2010，22（38）：384213.

[24] Hu W，Ma J，Wang J，et al. Fine structure study on low concentration zinc substituted hydroxyapatite nanoparticles. Materials Science and Engineering：C，2012，32（8）：2404-2410.

[25] Sun T W，Yu W L，Zhu Y J，et al. Porous nanocomposite comprising ultralong hydroxyapatite nanowires decorated with zinc-containing nanoparticles and chitosan：synthesis and application in bone defect repair. Chemistry—A European Journal，2018，35（24）：8809-8821.

[26] Samani S，Hossainalipour S M，Tamizifar M，et al. *In vitro* antibacterial evaluation of sol-gel-derived Zn^{2+}，Ag$^+$，and（Zn^{2+}，Ag$^+$）-doped hydroxyapatite coatings against methicillin-resistant *Staphylococcus* aureus. Journal of Biomedical Materials Research Part A，2013，101：222-230.

[27] Bazin D，Daudon M，Chappard C，et al. The status of strontium in biological apatites：an XANES investigation. Journal of Synchrotron Radiation，2011，18（6）：912-918.

[28] Krishnan V，Bhatia A，Varma H. Development，characterization and comparison of two strontium doped nano hydroxyapatite molecules for enamel repair/regene ration. Dental Materials，2016，32（5）：646-659.

[29] Adams B R，Mostafa A，Schwartz Z，et al. Osteoblast response to nanocrystalline calcium hydroxyapatite depends on carbonate content. Journal of Biomedical Materials Research，2014，102A：3237-3242.

[30] Stanić V，Dimitrijević S，Antonović D G，et al. Synthesis of fluorine substituted hydroxyapatite nanopowders and application of the central composite design for determination of its antimicrobial effects. Applied Surface Science，2014，290：346-352.

[31] Kim H W，Lee E J，Kim H E，et al. Effect of fluoridation of hydroxyapatite in hydroxyapatite-polycaprolactone composites on osteoblast activity. Biomaterials，2005，26（21）：4395-4404.

[32] Chen M H，Yoshioka T，Ikoma T，et al. Photoluminescence and doping mechanism of theranostic Eu^{3+}/Fe^{3+} dual-doped hydroxyapatite nanoparticles. Science and Technology of Advanced Materials，2014，15（5）：055005.

[33] Dupraz A M P，Meer S A T，De Wijn J R，et al. Biocompatibility screening of silane-treated hydroxyapatite powders，for use as filler in resorbable composites. Journal of Materials Science：Materials in Medicine，1996，

7 (12): 731-738.

[34] Zhao J L, Fu T, Han Y, et al. Reinforcing hydroxyapatite/thermosetting epoxy composite with 3D carbon fiber fabric through RTM processing. Materials Letters, 2004, 58 (1-2): 163-168.

[35] Pramanik N, Mohapatra S, Bhargava P, et al. Chemical synthesis and characterization of hydroxyapatite(HAp)-poly (ethylene co vinyl alcohol) (EVA) nano-composite using a phosphonic acid coupling agent for orthopedic applications. Materials Science and Engineering: C, 2009, 29 (1): 228-236.

[36] Liu Q, De Wijn J R, Van Blitterswijk C A. A study on the grafting reaction of isocyanates with hydroxyapatite particles. Journal of Biomedical Materials Research, 1998, 40 (3): 358-364.

[37] Mobasherpour I, Salahi E, Pazouki M. Comparative of the removal of Pb^{2+}, Cd^{2+} and Ni^{2+} by nano crystallite hydroxyapatite from aqueous solutions: adsorption isotherm study. Arabian Journal of Chemistry, 2012, 5 (4): 439-446.

[38] Wang F, Guo Y, Wang H, et al. Facile preparation of hydroxyapatite with a three dimensional architecture and potential application in water treatment. CrystEngComm, 2011, 13 (19): 5634-5637.

[39] Blackburn G, Scott T G, Bayer I S, et al. Bionanomaterials for bone tumor engineering and tumor destruction. Journal of Materials Chemistry B, 2013, 11: 1519-1534.

[40] Li Y, Tjandra W, Tam K C. Synthesis and characterization of nanoporous hydroxyapatite using cationic surfactants as templates. Materials Research Bulletin, 2008, 43 (8-9): 2318-2326.

[41] Wang H, Zhai L, Li Y, et al. Preparation of irregular mesoporous hydroxyapatite. Materials Research Bulletin, 2008, 43 (6): 1607-1614.

[42] Pramanik N, Imae T. Fabrication and characterization of dendrimer-functionalized mesoporous hydroxyapatite. Langmuir, 2012, 28 (39): 14018-14027.

[43] Zhao Y F, Ma J. Triblock co-polymer templating synthesis of mesostructured hydroxyapatite. Microporous and Mesoporous Materials, 2005, 87 (2): 110-117.

[44] Kamieniak J, Doyle A M, Kelly P J, et al. Novel synthesis of mesoporous hydroxyapatite using carbon nanorods as a hard-template. Ceramics International, 2017, 43 (7): 5412-5416.

[45] Xia Z, Liao L, Zhao S. Synthesis of mesoporous hydroxyapatite using a modified hard-templating route. Materials Research Bulletin, 2009, 44 (8): 1626-1629.

[46] Dorozhkin S V, Epple M. Biological and medical significance of calcium phosphates. Angewandte Chemie International Edition, 2002, 41 (17): 3130-3146.

[47] Verma G, Barick K C, Manoj N, et al. Rod-like micelle templated synthesis of porous hydroxyapatite. Ceramics International, 2013, 39 (8): 8995-9002.

[48] Posner A S, Betts F. Synthetic amorphous calcium phosphate and its relation to bone mineral structure. Accounts of Chemical Research, 1974, 8 (8): 273-281.

[49] Ruiz-Aguilar C, Olivares-Pinto U, Aguilar-Reyes E A, et al. Characterization of β-tricalcium phosphate powders synthesized by sol-gel and mechanosynthesis. Boletín De La Sociedad Española De Cerámica y Vidrio, 2018, 57 (5): 213-220.

[50] Gross K A, Bérziņa L, Cimdiņš, et al. Calcium phosphate bioceramics research in Latvia. Ceramics International, 1999, 25 (3): 231-237.

[51] Nasiri-Tabrizi B, Honarmandi P, Ebrahimi-Kahrizsangi R. Synthesis of nanosize single-crystal hydroxyapatite via mechanochemical method. Materials Letters, 2009, 63 (5): 543-546.

[52] Welzel T, Meyerzaika W, Epple M. Continuous preparation of functionalised calcium phosphate nanoparticles with

adjustable crystallinity. Chemical Communications，2004，（10）：1204-1205.

[53] Anee T K，Meenakshi Sundaram N，Arivuoli D，et al. Influence of an organic and an inorganic additive on the crystallization of dicalcium phosphate dihydrate. Journal of Crystal Growth，2005，85：380-387.

[54] Wang X，Zhuang J，Peng Q，et al. Liquid-solid-solution synthesis of biomedical hydroxyapatite nanorods. Advanced Materials，2006，18（15）：2031-2034.

[55] Mayumi I，Kazuo O.Particle-size-dependent octacalcium phosphate overgrowth on β-tricalcium phosphate substrate in calcium phosphate solution.Ceramic International，2018，44（2）：2146-2157.

[56] Lagno F，Rocha S D F，Katsarou L，et al. Supersaturation-controlled synthesis of dicalcium phosphate dihydrate and nanocrystalline calcium-deficient hydroxyapatite. Industrial & Engineering Chemistry Research，2012，51（19）：6605-6612.

[57] Chen H，Clarkson B H，Sun K，et al. Self-assembly of synthetic hydroxyapatite nanorods into an enamel prism-like structure. Journal of Colloid & Interface Science，2005，288（1）：97-103.

[58] Abbona F，Christensson F，Angela M F，et al. Crystal habit and growth conditions of brushite，$CaHPO_4 \cdot 2H_2O$. Journal of Crystal Growth，1993，131（3-4）：331-346.

[59] Kumta P N，Sfeir C，Lee D H，et al. Nanostructured calcium phosphates for biomedical applications：novel synthesis and characterization. Acta Biomaterialia，2005，1：65-83.

[60] Xin R，Ren F，Leng Y. Synthesis and characterization of nano-crystalline calcium phosphates with EDTA-assisted hydrothermal method. Materials & Design，2010，31（4）：1691-1694.

[61] Sekar C，Kanchana P，Nithyaselvi R，et al. Effect of fluorides（KF and NaF）on the growth of dicalcium phosphate dihydrate（DCPD）crystal. Materials Chemistry and Physics，2009，115（1）：21-27.

[62] Moriwaki Y，Iijima M. Lengthwise and oriented growth of octacalcium phosphate crystal in polyacrylamide gel in a model system of tooth enamel apatite formation. Journal of Crystal Growth，1998，194（1）：125-132.

[63] Furuichi K，Oaki Y，Imai H. Preparation of nanotextured and nanofibrous hydroxyapatite through dicalcium phosphate with gelatin . Chemistry of Materials，2006，18（1）：229-234.

[64] Kong X D，Sun X D，Lu J B，et al. Mineralization of calcium phosphate in reverse microemulsion. Current Applied Physics，2005，5（5）：519-521.

[65] Lim H N，Kassim A，Huang N M，et al. Fabrication and characterization of 1D brushite nanomaterials via sucrose ester reverse microemulsion. Ceramics International，2009，35（7）：2891-2897.

[66] Chen G G，Luo G S，Yang L M，et al. Synthesis and size control of $CaHPO_4$ particles in a two-liquid phase micro-mixing process. Journal of Crystal Growth，2005，279（3-4）：501-507.

[67] Lim H N，Kassim A，Huang N M，et al. Three-dimensional flower-like brushite crystals prepared from high internal phase emulsion for drug delivery application. Colloids and Surfaces A：Physicochemical and Engineering Aspects，2009，345（1-3）：211-218.

[68] Jinawath S，Pongako D，Suchanek W，et al. Hydrothermal synthesis of monetite and hydroxyapatite from monocalcium phosphate monohydrate. International Journal of Inorganic Materials，2001，3（7）：997-1001.

[69] 陈苏.一种生产纳米级磷酸氢钙的方法：CN201410070557. 2. 2014-05-07.

[70] Xu H H K，Weir M D，Sun L. Nanocomposites with Ca and PO_4 release：effects of reinforcement，dicalcium phosphate particle size and silanization. Dental Materials，2007，23（12）：1482-1491.

[71] Zheng X，Liu H，Ma H，et al. Control synthesis and self-assembly of calcium apatite at low temperatures. Ceramics International，2015，41（5）：6194-6202.

[72] Zou Z，Liu X，Chen L，et al. Dental enamel-like hydroxyapatite transformed directly from monetite. Journal of

Materials Chemistry，2012，22（42）：22637.

[73]　Cui F Z，Li Y，Ge J. Self-assembly of mineralized collagen composites. Materials Science and Engineering. R：Reports，2007，57（1-6）：1-27.

[74]　Li H，Huang W，Zhang Y，et al. Biomimetic synthesis of enamel-like hydroxyapatite on self-assembled monolayers. Materials Science & Engineering C，Biomimetic and Supramolecular Systems，2007，27（4）：756-761.

[75]　Zhang W，Liao S S，Cui F Z. Hierarchical self-assembly of nano-fibrils in mineralized collagen. Chemistry of Materials，2003，15（16）：3221-3226.

[76]　LeGeros Z R. Calcium phosphate-based osteoinductive materials. Chemical Reviews，2008，108（11）：4742-4753.

[77]　Han G S，Lee S，Kim D W，et al. A simple method to control morphology of hydroxyapatite nano- and microcrystals by altering phase transition route. Crystal Growth & Design，2013，13（8）：3414-3418.

[78]　Wang Y，Hassan M S，Gunawan P，et al. Polyelectrolyte mediated formation of hydroxyapatite microspheres of controlled size and hierarchical structure. Journal of Colloid and Interface Science，2009，339：69-77.

[79]　Tsiourvas D，Tsetsekou A，Kammenou M I，et al. Controlling the formation of hydroxyapatite nanorods with dendrimers. Journal of the American Ceramic Society，2011，94（7）：2023-2029.

[80]　Fowler B O. Infrared studies of apatites. II. Preparation of normal and isotopically substituted calcium，strontium，and barium hydroxyapatites and spectra-structure-composition correlations. Inorganic Chemistry，1974，13：207.

[81]　van der Sluis S. Crystallization of calcium sulfate in concentrated phosphoric acid. Journal of Crystal Growth，1986，79（2）：620-629.

[82]　Doan P，Nathalie L，Haroun S，et al. Synthesis of calcium hydroxyapatite from calcium carbonate and different orthophosphate sources：a comparative study. Materials Science and Engineering：B，2012，13（1）：1080-1089.

[83]　LeGeros R Z. Calcium phosphates in oral biology and medicine. Monographs in Oral Science，1991，15：1-201.

[84]　Guo X，Wang C，Zhang Y，et al. Repair of large articular cartilage defects with implants of autologous mesenchymal stem cells seeded into beta-tricalcium phosphate in a sheep model. Tissue Engineering，2004，10：1818-1829.

[85]　Sariibrahimoglu K，Wolke J G C，Leeuwenburgh S C G，et al. Characterization of α/β-TCP based injectable calcium phosphate cement as a potential bone substitute. Key Engineering Materials，2013，529：157-160.

[86]　Sugawara A，Asaoka K，Ding S J. Calcium phosphate-based cements：clinical needs and recent progress. Journal of Materials Chemistry B，2013，1（8）：1081-1089.

[87]　Butscher A，Bohner M，Hofmann S，et al. Structural and material approaches to bone tissue engineering in powder-based three-dimensional printing. Acta Biomaterialia，2011，7（3）：907-920.

[88]　Lu J X，Gallur A，Flautre B，et al. Comparative study of tissue reactions to calcium phosphate ceramics among cancellous，cortical，and medullar bone sites in rabbits. Journal of Biomedical Materials Research Part A，1998，42：357-367.

[89]　Bhaskar S N，Brady J M，Getter L，et al. Biodegradable ceramic implants in bone. Oral Surgery Oral Medicine Oral Pathology，1971，32（2）：336-346.

[90]　Hollinger J O，Battistone G C. Biodegradable bone repair materials. Synthetic polymers and ceramics. Clinical Orthopaedics & Related Research，1986，207（207）：290-305.

[91]　Asaoka T，Ohtake S，Furukawa K S，et al. Development of bioactive porous α-TCP/HAp beads for bone tissue engineering. Journal of Biomedical Materials Research Part A，2013，101（11）：3295-3300.

[92]　张柘. 磷酸三钙多孔生物陶瓷材料联合扩大开窗潜行减压术治疗股骨头坏死的疗效研究. 武汉：武汉大学，2016.

[93] Gao C, Deng Y, Feng P, et al. Current progress in bioactive ceramic scaffolds for bone repair and regeneration. International Journal of Molecular Sciences, 2014, 15 (3): 4714-4732.

[94] Boonrungsiman S, Gentleman E, Carzaniga R, et al. The role of intracellular calcium phosphate in osteoblast-mediated bone apatite formation. Proceedings of the National Academy of Sciences of the United States of America, 2012, 109 (35): 14170-14175.

[95] Bernstein A, Niemeyer P, Salzmann G, et al. Microporous calcium phosphate ceramics as tissue engineering scaffolds for the repair of osteochondral defects: bistological results. Acta Biomaterialia, 2013, 9: 7490-7505.

[96] Cartmell S. Controlled release scaffolds for bone tissue engineering. Journal of Pharmaceutical Sciences, 2009, 98 (2): 430-441.

[97] Silverman L D, Lukashova L, Herman O T, et al. Release of gentamicin from a tricalcium phosphate bone implant. Journal of Orthopaedic Research, 2007, 25 (1): 23-29.

[98] Kawanura H, Ito A, Miyakawa S, et al. Stimulatory effect of zinc-releasing calcium phosphate implant on bone formation in rabbit femora. Journal of Biomedical Materials Research, 2000, 50 (2): 184-190.

[99] Mitenmuller J, Schimidt K H, Peters G, et al. Hospital Infection, 1985, (6): 177-180.

[100] 郑岳华, 侯小妹, 杨兆雄. 多孔羟基磷灰石生物陶瓷的进展. 硅酸盐通报, 1995, 3: 20-24.

[101] Suchanek W, Yoshimura M. Processing and properties of hydroxyapatite-based biomaterials for use as hard tissue replacement implants. Journal of Materials Research, 1998, 13 (1): 94-117.

[102] Buranapanitkit B, Srinilta V, Ingviga N, et al. The efficacy of a hydroxyapatite composite as a biodegradable antibiotic delivery system. Clinical Orthopaedics and Related Research, 2004, 424: 244-252.

[103] Zuo G, Wan Y, Meng X, et al. Synthesis and characterization of a lamellar hydroxyapatite/DNA nanohybrid. Materials Chemistry & Physics, 2011, 126 (3): 470-475.

[104] Salma I, Salma G, Pilmane M, et al. Evaluation of bioceramic bone substitutes—hydroxyapatite (HAP) tricalcium phosphate (TCP) and biphasic ceramic (HAP/TCP) in vitro and in vivo. International Journal of Oral and Maxillofacical Surgery, 2011, 40 (10): 1216-1224.

[105] Arinzeh T L, Tran T, Mcalary J, et al. A comparative study of biphasic calcium phosphate ceramics for human mesenchymal stem-cell-induced bone formation. Biomaterials. 2005, 26 (17): 3631-3638.

[106] Toquet J, Rohanizadeh R, Guicheux J, et al. Osteogenic potential in vitro of human bone marrow cells cultured on macroporous biphasic calcium phosphate ceramic. Journal of Biomedical Materials Research, 1999, 44 (1): 98-108.

[107] Ellinger R F, Nery E B, Lynch K L. Histologic assessment of periodontal osseous defects following implantation of hydroxyapatite and biphasic calcium phosphate ceramics: a case report. Int J Periodontics Restorative Dent, 1986, 6 (3): 23-33.

[108] 蔡舒, 周彩楼, 李金有, 等. 双相磷酸钙多孔陶瓷的制备. 陶瓷学报, 2001, 3: 187-190.

[109] Dorozhkin S V. Calcium orthophosphates in dentistry. Journal of Materials Science: Materials in Medicine, 2013, 24: 1335-1363.

[110] Dorozhkin S V. Biphasic, triphasic and multiphasic calcium orthophosphates. Acta Biomaterialia, 2012, 8 (3): 963-977.

[111] Brennan M Á, Renaud A, Amiaud J, et al. Pre-clinical studies of bone regeneration with human bone marrow stromal cells and biphasic calcium phosphate. Stem Cell Research & Therapy, 2014, 5 (5): 114.

[112] Gamblin A L, Brennan M A, Renaud A, et al. Bone tissue formation with human mesenchymal stem cells and biphasic calcium phosphate ceramics: the local implication of osteoclasts and macrophages. Biomaterials, 2014,

35（36）：9660-9667.

[113] Malard O，Guicheux J，Bouler J M，et al. Calcium phosphate scaffold and bone marrow for bone reconstruction in irradiated area：a dog study. Bone，2005，36（2）：323-330.

[114] Guicheux J，Gauthier O，Aguado E，et al. Growth hormone-loaded macroporous calcium phosphate ceramic：*in vitro* biopharmaceutical characterization and preliminary *in vivo* study. Journal of Biomedical Materials Research，1998，40（4）：560-566.

[115] Guicheux J，Gauthier O，Aguado E，et al. Human growth hormone locally released in bone sites by calcium-phosphate biomaterial stimulates ceramic bone substitution without systemic effects：a rabbit study. Journal of Bone and Mineral Research，1998，13（4）：739-748.

[116] Brown W E，Chow L C. A new calcium phosphate，water-setting cement//Brown P W. Cement Research Progress. Westerville：American Ceramic Society，1986：352-379.

[117] Liu C，Wang W，Shen W，et al. Evaluation of the biocompatibility of a nonceramic hydroxyapatite. Journal of Endodontics，1997，23（8）：490-493.

[118] Liu C，He H. Developments and Applications of Calcium Phosphate Bone Cements. New York：Springer，2017.

[119] Liu C，Gai W，Pan S，et al. The exothermal behavior in the hydration process of calcium phosphate cement. Journal of the Chinese Ceramic Society，2003，24（18）：2995-3003.

[120] Wu F，Wei J，Guo H，et al. Self-setting bioactive calcium-magnesium phosphate cement with high strength and degradability for bone regeneration. Acta Biomaterialia，2008，4（6）：1873-1884.

[121] Guo H，Su J，Wei J，et al. Biocompatibility and osteogenicity of degradable Ca-deficient hydroxyapatite scaffolds from calcium phosphate cement for bone tissue engineering. Acta Biomaterialia，2009，5（1）：268-278.

[122] Zhang J，Zhou H，Yang K，et al. RhBMP-2-loaded calcium silicate/calcium phosphate cement scaffold with hierarchically porous structure for enhanced bone tissue regeneration. Biomaterials，2013，34（37）：9381-9392.

[123] Baptiste A，Jean-Daniel K D，Thierry C，et al. Biomaterial granules used for filling bone defects constitute 3D scaffolds：porosity，microarchitecture and molecular composition analyzed by microCT and Raman microspectroscopy. Journal of Biomedical Materials Research Part B：Applied Biomaterials，2019，107（2）：415-423.

[124] Onder A，Mehmet I，Nazim M，et al. Preparation and characterization of porous hydroxyapatite pellets：effects of calcination and sintering on the porous structure and mechanical properties. Journal of Materials：Design and Applications，2016，230（6）：985-993.

[125] Lin S Z，Qu S X. Application of microspheres in calcium phosphate cement system. Journal of Biomedical Engineering，2016，4：806-811.

[126] Machado M，De J L，Santos L A. Production and use of paraffin microspheres for tissue scaffolds based on α-tricalcium phosphate cement. Ceramica，2009，55（334）：216-222.

[127] Phillips F M. Minimally invasive treatments of osteoporotic vertebral compression fractures. Spine，2003，28：S45-S53.

[128] Heini P F，Berlemann U. Bone substitutes in vertebroplasty. Eur Spine J，2001，10：S205-S213.

[129] Gaculsi O，Bouler J M，Weiss P，et al. Kinetic study of bone ingrowth and ceramic resorption associated with the implantation of different injectable calcium phosphate bone substitutes. Journal of Biomedical Materials Research，1996，47：28-35.

[130] Knaack D，Goad M E P，Aiolova M，et al. Resorbable calcium phosphate bone substitute. Journal of Biomedical Material Research，1998，43：399-409.

[131] Siham S，Pierre M，Jacques M，et al. Study of a hydraulic calcium phosphate cement for dental applications. Journal of Materials Science：Materials in Medicine，2002，13（1）：125-131.

[132] Otsuka M，Matsuda Y，Fox J L，et al. A novel skeletal drug delivery system using self-setting calcium phosphate cement. 9. effects of the mixing solution volume on anticancer drug release from homogeneous drug-loaded cement. Journal of Pharmaceutical Sciences，1995，84（6）：733-736.

[133] Bohner M，Lemaitre J，van Landuyt P，et al. Gentamicin-loaded hydraulic calcium phosphate bone cement as antibiotic delivery system. Journal of Pharmaceutical Sciences，1997，86（2）：565-572.

[134] 黄粤，刘昌胜，邵慧芳，等. 萘普生钠/磷酸钙骨水泥药物缓释体系的研究. 药学学报，2000，35（1）：44-47.

[135] 黄粤，刘昌胜，邵慧芳，等. 妥布霉素对磷酸钙骨水泥性能的影响. 中国生物医学工程学报，2002，21（5）：417-421.

[136] Hamanishi C，Kitamoto K，Tanaka S，et al. A self-setting TTCP-DCPD apatite cement for release of Vancomycin. Journal of Biomedical Materials Research，1996，33（3）：139-143.

[137] 王传军，陈统一，张键，等. 自固化磷酸钙人工骨（CPC）载药妥布霉素体外抗菌活性评价. 中国临床医学，2004，11（5）：794-797.

[138] Kamegai A，Shimamura N，Naitou K，et al. Bone formation under the influence of bone morphogenetic protein/self-setting apatite cement composite as a delivery system. Bio-Medical Materials and Engineering，1994，4（4）：291-307.

[139] 刘宏建，陈勇，杜靖远，等. 复合 rhBMP-2 的注射型磷酸钙人工骨在椎体成形术中的应用及生物力学评价. 中华物理医学与康复杂志，2004，26（7）：392-395.

[140] Saris N E，Mervaala E，Karppanen H，et al.Magnesium: an update on physiological，clinical and analytical aspects. Clinica Chimica Acta，2000，294：1-26.

[141] 刘昌胜，黄粤. 无机骨粘合剂及其在人体硬组织修复中的应用：CN1307908. 2001-08-15.

[142] Lin D，Zhang J，Bai F，et al. Fabrication and clinical application of easy-to-operate pre-cured CPC/rhBMP-2 micro-scaffolds for bone regeneration. American Journal of Translational Research，2016，8（3）：1379-1396.

[143] 于晓雯，杨星光，陆男吉，等. 自固化磷酸钙人工骨载药治疗创伤性骨髓炎的初步观察. 中华创伤杂志，2005，21（8）：58-61.

（华东理工大学 陈芳萍，毛丽杰，刘昌胜）

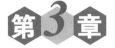

第3章

>>

纳米二氧化硅及其生物性能

硅是地壳构成中的常见元素，其质量分数达 26.4%，仅次于氧（49.4%）。硅通常以化合物形式存在，二氧化硅（SiO_2）是其中非常常见的一种氧化物。基于 SiO_2 的易获得性及稳定性，其通常被用于制造玻璃、陶器或涂料等材料。此外，SiO_2 也是混凝土、沙砾等的主要成分，被广泛应用于建筑领域。在食品科学领域，微米级的 SiO_2 已被国家卫生健康委员会批准为人类食用的食品添加剂，主要应用于各种粉状食品中，用来提高粉末的流动性能、防止结块或者改善干燥粉末在液体中的扩散性能。同时，它还能作为载体将液体转化为流动粉末。使用 SiO_2 的典型食品有粉末香精、植脂末、喷雾干燥食品、微胶囊产品和粉状调味品等。在纳米科技领域，SiO_2 基纳米材料自 20 世纪末开始受到关注。近年来，通过对纳米 SiO_2 进行原位或后处理改性后包覆其他材料，抑或在结构中掺入纳米级 SiO_2 颗粒，纳米 SiO_2 的应用领域得到了极大拓展[1-3]。据 2012 年数据统计，商业化 SiO_2 的全球总产量高达 240 万吨，其对应的商业价值约 36 亿美元[4]。而根据 Freedonia 的预测，至 2024 年，特种 SiO_2 尤其是纳米 SiO_2 的期望产量将持续上扬，年度产量有望突破 380 万吨[5]。

提及纳米 SiO_2 的制备策略，广为人知的是 Stöber 法[6]，一种典型的溶胶-凝胶方法。该方法基于弱碱环境下正硅酸乙酯的水解［式（3-1）］与缩聚［式（3-2）、式（3-3）］，并可通过调节体系内溶剂（如水与乙醇）或硅源的配比实现产物的纳米尺寸调节。另外，Nozawa 等[7]介绍了一种典型的、基于硅源加入速率变化而调节 SiO_2 尺寸的工作。该研究发现，随着加入速率的提升，所得 SiO_2 的尺寸下降，这是由于高速率下形成的成核中心密度提高。Stöber 法具有反应可控性，而正是基于这一特性，现有大多数纳米 SiO_2 的制备策略均由其衍生而来，且所得纳米 SiO_2 呈现出介孔、空心、多边形等多样化的结构与形貌。

$$\equiv\!Si\!-\!OR + H_2O \Longleftrightarrow \equiv\!Si\!-\!OH + ROH \tag{3-1}$$

$$\equiv\!Si\!-\!OR + HO\!-\!Si\!\equiv \Longleftrightarrow \equiv\!Si\!-\!O\!-\!Si\!\equiv + ROH \tag{3-2}$$

$$\equiv\!Si\!-\!OH + HO\!-\!Si\!\equiv \Longleftrightarrow \equiv\!Si\!-\!O\!-\!Si\!\equiv + H_2O \tag{3-3}$$

3.2 单一孔结构介孔二氧化硅

3.2.1 传统介孔二氧化硅

根据国际纯粹与应用化学联合会（IUPAC）的定义，可以按孔径将多孔材料分为三类：小于 2nm 为微孔材料、2～50nm 为介孔材料、大于 50nm 为大孔材料。1992年，Mobil 公司的科学家[8]以阳离子表面活性剂——十六烷基三甲基溴化铵（CTAB）为结构导向剂，率先合成了具有有序孔道结构、孔径可调（1.6～10nm）的介孔二氧化硅（MCM-41），其简单易得的方法被视作介孔材料合成的经典方法。为了解释 MCM-41 的形成过程，Mobil 公司的科学家[8]提出了液晶模板（liquid-crystal templating，LCT）机理（图 3-1①），认为表面活性剂形成的溶致液晶相是合成 MCM-41 的模板，且在无机物加入之前预先形成。虽然该机理能解释模板剂烷基链的长短以及有机小分子（如 1, 3, 5-三甲苯）的加入对 MCM-41 孔径大小的影响，但随着研究的深入，发现 MCM-41 在表面活性剂浓度很低的情况下即可获得，在如此低的浓度下（如 6%的 CTAB），CTAB-水体系中只有球状胶束存在，而在水中生成六方结构的液晶相需要较高的表面活性剂浓度（如 30%的 CTAB）[9]。基于此，Mobil 公司提出另一种解释（图 3-1②），认为表面活性剂作为形成 MCM-41 结构的模板，其液晶相形成于无机物种加入之后，即无机物种加入后与表面活性剂共同作用形成了六方有序的结构。随着研究的深入，Stucky 等基于介孔材料合成过程中发生的层状向六方相转变的现象提出协同组装机理（图 3-2）[10]，后又通过原位小角中子散射（in-situ small angle neutron scattering，SANS）和核磁共振氘谱（^{2}H-NMR）等大量实验证据具体描述无机反应物加入之后形成有序结构的过程[9]。协同组装机理认为预先形成的表面活性剂的有序排列不是必需的，是无机物和有机物的协同作用，组装形成了三维有序结构。简单来说，富阴离子的无机物倾向于取代模板剂中的正电荷，使得溶液中游离的表面活性剂减少，因此打破了溶液中胶束原本的平衡状态，使得表面活性剂重新排列。同时，模板剂的静电屏蔽作用加速了界面处无机物的缩聚，改变了无机层的电荷密度，使得表面活性剂长链相互靠近。最终形成的介孔结构由无机物的聚合程度（反应的进行程度）和相应的表面活性剂电荷匹配程度决定，从而形成紧密堆积的三维有序结构。

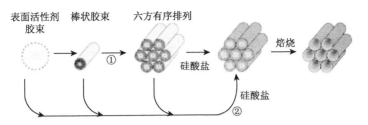

图 3-1　Mobil 公司科学家提出的 MCM-41 的形成机理[11]：①液晶模板机理；②协同作用机理

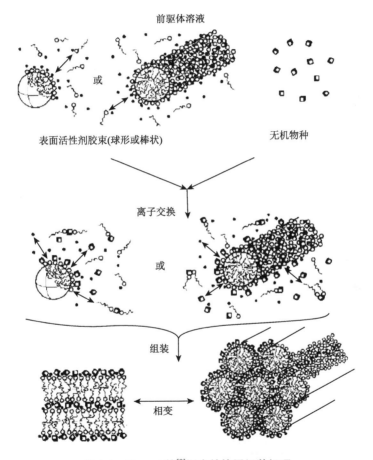

图 3-2　Firouzi 等[9]提出的协同组装机理

　　虽然以长链季铵盐型表面活性剂为模板剂能较容易地合成 M41S 型[11]有序介孔二氧化硅，但其较高的成本和不可忽视的毒性限制了介孔材料的大规模合成。1995 年，Pinnavaia 和同事[12]率先采用非离子长链聚醚表面活性剂［$C_n(EO)_m$］以及普朗尼克（Pluronic）型表面活性剂（聚氧乙烯-聚氧丙烯-聚氧乙烯，PEO-PPO-PEO）

合成了具有蠕虫状无序结构的介孔二氧化硅材料,其孔径在 2.0～5.8nm 范围内可调,但无序的孔道和不规整的形貌限制了其应用。随后,赵东元等[13]采用商业化的非离子表面活性剂 P123 为模板剂,在强酸性条件下(pH＜1)合成了具有六方有序结构的 SBA-15 型介孔材料。SBA-15 由于具有有序度高、壁厚、水热稳定性好、合成简单易重复等优点,一经发现就成为介孔材料领域的"宠儿"。通过调节模板剂中亲水部分(PEO)和疏水部分(PPO)的比例,SBA-15 的孔径可在 4.6～30nm 调节,从而赋予其作为纳米反应器或担载大尺寸纳米活性物质的功能。此外,通过改变模板剂的种类及其与无机物种之间的作用方式,科研人员成功发展了一系列其他介孔材料。表 3-1 列出了几类常见的介孔二氧化硅及其合成所用模板剂、孔道结构、晶系。

表 3-1　常见介孔二氧化硅的孔结构参数及所用模板剂

介孔二氧化硅	典型模板剂	孔道结构特征	晶系
MCM-41	CTA$^+$	二维(直孔道)	六方
MCM-48	CTA$^+$	三维交叉孔道	立方
SBA-8	Bola 型表面活性剂	二维(直孔道)	四方
SBA-15	Pluronic 型表面活性剂	二维(直孔道)	六方
SBA-16	Pluronic 型表面活性剂	三维(笼形孔道/空穴)	立方
FDU-1	Pluronic 型表面活性剂	三维(笼形孔道/空穴)	立方-六方共生
FDU-5	Pluronic 型表面活性剂	三维交叉孔道	立方
KIT-1	CTA$^+$	有序程度低,多为一维	近似立方

3.2.2　大孔径介孔二氧化硅

传统软模板法合成的介孔二氧化硅已在诸多领域展现出优异的应用价值,但是由于受表面活性剂分子大小的限制,介孔的尺寸通常在 10nm 以下,这直接导致其无法作为如贵金属纳米颗粒、酶、蛋白质等大尺寸粒子的载体或反应器。因此,拓宽介孔二氧化硅的介孔尺寸范围就显得尤为重要。理想的介孔尺寸通常在 5nm 以上,10nm 甚至更大介孔的二氧化硅更值得关注。

改变模板剂疏水部分的链长是最直接的扩孔方法之一。MCM-41 的合成以烷基链为十六个碳原子的表面活性剂作为模板剂,产物的孔径在 3.8nm 左右。采用长烷基链的表面活性剂如十八烷基三甲基溴化铵(STAB),其孔径可扩大至

4.3nm[14]。然而，具有更长烷基链的表面活性剂分子很难获得，使得该方法对于孔径的扩充被限制在 5nm 以下。另外，在离子型模板剂的选择中，反离子的作用通常容易被忽略，即相同烷基链长的季铵盐型模板剂，其对应的反离子不同，可能会得到具有不同结构的介孔二氧化硅材料[14]。Zhang 等[15]以十六烷基三甲基对甲苯磺酸铵（CTATos）为模板剂，在少量有机胺［三乙胺（TEA）］的催化下（pH≈7），得到具有 16nm 以上辐射状孔道的大孔径介孔二氧化硅。^{13}C 固体核磁检测到材料中反离子对甲苯磺酸铵负离子（Tos$^-$）的存在，因此可判断反离子 Tos$^-$在反应过程中参与介孔材料的形成，并可能阻止硅酸盐寡聚体在胶束表面吸附，进而形成辐射状的孔道结构。他们还发现通过改变模板剂对应的反离子种类（如 Br$^-$）、增加体系的碱度，能产生树莓状或蠕虫状的颗粒形貌（图 3-3）。

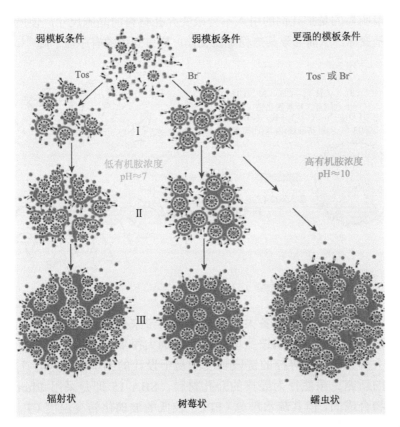

图 3-3　反离子种类（Tos$^-$和 Br$^-$）以及体系碱度调控介孔孔道结构的机理示意图[15]

向反应体系内引入扩孔剂是另一类易于实现的扩孔途径。常见的扩孔剂包括三甲苯（TMB）、三辛胺（TOA）、癸烷和 *N, N*-二甲基十六烷胺（DMHA）等[14]。Mobil

公司的研究人员[11]曾采用 TMB 实现了对 MCM-41 介孔孔径的扩充，发现 TMB 分子可以溶解进入模板剂的疏水链段，增加疏水部分的直径，从而扩大 MCM-41 的孔径。同样，Min 等[16, 17]利用 TMB 为扩孔剂成功构建了一类具有 15nm 以上大介孔的 SiO$_2$，且发现其具备基因输运功能，在进入细胞后，可将基因释放到周围环境中，达到治疗的效果。近年来，Xu 等[18]在反应体系中引入氯苯，通过氯苯对模板剂十六烷基三甲基氯化铵（CTAC）的溶胀作用，成功实现了可用于蛋白质输运的超大（介）孔 SiO$_2$ 的构建。Huang 等[19]以氟碳作为扩孔剂，同时与 CTAB 起到双模板作用，制备了一类高度分散、氨基功能化的树枝状大介孔 SiO$_2$。Chen 等[20]采用具有长疏水链段的硅烷双[3-（三乙氧基硅烷）丙基]四硫化物（BTES）来增加模板剂 CTAC 的疏水半径，实现了对介孔 SiO$_2$ 的扩孔（图 3-4），并得到了小尺寸、大介孔的有机硅纳米颗粒。虽然扩孔剂的引入具有明显的扩孔效果，但不足之处也很突出。最明显的是扩孔剂的引入不会改变介孔材料的晶胞尺寸，使所得大介孔 SiO$_2$ 的孔壁变薄，从而导致其热稳定性变差，原有孔道的有序性下降[21]。

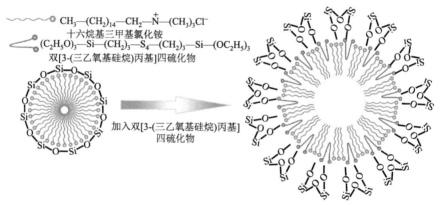

图 3-4　长链疏水硅烷（BTES）扩张 CTAC 胶束体积的示意图[20]

为了克服使用扩孔剂制备大孔径介孔材料带来的缺点，最直接的思路是采用疏水链段长度比传统的季铵盐型表面活性剂大得多的模板剂。其中，嵌段共聚物因其大的分子量、可控的链段长度和易于设计的结构，成为近几年介孔材料模板剂的新宠。虽然作为经典的介孔材料，SBA-15 即是采用 Pluronic 型三嵌段共聚物合成的，但其疏水部分（PPO）较低的玻璃化转变温度（$T_g = -75℃$）使得其在介孔材料合成过程中的胶束形貌难以保持，产物的介孔孔径往往小于 10nm。商业化的 Pluronic 型嵌段共聚物选择有限，限制了其作为介孔模板剂的使用。近年来，非 Pluronic 型嵌段共聚物作为介孔模板剂得到了广泛的应用[22]。特别是具有 sp^2 杂化疏水链段的嵌段共聚物，其较高的玻璃化转变温度使得材料的合成温度更广，且焙烧后介观结构不易塌陷。对于一些具有结晶性的金属氧化物，甚至在其结晶温度以上焙烧后，介观结构依然得到保留[23]。Li 等[24]采用自组装/水热联合策略，以聚苯乙烯-聚丙烯酸嵌段共聚物（PS-*b*-PAA）为模板剂，成功制得孔径为 16.7nm 的有序大介孔 SiO$_2$ 颗粒（LPSNs），其具有开放且内部连通的大孔。而且通过调节 CTAB 和 PS-*b*-PAA 的比例，可获得不同的形貌（图 3-5）。

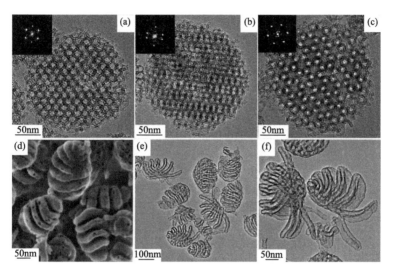

图 3-5　LPSNs-C$_{300}$ 的 TEM 图像及相应晶面的选区电子衍射图像（a～c）；LPSNs-C$_{50}$ 的 SEM（d）和 TEM 图像（e，f）[24]

同样，Deng 等[25]以聚氧乙烯-聚苯乙烯嵌段共聚物（PEO-*b*-PS）为模板剂，通过挥发诱导自组装（EISA）策略，成功得到有序、孔径近 30nm 的介孔二氧化硅。Lee 等[26]以 PEO-*b*-PS 为模板，通过结合 EISA 和斯皮诺达分解法（Spinodal decomposition，SD），制备了粒径在 150nm 左右的大介孔二氧化硅纳米颗粒（LPMSN），其中大孔孔径在 29nm 左右。通过装载具有 pH 响应性 DNA（triplex 形式的 DNA 与 i-motif 形式的 DNA）复合的金纳米粒子，实现了血液循环中 LPMSN 在肿瘤组织的累积［增强渗透与滞留（EPR）效应］；金纳米粒子在肿瘤微环境高的渗透与阿霉素（DOX）在肿瘤细胞内环境响应释放，达到载体多级释放、深度渗透杀死肿瘤的效果（图 3-6）。该课题组[27]在后续工作中，通过调节聚苯乙烯均聚物（hPS）与 PEO-*b*-PS 的比例，实现了大介孔孔道结构由层状向六方乃至立方相的转变，并得到内部具有空腔结构的有序大介孔二氧化硅。同时，该方法也适用于硅铝酸盐、二氧化钛以及五氧化二铌等其他大介孔空心材料的制备。

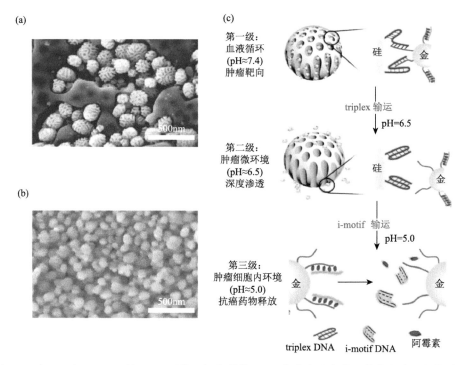

图3-6 （a，b）LPMSN 的 SEM 图像；（c）装载 DNA 复合金纳米粒子的大介孔二氧化硅纳米粒子用于肿瘤部位的多级释放示意图[26]

3.2.3 核-壳结构介孔二氧化硅

核-壳结构的纳米材料一般指核壳部分分别具有不同组分或结构的材料，其中核-壳结构的介孔二氧化硅材料，一般由非硅基材料的核和介孔二氧化硅壳层组成。这种独特的结构可以将两种或多种不同功能的组分有效组合于一体，与单组分的介孔二氧化硅相比，核-壳结构的介孔二氧化硅能被赋予更丰富的功能，在能量储存、催化、吸附、光学和药物传递等方面具有更加特殊的性能。

早在 2005 年，Shi 等[28]率先合成了具有磁性内核与介孔外壳的核-壳结构介孔二氧化硅（图 3-7）。该结构能在介孔壳层中装载抗炎药物布洛芬（IBU），载药量为 12%（质量分数）。通过磁铁施加的磁场能将纳米颗粒从溶液中分离，为磁靶向治疗提供了可能。

对于核-壳结构的纳米材料来说，通过改变核的组分可方便对整个材料的功能进行调变。Bu 等[29]成功制备了介孔二氧化硅包裹上转换纳米粒子的核-壳材料（UCNP@mSiO$_2$），其中介孔二氧化硅壳层中接枝有偶氮苯分子并装载 DOX，TAT 多肽也被接枝到颗粒表面以增强细胞吞噬。当用近红外光辐照材料时（图 3-8），上转换纳米粒子吸收后发射出紫外-可见光，随后介孔壳层中的偶氮苯分子对紫外-可见光进行吸收发生顺-反式的结构变化。偶氮苯分子的来回摆动就如"分子泵"一样，可促进 DOX 的释放。因此，该材料有望实现在近红外光介导下对药物释放剂量的精确控制，即通过控制近红外光的辐照时间来精确控制 DOX 的释放剂量。

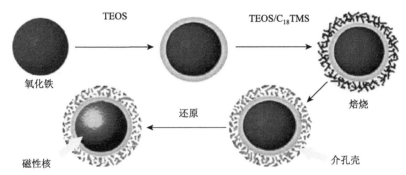

图 3-7　核-壳结构的介孔二氧化硅合成路线图[28]

TEOS. 正硅酸乙酯；C_{18}TMS. 十八烷基三甲基硅烷

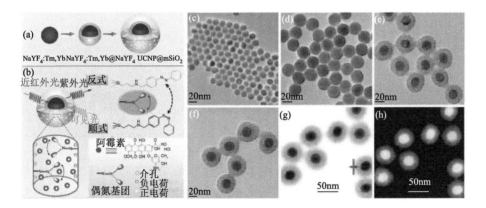

图 3-8　（a）UCNP@mSiO$_2$ 的合成示意图；（b）近红外引发阿霉素释放示意图；（c）稀土掺杂上转换纳米粒子的 TEM 图像；（d）核-壳型稀土掺杂上转换纳米粒子的 TEM 图像；（e）介孔氧化硅包覆的上转换材料的 TEM 图像；（f）偶氮基团修饰的介孔氧化硅包覆的上转换材料的 TEM 图像；（g）和（h）多肽和偶氮基团修饰的介孔氧化硅包覆的上转换材料的 TEM 图像

另外，对于较为稳定的二氧化硅材料来说，利用核-壳结构可很好地对核内材料进行保护。Zeng 等[30]成功实现了介孔二氧化硅对金属有机骨架（MOFs）及其衍生物的包覆（图 3-9）。包裹后，MOFs 的相对硬度和粗糙度得到了显著提高，而外围包裹的介孔二氧化硅也能进一步功能化，从而拓宽了 MOFs 的应用范围。

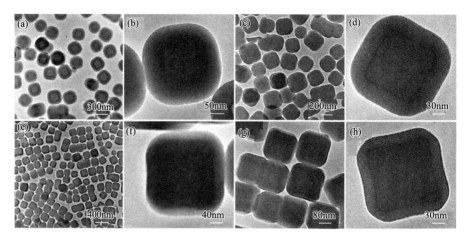

图 3-9 包裹不同厚度介孔硅的 ZIF-8@mSiO₂ 的 TEM 图像：（a，b）ZIF-8@mSiO₂-20，厚度为 75nm；（c，d）ZIF-8@mSiO₂-30，厚度为 46nm；（e，f）ZIF-8@mSiO₂-40，厚度为 36nm；（g，h）ZIF-8@mSiO₂-50，厚度为 26nm；数字（20、30、40 和 50）表示合成中使用的沸石咪唑酯骨架结构材料（ZIF-8）的质量（mg）[30]

3.3 多级孔结构介孔二氧化硅

3.3.1 空心介孔二氧化硅

空心介孔 SiO_2 由于同时具有空心和介孔结构，故在纳米反应器、吸附剂或药物载体等方面展现出良好的应用前景，成为近年来的研究热点[31]。该类型的 SiO_2 为典型的介孔/大孔结构（此处大孔指的是空心结构），因此可将其认为是多级孔结构的 SiO_2。其制备途径通常可分为软模板法与硬模板法。

就软模板法而言，通过硅源与模板剂间的有机-无机自组装过程，可使空心 SiO_2 中的介孔与空心结构同时形成[32-34]。该策略构建空心 SiO_2 的机理可分为两类（图 3-10）：①硅源与核模板剂首先在固液两相界面非均相成核，随后硅源在壳模板剂导向下自组装并水解缩聚，形成含介孔孔道的壳层，脱除核/壳模板剂后便得到空心 SiO_2。如 Li 等[35]以(-)-N-十二烷基-N-甲基麻黄碱溴化物（DMEB）为空心核模板剂、羧基乙基硅烷三醇钠盐（CSS）为助结构导向剂，成功制备了尺寸在 100nm 左右的空心介孔 SiO_2。其粒径和壳厚均能通过改变体系中的 pH 简单地调控，并因此影响药物（布洛芬）的释放行为。Zhu 等[36]以有机聚合物（PVP）为软模板，在 CTAB 存在下，成功构建了一种六方孔道的空心 SiO_2。相比于 MCM-41，该体系对布洛芬的装载量可达 744.5mg/g，充分证实了空心结构的优势。Yamauchi 等[37]以 CTAB 和三嵌段共聚物 PS-b-P2VP[聚（2-乙烯基吡啶)]-b-PEO 作为双软模板，通过调节 CTAB 及硅源用量，制备了一系列壳层厚度可调的空心介孔 SiO₂。而且其通过选择性脱除 CTAB，构建了一种核内可装载荧光分子尼罗红（Nile red）、壳层可装载纳米药物（DOX）的有机-无机杂化材料。②硅源自身可作为核模板剂（即自模板法）。其中成核中心为均相，且会随着后续反应过程的进行而逐步消耗，最终构成空心结构。如 Li 等[38]基于硅源自模板法，率先报道了一种同时具有空心结构与立方孔道（壳层）的空心介孔材料（HSCM），较高的水热稳定性使其在催化方面具有潜在的应用价值。Qi 等[39]以有机溶剂（DMF）为添加剂，通过 DMF 对硅源的助溶及加速水解作用，实现了空心 SiO₂的壳厚及颗粒尺寸调控。显然，软模板法属于一类简便的空心 SiO₂制备策略，不过，若考虑到对于孔道结构和形貌的精确调控，软模板法则略显不足。软模板法所涉及的模板剂通常对环境敏感性较高，所以一般难以实现产物结构/形貌的均一性，并容易产生颗粒团聚。

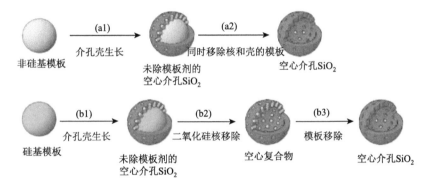

图 3-10　软模板法构建空心 SiO₂ 的机理：（a）非均相软模板法；（b）自模板法[33]

　　与软模板法相比，硬模板法虽在制备过程中显得相对烦琐，但却易于实现产物结构和形貌的精确控制，包括介观孔道结构、颗粒形貌和尺寸及分散性等。对于空心介孔 SiO₂来说，该策略通常以刚性基质（如聚合物、实心硅、纳米金等）为内核，经硅源在基质表面形成壳层后，以煅烧或选择性刻蚀等方法去除内核，得到空心介孔 SiO₂（图 3-11）。其中，以聚苯乙烯（PS）球作为基质材料的相关报道较多，且工艺较成熟，此处不再赘述[40-44]。不过，基于此类硬模板法制备的空心 SiO₂，其核/孔模板剂需要在煅烧或萃取过程中同时脱除，这一方式往往会造成某些空心结构的坍塌（因为失去了内核模板的支撑）。近来，作为一种改进的方法，基于硅基模板所采用的选择性刻蚀策略被用以制备空心 SiO₂。Chen 等[45, 46]以 Stöber 法构建硅基内核，以长链硅烷（C₁₈TMS）导向 TEOS 制得硅基壳层，利用核-壳结构中的硅酸盐聚合度差异，采用 Na₂CO₃ 或氢氟酸（HF）溶液选择性刻蚀硅基内核,成功制得一类具有高载药量的空心 SiO_2。最近,Teng 等[47]同样采用选择性刻蚀法,制备出了空心有机硅纳米胶囊,较大的空腔(164~270nm)和薄的有机硅壳层(20~38nm)使其拥有极低的杨氏模量(3.95MPa),在细胞吞噬过程中能产生球形到椭球形的形貌转变,与实心介孔有机硅相比,吞噬效率有了很大的提升(26 倍)。

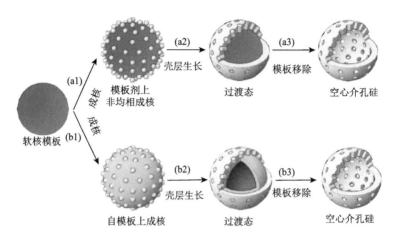

图 3-11　硬模板法构建空心 SiO_2 的机理:(a)非硅基模板;(b)硅基模板[33]

除硅基模板外,近年来也不断涌现出其他基质材料的相关报道。Zhao 等[48]以不同尺寸的铁氧化物为核心,通过酸溶液的腐蚀作用,构建了一类纳米尺寸在100~200nm 范围内可调的空心 SiO_2,其介孔孔道通过模板剂 $C_{18}TMS$ 的脱除获得。Li 等[49]以纳米金及 CTAB 为双模板,在通过煅烧脱除 CTAB 后,以硫脲的硫酸溶液腐蚀内核纳米金,得到空心结构的 SiO_2,并发现该体系具有作为药物输运系统的潜力。最近,Yang 等[50]以遇酸降解的棒状镍化合物为模板,首先包覆实心硅层,经酸刻蚀后得到空心结构,再包覆介孔硅层,并以表面保护刻蚀法[聚乙烯吡咯烷酮(PVP)保护]去除实心硅层,成功制备了棒状的空心 SiO_2。

3.3.2　卵壳结构二氧化硅

卵壳(yolk-shell)结构也称铃铛(rattle-type)结构,其特征在于内核与壳层间存在空隙,不仅可继承空心结构如容量大、壳层通透性高的优势,还具备如金、铁、镍等功能性内核,从而使该类材料在药物载体、催化、能源等诸多领域具有更广阔的应用前景。目前已有大量有关卵壳结构材料的报道,涉及聚合物、金属纳米粒子、碳、氧化硅等材料[51-55]。就氧化硅基卵壳结构而言,其制备工艺较成熟，且可获得除球形以外的其他形貌。在早期工作中，刻蚀策略的实施通常以耗损内核为代价，在获得卵壳结构的同时，内核的形貌甚至是性质会发生改变[56]。前面部分已提及，Chen 等[45, 46]以选择性刻蚀法成功构建了空心 SiO_2。与此同时，基于该策略，通过在内核中引入金纳米粒子，借助中间硅层的包覆与刻蚀过程，成功构建了球形的卵壳 SiO_2。而当内核中的纳米粒子为椭球形铁氧化物时，椭球形的形貌在卵壳 SiO_2 中同样得以继承，表明内核的形貌得到了良好保护。随后，他们[57]进一步构建了磁性内核的卵壳 SiO_2，并验证了其作为潜在诊疗体系（扮演 MRI 造影剂及药物载体双重角色）的可行性。基于该路线，Zheng 等[58]以表面活性剂（CTAB 或 CTAC）为辅助，选择性制备了壳层具有蠕虫状或垂直取向孔道的卵壳 SiO_2。此外，还存在一些虽不经过刻蚀，但同样通过引入中间层以获得卵壳 SiO_2 的报道。Zhao 等[59]通过利用致密硅层首先包覆 $\alpha\text{-}Fe_2O_3$，并以溶胶-凝胶法在其表面形成无机/有机硅层，基于不同硅层内硅羟基（Si—OH）的聚合度差异，经热处理，使得密实硅层内 Si—OH 大量缩聚，最终形成卵壳 SiO_2。不过，该方法制备的无机/有机硅层也会发生缩聚，在一定程度上导致壳层厚度不可控。Yue 等[60]通过逐步沉积/共组装策略，首先在纳米 Fe_3O_4 外包裹硅层，利用树脂（RF）前驱体与硅羟基间的氢键作用形成 RF 中间层，并以 CTAB/硅源继续生长。经煅烧处理脱除 RF 与 CTAB 后，便得到卵壳结构。而且通过进一步的原位生长法在体系内引入小尺寸的纳米金，构建了一种兼具高回收率与高催化效率的功能性卵壳 SiO_2。

在空心介孔 SiO_2 部分曾提及硬模板法在控制颗粒尺寸及分散性等方面的优越性，不过该策略也存在一些不足，尤其是面对卵壳 SiO_2 的制备时，复杂的制备步骤所导致的结构可控性低及无法大量制备等问题突出[61]。而通过软模板法制备卵壳 SiO_2 可弥补上述不足。如图 3-12 所示，Liu 等[62]基于氟碳构建的囊泡结构及硅羟基的再缩聚过程，报道了一类内部可包含介孔氧化硅核、磁性粒子、纳米金等材料的卵壳 SiO_2，并在药物输运及催化领域展现了优异的应用潜力，如装载布洛芬后的卵壳 SiO_2 展现出三级药物释放行为，而纳米金的引入则赋予该体系作为纳米反应器的作用。Wu 等[63]以不同性质的表面活性剂混合液（两性及阴离子）分散核心基质，并以硅烷诱导囊泡结构形成。与此同时，部分质子化的硅烷也可诱导硅源水解缩聚成壳，从而构建一类可承载氧化硅或纳米金属内核的卵壳 SiO_2。此外，该课题组也基于以上原理，通过对所得卵壳 SiO_2 进行两次或多次包覆，制备了一类多壳层的卵壳 SiO_2[64]。总体来说，刻蚀策略或软模板法是制备卵壳 SiO_2 的主流技术。此外，利用内核前驱体在空心结构内自聚合的"瓶-船"技术也可构建卵壳 SiO_2[65]。基于卵壳 SiO_2 的成功构建，其相关制备方法也可用于其他类型卵壳结构的设计与制备，如金属基、碳基、聚合物基材料等。

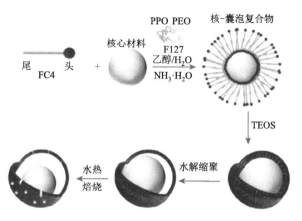

图3-12 基于软模板法构建卵壳 SiO₂ 的技术路线，其中 FC4 为氟碳，PPO 为聚氧丙烯，PEO 为聚氧乙烯，硅源为 TEOS[61]

3.3.3 双介孔结构二氧化硅

双孔结构通常为介孔（小尺寸）/介孔（大尺寸），这一特殊的结构赋予材料可同时担载/输运两种不同尺寸或性质的纳米分子/颗粒的能力，从而可丰富单一纳米颗粒的功能。早在十多年前，即出现了双介孔材料的相关报道。研究者们通过化学法、水热后处理等过程，尤其是双模板法实现双介孔体系的构建[66-70]。然而，在这些合成方法中，存在着结构调控复杂或困难、孔道无序或有序度低、材料纳米尺寸大、均一性差等问题。因此，制备具有有序介孔孔道的双介孔 SiO₂ 颗粒一直是一个不小的挑战。Li 和 Shi 等[71]以非普朗尼克型嵌段共聚物聚苯乙烯-聚丙烯酸（PS-*b*-PAA）与小分子表面活性剂 CTAB 为双模板体系，构建了孔径分别为 2nm 和 14.3nm 的小/大双介孔孔道、核-壳结构的双介孔 SiO₂ 球（DMSS）（图3-13）。小角 X 射线散射（SAXS）显示，该双介孔 SiO₂ 的内核大介孔呈有序的立方相，而其壳层的小介孔则呈现无序排列。在此基础上，磁性粒子在大介孔内的成功担载以及布洛芬的良好释放验证了该体系在成像及药物输运中的应用前景。另外，该体系中分布相对独立的大/小介孔（小介孔在大介孔的骨架中），使得其具有多尺度的装载空间，从而可实现多药物的同时担载。通过对大介孔进行选择性氨基功能化，即能在大介孔空间内担载疏水性的药物姜黄素（curcumin），而在小介孔空间中担载亲水性药物 DOX[72]。

此外，也有一些其他关于核-壳结构双介孔 SiO₂ 的报道。如 Ishii 等[73]以 TEOS 与硅烷 3-氨丙基三乙氧基硅烷（APTES）为硅源，通过一种"再生长法"，在已得 SiO₂ 的表层继续以硅源生长，成功构建了一类核-壳双介孔结构可对调的 SiO₂。其中，TMB 被用作扩孔剂，而 CTAB 则对大介孔核/小介孔壳结构的形成至关重要。与 Ishii 等的思路类似，El-Toni 等[74]报道了一种以两步法构建介孔核-

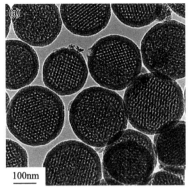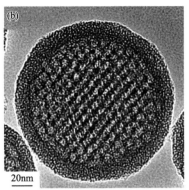

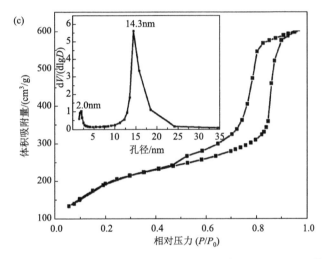

图 3-13 （a，b）双介孔二氧化硅球（DMSS）的 TEM 图像和（c）氮吸附等温线（插图为 BJH 孔径分布）[71]

介孔壳结构的双介孔 SiO_2，其对酮洛芬与百里醌的装载量（质量分数）分别达 27.7% 与 81.12%。另外，虽然核-壳结构的双介孔 SiO_2 已在载药及成像等领域展现出较大的应用价值，但该类型材料也存在明显不足，即壳层通常为 2～3nm 的小介孔。虽然少数文献也有将小介孔孔径扩大至接近 5nm 的报道[73]，但这一尺寸明显不适合较大纳米粒子进入内核区域。因此，赋予双介孔 SiO_2 以开放性大介孔孔道势在必行。针对双模板剂体系，Zhao 等[75]认为，为获得性能优异的双介孔 SiO_2，应首先使体系内的双模板剂（如嵌段共聚物与长链季铵盐表面活性剂 C_nTAB 等）各自形成胶束，经过挥发诱导两种胶束结合，便可促使大分子胶束构建有序孔道，小分子胶束稳定整个体系。在其相关工作中，C_nTAB 与 PEO-*b*-PMMA（聚甲基丙烯酸酯）被用作共模板剂，溶剂［四氢呋喃（THF）］

的初步蒸发诱导 PEO-*b*-PMMA 与硅源自组装形成胶束，而溶剂的后续蒸发则可提升 C_nTAB 的浓度，并诱导棒状胶束（C_nTAB/硅源）的形成（图 3-14）。经上述两类胶束复合，形成大尺寸球状胶束后，构建一种具备 20nm 有序孔道及 2.5nm 无序孔道的双介孔 SiO_2。不过，经由 EISA 策略所构建的氧化硅基体系通常难以调控产物形貌，且常为块体材料，其微米级的尺寸往往会掩盖孔结构的优势。这一缺陷在生物医药领域尤为明显，当涉及细胞吞噬时，纳米尺寸的 SiO_2 才会更好地发挥作用。

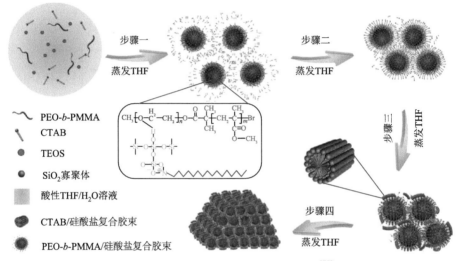

图 3-14　有序双介孔 SiO_2 的形成过程[75]

基于这一事实，制备纳米尺寸、开放性的双介孔 SiO_2 显得尤为重要。近年来，树枝状 SiO_2 的制备已成为热点，其制备策略通常是在单一模板剂体系内引入添加剂，以达到制造大介孔的目的。Qiao 课题组[76-79]基于其所提出的"乙醚乳液法"，利用 TEOS/ATPES 作为硅源，以 CTAB 稳定乙醚乳液，一步制备了功能化的树枝状 SiO_2。该材料具有约 4.3nm 的小介孔以及平均孔径为 34nm 的开放性大介孔。经聚乙烯亚胺（PEI）修饰后，其显示出优异的 DNA/RNA 输运性能（图 3-15）。

Yu 等[80]发展了一种联合制备策略，以咪唑离子液体（ILs）为添加剂，长链烷基铵（CTA^+）为模板剂，通过嵌段共聚物（F127）的抑制作用，构建了一类具有 3.3nm 与 10.6nm 双介孔孔道、颗粒尺寸在 40～300nm 的树枝状 SiO_2。Wang 等[81]基于氟碳阴离子的优异特性，如可诱导阳离子表面活性剂发生相转变（由六方相至囊泡结构）、可控制纳米颗粒尺寸等，在三乙胺（TEA）环境中构建了一类树枝状的双介孔 SiO_2。该体系中，表面活性剂可制造约 2.5nm 的小介孔，而不同链长的氟碳（FC2 与 FC8）则与 CTA^+ 配对，可制造 8nm、22nm 甚至是接近 49nm 的大介孔。

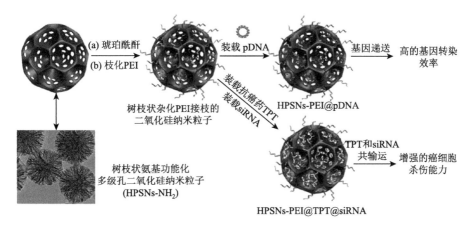

图 3-15 构建树枝状杂化多级孔二氧化硅纳米粒子（HPSNs）-PEI 的示意图及其作为先进纳米药物载体的应用[79]

3.3.4 三级孔结构二氧化硅

在多级孔结构 SiO_2 中，三级孔结构的 SiO_2 属于一类新颖的材料体系，其构成可包含多模型的介孔及大孔孔道或空心结构。相比于上述所提及的双介孔结构，三级孔结构的发展潜力更大，如可担载不同尺寸纳米粒子、可实现对大尺寸粒子的大量装填或是生物大分子的高担载、可实现纳米结构的逐级降解或对逐级结构进行修饰改性等。早在 2004 年，Smarsly 课题组[82]发表了关于三级孔 SiO_2 的报道。他们基于刚性 PS 球，聚乙烯聚丁烯无规共聚物嵌段聚乙二醇（KLE）及离子液体的共模板作用，实现了 360nm 大孔、11nm 大介孔（球形孔）及 3nm 小介孔（细长孔）各维度有序、三级孔 SiO_2 的构建。但后来有关多级孔 SiO_2 的研究基本都围绕着双介孔或空心结构、卵壳结构 SiO_2 进行，很少有关于三级孔 SiO_2 的相关报道。这主要是因为多模板剂体系较难构建，体系内不同组分间易于发生相分离等[82-84]。近年来，Zhao 课题组[85, 86]报道了一些关于三级孔 SiO_2 的制备工作。在一种空心结构的三级孔 SiO_2 的构建中，以 SiO_2 球作为"种子"，通过 CTAB 与硅源（有机硅烷）的包覆作用形成核-壳结构，并辅以水热及刻蚀步骤，从而制造介孔孔道及空穴（即空心结构）。该多级孔 SiO_2 的介孔壳层非常特殊，呈部分无序部分有序状态，且孔径值分布于 2～10nm 范围。结合这一结构以及内部空穴的存在，该体系展现出优异的大/小分子药物输运功能，可同时装载蛋白质分子［牛血清白蛋白（BSA），装载量 342mg/g］以及小分子药物 DOX（装载量 33.6mg/g）。与上述报道不同，另一项工作[86]以两相分层策略构建一类标准的单/双/三级孔 SiO_2（图 3-16）。其反应体系由油水两相构成，并通过有机溶剂在分相界面与模板剂（CTAC）胶束的结合作用诱导介孔孔道形成。经过多次生长，可由内而外依次构建孔径为 2.8nm、5.5nm 及 10nm 的三级孔结构。

基于这一特性，该多级孔 SiO₂ 表现出优异的大分子蛋白（如牛 β-乳球蛋白）装载能力及材料降解性能（24h 可完成降解）。

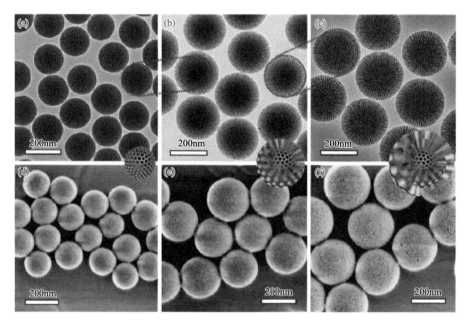

图 3-16　经两相分层策略构建的不同阶段（分别经 1/2/3 代生长）三维树枝状 SiO₂ 的 TEM（a～c）及 SEM（d～f）图像[86]

以上工作阐述并证实了三级孔结构的优势，但有关三级及以上孔结构 SiO₂ 的报道仍屈指可数。尽管如此，该类型 SiO₂ 的巨大优势不可忽视，相信其在未来的多孔材料领域会占据一席之地。

3.4　介孔二氧化硅的生物应用

人类文明的进步离不开大自然的指引，这一点在材料领域表现得尤为明显。诸多新材料的设计灵感均来自自然中某种生物或物质的行为方式或结构组成。生物矿化是生物体通过生物大分子的调控作用生成无机矿物的过程，存在着有机物质（细胞、有机基质）参与、控制或影响下，溶液中的离子转变为固相矿物的过程[87]。硅藻（图 3-17）作为海洋中最普遍的单细胞植物之一，其细胞壁的形成即是典型的生物矿化的结果。介孔二氧化硅由于其与硅藻相似的组分、跨越微纳多尺度的孔结构甚至类似的有机-无机组装过程，使得科学家们对于其生物性能以及相关的应用研究表现出极大的兴趣。

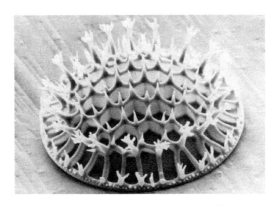

图 3-17　一种硅藻的 SEM 图像[88]

另外，纳米合成化学的发展也为在纳米尺度进行功能化修饰以制备多功能的介孔二氧化硅材料在理论和方法等方面提供支撑。不断丰富的功能化手段，使得介孔二氧化硅在药物输运系统、磁共振成像以及光热治疗等方面展现出广阔的应用前景。

3.4.1　药物输运系统

药物输运系统（drug delivery system，DDS）可为药物的体内输运提供多种选择，从而为纯药体系所面临的非水溶性、细胞排斥性、酶分解作用以及高毒性等难题提供解决途径。鉴于介孔 SiO_2 多样化的孔结构、高的比表面积、易修饰的表面和骨架以及良好的生物相容性等特点，将其作为 DDS 中的一类载体材料，有望达到药物靶向输运和控制释放的目的。

将介孔 SiO_2 应用于 DDS 的早期报道可追溯至 2001 年，Vallet-Regi 等[89]利用不同孔径的 MCM-41 装载布洛芬，验证了其作为药物输运载体的可行性，引发了基于介孔材料在生物医药领域的应用研究。到目前为止，已有多种结构、形貌的介孔 SiO_2 纳米粒子（MSNs）被制备出来并作为药物输运载体，同时结合药物如消炎药、亲/疏水抗癌药、抗菌药、基因、抗肝纤维化药物等进行药物的靶向输运研究。此外，基于介孔 SiO_2 孔道结构的不同药物控释方法[71, 90, 91]也得到了发展。在介孔材料细胞生物学效应方面，介孔 SiO_2 作为药物输运的载体从最初简单的细胞层面的表征逐渐转移到体内生物相容性的评价，包括细胞毒性、血液相容性、降解性、体内分布、代谢、药代动力学和药效学等相关研究[92, 93]。

另外，Zink 和 Tamanoi 等发现[93]基于增强渗透与滞留（EPR）效应，MSNs 在肿瘤部位具有被动靶向的运输效果，且 EPR 效应的效果与其颗粒大小、表面电位和亲疏水性有关。为了增强其在肿瘤细胞的富集，也常常在 MSNs 表面修饰靶向分子，从而赋予其主动靶向的能力。常见的修饰靶向分子包括叶酸、HER2/neu

受体抗体、精氨酸-甘氨酸-天冬氨酸（RGD）、抗 CD20 抗体、抗表皮生长因子受体抗体等[94-97]。最近，Pan 等[98]通过在小尺寸 MSNs 表面修饰 TAT 多肽，实现了对肿瘤细胞核的靶向输运（图 3-18）。激光共聚焦图像显示，粒径在 50nm 以下的 TAT 修

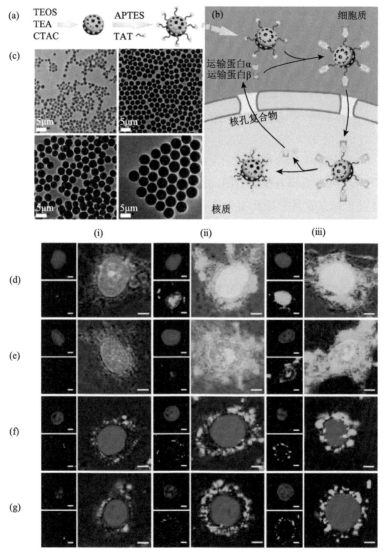

图 3-18 （a）氨基和 TAT 多肽修饰 MSNs 示意图；（b）DOX@MSNs-TAT 进入核膜的示意图；（c）不同尺寸 MSNs 的 TEM 图片；（d~g）细胞和材料共培养的激光共聚焦图像（蓝色为 4',6-二脒基-2-苯基吲哚（DAPI）染色的细胞核部分，绿色为经过异硫氰酸荧光素（FITC）修饰的材料）；TAT 修饰的 MSNs 粒径分别为（d）25nm，（e）50nm，（f）67nm，（g）105nm，采用 HeLa 细胞培养（i）4h，（ii）8h，（iii）24h；标尺：5μm[98]

饰的 MSNs 具备进入细胞核的能力，这是由于 TAT 多肽能与核孔复合物相互作用，使得小于核孔尺寸（20～70nm）的纳米粒子进入核孔，进而实现核靶向。

另外，树枝状的 MSNs（DMSNs）由于具有更大的孔径，从而具有负载多种纳米粒子的能力。Chen 等[99]通过在 DMSNs 中负载 Fe_3O_4 纳米粒子和葡萄糖氧化酶（GOD-Fe_3O_4@DMSNs），提供了一种抗肿瘤的新思路，即不装载任何抗癌药物，只通过引发肿瘤微环境中的序列催化反应来产生羟基自由基，进而达到杀伤肿瘤的目的。如图 3-19 所示，GOD-Fe_3O_4@DMSNs 通过 EPR 效应进入肿瘤微环境后，DMSNs 在酸性条件下降解，释放葡萄糖氧化酶（GOD）和 Fe_3O_4 纳米粒子。GOD 随后与肿瘤组织中的葡萄糖发生生物催化反应，产生 H_2O_2，H_2O_2 再在 Fe_3O_4 的催化下产生羟基自由基，进而杀伤肿瘤细胞。

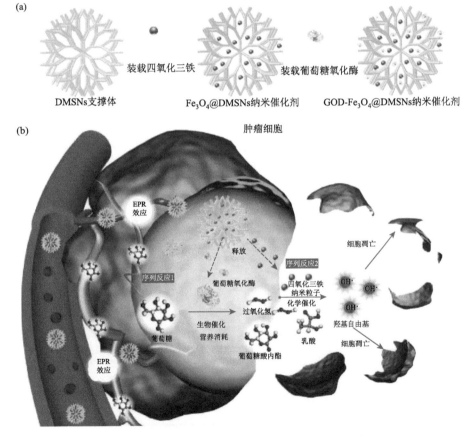

图 3-19　GOD-Fe_3O_4@DMSNs 纳米催化剂的序列催化和治疗示意图：（a）Fe_3O_4@DMSNs 和 GOD-Fe_3O_4@DMSNs 纳米催化剂的合成步骤；（b）GOD-Fe_3O_4@DMSNs 纳米催化剂在癌症治疗中序列催化产生羟基自由基的示意图[99]

由于单一孔结构在功能化修饰和药物装载中的局限性，科研人员对介孔 SiO_2 的孔结构进行了不断的设计与调整，并制备了如空心结构[100-103]、卵壳结构[45, 104]，以及双介孔结构[71]等多级孔 SiO_2[92]。其中，空心 SiO_2 属于最早被提出并用于 DDS 的介孔材料之一。在代表性工作中，Chen 等[45]以一种"选择性刻蚀策略"成功构建了具备高度分散性的空心 SiO_2，其对常见抗癌药物 DOX 的装载量高达 1222mg/g。随后，各类响应型或靶向型空心 SiO_2 被成功构建。如 Yang 等[105]将空心 SiO_2 作为核心，通过长链硅烷十八烷基三甲氧基硅烷（OTMS）进行疏水化修饰，可在 SiO_2 表层包裹具备响应及靶向效应的功能性复合分子（FA-TDA-DBA，FTD）。进一步装载 DOX 后，该体系在体内/体外实验中展现出优异的癌细胞靶向、药物控释等性能。最近，Kohane 等[106]采用空心 SiO_2 纳米粒子装载河鲀毒素（TTX-HSN），并在小鼠的坐骨神经部位进行注射。TTX-HSN 与游离的河鲀毒素相比，具有更长的神经阻隔时间和更低的毒性。神经冷冻切片荧光图像证明，小鼠坐骨神经中存在 FITC-HSN$_{30}$ 的绿色荧光 [图 3-20（a）和图 3-20（b）]，而游离的 FITC 不能进入坐骨神经 [图 3-20（c）]。

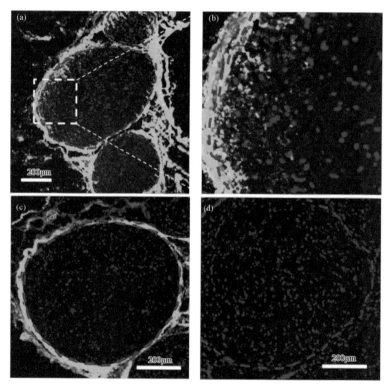

图 3-20　坐骨神经和周围组织的荧光图像[106]：（a，b）FITC-HSN$_{30}$；（c）游离的 FITC；（d）未注射；蓝色代表 DAPI 染色后的细胞核；绿色代表 FITC-HSN$_{30}$ 或游离的 FITC；红色虚线表示神经周长

另一个比较有趣的工作是 Zhao 等[47]合成的一种可变形的空心介孔有机硅纳米胶囊。通过选择性刻蚀有机-无机杂化介孔球中无机硅的组分，合成了具有 2.6~3.2nm 介孔、大的空腔（164~270nm）、薄的壳厚（20~38nm）和极低杨氏模量（3.95~47.7MPa）的可变形材料。采用不同桥联基团的有机硅烷，则可得到瘪球状［图 3-21（a）和图 3-21（c）］和碗状［图 3-21（b）］的空心介孔有机硅。透射电镜图像显示［图 3-21（d）］，该材料在进入细胞后有明显的形变，并能被细胞吞噬。

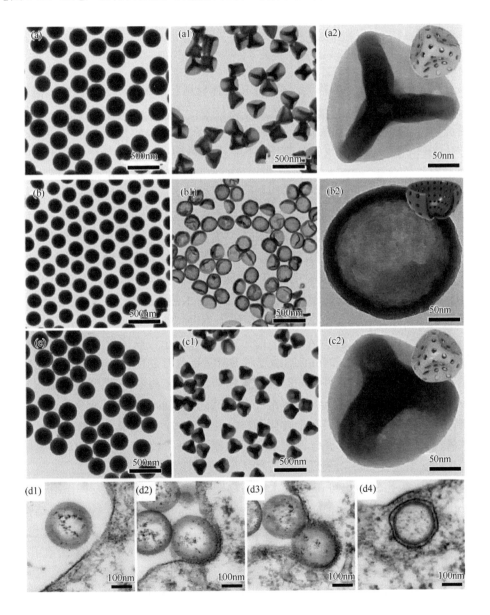

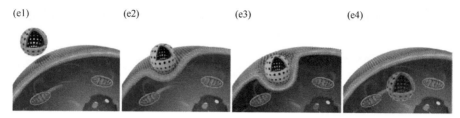

图 3-21　通过 CTAB 介导的溶胶-凝胶过程合成的介孔有机硅纳米球采用不同基团：（a）硫醚基；（b）苯基；（c）亚乙基；桥联的有机硅以及相应的采用 NaOH 刻蚀后的空心介孔有机硅纳米胶囊（a1～c1、a2～c2）；37℃下材料被 MCF-7 人类乳腺癌细胞吞噬的透射电镜图像（d1～d4）和示意图（e1～e4）；箭头表示细胞膜[47]

不难看出，空心 SiO_2 作为一类 DDS 载体材料已展现出明显的优势，但是其壳层往往是 2～3nm 的小介孔，对大尺寸客体分子/颗粒的输运能力有限。即使也有通过功能化途径赋予空心 SiO_2 担载生物大分子的报道，如 Ma 等[107]利用聚乙烯亚胺（PEI）对空心 SiO_2 进行外壳层修饰，并以叶酸（FA）作为靶向分子，成功实现了对生物分子 siRNA 及抗癌药物 DOX 的共同担载，并克服多药耐药性（MDR）障碍。但是，此类途径下所达到的大分子装载量往往较低，且可能在体内循环中存在提前释放的问题，这显然不符合医学应用的需求。基于以上事实，制备具有开放性大介孔孔道的多级孔 SiO_2，尤其是靶向型、环境响应型的多级孔 SiO_2 已成为 DDS 领域的热点。最近，Shi 课题组[108]发展了一种"结构差异性选择断键法"（SD-SBB）构建空心介孔有机硅纳米粒子（HMONs）。该方法基于 Si—C 键与 Si—O 键间的化学键稳定性差异，以水热步骤使 Si—C 键逐级断裂，引起介孔孔道扩张。如图 3-22 所示，相比于 HPMOs（未处理），经水热处理所得 HMONs 展现出优异的结构参数：大孔容（$1.20cm^3/g$）、高比表面积（$519.0m^2/g$）以及扩张数倍的大介孔（24nm）。经过对 HMONs 进行功能化，构建了智能 DDS 体系（HMONs-ss-PAE），并可同时输运抗癌药物 DOX 与 P-gp 模型 siRNA，进而克服多药耐药性的障碍。Zhao 课题组[85]基于其所构建的非对称结构介孔 SiO_2，通过刻蚀策略在空心结构中引入上转化颗粒，并以光敏性的偶氮苯修饰孔道、以热敏性的肉豆蔻醇修饰介孔 SiO_2 表层，从而构建了一种对近红外光及热均具备响应性的功能化多级孔 SiO_2，展现出良好的大/小分子控释效果。

当然，多级孔 SiO_2 也可在亲/疏水双药物模型的装载与输运中发挥作用[109-111]。Zhao 课题组[112]报道了一种简单的原位涂层法，并以此构建了一种双介孔结构的碳/硅核-壳材料（图 3-23）。其中，材料的内核为酚醛树脂，以介孔 SiO_2 进行包覆，经碳化后，碳/硅杂化体系便可构建。其结构中包括 3.1nm 与 5.8nm 的双介孔孔道，且亲水性外壳与疏水性内核的双重性质赋予其可同时输运紫杉醇（Ptxl，疏水性药物）与顺铂（亲水性药物）的功能。同单一药物输运体系相比，紫杉醇与顺铂的共输运，具备优异的癌细胞协同杀灭效果。

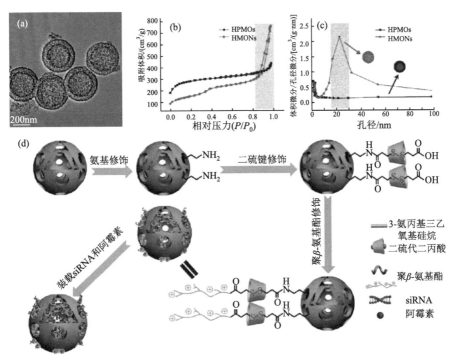

图 3-22　（a）HMONs 的 TEM 图像；（b，c）HPMOs 与 HMONs 的 N_2 吸附等温线及相应的孔径分布图；（d）P-gp 模型 siRNA 与 DOX 共担载的 HMONs-ss-PAE 系统的构建示意图[108]

3.4.2　磁共振成像

近年来，基于介孔 SiO_2 的生物成像技术正逐渐受到关注，并发展出一系列荧光分子或磁性粒子担载的介孔 SiO_2，以达到对病变组织的早期诊断及对成像剂的体内分布标识的目的。其中，不同于荧光分子存在易荧光猝灭、穿透深度有限的缺陷，磁性介孔 SiO_2 因无组织损伤性、穿透能力强、分辨率高等优势而更具实用性。目前，Fe_3O_4、MnO、Gd 等多种磁性粒子已被引入到介孔 SiO_2 体系中，并在磁共振成像（MRI）中展现出较大的应用价值[113-119]。

在 MRI 技术中，T_1 加权像通常用于观察正常组织，T_2 加权像则观察如肿瘤、炎症等病变组织。早在 2007 年，Mou 课题组[120]便将 Gd 基的介孔 SiO_2 应用于 MRI 中。而基于多级孔结构在药物输运中所体现的良好效果，利用多级孔 SiO_2 构建的 MRI 体系也有大量报道，并展现出诊断与治疗的双重功能。最近，An 等[121]则以硬模板法（PS 球为核心基质）构建空心结构，并对其表层进行 Gd 担载及靶

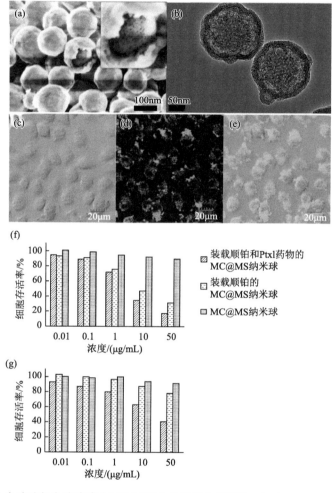

图 3-23 （a）介孔硅包介孔碳球（MC@MS）的扫描电镜图片；（b）MC@MS 的透射电镜图片；FITC 接枝的材料与 SKOV3 细胞共孵育 3h 后的荧光共聚焦图像：（c）明场；（d）荧光场；（e）明场、荧光场叠加；（f，g）相同剂量下装载顺铂和 Ptxl 药物的 MC@MS 纳米球，只装载顺铂的 MC@MS 纳米球，以及对照组 MC@MS 在正常的卵巢癌细胞 SKOV3 和耐药 A2780（CP70）细胞中的细胞活性[112]

向多肽修饰（RGD），从而构建一种 r_1 值达 11.52L/(mmol·s) 的 MRI 对比剂（r_1 值是临床用对比剂的三倍）。该体系具备良好的生物相容性、对癌细胞的特定靶向性以及潜在的药物输运能力（空心结构可大量输运药物）。Wu 等[122]以 $Gd_2(CO_3)_3$：Eu 对空心 SiO_2 进行包覆，构建了一种具备 MRI 功能（T_1 加权像），且可用作 DDS（对 DOX 的装载量为 93.3mg/g）的纳米诊疗平台。此外，针对 T_2 加权像，超顺磁性的 Fe_3O_4 为 MRI 中的常见对比剂[123-125]。Beg 等[126]以椭圆形的 FeOOH 为核心基质进行氧化硅包裹，经在 H_2/Ar 气氛中煅烧后，FeOOH 转变为 Fe_3O_4，并产生明显的体积收缩。进一步以 KOH（0.1mol/L）刻蚀氧化硅层，便可得到壳层具有孔结构的磁性卵壳 SiO_2。基于磁性核及孔结构的特性，该体系展现出高 r_2 值 [192L/(mmol·s)] 以及高 DOX 装载效率（65%）。Chen 等[57]以选择性刻蚀策略制备的磁性卵壳 SiO_2 同样可在输运抗癌药物的同时被用作 T_2 对比剂 [r_2 值为 137.8L/(mmol·s)]。相关动物实验进一步证实了卵壳 SiO_2 在 MRI 中的应用潜力。此外，基于双介孔 SiO_2 的制备基础，Niu 等[127]以 $KMnO_4$ 对体系中的模板剂（PS-b-PAA）进行氧化，从而得到原位担载锰的双介孔 SiO_2 球（Mn-DMSSs）（图 3-24）。该 Mn-DMSSs 具备 200nm 左右的平均粒径、双介孔结构以及良好的胶体稳定性。而结构中 Mn 的存在，使得 Mn-DMSSs 在活体实验中展现出优异的 T_1-T_2 双模式成像功能 [r_1 值为 10.1 L/(mmol·s)，r_2 值为 169.7 L/(mmol·s)]。

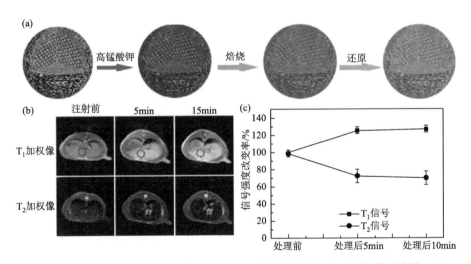

图 3-24　（a）Mn 掺杂的双介孔 SiO_2（Mn-DMSSs）的制备路线；（b）大鼠模型中的 MRI T_1/T_2 加权像；（c）静脉注射材料前后大鼠模型中的相应信号强度[127]

　　Pochert 等[128]在空心 SiO_2 中装载氟化物全氟冠醚（PFCE），该材料能作为氟（^{19}F）MRI 的对比剂，实现对纳米材料在动物模型中分布的跟踪研究。不难看出，多级孔 SiO_2 在 MRI 中的初步应用探索正在稳步推进，且已发展了如单/双模式 MRI 体系或非氢质子 MRI 体系。而随着科技的进步及要求的提高，多级孔 SiO_2 在 MRI 中的应用潜力将会进一步被发掘，并推动其向临床应用目标迈进。

3.4.3　光热治疗

　　在肿瘤的相关治疗策略中，化疗及放射疗法通常会在治疗同时给正常组织带来巨大的毒副作用，而光热治疗（photothermal therapy，PTT）则因其优异的局部治疗特性而备受关注[129-131]。PTT 的实现通常是基于基体材料对近红外光（NIR）的吸收并将其转化为热能，进而杀伤癌细胞。目前已有包括金纳米粒子、碳、有机物、钯等一系列在近红外区域有强吸收的物质被应用于 PTT 领域。

在将多级孔 SiO_2 应用于 PTT 的相关报道中，Li 等[132]应用选择性刻蚀策略得到空心 SiO_2 后，在其表层修饰金纳米星，以赋予其光热性能。该平台具备优异的 PTT 性能，经 NIR 照射 200s 后，相应部位温度可迅速升至 70℃，该温度足以获得迅速的癌细胞致死效果（图 3-25）。Liu 课题组[133]构建了一种壳层为碳/硅复合物、内核为金纳米球的卵壳 SiO_2。依托于碳与金的 NIR 吸收效应，该体系的光热转化效率高达 22.2%，相比于其他 PTT 体系展现出一定的优势（金纳米壳为 13%，金纳米棒为 21%，而 $Cu_{2-x}S$ 纳米晶为 16.3%）。此外，以金纳米壳、钯、CuS、染料分子等物质作为内核，在 PTT 中发挥作用的多级孔 SiO_2 也有着丰富的报道[134-138]。如 Zheng 课题组[135]以空心 SiO_2 为基体，经表层氨基化修饰后，以直径约 41nm 的钯纳米片在表层继续沉积，依托于空心结构的药物输运能力以及钯对 NIR 的吸收作用，构建了一种兼具 DDS 及 PTT 性能的联合作用技术。Zhang 等[136]通过向空心 SiO_2 的内腔引入具有 NIR 吸收的染料分子赋予体系光热性能。其药物输运策略与常规途径不同，DOX 被直接共轭于聚合物链中，并随聚合物一起对空心 SiO_2 进行包裹，从而在构建 PTT 平台的同时，实现药物的可控释放。Liu 等[137]则是基于静电吸附策略，在叶酸靶向的空心 SiO_2 体系中进一步担载 CuS，达到 PTT 效果。

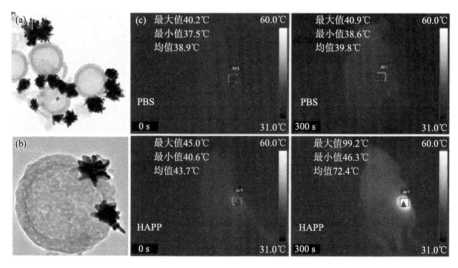

图 3-25 （a，b）空心球/金纳米星复合体系（HMSs@Au NSs）的 TEM 图像及（c）808nm NIR 照射下小鼠肿瘤模型的热成像图，其中，HAPP 即氟化物填充及 PEG 修饰后的 HMSs@Au NSs[132]

基于多级孔 SiO_2 丰富的可利用空间,向其结构中引入不同功能性基团或物质,可实现多模型诊疗平台的构建,从而以便捷的方式、较小的消耗达到最佳的诊疗效果[139-144]。如 Jiao 等[143]构建了一种多功能化的卵壳 SiO_2,其内核的 Fe_3O_4 经疏水性聚合物(PTBA)修饰,可同时具备 MRI 性能 [r_2 值为 227L/(mmol·s)] 以及对疏水性药物的装载功能 [对紫杉醇的装载量为(823±18)mg/g]。此外,经过对该卵壳 SiO_2 的表层进行靶向分子及 NIR 染料修饰,可进一步赋予其肿瘤特异性靶向及 NIR 荧光成像功能。Fan 等[144]基于上转换粒子(Gd-UCNPs),通过层层包裹及刻蚀,构建了一种新颖的纳米诊疗平台(UCMSNs)。其内核中的 Gd-UCNPs赋予其 MRI(磁共振成像)/UCL(上转换发光)双模式成像功能,而在体系内进一步嫁接疏水性药物多西他赛(Dtxl)及光敏剂血卟啉(HP)后,在 X 射线及 NIR照射下可展现出优异的原位三模型(化学/放射性/光动力学治疗)协同治疗效果。与上述空心或卵壳 SiO_2 体系不同,Zhao 课题组[86]近期报道的 3D 树枝状 SiO_2 可进一步拓展多级孔 SiO_2 在纳米诊疗中的应用范围。虽然其只提及该树枝状 SiO_2 具有三级孔结构,可大量装载蛋白质分子,并可同时在体系中引入如金、银等纳米粒子,但是该工作展现的功能性多级孔结构(功能性纳米粒子/多级结构孔道)对构建可克服多药耐药性和多模式协同诊疗的纳米治疗技术有着重要的参考价值。

3.5　本章小结

纳米二氧化硅,特别是介孔二氧化硅的研究方兴未艾。介孔二氧化硅由于其大的比表面积、有序的孔道结构、易于修饰的表面、简单可控的合成方法,在过去的二十多年里,令很多研究者为之着迷。他们设计并开发出丰富多样的形貌与孔道结构的介孔二氧化硅材料,在吸附、催化、分离、药物输运和能源等领域的应用取得了不少可喜的成果。尽管如此,当涉及实际应用时,仍然存在不少的挑战,在可控合成与生物应用方面仍然存在许多亟待解决的问题。

(1)绿色合成与工业大规模生产。

经过二十多年的发展,介孔二氧化硅材料的合成已经较为成熟,但其大规模工业化生产仍然存在挑战。尤其是近些年发展的有序大介孔(>10nm)二氧化硅材料,由于其模板剂通常是非商业化的嵌段共聚物,要想实现工业化生产,寻找更合适的商业化的模板剂势在必行。另外,介孔二氧化硅的合成通常依赖于酸或碱来催化硅源的水解与缩聚反应,这些环境不友好的催化剂也限制了其大规模生产,更加绿色的合成方法值得去探索。

(2)介观结构的精确控制。

以目前的合成手段,对于介孔材料的形貌与孔道的结构控制还不够精确,多依赖于经验与尝试。明确组分与介观结构甚至宏观性能之间的定量关系是实现介孔材料更好应用的基础，这需要对介孔材料的合成机理进行更深入的认识。虽然研究者们在介孔二氧化硅材料的合成机理上进行了大量的努力，但是模板剂与无机物种之间复杂的有机-无机协同组装过程依然不够清晰。近年来，随着大介孔以及多级孔二氧化硅材料的出现，其机理更需要进一步探索以实现对介观结构的精确控制。与此同时，发展一种更为可控、机理简单明了、可以理性预测孔道结构甚至颗粒形貌的新型合成方法也是实现对介观结构精确控制的重要发展方向。

（3）生物安全性。

近年来，二氧化硅基纳米颗粒的生物安全性评价不断发展，并取得了可喜的成果。尤其是康奈尔大学 Wiesner 课题组开发的功能化核-壳结构二氧化硅纳米粒子——康奈尔点（C dots）[145]，已经被 FDA 批准用于人类的临床研究（临床 I 期）。但是，介孔二氧化硅的临床转化还需要进一步推动。目前关于介孔二氧化硅纳米颗粒的生物应用报道多集中于评价其有效性方面，而对其生物安全性评价及生物可降解性的研究还不够深入。尽管近年已经有不少生物可降解的介孔二氧化硅被报道，但是其在体内具体的降解、代谢过程依然缺乏深入的认识。进一步降低介孔二氧化硅材料在体内的毒性，提高其生物安全性，依然是今后不懈奋斗的目标。

随着研究的不断深入，以及跨学科跨领域合作的不断加强，相信不久的将来，纳米二氧化硅会在生物医学领域发挥更大作用，造福人类社会。

参 考 文 献

[1] Liberman A，Mendez N，Trogler W C，et al. Synthesis and surface functionalization of silica nanoparticles for nanomedicine. Surface Science Reports，2014，69：132-158.

[2] Guerreromartínez A，Pérezjuste J，Lizmarzán L M. Recent progress on silica coating of nanoparticles and related nanomaterials. Advanced Materials，2010，22：1182-1195.

[3] Li Y Z，Sun J H，Wu X，et al. Post-treatment and characterization of novel luminescent hybrid bimodal mesoporous silicas. Journal of Solid State Chemistry，2010，183：1829-1834.

[4] Drummond C，McCann R，Patwardhan S V. A feasibility study of the biologically inspired green manufacturing of precipitated silica. Chemical Engineering Journal，2014，244：483-492.

[5] Hyde E D R，Seyfaee A，Neville F，et al. Colloidal silica particle synthesis and future industrial manufacturing pathways: a review. Industrial & Engineering Chemistry Research，2016，55：8891-8913.

[6] Stöber W，Fink A，Bohn E. Controlled growth of monodisperse silica spheres in the micron size range. Journal of Colloid and Interface Science，1968，26：62-69.

[7] Nozawa K，Gailhanou H，Raison L，et al. Smart control of monodisperse stöber silica particles: effect of reactant addition rate on growth process. Langmuir，2005，21：1516-1523.

[8] Kresge C T，Leonowicz M E，Roth W J，et al. Ordered mesoporous molecular sieves synthesized by a liquid-crystal template mechanism. Nature，1992，359：710-712.

[9] Firouzi A，Kumar D，Bull L M，et al. Cooperative organization of inorganic-surfactant and biomimetic assemblies.

Science，1995，267：1138-1143.

[10] Monnier A，Schuth F，Huo Q，et al. Cooperative formation of inorganic-organic interfaces in the synthesis of silicate mesostructures. Science，1993，261：1299-1303.

[11] Beck J S，Vartuli J C，Roth W J，et al. A new family of mesoporous molecular sieves prepared with liquid crystal templates. Journal of the American Chemical Society，1992，114：10834-10843.

[12] Bagshaw S A，Prouzet E，Pinnavaia T J. Templating of mesoporous molecular sieves by nonionic polyethylene oxide surfactants. Science，1995，269：1242-1244.

[13] Zhao D Y，Feng J，Huo Q，et al. Triblock copolymer syntheses of mesoporous silica with periodic 50 to 300 angstrom pores. Science，1998，279：548-552.

[14] Möller K，Bein T. Talented mesoporous silica nanoparticles. Chemistry of Materials，2016，29：371-388.

[15] Zhang K，Xu L L，Jiang J G，et al. Facile large-scale synthesis of monodisperse mesoporous silica nanospheres with tunable pore structure. Journal of the American Chemical Society，2013，135：2427-2430.

[16] Kim M H，Na H K，Kim Y K，et al. Facile synthesis of monodispersed mesoporous silica nanoparticles with ultralarge pores and their application in gene delivery. ACS Nano，2011，5：3568-3576.

[17] Na H K，Kim M H，Park K，et al. Efficient functional delivery of siRNA using mesoporous silica nanoparticles with ultralarge pores. Small，2012，8：1752-1761.

[18] Xu C，Yu M，Noonan O，et al. Core-cone structured monodispersed mesoporous silica nanoparticles with ultra-large cavity for protein delivery. Small，2016，11：5949-5955.

[19] Huang M，Lu L，Wang S，et al. Dendritic mesoporous silica nanospheres synthesized by a novel dual-templating micelle system for the preparation of functional nanomaterials. Langmuir，2016，33：519-526.

[20] Wu M，Meng Q，Chen Y，et al. Large-pore ultrasmall mesoporous organosilica nanoparticles：micelle/precursor co-templating assembly and nuclear-targeted gene delivery. Advanced Materials，2015，27：215-222.

[21] Fan J，Yu C，Lei J，et al. Low-temperature strategy to synthesize highly ordered mesoporous silicas with very large pores. Journal of the American Chemical Society，2005，127：10794-10795.

[22] Wei J，Sun Z，Luo W，et al. New insight into the synthesis of large-pore ordered mesoporous materials. Journal of the American Chemical Society，2017，139：1706-1713.

[23] Lee J，Orilall M C，Warren S C，et al. Direct access to thermally stable and highly crystalline mesoporous transition-metal oxides with uniform pores. Nature Materials，2008，7：222-228.

[24] Niu D，Liu Z，Li Y，et al. Monodispersed and ordered large-pore mesoporous silica nanospheres with tunable pore structure for magnetic functionalization and gene delivery. Advanced Materials，2014，26：4947-4953.

[25] Deng Y，Yu T，Wan Y，et al. Ordered mesoporous silicas and carbons with large accessible pores templated from amphiphilic diblock copolymer poly（ethylene oxide）-b-polystyrene. Journal of the American Chemical Society，2007，129：1690-1697.

[26] Kim J，Jo C，Lim W G，et al. Programmed nanoparticle-loaded nanoparticles for deep-penetrating 3D cancer therapy. Advanced Materials，2018，30：1707557.

[27] Hwang J，Kim S，Wiesner U，et al. Generalized access to mesoporous inorganic particles and hollow spheres from multicomponent polymer blends. Advanced Materials，2018，30：1801127.

[28] Zhao W，Gu J，Zhang L，et al. Fabrication of uniform magnetic nanocomposite spheres with a magnetic core/mesoporous silica shell structure. Journal of the American Chemical Society，2005，127：8916-8917.

[29] Liu J，Bu W，Pan L，et al. NIR-triggered anticancer drug delivery by upconverting nanoparticles with integrated azobenzene-modified mesoporous silica. Angew Chem Int Ed Engl，2013，52：4375-4379.

[30] Li Z, Zeng H C. Armored MOFs: enforcing soft microporous MOF nanocrystals with hard mesoporous silica. Journal of the American Chemical Society, 2014, 136: 5631-5639.

[31] Zhang Q, Wang W S, Goebl J, et al. Self-templated synthesis of hollow nanostructures. Nano Today, 2009, 4: 494-507.

[32] Wu S H, Mou C Y, Lin H P. Synthesis of mesoporous silica nanoparticles. Chemical Society Reviews, 2013, 42: 3862-3875.

[33] Li Y, Shi J. Hollow-structured mesoporous materials: chemical synthesis, functionalization and applications. Advanced Materials, 2014, 26: 3176-3205.

[34] Wan Y, Zhao D. On the controllable soft-templating approach to mesoporous silicates. Chemical Reviews, 2007, 107: 2821-2860.

[35] Feng Z, Li Y, Niu D, et al. A facile route to hollow nanospheres of mesoporous silica with tunable size. Chemical Communications, 2008, 23: 2629-2631.

[36] Zhu Y, Shi J, Chen H, et al. A facile method to synthesize novel hollow mesoporous silica spheres and advanced storage property. Microporous and Mesoporous Materials, 2005, 84: 218-222.

[37] Li Y, Bastakoti B P, Imura M, et al. Dual soft—template system based on colloidal chemistry for the synthesis of hollow mesoporous silica nanoparticles. Chemistry-A European Journal, 2015, 21: 6375-6380.

[38] Li Y S, Shi J L, Hua Z L, et al. Hollow spheres of mesoporous aluminosilicate with a three-dimensional pore network and extraordinarily high hydrothermal stability. Nano Letters, 2003, 3: 609-612.

[39] Li J, Liu J, Wang D, et al. Interfacially controlled synthesis of hollow mesoporous silica spheres with radially oriented pore structures. Langmuir, 2010, 26: 12267-12272.

[40] Xia L Y, Zhang M Q, Yuan C E, et al. A facile heteroaggregate-template route to hollow magnetic mesoporous spheres with tunable shell structures. Journal of Materials Chemistry, 2011, 21: 9020-9026.

[41] Blas H, Save M, Pasetto P, et al. Elaboration of monodisperse spherical hollow particles with ordered mesoporous silica shells via dual latex/surfactant templating: radial orientation of mesopore channels. Langmuir, 2008, 24: 13132-13137.

[42] Kato N, Ishii T, Koumoto S. Synthesis of monodisperse mesoporous silica hollow microcapsules and their release of loaded materials. Langmuir, 2010, 26: 14334-14344.

[43] Tan B, Rankin S E. Dual latex/surfactant templating of hollow spherical silica particles with ordered mesoporous shells. Langmuir, 2005, 21: 8180-8187.

[44] Li L, Ding J, Xue J. Macroporous silica hollow microspheres as nanoparticle collectors. Chemistry of Materials, 2009, 21: 3629-3637.

[45] Chen Y, Chen H, Guo L, et al. Hollow/rattle-type mesoporous nanostructures by a structural difference-based selective etching strategy. ACS Nano, 2010, 4: 529-539.

[46] Chen Y, Gao Y, Chen H, et al. Engineering Inorganic nanoemulsions/nanoliposomes by fluoride-silica chemistry for efficient delivery/co-delivery of hydrophobic agents. Advanced Functional Materials, 2012, 22: 1586-1597.

[47] Teng Z, Wang C, Tang Y, et al. Deformable hollow periodic mesoporous organosilica nanocapsules for significantly improved cellular uptake. Journal of the American Chemical Society, 2018, 140: 1385-1393.

[48] Zhao W R, Lang M D, Li Y S, et al. Fabrication of uniform hollow mesoporous silica spheres and ellipsoids of tunable size through a facile hard-templating route. Journal of Materials Chemistry, 2009, 19: 2778-2783.

[49] Li Y, Li N, Pan W, et al. Hollow mesoporous silica nanoparticles with tunable structures for controlled drug delivery. ACS Applied Materials & Interfaces, 2016, 9: 2123-2129.

[50] Yang X，He D，He X，et al. Synthesis of hollow mesoporous silica nanorods with controllable aspect ratios for intracellular triggered drug release in cancer cells. ACS Applied Materials & Interfaces，2016，8：20558-20569.

[51] Liu N，Wu H，McDowell M T，et al. A yolk-shell design for stabilized and scalable Li-ion battery alloy anodes. Nano Letters，2012，12：3315-3321.

[52] Park J C，Song H. Metal@silica yolk-shell nanostructures as versatile bifunctional nanocatalysts. Nano Research，2011，4：33-49.

[53] Valle-Vigón P，Sevilla M，Fuertes A B. Silica@ carbon mesoporous nanorattle structures synthesised by means of a selective etching strategy. Materials Letters，2010，64：1587-1590.

[54] Li G L，Shi Q，Yuan S J，et al. Alternating silica/polymer multilayer hybrid microspheres templates for double-shelled polymer and inorganic hollow microstructures. Chemistry of Materials，2010，22：1309-1317.

[55] Ng Y H，Ikeda S，Harada T，et al. Fabrication of hollow carbon nanospheres encapsulating platinum nanoparticles using a photocatalytic reaction. Advanced Materials，2007，19：597-601.

[56] Lee J，Park J C，Song H. A nanoreactor framework of a Au@ SiO$_2$ yolk/shell structure for catalytic reduction of p-nitrophenol. Advanced Materials，2008，20：1523-1528.

[57] Chen Y，Chen H，Zeng D，et al. Core/shell structured hollow mesoporous nanocapsules：a potential platform for simultaneous cell imaging and anticancer drug delivery. ACS Nano，2010，4：6001-6013.

[58] Fang X，Chen C，Liu Z，et al. A cationic surfactant assisted selective etching strategy to hollow mesoporous silica spheres. Nanoscale，2011，3：1632-1639.

[59] Zhao W，Chen H，Li Y，et al. Uniform rattle-type hollow magnetic mesoporous spheres as drug delivery carriers and their sustained-release property. Advanced Functional Materials，2008，18：2780-2788.

[60] Yue Q，Zhang Y，Wang C，et al. Magnetic yolk-shell mesoporous silica microspheres with supported Au nanoparticles as recyclable high-performance nanocatalysts. Journal of Materials Chemistry A，2015，3：4586-4594.

[61] Liu J，Qiao S Z，Chen J S，et al. Yolk/shell nanoparticles：new platforms for nanoreactors，drug delivery and lithium-ion batteries. Chemical Communications，2011，47：12578-12591.

[62] Liu J，Qiao S Z，Hartono S B，et al. Monodisperse yolk-shell nanoparticles with a hierarchical porous structure for delivery vehicles and nanoreactors. Angewandte Chemie International Edition，2010，49：4981-4985.

[63] Wu X J，Xu D S. Formation of yolk/SiO$_2$ shell structures using surfactant mixtures as template. Journal of the American Chemical Society，2009，131：2774-2775.

[64] Wu X J，Xu D. Soft template synthesis of yolk/silica shell particles. Advanced Materials，2010，22：1516-1520.

[65] Guo L，Cui X，Li Y，et al. Hollow mesoporous carbon spheres with magnetic cores and their performance as separable bilirubin adsorbents. Chemistry—An Asian Journal，2010，4：1480-1485.

[66] Yuan Z Y，Blin J L，Su B L. Design of bimodal mesoporous silicas with interconnected pore systems by ammonia post-hydrothermal treatment in the mild-temperature range. Chemical Communications，2002，5：504-505.

[67] Lee J，Kim J，Kim J，et al. Simple synthesis of hierarchically ordered mesocellular mesoporous silica materials hosting crosslinked enzyme aggregates. Small，2010，1：744-753.

[68] Zhang Y，Ji M K，Wu D，et al. Sol-gel synthesis of methyl-modified mesoporous materials with dual porosity. Journal of Non-Crystalline Solids，2005，351：777-783.

[69] Okabe A，Niki M，Fukushima T，et al. A simple route to bimodal mesoporous silica via tetrafluoroborate ion-mediated hydrophobic transformation of template micellar surface. Journal of Materials Chemistry，2005，15：1329-1331.

[70] Sun J H，Shan Z P，Maschmeyer T，et al. Synthesis of tailored bimodal mesoporous materials with independent control of the dual pore size distribution. Chemical Communications，2001，24：2670-2671.

[71] Niu D，Ma Z，Li Y，et al. Synthesis of core-shell structured dual-mesoporous silica spheres with tunable pore size and controllable shell thickness. Journal of the American Chemical Society，2010，132：15144-15147.

[72] Li N，Niu D C，Jiang Y，et al. Morphology evolution and spatially selective functionalization of hierarchically porous silica nanospheres for improved multidrug delivery. Chemistry of Materials，2017，29：10377-10385.

[73] Ishii H，Ikuno T，Shimojima A，et al. Preparation of core-shell mesoporous silica nanoparticles with bimodal pore structures by regrowth method. Journal of Colloid and Interface Science，2015，448：57-64.

[74] El-Toni A M，Khan A，Ibrahim M A，et al. Synthesis of double mesoporous core-shell silica spheres with tunable core porosity and their drug release and cancer cell apoptosis properties. Journal of Colloid and Interface Science，2012，378：83-92.

[75] Wei J，Yue Q，Sun Z，et al. Synthesis of dual-mesoporous silica using non-ionic diblock copolymer and cationic surfactant as co-templates. Angewandte Chemie International Edition，2012，51：6149-6153.

[76] Du X，Zhao C，Luan Y，et al. Dendritic porous yolk@ordered mesoporous shell structured heterogeneous nanocatalysts with enhanced stability. Journal of Materials Chemistry A，2017，5：21560-21569.

[77] Radu D R，Lai C Y，Huang J，et al. Fine-tuning the degree of organic functionalization of mesoporous silica nanosphere materials via an interfacially designed co-condensation method. Chemical Communications，2005，10：1264-1266.

[78] Yang T，Zhou R，Wang D W，et al. Hierarchical mesoporous yolk-shell structured carbonaceous nanospheres for high performance electrochemical capacitive energy storage. Chemical Communications，2015，51：2518-2521.

[79] Du X，Shi B，Liang J，et al. Developing functionalized dendrimer-like silica nanoparticles with hierarchical pores as advanced delivery nanocarriers. Advanced Materials，2013，25：5981-5985.

[80] Yu Y J，Xing J L，Pang J L，et al. Facile synthesis of size controllable dendritic mesoporous silica nanoparticles. ACS Applied Materials & Interfaces，2014，6：22655-22665.

[81] Wang Y，Nor Y A，Song H，et al. Small-sized and large-pore dendritic mesoporous silica nanoparticles enhance antimicrobial enzyme delivery. Journal of Materials Chemistry B，2016，4：2646-2653.

[82] Kuang D B，Brezesinski T，Smarsly B. Hierarchical porous silica materials with a trimodal pore system using surfactant templates. Journal of the American Chemical Society，2004，126：10534-10535.

[83] Zhou Y，Antonietti M. Preparation of highly ordered monolithic super-microporous lamellar silica with a room-temperature ionic liquid as template via the nanocasting technique. Advanced Materials，2010，15：1452-1455.

[84] Zhou Y，Antonietti M. A novel tailored bimodal porous silica with well-defined inverse opal microstructure and super-microporous lamellar nanostructure. Chemical Communications，2003，20：2564-2565.

[85] Li X，Zhou L，Wei Y，et al. Anisotropic encapsulation-induced synthesis of asymmetric single-hole mesoporous nanocages. Journal of the American Chemical Society，2015，137：5903-5906.

[86] Shen D，Yang J，Li X，et al. Biphase stratification approach to three-dimensional dendritic biodegradable mesoporous silica nanospheres. Nano Letters，2014，14：923-932.

[87] 王本，唐睿康. 生物矿化：无机化学和生物医学间的桥梁之一. 化学进展，2013，25：633-641.

[88] Mann S，Ozin G A. Synthesis of inorganic materials with complex form. Nature，1996，382：313-318.

[89] Vallet-Regi M，Ramila A，del Real R P，et al. A new property of MCM-41：drug delivery system. Chemistry of Materials，2001，13：308-311.

[90] Slowing I I，Vivero-Escoto J L，Wu C W，et al. Mesoporous silica nanoparticles as controlled release drug delivery and gene transfection carriers. Advanced Drug Delivery Reviews，2008，60：1278-1288.

[91] Li Z，Barnes J C，Bosoy A，et al. Mesoporous silica nanoparticles in biomedical applications. Chemical Society

Reviews, 2012, 41: 2590-2605.

[92] He Q J, Shi J L. Mesoporous silica nanoparticle based nano drug delivery systems: synthesis, controlled drug release and delivery, pharmacokinetics and biocompatibility. Journal of Materials Chemistry, 2011, 21: 5845-5855.

[93] Lu J, Liong M, Li Z, et al. Biocompatibility, biodistribution, and drug-delivery efficiency of mesoporous silica nanoparticles for cancer therapy in animals. Small, 2010, 6: 1794-1805.

[94] Tsai C P, Chen C Y, Hung Y, et al. Monoclonal antibody-functionalized mesoporous silica nanoparticles (MSN) for selective targeting breast cancer cells. Journal of Materials Chemistry, 2009, 19: 5737-5743.

[95] Rosenholm J M, Meinander A, Peuhu E, et al. Targeting of porous hybrid silica nanoparticles to cancer cells. ACS Nano, 2009, 3: 197-206.

[96] Lebret V, Raehm L, Durand J O, et al. Folic acid-targeted mesoporous silica nanoparticles for two-photon fluorescence. J Biomed Nanotechnol, 2010, 6: 176-180.

[97] Wang L S, Wu L C, Lu S Y, et al. Biofunctionalized phospholipid-capped mesoporous silica nanoshuttles for targeted drug delivery: improved water suspensibility and decreased nonspecific protein binding. ACS Nano, 2010, 4: 4371-4379.

[98] Pan L, He Q, Liu J, et al. Nuclear-targeted drug delivery of TAT peptide-conjugated monodisperse mesoporous silica nanoparticles. Journal of the American Chemical Society, 2012, 134: 5722-5725.

[99] Huo M, Wang L, Chen Y, et al. Tumor-selective catalytic nanomedicine by nanocatalyst delivery. Nat Commun, 2017, 8: 357.

[100] Li K J, Yang C P, Yu H B, et al. Coordination-enhanced synthesis for hollow mesoporous silica nanoreactors. Chemistry of Materials, 2020, 32: 2086-2096.

[101] Fang X L, Zhao X J, Fang W J, et al. Self-templating synthesis of hollow mesoporous silica and their applications in catalysis and drug delivery. Nanoscale, 2013, 5: 2205-2218.

[102] Zhu Y F, Shi J L, Li Y S, et al. Storage and release of ibuprofen drug molecules in hollow mesoporous silica spheres with modified pore surface. Microporous and Mesoporous Materials, 2005, 85: 75-81.

[103] He Q, Guo L, Cui F, et al. Facile one-pot synthesis and drug storage/release properties of hollow micro/mesoporous organosilica nanospheres. Materials Letters, 2009, 63: 1943-1945.

[104] Zhu Y, Ikoma T, Hanagata N, et al. Rattle-type Fe_3O_4@SiO_2 hollow mesoporous spheres as carriers for drug delivery. Small, 2010, 6: 471-478.

[105] Yang S, Chen D, Li N, et al. Hollow mesoporous silica nanocarriers with multifunctional capping agents for *in vivo* cancer imaging and therapy. Small, 2016, 12: 360-370.

[106] Liu Q, Santamaria C M, Wei T, et al. Hollow silica nanoparticles penetrate the peripheral nerve and enhance the nerve blockade from tetrodotoxin. Nano Letters, 2018, 18: 32-37.

[107] Ma X, Zhao Y, Ng K W, et al. Integrated hollow mesoporous silica nanoparticles for target drug/siRNA co-delivery. Chemistry, 2013, 19: 15593-15603.

[108] Wu M, Meng Q, Chen Y, et al. Large pore-sized hollow mesoporous organosilica for redox-responsive gene delivery and synergistic cancer chemotherapy. Advanced Materials, 2016, 28: 1963-1969.

[109] Niu D, Jiang Y, He J, et al. Extraction-induced fabrication of yolk-shell-structured nanoparticles with deformable micellar cores and mesoporous silica shells for multidrug delivery. ACS Applied Bio Materials, 2019, 2: 5707-5716.

[110] Mura S, Nicolas J, Couvreur P. Stimuli-responsive nanocarriers for drug delivery. Nature Materials, 2013, 12: 991-1003.

[111] Chen Y, Chen H, Ma M, et al. Double mesoporous silica shelled spherical/ellipsoidal nanostructures: synthesis

and hydrophilic/hydrophobic anticancer drug delivery. Journal of Materials Chemistry，2011，21：5290-5298.

[112] Fang Y，Zheng G，Yang J，et al. Dual-pore mesoporous carbon@silica composite core-shell nanospheres for multidrug delivery. Angewandte Chemie International Edition，2014，53：5366-5370.

[113] Li Z H，Dong K，Huang S，et al. A smart nanoassembly for multistage targeted drug delivery and magnetic resonance imaging. Advanced Functional Materials，2014，24：3612-3620.

[114] Kim T，Momin E，Choi J，et al. Mesoporous silica-coated hollow manganese oxide nanoparticles as positive T1 contrast agents for labeling and MRI tracking of adipose-derived mesenchymal stem cells. Journal of the American Chemical Society，2011，133：2955-2961.

[115] Peng Y K，Liu C L，Chen H C，et al. Antiferromagnetic iron nanocolloids：a new generation *in vivo* T1 MRI contrast agent. Journal of the American Chemical Society，2013，135：18621-18628.

[116] Kim S M，Im G H，Lee D G，et al. Mn^{2+}-doped silica nanoparticles for hepatocyte-targeted detection of liver cancer in T1-weighted MRI. Biomaterials，2013，34：8941-8948.

[117] Yang H，Qin C，Yu C，et al. RGD-conjugated nanoscale coordination polymers for targeted T1- and T2- weighted magnetic resonance imaging of tumors *in vivo*. Advanced Functional Materials，2014，24：1738-1747.

[118] Detappe A，Thomas E，Tibbitt M W，et al. Ultrasmall silica-based bismuth gadolinium nanoparticles for dual magnetic resonance-computed tomography image guided radiation therapy. Nano Letters，2017，17：1733-1740.

[119] Chen H，Wang G D，Sun X，et al. Mesoporous silica as nanoreactors to prepare Gd-encapsulated carbon dots of controllable sizes and magnetic properties. Advanced Functional Materials，2016，26：3973-3982.

[120] Lin Y S，Hung Y，Su J K，et al. Gadolinium（Ⅲ）-incorporated nanosized mesoporous silica as potential magnetic resonance imaging contrast agents. Journal of Physical Chemistry B，2007，108：15608-15611.

[121] An L，Hu H，Du J，et al. Paramagnetic hollow silica nanospheres for *in vivo* targeted ultrasound and magnetic resonance imaging. Biomaterials，2014，35：5381-5392.

[122] Wu Y，Xu X，Chen X，et al. Mesoporous silica coated Gd$_2$（CO$_3$）$_3$：Eu hollow nanospheres for simultaneous cell imaging and drug delivery. RSC Advances，2016，6：62320-62326.

[123] Liu H，Li L，Wang S，et al. Multifunctional Mesoporous/Hollow Silica for Cancer Nanotheranostics. Singapore：Springer，2016.

[124] Chen Y. Design，synthesis，multifunctionalization and biomedical applications of multifunctional mesoporous silica-based drug delivery nanosystems. Clinical Nutrition，2009，28：15-20.

[125] Wang Y，Gu H. Core-shell-type magnetic mesoporous silica nanocomposites for bioimaging and therapeutic agent delivery. Advanced Materials，2015，27：576-585.

[126] Beg M S，Mohapatra J，Pradhan L，et al. Porous Fe$_3$O$_4$-SiO$_2$ core-shell nanorods as high-performance MRI contrast agent and drug delivery vehicle. Journal of Magnetism and Magnetic Materials，2017，428：340-347.

[127] Niu D，Luo X，Li Y，et al. Manganese-loaded dual-mesoporous silica spheres for efficient T1- and T2-weighted dual mode magnetic resonance imaging. ACS Applied Materials & Interfaces，2013，5：9942-9948.

[128] Pochert A，Vernikouskaya I，Pascher F，et al. Cargo-influences on the biodistribution of hollow mesoporous silica nanoparticles as studied by quantitative ^{19}F-magnetic resonance imaging. Journal of Colloid and Interface Science，2017，488：1-9.

[129] Xiao Z Y，Xu C T，Jiang X H，et al. Hydrophilic bismuth sulfur nanoflower superstructures with an improved photothermal efficiency for ablation of cancer cells. Nano Research，2016，9：1934-1947.

[130] Wei F，Liang C，Ming Q，et al. Flower-like PEGylated MoS$_2$ nanoflakes for near-infrared photothermal cancer therapy. Scientific Reports，2015，5：17422.

[131] Lu W，Singh A K，Khan S A，et al. Gold nano-popcorn-based targeted diagnosis，nanotherapy treatment，and *in situ* monitoring of photothermal therapy response of prostate cancer cells using surface-enhanced Raman spectroscopy. Journal of the American Chemical Society，2010，132：18103-18114.

[132] Xin L，Xing L，Zheng K，et al. Formation of gold nanostar-coated hollow mesoporous silica for tumor multi modality imaging and photothermal therapy. ACS Applied Materials & Interfaces，2017，9：5817-5827.

[133] Li L，Chen C，Liu H，et al. Multifunctional carbon-silica nanocapsules with gold core for synergistic photothermal and chemo-cancer therapy under the guidance of bimodal imaging. Advanced Functional Materials，2016，26：4252-4261.

[134] Wu C Y，Yu C，Chu M Q. A gold nanoshell with a silica inner shell synthesized using liposome templates for doxorubicin loading and near-infrared photothermal therapy. International Journal of Nanomedicine，2011，6：807-813.

[135] Fang W，Tang S，Liu P，et al. Pd nanosheet-covered hollow mesoporous silica nanoparticles as a platform for the chemo-photothermal treatment of cancer cells. Small，2012，8：3816-3822.

[136] Zhang Y，Ang C Y，Li M，et al. Polymeric prodrug grafted hollow mesoporous silica nanoparticles encapsulating near-infrared absorbing dye for potent combined photothermal-chemotherapy. ACS Applied Materials & Interfaces，2016，8：6869.

[137] Huang X，Liu X，Zou R，et al. Folic acid-conjugated hollow mesoporous silica/CuS nanocomposites as a difunctional nanoplatform for targeted chemo-photothermal therapy of cancer cells. Journal of Materials Chemistry B，2014，2：5358-5367.

[138] Paramelle D，Gorelik S，Liu Y，et al. Photothermally responsive gold nanoparticle conjugated polymer-grafted porous hollow silica nanocapsules. Chemical Communications，2016，52：9897-9900.

[139] Argyo C，Weiss V，Brauchle C，et al. Multifunctional mesoporous silica nanoparticles as a universal platform for drug delivery. Chemistry of Materials，2014，26：435-451.

[140] Wang S，Lin Q J，Chen J T，et al. Biocompatible polydopamine-encapsulated gadolinium-loaded carbon nanotubes for MRI and color mapping guided photothermal dissection of tumor metastasis. Carbon，2017，112：53-62.

[141] Liang X，Li Y，Li X，et al. PEGylated polypyrrole nanoparticles conjugating gadolinium chelates for dual-modal MRI/photoacoustic imaging guided photothermal therapy of cancer. Advanced Functional Materials，2015，25：1451-1462.

[142] Li Y，Li C H，Talham D R. One-step synthesis of gradient gadolinium ironhexacyanoferrate nanoparticles：a new particle design easily combining MRI contrast and photothermal therapy. Nanoscale，2015，7：5209-5216.

[143] Jiao Y，Sun Y，Tang X，et al. Tumor-targeting multifunctional rattle-type theranostic nanoparticles for MRI/NIRF bimodal imaging and delivery of hydrophobic drugs. Small，2015，11：1962-1974.

[144] Fan W，Shen B，Bu W，et al. A smart upconversion-based mesoporous silica nanotheranostic system for synergetic chemo-/radio-/photodynamic therapy and simultaneous MR/UCL imaging. Biomaterials，2014，35：8992-9002.

[145] Ow H，Larson D R，Srivastava M，et al. Bright and stable core-shell fluorescent silica nanoparticles. Nano Letters，2005，5：113-117.

（华东理工大学 杨少博，李永生）

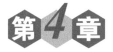

第**4**章 >>

碳纳米生物材料

4.1 绪论

　　碳纳米材料形态多样且具备优异的导电性、良好的生物相容性、稳定的化学性能和大的比表面积等优势。它们在纳米电子学、光学、催化、生物学以及传感器等领域中应用前景非常广泛。特别是碳点，不仅具有类似于传统量子点的发光性能与小尺寸特性，而且还具有水溶性好与生物毒性低的优势。面对生物体系的苛刻要求和多分子、多界面的复杂环境，在生物环境中的碳纳米材料的表面结构也就变得非常复杂，人们对它的结构、性质的理解仍处于萌芽阶段。尽管如此，目前的研究成果仍然明确预示着碳纳米材料将会在生物化学、细胞生物学、分子生物学、临床医学和药物筛选及释放等研究领域发挥重要作用。本章将梳理碳纳米材料在生物学和生物化学领域的研究进展，从结构、性质以及多种典型碳纳米材料的生物领域应用对比来深入讨论碳材料的生物活性、安全性以及在生物化学、医药、生命科学等领域的潜在应用和挑战。希望配合本书中的其他章节为读者勾勒出较为清晰的当代生物材料的新内涵。

4.2 碳纳米材料简介

　　碳纳米材料是典型的无机非金属材料，更是当前物理、化学、材料领域的前沿与热点。碳纳米结构包含各种各样碳的同素异形体，它们在结构上具有巨大的多样性。总体来看，可以将其粗略地划分为零维、一维、二维等纳米结构[1]。也可以根据碳材料的杂化形式划分为 sp^2 和 sp^3 结构的碳材料。例如，研究人员因富勒烯的发现获得了 1996 年诺贝尔化学奖[2]；碳纳米管在 1997 年被《科学》杂志评为人类十大科学发现之一[3]；研究人员因石墨烯的发现获得了 2010 年诺贝尔物理学奖[4]。作为新型的零维碳纳米材料，碳点不仅具有类似于传统量子点的发光性能与小尺寸特性，而且还具有水溶性好、生物毒性低和导电性好的优势[5-8]。需要指出的是，与富勒烯、纳米金刚石、碳纳米管和石墨烯等相比，碳点的性质更加丰富，尤其是它具有丰富的荧光与光电化学性质。然而碳点的结构和表面却非常复杂，目前人们对它的结构、性质的理解和研究仅处于起步阶段。本章主要聚焦于理解碳材料的生物活性、安全性以及在生物化学及生命科学等领域的潜在应用。由于篇幅的限制，接下来的介绍将选取富勒烯、纳米金刚石、纳米碳点、碳纳米管、石墨烯为典型材料进行比较和讨论。针对这些碳纳米结构及其制备技术仅给出简要的介绍，更为详细的内容请读者参考专门的文献与专业书籍。

4.2.1　零维碳纳米结构

对于零维的碳纳米结构，严格来讲应该包括非常丰富的碳纳米结构，如碳纳米颗粒、碳点、金刚石纳米颗粒、洋葱碳、富勒烯类结构及其衍生物、碳纳米管和石墨烯的碎片等众多而庞杂的碳颗粒。其中代表性的材料主要有富勒烯、纳米金刚石、纳米碳点这三类物种。这里将主要集中于这三个物种进行简要介绍。

1. 纳米金刚石

相对于富勒烯和碳点而言，纳米金刚石具有较长的研究历史。早在 20 世纪 60 年代，纳米级钻石颗粒首先通过苏联的爆炸法产生[7]，但直到 80 年代末，纳米金刚石在世界其他地方仍鲜为人知。从 90 年代末开始，一些重要的突破引起了人们对纳米金刚石颗粒的广泛关注[9]。

纳米金刚石通常采用爆炸法来制备，爆炸发生在充满惰性气体或水（冰）冷却剂的封闭室中，分别称为"干"或"湿"合成。所得爆炸烟灰为直径 4～5nm 的金刚石颗粒与其他碳同素异形体和杂质的混合物，且爆炸烟灰含有高达 75%（质量分数）的纳米金刚石[10, 11]。而利用冲击波可以从石墨中产生微晶尺寸超过 10nm 的纳米金刚石。除了金刚石相之外，爆炸烟灰还含有石墨碳、金属和氧化物等杂质[12]。工业上，使用氧化剂（如 HNO_3 等）来纯化爆炸烟灰以去除非金刚石碳，同时还需要通过盐酸等的处理来进一步纯化纳米金刚石，将非碳杂质降低为 < 0.5%（质量分数）[10, 13]。液相净化危险且昂贵，气相氧化是相对便宜的纳米金刚石纯化方法。非金刚石碳还可以在更高温度下被空气或富含臭氧的空气氧化[11, 14]。人们也试图在氢气气氛中进行表面还原来纯化金刚石，但该方法不能完全除去非金刚石碳[15]。

对于碳材料来讲，石墨（sp^2 杂化）在环境温度和压力下是最稳定的碳形式，而金刚石（sp^3 杂化）则是亚稳相。虽然两相之间的能量差较小，但它们之间存在非常高的能垒。应该注意到，吉布斯自由能还取决于表面能，因此在纳米尺度下，碳相图中除了压力和温度外还必须包括簇尺寸作为第三个参数[16, 17]。通常来讲，纳米金刚石颗粒是由 sp^3 碳构成的金刚石核多面体，其可以部分被石墨壳或无定形碳覆盖，表面的悬挂键被官能团终止[12, 14, 18]。当然，纳米金刚石中还包括相当数量的氮杂质，可高达 2%～3%（质量分数）；金刚石微晶中也会存在孪晶和晶界[19]。经过纯化的纳米金刚石颗粒可具有几乎完美的晶体结构，典型的高分辨电镜照片如图 4-1 所示[12]。总体来说，纳米金刚石结构比较复杂，不能用单一模型来描述各种纳米金刚石，应根据尺寸、形状、掺杂和缺陷、表面化学、制造和纯化方法的差别使用不同的模型来描述纳米金刚石。

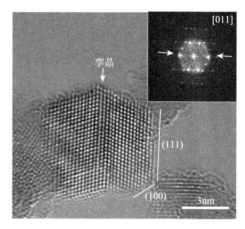

图 4-1　纳米金刚石的高分辨电镜照片（插图为电子衍射花样）[12]

2. 富勒烯

富勒烯（fullerene）是一系列具有 sp^2 杂化的空心碳原子簇。除 C_{60} 之外，还包括高级富勒烯，如 C_{70}、C_{76}、C_{84} 等[20, 21]或低级富勒烯，如 C_{28}、C_{36} 等。其中，富勒烯 C_{60} 是最常见和稳定的类型。1971 年，大泽映二在《芳香性》一书中描述了 C_{60} 分子的设想[22, 23]。1985 年，英国化学家哈罗德·沃特尔·克罗托博士和美国科学家理查德·斯莫利等在氦气气流中以激光汽化蒸发石墨实验首次制出由 60 个碳组成的碳原子簇结构分子 C_{60}，并推测这个团簇是球状结构[24]。1990 年，克利斯莫等第一次报道了大量合成 C_{60} 的方法，才使得 C_{60} 的研究大量展开[25]。1991 年，加利福尼亚大学洛杉矶分校的霍金斯得到了富勒烯衍生物的第一个晶体结构，标志着富勒烯结构被准确测定[26]。1996 年，罗伯特·科尔（美）、哈罗德·沃特尔·克罗托（英）和理查德·斯莫利（美）因富勒烯的发现获诺贝尔奖[2, 27]。

大量低成本地制备高纯度的富勒烯是富勒烯研究与应用的基础。自从克罗托发现 C_{60} 以来，人们已经发展了许多种富勒烯的制备方法。较为成熟的富勒烯的制备方法主要有电弧法、热蒸发法、燃烧法和化学气相沉积法等[28, 29]。经典的电弧法，一般是在惰性气氛中，对石墨电极靠近进行电弧放电，C_{60} 等存在于大量颗粒状烟灰中，沉积在反应器内壁上。电弧法非常耗电、成本高，是实验室中制备空心富勒烯和金属富勒烯常用的方法。苯、甲苯在氧气作用下不完全燃烧的炭黑中有 C_{60} 和 C_{70}[30]。通过调整压强、气体比例等可以控制二者的比例，这也是工业中生产富勒烯的主要方法[31]。制造出的富勒烯粗品通常以 C_{60} 为主，还有一些同系物。因此，需要进行纯化和分离。实验室常用的富勒烯提纯法是采用甲苯溶解提取，并需要进一步的高效液相色谱来分离。

　　C_{60} 是富勒烯家庭中相对容易获得、容易提纯和廉价的，因此 C_{60} 及其衍生物的研究相对比较广泛。C_{60} 的分子结构为球形 32 面体，它是由 60 个碳原子通过 20 个六元环和 12 个五元环连接而成的足球状空心对称分子。C_{60} 是高度的离域大 π 共轭结构。富勒烯已在化学和材料科学领域得到应用。富勒烯不易溶于水，需要进一步的化学修饰来增加其在生物体系的可用性，从而开展富勒烯的生物学特性及其生物医学应用研究。通常可以通过包封和悬浮液的形成（通过长期搅拌、溶剂交换或生物增溶剂），也可以通过官能化来化学修饰富勒烯结构（在表面引入氨基酸、类固醇、羟基、羧基等），进而提高富勒烯的水溶性[32]。当然，也应该注意到，富勒烯类材料的种类已不断扩展，现在还包括金属内嵌富勒烯等一系列复合材料。

3. 纳米碳点

　　纳米碳点又被称为碳点或碳量子点等，这里称为碳点。碳点也是一种典型的新型的零维碳纳米结构。2004 年发现碳点以来，其由于具有良好的水溶性、生物相容性、丰富的荧光和光电化学性质[33]，近些年来受到广泛关注。特别是 2010 年发现它们的催化特性之后，碳点的研究和应用开始迅猛发展。

　　碳点的合成方法很多，通常可分为两大类：自上而下和自下而上方法。自上而下的方法是指将块体碳材料（例如石墨等）切割成碳纳米颗粒，这些方法包括激光烧蚀、电弧放电、电化学方法和等离子体处理。自下而上的方法是指将小分子有机物（例如葡萄糖等）热解或碳化成碳纳米颗粒，包括热解过程、模板法、微波辅助法、化学氧化法、反胶束法等[33, 34]。值得指出的是，碳点类材料结构和表面非常复杂，往往不同的合成方法和前驱体决定了碳点的物理化学性质，例如尺寸、结晶度、表面化学、发射光特性、胶体稳定性和生物相容性。由于碳点的结构复杂性，需要获得高结晶度、高纯度、高质量的碳点样品来明确碳点的基本特性。利用超纯水中高纯石墨棒电化学刻蚀的合成方法，可以获得晶态的碳点[35]。该类碳点的尺寸在 4~10nm 之间，对于单一量子点而言，具有单晶态的石墨六方晶相。此外，该类碳点表面和边缘存在多种含氧官能团（羟基、羧基和环氧基团等）。典型结构如图 4-2 所示[36]。通过氧化还原反应等可实现碳点表面官能团含量的调控或杂原子的掺杂。复杂的结构和表面赋予了碳点丰富的荧光和光电化学性质。

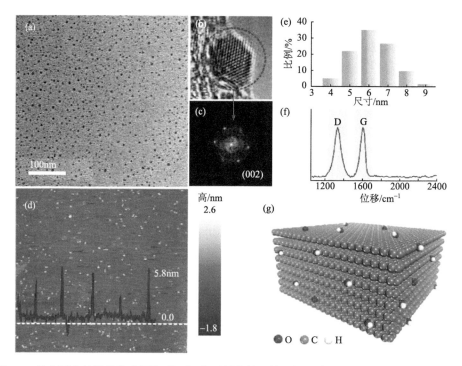

图 4-2　晶态碳点的结构和表面组成：（a）透射电镜照片；（b）高分辨透射电镜照片；（c）电子衍射花样图；（d）原子力显微镜照片；（e）尺寸分布；（f）拉曼光谱；（g）结构模型[36]

　　具有荧光特性的碳纳米材料除了碳点之外，还包括短碳纳米管、纳米金刚石等。这些颗粒的荧光性质有相似之处但也不尽相同。鉴于本章更关注碳纳米材料的生物应用，这些性质的差异就不再详细介绍。

4.2.2　一维碳纳米结构

　　碳纳米管是典型的一维碳纳米材料，具有优异的物理和化学性质。自从1991年被饭岛澄男发现和命名以来，碳纳米管在光电子、能源、催化、药物输送和生物医学领域显示出巨大的应用前景，备受关注。事实上，碳纳米管的研究一直是纳米生物技术中最多产的子领域之一，它在物理和生物科学之间架起了一座桥梁。

　　碳纳米管可以通过多种方法合成，包括电弧放电法、激光烧蚀法、化学气相沉积法、溶剂热法、水热法、电化学法等。较早开发的电弧放电和激光烧蚀技术通常需要高温再合成。然而，这些方法已经被替换为化学气相沉积法，可在相对较低的温度下进行。随着这些技术的发展，一些非标准的方法如热解和水热处理也被采用[37]。尽管电弧放电和激光烧蚀方法可用于制备高质量的碳纳米管，但这些方法需要真空和高温反应条件，成本很高，不能进行连续生产。化学气相沉积法具有较高的成品率，仪器设备相对简单，是目前研究最广泛的大规模生产不同类型碳纳米管的方法[38, 39]。通过控制温度，可以有效地控制碳纳米管的基本结构（如直径、长度等）[40-42]。目前，已证明碳纳米管具有细胞毒性，当然，碳纳米管的毒副作用与它们的表面涂层（或官能团）也密切相关[43]，但人们更加关注它们对环境及人类健康的潜在影响。

简单来讲，碳纳米管具有高的比表面积、小直径、空心结构、优异的光学和电学性质以及高的抗拉强度[43]。根据石墨层的数量，碳纳米管可分为单壁碳纳米管、双壁碳纳米管和多壁碳纳米管，单壁和多壁碳纳米管见图 4-3[3, 44-46]。单壁碳纳米管由于其手性角不同，还会体现出不同的半导体性质和光学特性。碳纳米管具有大的比表面积和空心结构，适合于药物装载和递送[47-49]，以及DNA、RNA、蛋白质和免疫调节剂等生物分子的输运[50, 51]。碳纳米管的结构特征与光学特性使它们可成为成像探针、造影剂，并可进一步用于多种生物医学领域，如光动力学疗法、光热消融和光声成像[52-56]等。碳纳米管优良的导电性能为生物传感器的开发提供了独特的平台，包括酶生物传感器[57, 58]、基因生物传感器[59, 60]、癌症生物传感器[61, 62]以及空气污染物传感器等。碳纳米管非凡的力学强度也为细胞黏附、增殖和分化提供了适合的表面与支架[63, 64]。目前，碳纳米管的研究已经广泛涉及药物输送、生物分子传递、纳米探针传感、抗菌[65-67]、光热消融、光声成像、再生医学与组织工程等领域。

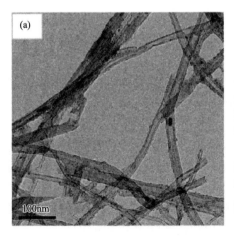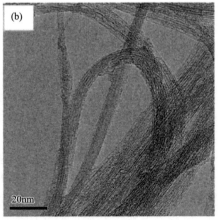

图 4-3　典型的多壁和单壁碳纳米管的透射电镜图[46]

（a）多壁；（b）单壁

4.2.3 二维碳纳米结构

石墨烯（graphene）是一种由 sp²杂化碳原子组成的六角形呈蜂巢晶格的二维碳纳米材料。2004 年，英国学者采用机械剥离的办法，从高定向热解石墨中剥离出仅由一层碳原子构成的薄片，这就是石墨烯[68]。2009 年在单层和双层石墨烯体系中分别发现了整数量子霍尔效应及常温条件下的量子霍尔效应，研究者由此获得 2010 年诺贝尔物理学奖[69]。在发现石墨烯以前，多数物理学家认为，热力学涨落不允许任何二维晶体在有限温度下存在。单层石墨烯能够在实验中被制备出来，它的发现立即震撼了凝聚体物理学学术界。石墨烯具有优异的光学、电学、力学特性，在材料学、微纳加工、能源、生物医学等方面具有重要的应用前景。

石墨烯的制备方法主要包括机械剥离法[68]、氧化还原法[70, 71]、外延生长法[72]、化学气相沉积法[73, 74]等。机械剥离法生产效率低，无法量产。氧化还原法是通过使用硫酸、硝酸等化学试剂及高锰酸钾、双氧水等氧化剂将天然石墨插层、氧化，从而制得氧化石墨[75]。然后通过物理剥离、高温膨胀等方法对氧化石墨粉体进行剥离，制得氧化石墨烯。再通过化学法将氧化石墨烯还原，得到还原氧化石墨烯[71]。这种方法操作简单、产量高，但是产品质量差，品质难以控制。外延生长法是通过在超高真空的高温环境下开展，可以获得高质量的石墨烯，但是这种方法对设备要求较高。化学气相沉积法是使用含碳有机物为原料来制备石墨烯薄膜的方法[76]。这是目前生产石墨烯薄膜最有效的方法。该方法制备的石墨烯，石墨烯畴随机取向生长，石墨烯显示出多晶性[77]。这种晶界特征与高度取向的热解石墨表面不同，是石墨烯用作生物界面时要考虑的重要因素[78]。此外，氧化还原法制备的氧化石墨烯和石墨烯具有独特的化学结构，可以非常方便地进行各种化学修饰或功能化。

简单来讲，石墨烯是一种由碳原子以 sp²杂化轨道组成六角形呈蜂巢晶格的二维碳纳米材料。该结构中碳原子的配位数为 3，除了 σ 键与其他碳原子连接成六角环的蜂窝式层状结构外，每个碳原子垂直于层平面的 p_z 轨道可以形成贯穿全层的多原子的大 π 键（与苯环等类似）。氧化石墨烯是一种富氧的石墨烯衍生物，通常表面带有羟基、环氧基和羧基等官能团。这些官能团可为石墨烯提供表面负电荷，可与多种分子形成氢键等弱相互作用，也有利于进一步的表面化学修饰和功能化。此外，未改性的表面区域仍然保持其自由 p 电子及大 π 键结构[79]。氧化石墨烯的结构、表面化学、电荷和亲水性等会影响生物分子生物活性和催化活性。氧化石墨烯具有优异的两亲性，表面可官能化，有丰富的光电化学性质，被认为是非常有前途的碳基生物功能材料。还原氧化石墨烯是另一种化学衍生的石墨烯材料，结构与石墨烯类似，但含有大量的缺陷[71]。在开展石墨烯在生物医学应用研究之前，仔细了解不同合成方法制备的各种石墨烯材料的特性是非常重要的。

4.3　表面化学与功能化

　　碳纳米材料虽然已涌现出一批结构新颖、高比表面积、物理化学性质丰富优异的零维、一维、二维的纳米结构[8]，但面对生物医学领域的应用[80-83]，除了上述的结构和物理化学性质，还需要更多地考虑这些碳纳米结构与生物分子之间的表面和界面问题，与功能分子的偶联问题，当然还要包括在生理环境下这些纳米结构的表面化学特性，以及面向生物医学和生物环境应用的表面功能化和表面修饰。考虑到碳纳米结构的相似性，除 sp^3 杂化形式的金刚石外，其他 sp^2 杂化形式的碳颗粒不再分开介绍。

4.3.1　纳米金刚石的表面改性

　　典型纳米金刚石的直径为 $4 \sim 5nm$[84, 11]，它们倾向于聚集。在许多应用中，通常需要解聚成单个初级粒子以充分体现纳米金刚石的优点[85]。通过用陶瓷微珠（ZrO_2 或 SiO_2）研磨或微珠辅助超声波破碎可以使纳米金刚石分散于悬浮液中，但是该方法经常导致珠粒材料的污染和纳米金刚石表面上产生石墨层[85, 86]。在空气中进行充分的氧化后，可以通过离心分离获得稳定的直径为 $4 \sim 5nm$ 的纳米金刚石水溶胶[87, 88]。然而纳米金刚石干燥后也容易重新团聚在一起。纳米金刚石经过在 NaCl 溶液中的超声辅助处理[89]，Na^+ 会附着在纳米金刚石表面，可以防止干燥后的再聚集[90, 91]。使用空气或臭氧纯化的纳米金刚石作为起始材料，通过离心分离生产小尺寸纳米金刚石是经济可行的。超速离心可以提取直径为几纳米的金刚石颗粒，但产率低[92]。纳米金刚石的另一个显著特征是许多不同的官能团可以附着在其表面，允许非常复杂的表面功能化而不显著影响金刚石核的性质[93]。虽然共价官能化纳米金刚石表面的方法众多，但从空气或臭氧氧化纯化产生的羧化纳米金刚石开始，然后利用羧基的化学性质进行功能化的方法最为方便。利用氢等离子体处理可以从金刚石表面除去羧基以及氧原子，从而制备氢化纳米金刚石[94]。纳米金刚石还可以利用表面的 C—C 键和羟基等官能团化学性质，通过湿化学反应进行表面修饰[95, 96]。此外，还可以通过纳米金刚石表面石墨结构的碳壳的化学改性来实现表面官能化[97]。例如，产生 C—X 键（其中 X 是 N、O、S 等）[9]，以及通过双烯加成反应和重氮化反应进行官能化[98]。纳米金刚石的纯化和均匀性对其分散性和表面稳定性的影响很大[99, 100]。

4.3.2 其他碳纳米材料的表面功能化

如前所述，纳米金刚石可以通过表面石墨碳壳（sp^2 结构）的化学改性来实现表面官能化[9, 101, 102]。从这一点来看，对于以 sp^2 结构为基础的富勒烯、碳纳米管、碳点、石墨烯等纳米结构的表面功能化有共同之处，并且功能化的碳基材料可以主要应用于生物医学领域[82, 103-106]。受篇幅所限，这里不再依据不同的材料来开展细致的讨论。

多数的碳纳米结构具有疏水性，多以聚集体的形式存在。然而，生物成像、药物传递和光热疗法等需要能在水性缓冲液中均匀分散的碳纳米材料。将碳纳米材料分散在水相中的最简单方法，是把它们和两亲分子或表面活性剂的水悬浮液通过超声处理。共价官能化是碳纳米材料在有机相或水相中稳定分散的有效方法。此外，碳纳米材料的共价官能化和生物共轭，对使体内毒性最小化及对碳纳米材料的有效生物分布和排泄至关重要。碳纳米材料的化学修饰可分为共价官能化（如卤化、氢化、氧化、臭氧分解、环加成、自由基/亲电/亲核加成）和非共价官能化（如疏水和 π-堆积相互作用等）。通过化学修饰可以在碳纳米材料的表面上引入反应性官能团如羧基、氨基、羟基和烷基卤素。在这些官能化反应中，环加成和氧化被广泛研究。碳纳米材料表面的羧基可以与醇、酚、烷基卤、酸酐、胺等反应用于和所需生物分子进行偶联。碳纳米材料表面的非环状加合物主要通过加入胺的氧化原位产生的自由基，芳基重氮盐的还原、酸酐或叠氮基过氧化物的脱羧而形成。此外，碳纳米材料引入的反应性官能团可用于有机染料、siRNA、DNA、抗癌药物、肽、蛋白质、抗体、纳米颗粒和放射性核素的偶联[82]。

在侧壁上的缺陷及功能化会影响碳纳米管的电学、电子和光学性质。然而，基于末端上羧基的偶联反应则不会显著影响碳纳米管的光学和电子性质。富勒烯可少量溶于芳香性的溶剂中（如氯苯、二甲苯等），但它基本上不溶于常见溶剂（如己烷、氯仿、醇等）；当然，溶解性也会在官能化时得到改善。分子与 C_{60} 的共价缀合可以通过各种自由基反应、环丙烷化或环加成反应进行。羧酸、胺和碳水化合物等官能团对 C_{60} 的生物共轭和生物应用具有重要价值。来自环加成反应的官能团不仅提高了 C_{60} 的溶解度，而且还实现了生物活性分子与 C_{60} 的偶联。然而，随着官能团或环加成物数量的增加，C_{60} 由于其截断的二十面体结构和 π 电子云的基本性质在很大程度上偏离了原始状态。存在于石墨烯和氧化石墨烯中的羧基经常成为 DNA、蛋白质、聚合物和药物的结合点。与碳纳米管和 C_{60} 一样，石墨烯和氧化石墨烯的非共价官能化也可通过疏水相互作用或 π-π 堆积作用与聚合物、芳烃、DNA 等复合在一起[82]。通过碳点酸处理、表面钝化以及交联表面钝化来提高碳点的量子产率，调变荧光发射性质[83, 103-108]。碳点的功能化是重要的，因为引入诸如胺和羧基的官能团可在碳点表面上施加不同的缺陷。这些缺陷作为激发能量陷阱发挥作用，并导致荧光发射的巨大变化。用强酸进行氧化处理是在碳点表面引入羰基和羧基的简单而有效的手段，也会提高它们的水溶性。通常合成中使用的表面钝化剂也起到功能化试剂的作用，碳点的物理性质与荧光性质也会因此而改变。这种情况下，在合成的后期阶段不需要额外的修饰步骤，可以同时实现碳点的荧光增强和表面官能化。除表面钝化之外，杂原子的掺杂也可显著提高碳点的荧光量子产率[83]。

4.4 生物安全性

生物相容性和低毒性是促进纳米材料生物学应用的两个必要条件，包括细胞毒性检测和动物体内毒性检测。尽管碳纳米材料相对来讲具有良好的生物相容性，但是，并不能忽略它们的毒性及其对生物安全性的影响。值得注意的是碳纳米材料的毒性作用取决于许多因素，例如浓度、表面修饰、尺寸、与之相互作用的生物系统、相互作用时间等。目前人们已经研究了碳纳米材料和多种生物系统，包括体外细胞培养和几种不同的体内动物模型。但无论如何，仍然需要仔细、系统化的长期研究来证明这些碳纳米材料的潜在威胁和安全性。考虑到小尺寸的碳纳米颗粒具有相似形状、小的尺寸以及类似的生物相容性，这里按维度来简要介绍碳纳米材料的生物相容性和安全性。

4.4.1 零维碳颗粒的生物安全性

虽然金刚石和玻璃碳是无毒的，但不能简单地认为纳米金刚石也是无毒的[13, 109-112]。据报道，滴入气管内的纳米金刚石具有低的肺毒性，肺泡区纳米金刚石的数量随时间减少，暴露后 28 天在支气管中观察到纳米金刚石负荷的巨噬细胞（图 4-4）[113]。以高剂量静脉内施用纳米金刚石复合物不会改变血生化指标[114]。用约 120nm 的荧光纳米金刚石聚集体喂养并在半透明的秀丽隐杆线虫中显微注射，然后追踪数天[115]。实验发现未修饰的纳米金刚石通常保留在线虫腔中，而经过葡聚糖或牛血清白蛋白修饰的纳米金刚石被吸收到肠细胞中。通过微量注射到线虫性腺中的纳米金刚石可以转移到幼虫及后代中，但对线虫的繁殖能力或存活率没有影响。荧光纳米金刚石无毒并且不会在线虫模型中诱导应激，因此为其在体内成像中的应用提供支持。但考虑到可能的表面修饰数量，重要的是确保用于生物医学应用的功能化纳米金刚石仍然是安全的。对于纳米金刚石来讲，虽然目前没有发现明显的有害作用，但它们的毒性和生物相容性测试还应该继续进行。

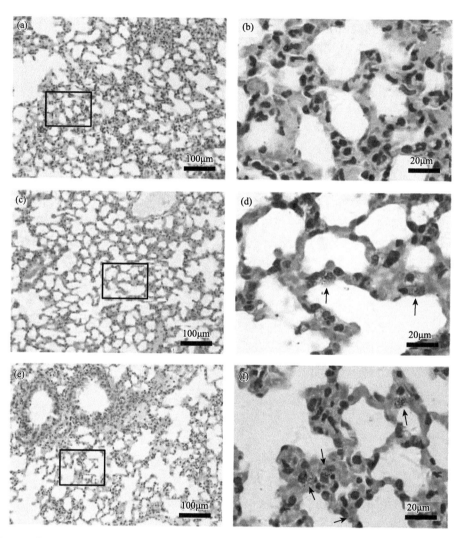

图 4-4 （a，b）用 PBS 缓冲溶液、（c，d）纳米金刚石（NDs-4，1.0mg/kg）和（e，f）纳米金刚石（NDs-50，1.0mg/kg）气管内灌注的小鼠肺组织病理学照片，黑色箭头所指为纳米金刚石的团聚体；NDs-4，平均直径为 4nm；NDs-50，平均直径为 50nm[113]

C_{60} 分子及其衍生物的生物活性与 C_{60} 独特的分子结构及其固有的疏水性、电负性（亲电）、氧化性、光物理特性等密切相关。C_{60} 分子能接受 6 个电子，是温和的氧化剂。很容易与自由基发生加成反应，是自由基的捕获剂[116]。此外，C$_{60}$分子还是一个光敏剂[117]。富勒烯类化合物具有细胞凋亡抑制，酶活性抑制，抗菌、抗病毒活性，神经细胞保护，切割 DNA，光动力学治疗等生物活性[118-128]。C$_{60}$是很好的电子受体、良好的自由基捕获剂，能抑制细胞的凋亡[129]。富勒烯衍生物具有裂解生物分子 DNA、RNA 的活性，对其裂解机理，一般认为是光激发下的单线态氧 $^1O_2$ 作用机理和单电子转移机理[130]。因此，光照射下，富勒烯衍生物具有明显的细胞毒性，主流观点认为是单线态氧 $^1O_2$ 氧化生物分子如 DNA、脂质、蛋白质导致有毒物质的产生，膜流动性丧失，离子通透性增加，并导致了细胞毒性及肿瘤细胞的死亡。这一过程如果发生在正常的细胞中，会造成对机体健康的损害。此外，控制 C$_{60}$ 分子加成基团的数目，维持 C$_{60}$ 核双键的完整性，将有利于 C$_{60}$ 衍生物的光敏化作用，这一构效关系在与光动力学相关的药物分子设计中具有指导意义。例如，C$_{60}$ 丙二酸衍生物的细胞毒性不仅存在剂量效应，而且与丙二酸的加成数量有关，特别值得注意的是，其光敏化细胞毒性随加成数量的增加而减少[131]。

　　小尺寸的碳点显示出非常低的生物毒性，即使是大尺寸的碳点也显示出较低的毒性。简单来讲，碳点的细胞毒性与其表面钝化剂有关，细胞毒性较低的表面钝化分子更适合对碳点进行表面钝化修饰[132, 133]。例如，某些碳点经静脉注射、皮下注射和肌肉注射进入小鼠体内 1h 后主要聚集于肾脏，24h 后碳点可以被清除。碳点被证实具有较低的细胞毒性和动物活体毒性。经静脉注射在小鼠体内没有发生主要脏器的蓄积，主要通过肾脏快速排出体外，且对重要脏器和细胞无明显毒性[134, 135]。表面带正电荷的碳点可有效地被细胞摄取，结合带负电透明质酸的碳点可通过受体介导内吞作用进入细胞[136]。碳点经胞膜介导内吞作用进入细胞，且细胞活性、细胞内活性氧水平、线粒体膜电势和细胞周期显示碳点的细胞毒性比微米尺寸氧化石墨烯低[137]。碳点在人神经干细胞中的内吞作用具有剂量和时间依赖性，且不影响神经干细胞的活性、增殖、代谢与分化潜能[138]。尽管目前许多研究认为碳点是经内吞作用进入细胞，但是细胞内吞途径和细胞内具体分布情况尚不清楚[139]。研究碳点的具体细胞摄取机制和细胞内分布情况对于了解其生物学性质和促进其生物医学应用至关重要。

4.4.2　碳纳米管的生物安全性

　　以生物医学应用为目标的相关研究主要涉及对碳纳米管进行表面修饰，使其具有阻止蛋白质非特异性吸附和识别特定蛋白质分子的功能。此外还包括利用碳纳米管的特殊形状和电学性质研究生物活性和细胞的体外生长等。目前对碳纳米管的生物医学研究还仅仅限于实验室阶段。单壁碳纳米管约束人胚肾细胞生长，且降低肾细胞的黏附能力[140]。当表皮角质化细胞与之接触时，会诱发其产生炎症反应[141]。人胚肾细胞的生物相容性研究显示,通过诱导脱噬作用和减弱细胞吸附能力可对细胞生长产生抑制[140]。也有研究表明碳纳米管没有显示出剧烈的毒性[142, 143]。动物毒性试验发现一旦碳纳米管到达肺部,将会产生严重的毒性。应该说小尺寸的纳米颗粒很容易在肺组织中沉淀,此外它们可能直接作用于心脏,会增加血黏稠度或血的凝固能力,导致心血管疾病[144, 145]。碳纳米管在聚合体中出现抑制纤维原细胞的增长。从某种程度上看,与 C_{60} 和碳点等类似,碳纳米管的生物毒性会随着其结构、表面修饰、实验细胞系以及制备方法的不同而不同[146-150]。

4.4.3　石墨烯的生物安全性

石墨烯及其衍生物有机会通过不同的摄入途径进入机体(细菌、真菌、动物细胞等),并造成一定的毒副作用。因此,有必要对石墨烯的生物分布和潜在毒性进行系统的分析。经呼吸道进入人体的石墨烯及其衍生物,首先接触的细胞是肺泡巨噬细胞、肺上皮细胞、成纤维细胞等。巨噬细胞的主要功能是清除外源微生物等异物,然而石墨烯对巨噬细胞有明显的毒性。用石墨烯处理细胞后,细胞的促分裂原活化蛋白激酶信号通路和转化生长因子被激活,随后导致细胞凋亡[151]。石墨烯还会在巨噬细胞内大量积聚,引发细胞骨架的塌陷,并抑制细胞的吞噬能力[152]。最近还发现与小尺寸的石墨烯相比,大尺寸的石墨烯更易活化巨噬细胞并促发炎症反应[153]。除了巨噬细胞,氧化石墨烯也能够被肺上皮细胞以及成纤维细胞吞噬,从而进入胞浆中,引起细胞毒性[154]。石墨烯经血液循环最先接触的细胞则是血细胞。虽然研究发现石墨烯与血红细胞具有良好的生物相容性,对血小板的功能没有显著影响,也不会明显造成补体的激活[155],但也有文献报道氧化石墨烯会导致血红细胞破裂,发生溶血现象,从而产生毒性,甚至还有凝集血小板的毒副作用[156, 157]。经葡聚糖修饰后,造成的溶血和血栓可以得到缓解[156],说明表面性质对石墨烯与血红蛋白的相互作用有重大的影响。石墨烯及其衍生物的体内分布和动物毒性是石墨烯毒理学评估的重要指标。尾部静脉注射后发现石墨烯主要沉积在小鼠的肺部,而且高浓度石墨烯会造成明显的肺损伤,例如明显的急性肺损伤和肺的纤维化[158, 159]。这些结果说明石墨烯进入人体内也会造成明显的肺毒性。但是,表面修饰后的石墨烯对肺的毒性会降低,并部分能够通过尿液和粪便逐步排出体外[160]。

4.5　生物医学成像

纳米成像探针的使用是获得生命系统详细图像的一个非常有希望的技术

手段[161, 162]。采用碳纳米材料作为荧光和拉曼成像探针,可以对细胞和生物体的行为和功能进行深入了解[163,164]。功能性碳纳米材料的使用同时也为肿瘤等疾病的诊断和治疗提供了概念性的新方法[165]。这里将介绍碳纳米材料的荧光与拉曼光谱特性以及相应的荧光和拉曼光谱生物成像技术,其中最为常见的还是荧光成像技术。在复杂生物系统中(或生物体中),组织和体液的吸收和自发荧光是光学成像的主要问题。在 650～950nm(近红外 I 区)[166]以及 1000～1350nm(近红外 II 区)[167, 168]的区域,血红蛋白和水具有较低的摩尔消光系数,因此近红外光信号允许深部组织荧光成像。较为理想的荧光和拉曼生物成像通常在近红外 I 或 II 区中进行[169]。

4.5.1　碳纳米材料的荧光与拉曼光谱特性

目前已知的几种碳纳米材料在光激发时几乎都会产生荧光。半导体型单壁碳纳米管在生物学重要的近红外 II 窗口中显示出结构依赖性的荧光[170-177]。单壁碳纳米管的荧光量子产率很低,对于肉眼可见的宏观样品通常＜0.01[178, 179]。对于分散的单根单壁碳纳米管可以获得高达 0.07 的荧光量子产率[180]。通过氧等杂原子的掺杂,以及单壁碳纳米管的化学修饰可以大大增加单壁碳纳米管的荧光量子产率[181, 182]。碳纳米管经过表面官能化以及表面修饰后也会产生可见光区域的荧光 [183-185]。荧光碳纳米材料的另一个例子是碳点。碳点发出荧光的机制目前仍在研究中,荧光性质的起源似乎尚未完全了解,并存在科学争议[186-189]。然而,可以肯定的是结构完美、无缺陷的大块石墨烯不会在光激发时显示发光。产生荧光石墨烯衍生物的一种常见策略是通过引入 sp^3 杂化的碳来形成缺陷位点。大部分碳点的一个有趣特征是它们的荧光发射具有激发波长依赖的特性[190]。纳米金刚石的荧光发射源于其结构中的氮空位中心的存在。这种稳定而强烈的荧光发射也被广泛用于生物荧光成像[112]。值得注意的是,碳纳米结构可以通过共价和非共价的形式把更多的荧光官能团、药物小分子、聚合物,甚至是纳米颗粒等连接到碳纳米结构的表面,进而形成具有荧光特性的多功能复合物[191-199]。

拉曼光谱是用于表征碳纳米材料的多功能工具[200],也可用于生物成像[201, 202]。然而,在生物成像领域,只有碳纳米管被广泛使用。有一些报道使用纳米金刚石作为拉曼活性剂进行成像。碳纳米管的各种拉曼模式起源于它们的单一石墨烯片的独特结构:卷起成管[203]。观察到的最独特的拉曼模式是低波数的径向呼吸模式[204]和 G 带。另外,碳纳米管的石墨 sp^2 骨架的破坏导致 D 带的形成。对于生物医学应用,监测 1593cm^{-1} 处的 G 带的信号,可以观测和粗略判断生物结构内碳纳米管的分布[201, 202]。对于单壁碳纳米管来讲,在 75～300cm^{-1} 之间对应于呼吸振动模型的拉曼信号也可以用于生物成像。此外,碳纳米管的一个有用特性是其中 ^{12}C

与 ^{13}C 的不同比例将导致拉曼带的偏移，而利用这种偏移，可以实现基于拉曼信号的双色或多色成像[205-207]。由于拉曼光谱中的样品照射可以用红外激光光源，对体内深部组织成像是可能的。该领域的最新发展包括将染料结合到碳纳米管的内腔，从而提高成像特性和共振拉曼散射效应。应该注意到，碳纳米材料的拉曼效应非常弱，因此基于拉曼的成像只能被看作一项有趣的研究或者是补充成像技术。

4.5.2 基于荧光的生物成像

对于生物成像，碳纳米管的优势在于紫外-可见-近红外区域中的宽吸收带以及近红外区的光致发光特性[169]。碳纳米管的宽吸收带允许人们使用红色或近红外光源激发它们，但不会刺激细胞或组织的自发荧光。尽管碳纳米管的荧光量子产率较差，但近红外区的激发光和发射光致发光可以有效地穿透深层组织，并获得优异的信噪比[169]。此外，碳纳米管还可以与各种靶向分子结合或掺入脂质体中[208-212]，这种修饰的碳纳米管具有优异的生物分布和有效的体内肿瘤靶向性[213]。目前，荧光碳纳米管作为体外和体内成像剂，成像研究从体外的细胞成像、组织和活体成像，一直发展到肿瘤靶向成像，可以说是研究得比较透彻的一类碳纳米生物成像材料[210, 214]。虽然研究成果非常丰富，但是依据生物成像而推断出的一些生物活性和生物安全性的结论与其他实验获得的信息不能很好地吻合。另外，鉴于该类材料的荧光信号弱，以及潜在的生物安全性问题，进一步的生物成像应用也受到了限制。纳米金刚石的荧光发射波长位于可见光区域，是在 550～800nm 之间的绿色至红色光发射[169]。纳米金刚石作为高质量成像剂也被广泛用于体外和体内的生物成像研究。长期实验未显示纳米金刚石具有明显的细胞毒性作用，细胞的生理周期也未受影响[215]。纳米金刚石可用于长期追踪细胞，并且获得数天内纳米金刚石标记的细胞成像[216]。在受激发射损耗（STED）荧光显微镜下，利用荧光纳米金刚石还可以实现超分辨率的细胞成像[217, 218]。绿色和红色荧光的纳米金刚石还可以用来开展细胞的多色成像。在生物成像的实验中，观察到纳米金刚石对微生物的毒性很低，但是仍然显著大于先前报道的体外实验结果[219]。近乎无毒的纳米金刚石，可以说是线虫整个消化系统的理想成像试剂，并允许我们跟踪线虫体内的细胞及发育过程[220]。在线虫和斑马鱼模型中，纳米金刚石可以被传递到下一代的胚胎中[221]。对于荧光纳米金刚石来讲，即使存在强烈的自发荧光背景，作为成像探针纳米金刚石也可以获得对比度极佳的图像。同样没有观察到纳米金刚石对小鼠明显的毒副作用，应该说，纳米金刚石很有希望成为潜在可用的生物体内成像剂。与碳纳米管和纳米金刚石相比，碳点具有更加丰富的荧光性质，同时它们的生物毒性也比较低[222]。目前碳点的荧光量子产率可以高达 0.9，接近甚至超过部分荧光染料。碳点的荧光成像受到广泛关注，与碳纳米管类似，其已被广泛用于体外和体内成像剂。成像研究从体外的细胞成像、组织和活体成像，一直发展到肿瘤靶向成像，可以说是研究得比较透彻的一类碳纳米生物成像材料。同样与纳米金刚石相似，利用碳点也可以实现超分辨率的荧光成像[223]。值得指出的是，碳点由于其具备上转换的荧光特性，也适用于多光子生物成像[224]。然而，关于碳点的荧光机制还有争议。尽管碳点的结构多样、表面化学和功能化修饰非常容易并且丰富，但它们的结构和性质调控目前还是一个大难题，因此进一步的生物成像应用还需付诸巨大努力。

4.5.3　拉曼及其他生物成像技术

对于碳纳米结构来讲，除荧光特性之外，还可利用碳材料的拉曼散射信号进行生物成像，是碳纳米材料生物成像的重要模式之一。在碳纳米管的各种振动模式中，$1500\sim1600\text{cm}^{-1}$ 范围内的 G 带是最强大的指纹拉曼带，可用于生物成像[225]。该模式下，用于拉曼成像的近红外激发光将会大幅降低生物样本的自发荧光以及碳纳米管的光漂白。该方法也因此适用于长期监测碳纳米材料（例如碳纳米管）在生物体内的分布与循环。例如，通过利用单壁碳纳米管的拉曼特征，可以实现小鼠体内成像，给出单壁碳纳米管在整个生物体（小鼠）中的分布以及可能的排泄途径[226]。基于单壁碳纳米管的多色拉曼成像可以通过改变单壁碳纳米管中的 ^{12}C 与 ^{13}C 同位素的比例来实现，甚至可以制备出 5 种不同的单壁碳纳米管拉曼成像探针，也可以清楚地鉴定出不同类型的单壁碳纳米管标记的肿瘤细胞。在小鼠模型中，拉曼成像可以观察到单壁碳纳米管的生物分布以及在皮肤组织中的积累[227, 228]。纳米金刚石也可以用于细胞的拉曼成像，可以实现高光谱分辨率和空间分辨率下监测 HeLa 细胞和大肠杆菌对纳米金刚石的摄取[229]以及高精度地对细胞中的纳米金刚石进行定位和跟踪[230]。C_{60} 衍生物的生物学应用主要是放射性成像，由于它们在血液中的有效分布和在器官中的定位，功能化的富勒烯在血管造影和器官特异性成像中被广泛利用。多碘官能化的 C_{60} 也是一种很有发展前途的 X 射线造影剂。除了上述讨论的基于光学和振动光谱学的成像技术之外，一些其他成像技术在生物医学中也常见，包括磁共振成像（MRI）、光声层析成像（PAT）和使用放射性核素的技术如正电子发射断层扫描（PET）等[231-235]。此外，通过放射性核素、荧光染料、其他纳米颗粒或无机复合物的结合作用，可以将额外的生物成像模式结合到碳基纳米成像探针中，从而实现 MRI、计算机断层扫描（CT）、PET、单光子发射计算机断层成像术（SPECT）成像，以及多模态的靶向生物成像[236]。

4.6 生物传感与检测

在碳纳米材料的众多生物应用中，面向生物医学的高效传感和检测是非常重要的课题，具有重要的理论与实际意义。碳纳米材料具有良好的导电能力、优异的光学与光电化学性质，已被广泛地应用于生物传感领域[237, 238]，这方面的研究工作众多，由于篇幅限制，这里将忽略传感器与检测原理的讨论，仅选取几个典型的应用开展简要介绍。

4.6.1 葡萄糖生物传感器

葡萄糖的定量检测在生物医学领域是非常重要的，特别是针对血糖水平的监测具有非常重要的实际意义[239]。基于碳纳米材料的葡萄糖检测与传感已被广泛报道。其中，最常见的是酶基电化学葡萄糖传感器。在该传感器中，葡萄糖氧化酶催化葡萄糖氧化为葡糖酸，在这个过程中，还原态的酶通过工作电极转移电子，自身转化为常态的酶[240]。因此，检测系统所获得的电化学信号与葡萄糖含量有关。在该类传感器中，主要是利用碳纳米管或石墨烯良好的导电性，促进电子的传输[241]。当然，在某些条件下，例如碳纳米结构与酶形成复合结构时，碳纳米管或石墨烯也会起到固定酶的作用，从而大幅提高葡萄糖检测的灵敏性[242]。此外，对碳纳米管或石墨烯的杂原子掺杂（如 N、S 的掺杂等）[243]，与氧化物（MnO_2[244]、ZnO[245]等）或金属（Au[246]等）等纳米颗粒的复合还可以进一步提高氧化还原过程的酶活性和可逆性，从而提高电化学葡萄糖生物传感器的稳定性和灵敏度。基于石墨烯的场效应晶体管机制也可用于葡萄糖的生物传感，并且该类传感器具有非常高的灵敏度，可以实现样品的连续检测[247, 248]。石墨烯与贵金属的复合结构还可以用来构筑基于表面增强拉曼散射信号的葡萄糖传感器，实现血液样本中葡萄糖的高灵敏检测[249]。此外，值得指出的是，利用碳点的荧光特性同样可以实现葡萄糖的传感和检测。该类检测器可以通过荧光信号的增强、猝灭以及荧光信号的"开-关"等三种形式来检测样本中的葡萄糖含量[250]。

4.6.2 DNA 生物传感器

基于 DNA 的传感器广泛应用于医疗诊断及法医学等领域，是非常重要的一类生物传感器[251]。DNA 生物传感器中的核心传感元件是由单链或双链 DNA 构成的生物分子识别层[252]。实验发现与水溶液中的实体 DNA 和碳纳米管之间的相互作用形成的非共价键相比，DNA 偶联的碳纳米管具有良好的稳定性[253-255]。此外，DNA

可以围绕碳纳米管"缠绕",或者与碳纳米管的顶端或侧面结合[256]。DNA 功能化的碳纳米管有助于提高碳纳米管的溶解度,进一步提高该类复合材料作为传感器的实用性[257]。目前这类复合物已被用作生物传感器,并检测各种分析物,包括过氧化物、多巴胺、蛋白质、特异性的寡核苷酸序列、DNA 以及酶的催化活性等[258-260]。目前已建立和制备出不同类别的碳纳米管生物传感器,特别是使用抗体功能化的碳纳米管,可以实现各种各样的癌症生物标志物的检测[261, 262]。其他纳米颗粒(例如金纳米粒子等)的共修饰,可进一步提高碳纳米管生物传感器的稳定性和灵敏性[263, 264]。此外,碳纳米管生物传感器还包括碳纳米管基的场效应晶体管传感器以及基于碳纳米结构荧光信号调制(例如猝灭等)的传感器。通过这些传感器同样可以实现 DNA 的高灵敏与高选择性的传感与检测。

4.6.3 其他生物传感器

碳纳米管和石墨烯在生物传感器中具有优异的导电作用、能构建功能化的电极表面、可增强电化学反应性和酶的稳定性[265],在这些方面的工作非常丰富。简单来讲,基于碳纳米材料(包括碳纳米管、石墨烯、碳点等)除上述葡萄糖和 DNA 的传感[266],还包括多种药物(有机磷酸酯)、许多其他生物分子靶标,包括神经递质(乙酰胆碱、多巴胺、肾上腺素和去甲肾上腺素等)、小分子(乙醇等)、氨基酸、免疫球蛋白、疾病标志物、金属离子、pH、白蛋白等的高灵敏传感与检测[267]。当然,这些基于碳纳米管和石墨烯的检测与传感器的类型也非常多样,包括电化学和电化学发光型、电化学阻抗型、光电化学型、伏安型、场效应管型等[268]。此外,基于碳点和纳米金刚石的荧光信号,人们还发展了一系列荧光检测探针和传感检测器件,通过荧光信号的猝灭、增强、"开-关"的调制来实现针对温度、pH 和金属离子以及生物活性分子、疾病标志物和 DNA 等遗传物质的传感与检测[269]。

4.7 载药与治疗

药物输送技术所需材料的性质包括良好的生物相容性,可携带多种治疗药物的能力以及水溶液中良好的分散性和表面结构的可扩展性等。对于靶向治疗而言,其重要环节需要与成像相结合[270]。从某种意义上来看,碳纳米结构能够满足上述大多数要求。基于碳纳米材料的载药、成像、治疗等生物医学应用的探索研究往往交织在一起[271],碳纳米材料的结构特点、生物相容性、熟知的表面功能化等也正是实现上述多功能特性的物质基础。

4.7.1 药物担载、递送与肿瘤治疗

在载药与治疗方面，由于纳米金刚石、碳纳米管、碳点、石墨烯等比富勒烯类材料更具优势，相关研究工作众多。这里简要介绍这些材料在该领域的研究成果。

如前所述，纳米金刚石的生物安全性已经在小鼠的模型上初步被证实[272]，人们也因此开展了基于纳米金刚石的载药研究。纳米金刚石可以用来担载和递送抗癌药物阿霉素。在利用纳米金刚石-阿霉素复合物治疗乳腺癌和肝癌（小鼠模型）的研究中，人们发现纳米金刚石降低了肿瘤排出阿霉素的能力，复合物的循环半衰期是阿霉素的 10 倍，复合物的毒性明显低于游离的阿霉素，并展现出更强的抑制肿瘤的活性[273]。表面修饰的纳米金刚石（例如涂覆聚乙烯亚胺等）还可通过共价或非共价连接的方式来实现 DNA、siRNA、蛋白质、特定生物分子等的转染和递送[274-279]。也有研究人员探索和研究基于纳米金刚石药物递送的潜在可注射治疗剂。此外，研究表明，聚对二甲苯-纳米金刚石复合膜材料有希望用于药物的局部缓释，其药物释放的时间从几天持续到一个月[280,281]。除递送药物之外，功能化纳米金刚石还可用于跨细胞膜（包括血脑屏障）转运其他分子，包括遗传物质。C_{60} 衍生物的生物学应用主要是放射性成像、基因/药物递送、氧化应激降低和癌症治疗。富勒烯与多胺、两亲分子、肽或脂质/脂质体的缀合物或复合物被用于构建基因和药物递送系统。此外，DNA 和富勒烯之间的直接缀合物或复合物可用于构建转染复合物。金属/富勒烯与无机纳米粒子和金属离子的配合物相比，C_{60} 可以提供稳定的笼蔽效应，减少由于金属原子/离子释放引起的毒性。

与纳米金刚石及富勒烯相比，针对碳纳米管、碳点以及石墨烯类碳纳米结构开展的载药和治疗的研究更为丰富多彩。考虑到这方面的文献非常庞杂，而且不同的课题组所采用的碳纳米材料也有所差别，目前我们很难给出非常准确和全面的对比分析。然而，透过这些研究成果，我们还是可以梳理出一些共同的结论和特征。这些材料具有大的比表面积、π 结构、类似的表面化学特性。这些特性允许它们通过化学偶联或物理吸附大量的功能性物种，例如造影剂、siRNA、DNA、抗癌药物和抗体等[282-285]。利用具有反应性的官能团（如氨基、羧基、羟基）、炔烃、叠氮化物、烷基卤化物和硫醇的引入，人们可以通过光反应、氧化还原反应、偶联反应等来实现分子的担载和表面偶联。对于芳香族药物或荧光物种，可以通过 π 堆积直接或间接地将它们装载到碳纳米结构上。通过上述众多手段，可以实现将肽、生长激素、配体和抗体分子连接到碳纳米材料，因此也就可以将携带的药物、基因或造影剂靶向癌细胞或肿瘤环境[286-288]。随后，利用碳结构提供的光热效应、光敏反应、环境 pH 的变化、氧化还原反

应、偶联化学键的解离反应等来进行这些"货物"的特异性递送或释放。在靶向递送方面，这些碳纳米材料的主要作用之一是增加药物/基因/造影剂的局部浓度，并提高治疗和成像的效果。这里需要指出的是，针对肿瘤的靶向成像和治疗，对于基于碳纳米材料的靶向递送体系来说，主动靶向和被动富集效应是同时存在的。因此，使用碳纳米材料与癌症靶向分子和抗癌药物结合，癌细胞和肿瘤的体外和体内治疗也就会变得非常有效[289]。除了担载药物的诊疗策略以外，研究人员还注意到碳纳米材料的吸光和光热、光敏特性。由此进一步提出和探索了基于碳纳米材料的肿瘤的光热和光动力学治疗。简单来讲就是利用光热效应和光敏特性来产生局部的高温和活性氧物种，进而杀死肿瘤细胞。当然，把碳纳米材料的可修饰性（金属颗粒、磁性物种、荧光基团、稀土材料、功能高分子等）以及药物（光敏剂、放疗和化疗试剂）担载能力结合起来（图 4-5，以碳纳米管为例进行展示）[290, 291]。人们也进一步探索了一系列多功能、多模态的成像指导的诊疗一体化新体系，主要包括化学疗法，药物和基因递送的治疗、光声、光热、光敏、射频疗法，核素，基因，免疫等。这些研究工作显示出碳纳米材料在药物输送、生物成像和癌症治疗方面的潜在的希望。

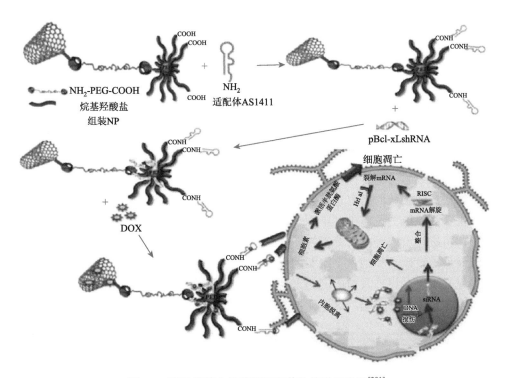

图 4-5　碳纳米管介导的基因和药物传递示意图[291]

4.7.2　组织工程和再生医学

碳纳米结构，特别是碳纳米管和石墨烯的独特物理化学性质使它们有望应用于组织工程和再生医学领域[2]。研究表明碳纳米管可用于人工组织骨再生、增强和生物驱动器。碳纳米管的添加可显著改善甲基丙烯酸明胶水凝胶和壳聚糖水凝胶的电导以及心肌细胞的自发搏动频率和生理功能[292-294]。碳纳米管还可用于改善骨骼再生。碳纳米管电极还可以刺激视网膜神经节细胞，并有望逐渐发挥作用，实现视网膜内层的重塑[295]。与碳纳米管类似，石墨烯及其复合材料在组织工程和再生医学领域也受到广泛关注。石墨烯基材料的物理化学性质影响表面个体细胞和细胞群的相互作用[296, 297]。人们也探索了石墨烯材料在骨和神经组织工程的应用，如石墨烯水凝胶可用于大鼠的骨再生[298]。石墨烯材料可加速干细胞的生长，其表面的氧官能团可通过分子间相互作用促进干细胞的分化（π-π 相互作用、静电吸引或氢键与细胞蛋白结合）[299]。此外，聚合物官能化的石墨烯材料可与大分子材料产生协同效应，在这些复合材料中聚合物可提供表面电荷以及氨基、羧基、羟基等官能团，有利于细胞的生长和分化。据报道，这些复合材料也同样会有效地诱导干细胞生长[300-302]。

4.7.3　其他生物应用

除前面所介绍的典型生物应用，碳纳米材料的一些其他生物效应也受到人们的广泛关注。例如，富勒烯及其衍生物体现出抗病毒、裂解 DNA（或 RNA）、抗肿瘤活性等。当然这些与它们独特的光化学及光动力学性质过程有关。富勒烯衍生物还具有抗氧化性及良好的自由基清除活性，因此对由氧化损伤而引起的细胞凋亡、神经细胞的退行性疾病等具有良好的抑制和保护作用。石墨烯、碳点及其衍生物在抗菌领域的研究也取得了一系列重要的成果，是一种潜在的新型抗菌材料。由于石墨烯的抗菌机制不同于其他的抗生素，而且石墨烯可以用于担载药物分子，可进一步增强其抗菌活性。基于小尺寸、稳定的碳核、丰富的表面化学、自组装能力，碳点和纳米金刚石的低细胞毒性、仿生催化活性以及对酶活性的调节也越来越引起科技人员的广泛兴趣。需要指出的是，碳纳米结构的生物应用还有很多方面，限于篇幅，这里就不再过多介绍。

4.8　本章小结

近年来，碳纳米材料的研究已辐射到电子学、生物医学、催化、新能源等多个领域，并有望引发一系列新技术的产生。针对生物应用，碳纳米材料特点突出，但也面临一系列的挑战。在精确制备方面，希望设计出合理的制备方法来精确控制碳纳米材料的尺寸、形状和组成。尽管碳纳米材料的合成比较成熟，也有大量文献报道，但是它们的大量精准合成，目前仍然是一个巨大的挑战。同样，对于新型碳纳米结构的合成，还应该考虑到其设计合成的独特性及绿色合成方法的发展（例如高效的电化学合成方法等）。碳材料的表面修饰与可控的表面化学仍需要注意，并需逐步建立"结构-表面-生物活性"等一系列相互关联的"构-效"关系。此外，在使用碳纳米材料的众多问题中，最重要的问题之一是长期毒性效应。对于碳纳米材料的毒性行为，仅通过这些有限数量的研究得出其长期日常使用的毒理学行为的明确结论是不科学的。在生物环境下的测试与实验中，碳纳米材料的理化性质可以被改变，因此原位的表征和分析变得更加复杂。因此也迫切需要联合纳米信息学领域的科学家们来建立和完善关于碳纳米材料的表征方法和相应的结构分析与测试。

　　碳纳米材料的生物医学研究仍处于起步阶段，还有很多问题有待进一步的论证解决。针对生物环境的特殊性，开展碳纳米结构的定向功能设计是材料学、化学、生物医学等诸多领域共同关注的前沿与核心问题。总体来说，碳纳米材料的出现给生命科学中众多领域的研究带来了新的契机，已经在细胞荧光标记、组织光学成像、细胞内微粒示踪、动植物活体定位成像、基因组学研究、生物芯片的制备等生命科学研究中发挥着越来越重要的作用。随着对碳纳米材料设计、合成与应用研究的不断深入，有望在未来合成出生物相容性好、性能稳定、毒性低的多功能碳纳米材料，对于疾病诊断、病理组织检测、药物筛选等生物和医学研究具有重要意义。

参考文献

[1]　Liu H Y，Zhang L N，Yan M，et al. Carbon nanostructures in biology and medicine. Journal of Materials Chemistry B，2017，5：6437-6450.

[2]　Prato M. Fullerene chemistry for materials science applications. Journal of Materials Chemistry，1997，7：1097-1109.

[3]　Lijima S. Helical microtubules of graphitic carbon. Nature，1991，354：56-58.

[4]　Dresselhaus M S，Araujo P T. Perspectives on the 2010 Nobel prize in physics for graphene. ACS Nano，2010，4：6297-6302.

[5]　Baker S N，Baker G A. Luminescent carbon nanodots：emergent nanolights. Angewandte Chemie International Edition，2010，49：6726-6744.

[6]　Yao B W，Huang H，Liu Y，et al. Carbon dots: a small conundrum. Trends in Chemistry，2019，1（2）：235-246.

[7]　Zhu S J，Song Y B，Zhao X H，et al. The photoluminescence mechanism in carbon dots（graphene quantum dots，carbon nanodots，and polymer dots）：current state and future perspective. Nano Research，2015，8（2）：355-381.

[8] Danilenko V V. On the history of the discovery of nanodiamond synthesis. Physics of the Solid State，2004，46：595-599.

[9] Vadym N M，Olga S，Dean H，et al. The properties and applications of nanodiamonds. Nature Nanotechnology，2011，7：11-23.

[10] Shenderova O A，Gruen D M. Ultrananocrystalline Diamond：Synthesis，Properties，and Applications. New York：William Andrew，2006.

[11] Dolmatov V Y. Detonation synthesis ultradispersed diamonds: properties and applications. Uspekhi Khimii，2001，70：687-708.

[12] Osswald S，Yushin G，Mochalin V，et al. Control of sp^2/sp^3 carbon ratio and surface chemistry of nanodiamond powders by selective oxidation in air. Journal of the American Chemical Society，2006，128：11635-11642.

[13] Schrand A M，Hens S A C，Shenderova O A. Nanodiamond particles：properties and perspectives for bioapplications. Critical Reviews in Solid State and Materials Sciences，2009，34：18-74.

[14] Shenderova O，Koscheev A，Zaripov N，et al. Surface chemistry and properties of ozone-purified detonation nanodiamonds. The Journal of Physical Chemistry C，2011，115：9827-9837.

[15] Williams O A，Hees J，Dieker C，et al. Size-dependent reactivity of diamond nanoparticles. ACS Nano，2010，4：4824-4830.

[16] Viecelli J A，Bastea S，Glosli J N，et al. Phase transformations of nanometer size carbon particles in shocked hydrocarbons and explosives. The Journal of Chemical Physics，2001，115：2730-2736.

[17] Danilenko V V. Synthesis，properties and applications of ultrananocrystalline diamond. Proceedings of Nato Advanced Research Workshop，2005：181-198.

[18] Aleksenskiy A，Baidakova M，Osipov V，et al. Applications in biology and nanoscale medicine//Ho D. Nanodiamonds. Berlin：Springer-Verlag，2010：55-79.

[19] Vlasov I I，Shenderova O，Turner S，et al. Nitrogen and luminescent nitrogen-vacancy defects in detonation nanodiamond. Small，2010，6：687-694.

[20] Diederich F，Ettl R，Rubin Y，et al. The higher fullerenes：isolation and characterization of C_{76}，C_{84}，C_{90}，C_{94}，and $C_{70}O$，an oxide of D5h-C_{70}. Science，1991，252：548-551.

[21] Palit D K，Sapre A V，Mittal J P，et al. Photophysical properties of the fullerenes，C_{60} and C_{70}. Chemical Physics Letters，1992，195：1-6.

[22] Osawa E. Superaromaticity. Kagaku，1970，25：854-863.

[23] Halford B. The world according to rick. Chemical & Engineering News，2006，84（41）：13-19.

[24] Kroto H W，Heath J R，Obrien S C，et al. C_{60}：buckminsterfullerene. Nature，1985，318：162-163.

[25] Kratschmer W，Lamb L D，Fostiropoulos K，et al. Solid C_{60}: a new form of carbon. Nature，1990，347：354-358.

[26] Hawkins J M，Loren S，Meyer A，et al. 2D nuclear magnetic resonance analysis of osmylated C_{60}. Journal of the American Chemical Society，1991，113：7770-7771.

[27] Birkett P R. Fullerene chemistry//Jürgen Buschow K，Cahn R，et al. Encyclopedia of Materials：Science and Technology. Amsterdam：Elsevier，2001：3367-3371.

[28] Ōsawa E. Perspectives of Fullerene Nanotechnology. Berlin：Springer-Verlag，2002：281-287.

[29] Arikawa M. Fullerenes—an attractive nano carbon material and its production technology. Nanotechnology Perceptions，2006，2（3）：121-128.

[30] Deguchi S，Alargova G R，Tsujii K. Stable dispersions of fullerenes，C_{60} and C_{70}，in water. Preparation and characterization. Langmuir，2001，17：6013-6017.

[31] Hebgen P, Goel A, Howard J B, et al. Synthesis of fullerenes and fullerenic nanostructures in a low-pressure benzene/oxygen diffusion flame. Proceedings of the Combustion Institute, 2000, 28: 1397-1404.

[32] Anton W J, Stephen R W, Schuster D I. Biological applications of fullerenes. Bioorganic & Medicinal Chemistry, 1996, 4: 767-779.

[33] Li H T, Kang Z H, Liu Y, et al. Carbon nanodots: synthesis, properties and applications. Journal of Materials Chemistry, 2012, 22: 24230-24253.

[34] Zuo P L, Lu X H, Sun Z G, et al. A review on syntheses, properties, characterization and bioanalytical applications of fluorescent carbon dots. Microchimica Acta, 2016, 183: 519-542.

[35] Ming H, Ma Z, Liu Y, et al. Large scale electrochemical synthesis of high quality carbon nanodots and their photocatalytic property. Dalton Transactions, 2012, 41: 9526-9531.

[36] Shi R, Dai X, Li W F, et al. Hydroxyl-group-dominated graphite dots reshape laser desorption/ionization mass spectrometry for small biomolecular analysis and imaging. ACS Nano, 2017, 11 (9): 9500-9513.

[37] Prasek J, Drbohlavova J, Chomoucka J, et al. Methods for carbon nanotubes synthesis—review. Journal of Materials Chemistry, 2011, 21: 15872-15884.

[38] José-Yacamán M, Miki-Yoshida M, Rendón L, et al. Catalytic growth of carbon microtubules with fullerene structure. Applied Physics Letters, 1993, 62: 202-204.

[39] José-Yacamán M, Miki-Yoshida M, Rendón L, et al. Catalytic growth of carbon microtubules with fullerene structure. Applied Physics Letters, 1993, 62: 657-659.

[40] Zhang Q, Huang J Q, Zhao M Q, et al. Carbon nanotube mass production: principles and processes. ChemSusChem, 2011, 4: 864-889.

[41] Sano N, Ishimaru S, Tamaon H. Synthesis of carbon nanotubes in graphite microchannels in gas-flow and submerged-in-liquid reactors. Materials Chemistry and Physics, 2010, 122: 474-479.

[42] Jiang Q, Song L J, Yang H, et al. Preparation and characterization on the carbon nanotube chemically modified electrode grown *in situ*. Electrochemistry Communications, 2008, 10: 424-427.

[43] Kumar S, Ruma R, Dilbaghi N, et al. Carbon nanotubes: a novel material for multifaceted applications in human healthcare. Chemical Society Reviews, 2017, 46: 158-196.

[44] Reddy S T, Rehor A, Schmoekel H G, et al. *In vivo* targeting of dendritic cells in lymph nodes with poly(propylene sulfide) nanoparticles. Journal of Controlled Release, 2006, 112 (1): 26-34.

[45] Harris P J F. Carbon Nanotube Science-Synthesis, Properties, and Applications. Cambridge: Cambridge Univ. Press, 2009.

[46] Kang S, Herzberg M, Debora F, et al. Antibacterial effects of carbon nanotubes: size does matter. Langmuir, 2008, 24: 6409-6413.

[47] Heister E, Neves V, Lamprecht C, et al. Drug loading, dispersion stability, and therapeutic efficacy in targeted drug delivery with carbon nanotubes. Carbon, 2012, 50 (2): 622-632.

[48] Tsai H C, Lin J Y, Maryani F, et al. Drug-loading capacity and nuclear targeting of multiwalled carbon nanotubes grafted with anionic amphiphilic copolymers. International Journal of Nanomedicine, 2013, 8 (1): 4427-4440.

[49] Klumpp C, Kostarelos K, Prato M, et al. Functionalized carbon nanotubes as emerging nanovectors for the delivery of therapeutics. Biochimica et Biophysica Acta (BBA) -Biomembranes, 2006, 1758 (3): 404-412.

[50] Partidos C D, Hoebeke J, Wieckowski S, et al. Immunomodulatory consequences of ODN CpG-polycation complexes. Methods, 2009, 49 (4): 328-333.

[51] Bianco A, Hoebeke J, Godefroy S, et al. Cationic carbon nanotubes bind to CpG oligodeoxynucleotides and

enhance their immunostimulatory properties. Journal of the American Chemical Society，2005，127（1）：58-59.

[52] Shiraki T，Dawn A，Thi N L L，et al. Heat and light dual switching of a single-walled carbon nanotube/thermo-responsive helical polysaccharide complex：a new responsive system applicable to photodynamic therapy. Chemical Communications，2011，47：7065-7067.

[53] ShiKam N W，O'Connell M，Wisdom J A，et al. Carbon nanotubes as multifunctional biological transporters and near-infrared agents for selective cancer cell destruction. Proceedings of the National Academy of Sciences，2005，102（33）：11600-11605.

[54] Kim J W，Galanzha E I，Evgeny V，et al. Golden carbon nanotubes as multimodal photoacoustic and photothermal high-contrast molecular agents. Nature Nanotechnology，2009，4：688-694.

[55] Zerda A，Zavaleta C，Keren S，et al. Carbon nanotubes as photoacoustic molecular imaging agents in living mice. Nature Nanotechnology，2008，3（9）：557-562.

[56] Zhou F，Xing D，Ou Z，et al. Cancer photothermal therapy in the near-infrared region by using single-walled carbon nanotubes. Journal of Biomedical Optics，2009，14（2）：021009.

[57] Qu F L，Yang M H，Jiang J H，et al. Amperometric biosensor for choline based on layer-by-layer assembled functionalized carbon nanotube and polyaniline multilayer film. Analytical Biochemistry，2005，344：108-114.

[58] Lin Y，Lu F，Wang J. Disposable carbon nanotube modified screen-printed biosensor for amperometric detection of organophosphorus pesticides and nerve agents. Electroanalysis，2004，16：145-149.

[59] Tang X W，Bansarunti P S，Nakayama N，et al. Carbon nanotube DNA sensor and sensing mechanism. Nano Letters，2006，6：1632-1636.

[60] Li J，Ng H T，Cassell A，et al. Carbon nanotube nanoelectrode array for ultrasensitive DNA detection. Nano Letters，2003，3：597-602.

[61] Yu X，Munge B，Patel V，et al. Carbon nanotube amplification strategies for highly sensitive immunodetection of cancer biomarkers. Journal of the American Chemical Society，2006，128：11199-11205.

[62] Justino C L，Santos T A R，Duarte A C. Advances in point-of-care technologies with biosensors based on carbon nanotubes. Trends in Analytical Chemistry，2013，45：24-36.

[63] Zanello L P，Zhao B，Hu H，et al. Bone cell proliferation on carbon nanotubes. Nano Letters，2006，6（3）：562-567.

[64] Mooney E，Dockery P，Greiser U，et al. Carbon nanotubes and mesenchymal stem cells：biocompatibility, proliferation and differentiation. Nano Letters，2008，8（8）：2137-2143.

[65] Schiffman J D，Menachem E. Antibacterial activity of electrospun polymer mats with incorporated narrow diameter single-walled carbon nanotubes. ACS Applied Materials & Interfaces，2011，3（2）：462-468.

[66] Vecitis C D，Schnoor M H，Rahaman M S，et al. Electrochemical multiwalled carbon nanotube filter for viral and bacterial removal and inactivation. Environmental Science & Technology，2011，45：3672-3679.

[67] Benincasa M，Pacor S，Wu W，et al. Antifungal activity of amphotericin B conjugated to carbon nanotubes. ACS Nano，2011，5（1）：199-208.

[68] Novoselov K S，Geim A K，Morozov S V，et al. Electric field effect in atomically thin carbon films. Science，2004，306：666-669.

[69] Du X，Skachko I，Duerr F，et al. Fractional quantum Hall effect and insulating phase of Dirac electrons in graphene. Nature，2009，462：192-195.

[70] Schniepp H C，Li J L，McAllister M J，et al. Functionalized single graphene sheets derived from splitting graphite oxide. Journal of Physical Chemistry B，2006，110：8535-8539.

[71] Park S，Rodney S R. Chemical methods for the production of graphenes. Nature Nanotechnology，2009，4：217-224.

[72] Berger C，Song Z，Li T，et al. Ultrathin epitaxial graphite: 2D electron gas properties and a route toward graphene-based nanoelectronics. The Journal of Physical Chemistry B，2004，108：19912-19916.

[73] Kim K S，Zhao Y，Jang H，et al. Large-scale pattern growth of graphene films for stretchable transparent electrodes. Nature，2009，457：706-710.

[74] Li X S，Cai W W，An J，et al. Large-area synthesis of high-quality and uniform graphene films on copper foils. Science，2009，324：1312-1314.

[75] Hummers W S，Offeman R E. Preparation of graphitic oxide. Journal of the American Chemical Society，1958，80：1334-1339.

[76] Sun Z，Yan Z，Yao J，et al. Growth of graphene from solid carbon sources. Nature，2010，468：549-552.

[77] Huang P Y，Ruiz-Vargas C S，van der Zande A M，et al. Grains and grain boundaries in single-layer graphene atomic patchwork quilts. Nature，2011，469：389-392.

[78] Kim Y T，Han J H，Hong B H，et al. Electrochemical synthesis of CdSe quantum-dot arrays on a graphene basal plane using mesoporous silica thin-film templates. Advance Materials，2010，22：515-518.

[79] Loh K P，Bao Q，Eda G，et al. Graphene oxide as a chemically tunable platform for optical applications. Nature Chemistry，2010，2：1015-1024.

[80] Chang Y R. Mass production and dynamic imaging of fluorescent nanodiamonds. Nature Nanotech，2008，3：284-288.

[81] Mochalin V N，Gogotsi Y. Wet chemistry route to hydrophobic blue fluorescent nanodiamond. Journal of the American Chemical Society，2009，131：4594-4595.

[82] Biju V. Chemical modifications and bioconjugate reactions of nanomaterials for sensing，imaging，drug delivery and therapy. Chemical Society Reviews，2014，43：744-764.

[83] Lim S Y，Shen W，Gao Z Q. Carbon quantum dots and their applications. Chemical Society Reviews，2015，44：362-381.

[84] Gruen D M，Shenderova O A，Vul A Y，et al. Synthesis，properties and applications of ultrananocrystalline diamond. Petersburg: Springer，2005，192（21）：4332.

[85] Ho D. Nanodiamonds Applications in Biology and Nanoscale Medicine. New York: Springer，2010.

[86] Osawa E. Recent progress and perspectives in single-digit nanodiamond. Diamond and Related Materials，2007，16：2018-2022.

[87] Krueger A，Stegk J，Liang Y J，et al. Biotinylated nanodiamond: simple and efcient functionalization of detonation diamond. Langmuir，2008，24：4200-4204.

[88] Ozawa M. Preparation and behavior of brownish，clear nanodiamond colloids. Advanced Materials，2007，19：1201-1206.

[89] Aleksenskiy A E，Eydelman E D，Vul A Y. Deagglomeration of detonation nanodiamonds. Nanoscience and Nanotechnology Letters，2011，3：68-74.

[90] Bondar V S，Puzyr A P. Nanodiamonds for biological investigations. Physics of the Solid State，2004，46：716-719.

[91] Guo Q Y，Li L，Gao G Y，et al. Nanodiamonds inhibit cancer cell migration by strengthening cell adhesion: implications for cancer treatment. ACS Appl Mater Interfaces，2021，13：9620-9629.

[92] Larionova I. Properties of individual fractions of detonation nanodiamond. Diamond and Related Materials，2006，15：1804-1808.

[93] Morita Y. A facile and scalable process for size-controllable separation of nanodiamond particles as small as 4 nm. Small, 2008, 4: 2154-2157.

[94] Meinhardt T, Lang D, Dill H, et al. Pushing the functionality of diamond nanoparticles to new horizons: orthogonally functionalized nanodiamond using click chemistry. Advanced Functional Materials, 2011, 21: 494-500.

[95] Arnault J C. Surface chemical modifications and surface reactivity of nanodiamonds hydrogenated by CVD plasma. Physical Chemistry Chemical Physics, 2011, 13: 11481-11487.

[96] Lisichkin G, Korol'kov V, Tarasevich B, et al. A Photochemical chlorination of nanodiamond and interaction of its modified surface with C-nucleophiles. Russian Chemical Bulletin, 2006, 55: 2212-2219.

[97] Krueger A, Boedeker T. Deagglomeration and functionalisation of detonation nanodiamond with long alkyl chains. Diamond and Related Materials, 2008, 17: 1367-1370.

[98] Liang Y J, Ozawa M, Krueger A. A general procedure to functionalize agglomerating nanoparticles demonstrated on nanodiamond. ACS Nano, 2009, 3: 2288-2296.

[99] Yeap W S, Chen S M, Loh K P. Detonation nanodiamond: an organic platform for the Suzuki coupling of organic molecules. Langmuir, 2009, 25: 185-191.

[100] Lai L, Barnard A S. Modeling the thermostability of surface functionalisation by oxygen, hydroxyl, and water on nanodiamonds. Nanoscale, 2011, 3: 2566-2575.

[101] Lai L, Barnard A S. Stability of nanodiamond surfaces exposed to N, NH, and NH_2. The Journal of Physical Chemistry C, 2011, 115: 6218-6228.

[102] Jarre G, Liang Y J, Betz P, et al. Nanodiamonds applications in biology and nanoscale medicine. Playing the surface game Diels-Alder reactions on diamond nanoparticles. Chemical Communications, 2011, 47: 544-546.

[103] Liang Y J, Meinhardt T, Jarre G, et al. Deagglomeration and surface modification of thermally annealed nanoscale diamond. Colloid and Interface Science, 2011, 354: 23-30.

[104] Heller I, Janssens A M, Männik J, et al. Identifying the mechanism of biosensing with carbon nanotube transistors. Nano Letters, 2008, 8 (2): 591-595.

[105] Robinson J T, Welsher K, Tabakman S M, et al. High performance *in vivo* near-IR (>1 μm) imaging and photothermal cancer therapy with carbon nanotubes. Nano Research, 2010, 3 (11): 779-793.

[106] Ibarra L E, Yslas E I, Molina M A, et al. Near-infrared mediated tumor destruction by photothermal effect of PANI-Np *in vivo*. Laser Physics, 2013, 23 (6): 66004-66007.

[107] Wang X, Zhang X Y, Gu X Q, et al. A bright and stable violet carbon dot light-emitting diode. Adv Optical Mater, 2020, 8 (15): 2000239.

[108] Wang X, Ma Y R, Wu Q Y, et al. Ultra-bright and stable pure blue light-emitting diode from O, N co-doped carbon dots. Laser & Photonics Reviews, 2021, 15 (3): 2000412.

[109] Webster T J. Safety of Nanoparticles: From Manufacturing to Medical Applications. New York: Springer, 2009: 159-187.

[110] Zhang Q, Mochalin V N, Neitzel L, et al. Fluorescent PLLA-nanodiamond composites for bone tissue engineering. Biomaterials, 2011, 32: 87-94.

[111] Schrand A M, Huang H, Carlson C, et al. Are diamond nanoparticles cytotoxic?. The Journal of Physical Chemistry B, 2007, 111: 2-7.

[112] Liu W L, Yu F L, Yang J B, et al. 3D single-molecule imaging of transmembrane signaling by targeting nanodiamonds. Advance Functional Material, 2016, 26 (3): 365-375.

[113] Yuan Y, Wang X, Jia G, et al. Pulmonary toxicity and translocation of nanodiamonds in mice. Diamond and Related Materials, 2010, 19: 291-299.

[114] Chow E K, Zhang X Q, Chen M, et al. Nanodiamond therapeutic delivery agents mediate enhanced chemoresistant tumor treatment. Science Translational Medicine, 2011, 3: 73ra21.

[115] Fujiwara M, Sun S, Dohms A, et al. Real-time nanodiamond thermometry probing in vivo thermogenic responses. Science Advances, 2020, 6 (37): eaba9636.

[116] Hirsch A, Li Q, Wudl F. Globe-trotting hydrogens on the surface of the fullerene compound $C_{60}H_6(N(CH_2CH_2)_2O)_6$. Angewandte Chemie, International Edition, 1991, 30: 1309-1310.

[117] 方渊清，陈彧，王静霞，等.富勒烯[60]的光化学反应研究.化学通报，2000，5：25-33.

[118] Hsu S C, Wu C C, Luh T Y, et al. Apoptotic signal of fas is not mediated by ceramide. Blood, 1998, 91: 2658-2663.

[119] Huang Y L, Shen C K, Luh T Y, et al. Blockage of apoptotic signaling of transforming growth factor-β in human hepatoma cells by carboxyfullerene. European Journal of Biochemistry, 1998, 254: 38-43.

[120] Da Ros T, Prato M, Novello F, et al. Easy access to water-soluble fullerene derivatives via 1, 3-dipolar cycloadditions of azomethine ylides to C_{60}. The Journal of Organic Chemistry, 1996, 61: 9070-9072.

[121] Bosi S, Da Ros T, Castellano S, et al. Antimycobacterial activity of ionic fullerene derivatives. Bioorganic Medicinal Chemistry Letters, 2000, 10: 1043-1045.

[122] Friedman S H, DeCamp D L, Sijbesma R P, et al. Inhibition of the HIV-1 protease by fullerene derivatives: model building studies and experimental verification. Journal of the American Chemical Society, 1993, 115: 6506-6509.

[123] Ueng T H, Kang J J, Wang H W, et al. Suppression of microsomal cytochrome P450-dependent monooxygenases and mitochondrial oxidative phosphorylatio by fullerenol, a polyhydroxylated fullerene C_{60}. Toxicology Letters, 1997, 93: 29-37.

[124] Lin Y L, Lei H Y, Wen Y Y, et al. Light-independent inactivation of dengue-2 virus by carboxyfullerene C_3 isomer. Virology, 2000, 275: 258-262.

[125] Tsai M C, Chen Y H, Chiang L Y. Polyhydroxylated C_{60}, fullerenol, a novel free-radical trapper, prevented hydrogen peroxide- and cumene hydroperoxide-elicited changes in rat hippocampus in-vitro. Journal of Pharmacy and Pharmacology, 1997, 49: 438-445.

[126] Huang S S, Tsai S K, Chih C L, et al. Neuroprotective effect of hexasulfobutylated C_{60} on rats subjected to focal cerebral ischemia. Free Radical Biology & Medicine, 2001, 30: 643-649.

[127] Lin A M Y, Fang S F, Lin S Z, et al. Local carboxyfullerene protects cortical infarction in rat brain. Neuroscience Research, 2002, 43: 317-321.

[128] Dugan L L, Lovett E G, Quick K L, et al. Fullerene-based antioxidants and neurodegenerative disorders. Parkinsonism and Related Disorders, 2001, 7: 243-246.

[129] Dugan L L, Turetsky D M, Du C, et al. Carboxyfullerenes as neuroprotective agents. Proceedings National Academy of Sciences of the United States of America, 1997, 94: 9434-9439.

[130] Takcnaka S, Yamashita K, Takagi M, et al. Photo-induced DNA cleavage by water-soluble cationic fullerene derivatives. Chemistry Letters, 1999, 4: 321-322.

[131] Yang X L, Fan C H, Zhu H S. Photo-induced cytotoxicity of malonic acid [C_{60}] fullerene derivatives and its mechanism. Toxicology in Vitro, 2002, 16: 41-46.

[132] Yang S T, Wang X, Wang H, et al. Carbon dots as nontoxic and high-performance fluorescence imaging agents. The Journal of Physical Chemistry C, 2009, 113: 18110-18114.

[133] Wang Y, Anilkumar P, Cao L, et al. Carbon dots of different composition and surface functionalization: cytotoxicity issues relevant to fluorescence cell imaging. Experimental Biology and Medicine, 2011, 236: 1231-1238.

[134] Huang X, Zhang F, Zhu L, et al. Effect of injection routes on the biodistribution, clearance, and tumor uptake of carbon dots. ACS Nano, 2013, 7: 5684-5693.

[135] Chong Y, Ma Y, Shen H, et al. The *in vitro* and *in vivo* toxicity of graphene quantum dots. Biomaterials, 2014, 35: 5041-5048.

[136] Goh E J, Kim K S, Kim Y R, et al. Bioimaging of hyaluronic acid derivatives using nanosized carbon dots. Biomacromolecules, 2012, 13: 2554-2561.

[137] Wu C, Wang C, Han T, et al. Insight into the cellular internalization and cytotoxicity of graphene quantum dots. Advanced Healthcare Materials, 2013, 2: 1613-1619.

[138] Shang W, Zhang X, Zhang M, et al. The uptake mechanism and biocompatibility of graphene quantum dots with human neural stem cells. Nanoscale, 2014, 6: 5799-5806.

[139] Kang Z H, Lee S T. Carbon dots: advances in nanocarbons applications. Nanoscale, 2019, 11: 19214-19224.

[140] Cui D, Tian F, Cengiz S, et al. Effect of single wall carbon nanotubes on human HEK293 cells. Toxicology Letters, 2005, 155: 73-85.

[141] Moneiro-Riviere N A, Nemanich R J, Inman A O, et al. Multi-walled carbon nanotube interactions with human epidermal keratinocytes. Toxicology Letters, 2005, 155: 377-384.

[142] Pulskamp K, Diabate S, Krug H F. Carbon nanotubes show no sign of acute toxicity but induce intracellular reactive oxygen species in dependence on contaminants. Toxicology Letters, 2007, 168: 58-74.

[143] Dumortier H, Lacotte S, Pastorin G, et al. Functionalized carbon nanotubes are non-cytotoxic and preserve the functionality of primary immune cells. Nano Letters, 2006, 6: 1522-1528.

[144] Muller J, Huanux F, Lison D. Repiratory toxicity of carbon nanotubes: how worried should we be?. Carbon, 2006, 44: 1048-1056.

[145] Foldvari M, Bagonluri M. Carbon nanotubes as functional excipients for nanomedicines: II. Drug delivery and biocompatibility issues. Nanomedicine: Nanotechnology, Biology and Medicine, 2008, 4: 183-200.

[146] Herzog E, Casey A, Lyng F M, et al. A new approach to the toxicity testing of carbon-based nanomaterials—the clonogenic assay. Toxicology Letters, 2007, 174: 49-60.

[147] Scott-Fordsmand J J, Krogh P H, Schaefer M, et al. The toxicity testing of double-walled nanotubes-contaminated food to *Eisenia veneta* earthworms. Ecotoxicology and Environmental Safety, 2008, 7: 616-619.

[148] Valenti L E, Fiorito P A, Garcia C D, et al. The adsorption–desorption process of bovine serum albumin on carbon nanotubes. Journal of Colloid and Interface Science, 2007, 307: 349-356.

[149] Rojas-Chapana J, Troszczynska J, Firkowska I, et al. Multi-walled carbon nanotubes for plasmid delivery into *Escherichia coli* cells. Lab on a Chip, 2005, 5: 536-539.

[150] Santos H A, Riikonen J, Heikkila T, et al. Biocompatibility of mesoporous silicon microparticles. European Journal of Pharmaceutical Sciences, 2008, 34: 36-37.

[151] Li Y, Liu Y, Fu Y, et al. The triggering of apoptosis in macrophages by pristine graphene through the MAPK and TGF-beta signaling pathways. Biomaterials, 2012, 33: 402-411.

[152] Qu G, Liu S, Zhang S, et al. Graphene oxide induces toll-like receptor 4 (TLR4) -dependent necrosis in macrophages. ACS Nano, 2013, 7: 5732-5745.

[153] Ma J, Liu R, Wang X, et al. Crucial role of lateral size for graphene oxide in activating macrophages and

stimulating pro-inflammatory responses in cells and animals. ACS Nano，2015，9：10498-10515.

[154] Hu W，Peng C，Lv M，et al. Protein corona-mediated mitigation of cytotoxicity of graphene oxide. ACS Nano，2011，5：3693-3700.

[155] Paul W，Sharma C P. Blood compatibility and biomedical applications of graphene. Trends in Biomaterials and Artificial Organs，2011，25：91-94.

[156] Liao K H，Lin Y S，Macosko C W，et al. Cytotoxicity of graphene oxide and graphene in human erythrocytes and skin fibroblasts. ACS Applied Materials & Interfaces，2011，3：2607-2615.

[157] Singh S K，Singh M K，Nayak M K，et al. Thrombus inducing property of atomically thin graphene oxide sheets. ACS Nano，2011，5：4987-4996.

[158] Zhang X，Yin J，Peng C，et al. Distribution and biocompatibility studies of graphene oxide in mice after intravenous administration. Carbon，2011，49：986-995.

[159] Li B，Yang J，Huang Q，et al. Biodistribution and pulmonary toxicity of intratracheally instilled graphene oxide in mice. NPG Asia Materials，2013，5：e44.

[160] Yang K，Wan J，Zhang S，et al. *In vivo* pharmacokinetics，long-term biodistribution，and toxicology of PEGylated graphene in mice. ACS Nano，2010，5：516-522.

[161] Tempany C M C，McNeil B J. Advances in biomedical imaging. Jama-Journal of the American Medical Association，2001，285：562-567.

[162] Koo H，Huh M S，Ryu J H，et al. Nanoprobes for biomedical imaging in living systems. Nano Today，2011，6：204-220.

[163] Sahoo S K，Labhasetwar V. Nanotech approaches to delivery and imaging drug. Drug Discovery Today，2003，8：1112-1120.

[164] Janib S M，Moses A S，MacKay J A.Imaging and drug delivery using theranostic nanoparticles. Advanced Drug Delivery Reviews，2010，62：1052-1063.

[165] Portney N G，Ozkan M. Nano-oncology: drug delivery，imaging，and sensing. Analytical and Bioanalytical Chemistry，2006，384：620-630.

[166] Weissleder R. A clearer vision for *in vivo* imaging. Nature Biotechnology，2001，19：316-317.

[167] Smith A M，Mancini M C，Nie S. Bioimaging second window for *in vivo* imaging. Nature Nanotechnology，2009，4：710-711.

[168] Lim Y T，Kim S，Nakayama A，et al. Selection of quantum dot wavelengths for biomedical assays and imaging. Molecular Imaging，2003，2：50-64.

[169] Bartelmess J，Quinn S J，Giordani S. Carbon nanomaterials: multi-functional agents for biomedical fluorescence and Raman imaging. Chemical Society Reviews，2015，44：4672-4698.

[170] Flavin K，Kopf I，del Canto E，et al. Controlled carboxylic acid introduction: a route to highly purified oxidised single-walled carbon nanotubes. Journal of Materials Chemistry，2011，21：17881-17887.

[171] O'Connell M J，Bachilo S M，Huffman C B，et al. Band gap fluorescence from individual single-walled carbon nanotubes. Science，2002，297：593-596.

[172] Cherukuri P，Bachilo S M，Litovsky S H，et al. Near-infrared fluorescence microscopy of single-walled carbon nanotubes in phagocytic cells. Journal of American Chemistry Society，2004，126：15638-15639.

[173] Giordani S，Bergin S D，Nicolosi V，et al. Debundling of single-walled nanotubes by dilution: observation of large populations of individual nanotubes in amide solvent dispersions. Journal of Physical Chemistry B，2006，110：15708-15718.

[174] Avouris P, Freitag M, Perebeinos V. Carbon-nanotube photonics and optoelectronics. Nature Photonics, 2008, 2: 341-350.

[175] Movia D, Del Canto E, Giordani S. Purified and oxidized single-walled carbon nanotubes as robust near-IR fluorescent probes for molecular imaging. Journal of Physical Chemistry C, 2010, 114: 18407-18413.

[176] Welsher K, Sherlock S P, Dai H. Deep-tissue anatomical imaging of mice using carbon nanotube fluorophores in the second near-infrared window. Proceedings of the National Academy of Sciences of the United States of America, 2011, 108: 8943-8948.

[177] Bachilo S M, Strano M S, Kittrell C, et al. Structure-assigned optical spectra of single-walled carbon nanotubes. Science, 2002, 298: 2361-2366.

[178] Crochet J, Clemens M, Hertel T. Quantum yield heterogeneities of aqueous single-wall carbon nanotube suspensions. Journal of American Chemistry Society, 2007, 129: 8058-8059.

[179] Carlson L J, Maccagnano S E, Zheng M, et al. Fluorescence efficiency of individual carbon nanotubes. Nano Letters, 2007, 7: 3698-3703.

[180] Lefebvre J, Austing D G, Bond J, et al. Photoluminescence imaging of suspended single-walled carbon nanotubes. Nano Letters, 2006, 6: 1603-1608.

[181] Ghosh S, Bachilo S M, Simonette R A, et al. Oxygen doping modifies near-infrared band gaps in fluorescent single-walled carbon nanotubes. Science, 2010, 330: 1656-1659.

[182] Piao Y, Meany B, Powell L R, et al. Brightening of carbon nanotube photoluminescence through the incorporation of sp^3 defects. Nature Chemistry, 2013, 5: 840-845.

[183] Riggs J E, Guo Z X, Carroll D L, et al. Strong luminescence of solubilized carbon nanotubes. Journal of American Chemistry Society, 2000, 122: 5879-5880.

[184] Lin Y, Zhou B, Martin R B, et al. Visible luminescence of carbon nanotubes and dependence on functionalization. Journal of Physical Chemistry B, 2005, 109: 14779-14782.

[185] Lacerda L, Pastorin G, Wu W, et al. Luminescence of functionalized carbon nanotubes as a tool to monitor bundle formation and dissociation in water: the effect of plasmid-DNA complexation. Advanced Functional Materials, 2006, 16: 1839-1846.

[186] Gokus T, Nair R R, Bonetti A, et al. Making graphene luminescent by oxygen plasma treatment. ACS Nano, 2009, 3: 3963-3968.

[187] Wang X, Cao L, Yang S T, et al. Bandgap-like strong dluorescence in dunctionalized carbon nanoparticles. Angewandte Chemie International Edition, 2010, 49: 5310-5314.

[188] Srivastava S, Gajbhiye N S. Carbogenic nanodots: photoluminescence and room-temperature ferromagnetism. Chemphyschem, 2011, 12: 2624-2632.

[189] Dekaliuk M O, Viagin O, Malyukin Y V, et al. Fluorescent carbon nanomaterials: "quantum dots" or nanoclusters?. Physical Chemistry Chemical Physics, 2014, 16: 16075-16084.

[190] Cushing S K, Li M, Huang F, et al. Origin of strong excitation wavelength dependent fluorescence of graphene oxide. ACS Nano, 2014, 8: 1002-1013.

[191] Zhao Y L, Stoddart J F. Noncovalent functionalization of single-walled carbon nanotubes. Accounts of Chemical Research, 2009, 42: 1161-1171.

[192] Bartelmess J, Ballesteros B, de la Torre G, et al. Phthalocyanine-pyrene conjugates: a powerful approach toward carbon nanotube solar cells. Journal of American Chemistry Society, 2010, 132: 16202-16211.

[193] Bartelmess J, Ehli C, Cid J J, et al. Tuning and optimizing the intrinsic interactions between phthalocyanine-based

PPV oligomers and single-wall carbon nanotubes toward n-type/p-type. Chemical Science，2011，2：652-660.

[194] Malig J，Jux N，Kiessling D，et al. Towards tunable Graphene/Phthalocyanine-PPV hybrid systems. Angewandte Chemie International Edition，2011，50：3561-3565.

[195] Guldi D M，Rahman G M A，Jux N，et al. Integrating single-wall carbon nanotubes into donor-acceptor nanohybrids. Angewandte Chemie International Edition，2004，43：5526-5530.

[196] Maligaspe E，Sandanayaka A S D，Hasobe T，et al. Sensitive efficiency of photoinduced electron transfer to band gaps of semiconductive single-walled carbon nanotubes with supramolecularly attached zinc porphyrin bearing pyrene glues. Journal of American Chemistry Society，2010，132：8158-8164.

[197] Baskaran D，Mays J W，Zhang X P，et al. Carbon nanotubes with covalently linked porphyrin antennae: photoinduced electron transfer. Journal of American Chemistry Society，2005，127：6916-6917.

[198] Hasobe T，Fukuzumi S，Kamat P V. Ordered assembly of protonated porphyrin driven by single-wall carbon nanotubes. J- and H-aggregates to nanorods. Journal of American Chemistry Society，2005，127：11884-11885.

[199] Flavin K，Lawrence K，Bartelmess J，et al. Synthesis and characterization of boron azadipyrromethene single-wall carbon nanotube electron donor-acceptor conjugates. ACS Nano，2011，5：1198-1206.

[200] Roy D，Chhowalla M，Wang H，et al. Characterisation of carbon nano-onions using Raman spectroscopy. Chemical Physics Letters，2003，373：52-56.

[201] Tu Q，Chang C. Diagnostic applications of Raman spectroscopy. Nanomedicine-Nanotechnology Biology and Medicine，2012，8：545-558.

[202] Vendrell M，Maiti K K，Dhaliwal K，et al. Surface-enhanced Raman scattering in cancer detection and imaging. Trends in Biotechnology，2013，31：249-257.

[203] Araujo P T，Pesce P B C，Dresselhaus M S，et al. Resonance Raman spectroscopy of the radial breathing modes in carbon nanotubes. Physica E-Low-Dimensional Systems & Nanostructures，2010，42：1251-1261.

[204] Eklund P C，Holden J M，Jishi R A. Vibrational-modes of carbon nanotubes-spectroscopy and theory. Carbon，1995，33：959-972.

[205] Chen Z，Tabakman S M，Goodwin A P，et al. Protein microarrays with carbon nanotubes as multicolor Raman labels. Nature Biotechnology，2008，26：1285-1292.

[206] Liu Z，Li X，Tabakman S M，et al. Multiplexed multicolor Raman imaging of live cells with isotopically modified single walled carbon nanotubes. Journal of American Chemistry Society，2008，130：13540-13541.

[207] Liu Z，Tabakman S，Sherlock S，et al. Multiplexed five-color molecular imaging of cancer cells and tumor tissues with carbon nanotube Raman tags in the near-infrared. Nano Research，2010，3：222-233.

[208] Keren S，Zavaleta C，Cheng Z，et al. Noninvasive molecular imaging of small living subjects using Raman spectroscopy. Proceedings of the National Academy of Sciences of the United States of America，2008，105：5844-5849.

[209] Dhar S，Liu Z，Thomale J，et al. Targeted single-wall carbon nanotube-mediated Pt（IV）prodrug delivery using folate as a homing device. Journal of American Chemistry Society，2008，130：11467-11476.

[210] Heister E，Neves V，Tilmaciu C，et al. Triple functionalisation of single-walled carbon nanotubes with doxorubicin，a monoclonal antibody，and a fluorescent marker for targeted cancer therapy. Carbon，2009，47：2152-2160.

[211] Nakayama-Ratchford N，Bangsaruntip S，Sun X，et al. Noncovalent functionalization of carbon nanotubes by fluorescein-polyethylene glycol: supramolecular conjugates with pH-dependent absorbance and fluorescence. Journal of American Chemistry Society，2007，129：2448-2449.

[212] Welsher K, Liu Z, Daranciang D, et al. Selective probing and imaging of cells with single walled carbon nanotubes as near-infrared fluorescent molecules. Nano Letters, 2008, 8: 586-590.

[213] Welsher K, Liu Z, Sherlock S P, et al. A route to brightly fluorescent carbon nanotubes for near-infrared imaging in mice. Nature Nanotechnology, 2009, 4: 773-780.

[214] Flavin K, Chaur M N, Echegoyen L, et al. Functionalization of multilayer fullerenes (carbon nano-onions) using diazonium compounds and "click" chemistry. Organic Letters, 2010, 12: 840-843.

[215] Liu K K, Wang C C, Cheng C L, et al. Endocytic carboxylated nanodiamond for the labeling and tracking of cell division and differentiation in cancer and stem cells. Biomaterials, 2009, 30: 4249-4259.

[216] Fang C Y, Vaijayanthimala V, Cheng C A, et al. The Exocytosis of fluorescent nanodiamond and its use as a long-term cell tracker. Small, 2011, 7: 3363-3370.

[217] Tzeng Y K, Faklaris O, Chang B M, et al. Superresolution imaging of albumin-conjugated fluorescent nanodiamonds in cells by stimulated emission depletion. Angewandte Chemie International Edition, 2011, 50: 2262-2265.

[218] Lin Y C, Tsai L W, Perevedentseva E, et al. The influence of nanodiamond on the oxygenation states and micro rheological properties of human red blood cells *in vitro*. Journal of Biomedical Optics, 2012, 17 (10): 101512.

[219] Lin Y C, Perevedentseva E, Tsai L W, et al. Nanodiamond for intracellular imaging in the microorganisms *in vivo*. Journal of Biophotonics, 2012, 5: 838-847.

[220] Mohan N, Chen C S, Hsieh H H, et al. *In vivo* imaging and toxicity assessments of fluorescent nanodiamonds in caenorhabditis elegans. Nano Letters, 2010, 10: 3692-3699.

[221] Mohan N, Zhang B, Chang C C, et al. Fluorescent nanodiamond–a novel nanomaterial for *in vivo* applications. MRS Online Proceedings Library Archive, 2011, 1362.

[222] Shen J, Zhu Y, Yang X, et al. Graphene quantum dots: emergent nanolights for bioimaging, sensors, catalysis and photovoltaic devices. Chemical Communications, 2012, 48: 3686-3699.

[223] Cao L, Yang S T, Wang X, et al. Competitive performance of carbon "quantum" dots in optical bioimaging. Theranostics, 2012, 2: 295-301.

[224] Cao L, Wang X, Meziani M J, et al. Carbon dots for multiphoton bioimaging. Journal of American Chemistry Society, 2007, 129: 11318-11319.

[225] Liu Z, Winters M, Holodniy M, et al. RNA delivery into human T cells and primary cells with carbon-nanotube transporters. Angewandte Chemie International Edition, 2007, 46: 2023-2027.

[226] Liu Z, Davis C, Cai W, et al. Circulation and long-term fate of functionalized, biocompatible single-walled carbon nanotubes in mice probed by Raman spectroscopy. Proceedings of the National Academy of Sciences of the United States of America, 2008, 105: 1410-1415.

[227] Liu X, Tao H, Yang K, et al. Optimization of surface chemistry on single-walled carbon nanotubes for *in vivo* photothermal ablation of tumors. Biomaterials, 2011, 32: 144-151.

[228] Cheng C Y, Perevedentseva E, Tu J S, et al. Direct and *in vitro* observation of growth hormone receptor molecules in A549 human lung epithelial cells by nanodiamond labeling. Applied Physics Letters, 2007, 90: 163903.

[229] Yu S J, Kang M W, Chang H C, et al. Bright fluorescent nanodiamonds: no photobleaching and low cytotoxicity. Journal of American Chemistry Society, 2005, 127: 17604-17605.

[230] Perevedentseva E, Hong S F, Huang K J, et al. Nanodiamond internalization in cells and the cell uptake mechanism. Journal of Nanoparticle Research, 2013, 15: 1834.

[231] Harrison B S, Atala A. Carbon nanotube applications for tissue engineering. Biomaterials, 2007, 28: 344-353.

[232] Hong H，Gao T，Cai W. Molecular imaging with single-walled carbon nanotubes. Nano Today，2009，4：252-261.

[233] Liu Z，Yang K，Lee S T. Single-walled carbon nanotubes in biomedical imaging. Journal of Materials Chemistry，2011，21：586-598.

[234] Gong H，Peng R，Liu Z. Carbon nanotubes for biomedical imaging：the recent advances. Advanced Drug Delivery Reviews，2013，65：1951-1963.

[235] Nie L，Chen X.Structural and functional photoacoustic molecular tomography aided by emerging contrast agents. Chemical Society Reviews，2014，43：7132-7170.

[236] Tian B，Wang C，Zhang S，et al. Photothermally enhanced photodynamic therapy delivered by nano-graphene oxide. ACS Nano，2011，5：7000-7009.

[237] Teradal N L，Jelinek R. Carbon nanomaterials in biological studies and biomedicine. Advanced Healthcare Materials，2017，6（17）：1700574.

[238] Chen X，Zhang W. Diamond nanostructures for drug delivery，bioimaging，and biosensing. Chemical Society Reviews，2016，46（3）：734-760.

[239] Krishna A S，Nair P A，Radhakumary C，et al. Carbon dot based non enzymatic approach for the detection and estimation of glucose in blood serum. Materials Research Express，2016，3（5）：055001.

[240] Vaddiraju S，Tomazos I，Burgess D J，et al. Emerging synergy between nanotechnology and implantable biosensors：a review. Biosensors and Bioelectronics，2010，25：1553-1565.

[241] Patolsky F，Weizmann Y，Willner I. Long-range electrical contacting of redox enzymes by single-walled carbon nanotube（SWCNT）connectors. Angewandte Chemie International Edition，2004，43（16）：2113-2117.

[242] Kim J H，Jun S A，Kwon Y，et al. Enhanced electrochemical sensitivity of enzyme precipitate coating（EPC）-based glucose oxidase biosensors with increased free CNT loadings. Bioelectrochemistry，2015，101：114-119.

[243] Tian Y，Ma Y，Liu H，et al. One-step and rapid synthesis of nitrogen and sulfur co-doped graphene for hydrogen peroxide and glucose sensing. Journal of Electroanalytical Chemistry，2015，742：8-14.

[244] Vesali-Naseh M，Khodadadi A A，Mortazavi Y，et al. H2O/air plasma-functionalized carbon nanotubes decorated with MnO2 for glucose sensing. Rsc Advances，2016，6（38）：31807-31815.

[245] Palanisamy S. Enzymatic glucose biosensor based on multiwalled carbon nanotubes-zinc oxide composite. International Journal of Electrochemical Science，2012，7（7）：8394.

[246] Wu B Y，Hou S H，Yin F，et al. Amperometric glucose biosensor based on layer-by-layer assembly of multilayer films composed of chitosan，gold nanoparticles and glucose oxidase modified Pt electrode. Biosensors & Bioelectronics，2007，22（6）：838-844.

[247] You X，Pak J J. Graphene-based field effect transistor enzymatic glucose biosensor using silk protein for enzyme immobilization and device substrate. Sensors & Actuators B Chemical，2014，202（4）：1357-1365.

[248] Jin W P，Lee C，Jang J. High-performance field-effect transistor-type glucose biosensor based on nanohybrids of carboxylated polypyrrole nanotube wrapped graphene sheet transducer. Sensors & Actuators B Chemical，2015，208：532-537.

[249] Li X，Choy W C H，Ren X，et al. Highly intensified surface enhanced Raman scattering by using monolayer graphene as the nanospacer of metal film–metal nanoparticle coupling system. Advanced Functional Materials，2014，24（21）：3114-3122.

[250] Wang H，Yi J，Velado D，et al. Immobilization of carbon dots in molecularly imprinted microgels for optical sensing of glucose at physiological pH. ACS Applied Materials & Interfaces，2015，7（29）：15735-15745.

[251] Yang N，Chen X，Ren T，et al. Novel cetyltrimethylammonium bromide-functionalized bucky gel nanocomposite

for enhancing the electrochemistry of haemoglobin. Journal of Solid-State Electrochemistry, 2015, 19（5）：1551-1557.

[252] Zheng M, Jagota A, Semke E D, et al. DNA-assisted dispersion and separation of carbon nanotubes.Journal of Nanoparticle Research, 2003, 2（5）：338-342.

[253] Zheng M, Semke E D. Enrichment of single chirality carbon nanotubes. Journal of the American Chemical Society, 2007, 129（19）：6084-6085.

[254] Karachevtsev V, Glamazda A Y, Leontiev V, et al. Glucose sensing based on NIR fluorescence of DNA-wrapped single-walled carbon nanotubes. Chemical Physics Letters, 2007, 435（1）：104-108.

[255] Liang Z, Lao R, Wang J, et al. Solubilization of single-walled carbon nanotubes with single-stranded DNA generated from asymmetric PCR. International Journal of Molecular Sciences, 2007, 8（7）：705-713.

[256] Hu C, Zhang Y, Bao G, et al. DNA functionalized single-walled carbon nanotubes for electrochemical detection. Journal of Physical Chemistry B, 2005, 109（43）：20072-20076.

[257] Wu Z, Zhen Z, Jiang J H, et al. Terminal protection of small-molecule-linked DNA for sensitive electrochemical detection of protein binding via selective carbon nanotube assembly. Journal of the American Chemical Society, 2009, 131（34）：12325-12332.

[258] Benvidi A, Tezerjani M D, Jahanbani S, et al. Comparison of impedimetric detection of DNA hybridization on the various biosensors based on modified glassy carbon electrodes with PANHS and nanomaterials of RGO and MWCNTs. Talanta, 2016, 147：621-627.

[259] Chen M, Hou C, Huo D, et al. An ultrasensitive electrochemical DNA biosensor based on a copper oxide nanowires/single-walled carbon nanotubes nanocomposite. Applied Surface Science, 2016, 364：703-709.

[260] Chang Y T, Huang J H, Tu M C, et al. Flexible direct-growth CNT biosensors. Biosensors & Bioelectronics, 2013, 41（1）：898-902.

[261] Choi Y E, Kwak J W, Park J W. Nanotechnology for early cancer detection. Sensors, 2010, 10（1）：428-455.

[262] Ferrari M. Cancer nanotechnology: opportunities and challenges. Nature Reviews Cancer, 2005, 5（3）：161-171.

[263] Alphandéry E. Natural metallic nanoparticles for application in nano-oncology. International Journal of Molecular Sciences, 2020, 21（12）：4412.

[264] Yuan F, Deng Y, Zhou W, et al. Uniform DNA biosensors based on threshold voltage of carbon nanotube thin-film transistors. Nano, 2016, 11（5）：1650060.

[265] Arkan E, Saber R, Karimi Z, et al. A novel antibody–antigen based impedimetric immunosensor for low level detection of HER in serum samples of breast cancer patients via modification of a gold nanoparticles decorated multiwall carbon nanotube-ionic liquid electrode. Analytica Chimica Acta, 2015, 874：66-74.

[266] Matta D P, Tripathy S, Vanjari S R K, et al. An ultrasensitive label free nanobiosensor platform for the detection of cardiac biomarkers. Biomedical Microdevices, 2016, 18（6）：111.

[267] Lerner M B, D'Souza J, Pazina T, et al. Hybrids of a genetically engineered antibody and a carbon nanotube transistor for detection of prostate cancer biomarkers. ACS Nano, 2012, 6（6）：5143-5149.

[268] Du D, Wang M, Cai J, et al. One-step synthesis of multiwalled carbon nanotubes-gold nanocomposites for fabricating amperometric acetylcholinesterase biosensor. Sensors & Actuators B Chemical, 2010, 143（2）：524-529.

[269] Jha N, Ramaprabhu S. Development of Au nanoparticles dispersed carbon nanotube-based biosensor for the detection of paraoxon. Nanoscale, 2010, 2（5）：806-810.

[270] Shames A I, Panich A M , Kempiíski W, et al. Magnetic Resonance Study of Nanodiamonds. Dordrecht: Springer,

2005.

[271] Teradal N L，Jelinek R. Carbon nanomaterials in biological studies and biomedicine. Adv Healthc Mater，2017，6（17）：1700574.

[272] Miller S B，Bezinge L，Gliddon D H，et al. Spin-enhanced nanodiamond biosensing for ultrasensitive diagnostics. Nature，2020，587：588-593.

[273] Mochalin V N，Shenderova O，Ho D，et al. The properties and applications of nanodiamonds. Nanotechnology，2012，7：11-23.

[274] Chen M，Zhang X Q，Man H，et al. Nanodiamond vectors functionalized with polyethylenimine for siRNA delivery. Journal of Physical Chemistry Letters，2010，1：3167-3171.

[275] Liu K K，Zheng W W，Wang C C，et al. Covalent linkage of nanodiamond-paclitaxel for drug delivery and cancer therapy. Nanotechnology，2010，21：315106.

[276] Zhang X Q，Lam R，Xu X Y，et al. Multimodal nanodiamond drug delivery carriers for selective targeting，imaging，and enhanced chemotherapeutic efficacy. Advanced Materials，2011，23：4770-4775.

[277] Shimkunas R A，Robinson E，Lam R，et al. Nanodiamond–insulin complexes as pH-dependent protein delivery vehicles. Biomaterials，2009，30：5720-5728.

[278] Purtov K V，Petunin A I，Burov A E，et al. Nanodiamonds as carriers for address delivery of biologically active substances. Nanoscale Research Letters，2010，5：631-636.

[279] Alhaddad A，Marie-Pierre A，Jacques B，et al. Nanodiamond as a vector for siRNA delivery to Ewing sarcoma cells. Small，2011，7：3087-3095.

[280] Huang H J，Pierstorff E，Osawa E，et al. Protein-mediated assembly of nanodiamond hydrogels into a biocompatible and biofunctional multilayer nanoflm. ACS Nano，2008，2：203-212.

[281] Lam R，Chen M，Pierstorff E，et al. Nanodiamond-embedded microfilm devices for localized chemotherapeutic elution. ACS Nano，2008，2：2095-2102.

[282] Nia A H，Behnam B，Taghavi S，et al. Evaluation of chemical modification effects on DNA plasmid transfection efficiency of single-walled carbon nanotube–succinate– polyethylenimine conjugates as non-viral gene carriers. Medicinal Chemistry Communication，2017，8：364-375.

[283] Huang Y P，Lin I J，Chen C C，et al. Delivery of small interfering RNAs in human cervical cancer cells by polyethylenimine-functionalized carbon nanotubes. Nanoscale Research Letters，2013，8：267.

[284] Spinato C，Giust D，Vacchi I A，et al. Different chemical strategies to aminate oxidised multi-walled carbon nanotubes for siRNA complexation and delivery. Journal of Materials Chemistry B，2016，4（3）：431-441.

[285] Anderson T，Hu R，Yang C，et al. Pancreatic cancer gene therapy using an siRNA-functionalized single walled carbon nanotubes （SWNTs） nanoplex. Biomaterials Science，2014，2（9）：1244-1253.

[286] Chen C，Xie X X，Zhou Q，et al. EGF-functionalized single-walled carbon nanotubes for targeting delivery of etoposide. Nanotechnology，2012，23（4）：045104.

[287] Huang H，Yuan Q，Shah J，et al. A new family of folate-decorated and carbon nanotube-mediated drug delivery system：synthesis and drug delivery response. Advanced Drug Delivery Reviews，2011，63（14）：1332-1339.

[288] Ji Z，Lin G，Lu Q . Targeted therapy of SMMC-7721 liver cancer *in vitro* and *in vivo* with carbon nanotubes based drug delivery system. Journal of Colloid and Interface Science，2012，365（1）：143-149.

[289] Song G，Cheng L，Chao Y，et al. Emerging nanotechnology and advanced materials for cancer radiation therapy. Advanced Materials，2017，29（32）：1700996.1-1700996.26.

[290] Teradal N L，Jelinek R. Carbon nanomaterials in biological studies and biomedicine. Advanced Healthcare

Materials，2017，6（17）：1700574.

[291] Taghavi S，Nia A H，Abnous K，et al. Polyethylenimine-functionalized carbon nanotubes tagged with AS1411 aptamer for combination gene and drug delivery into human gastric cancer cells. International Journal of Pharmaceutics，2016，516（1-2）：301-312.

[292] Su R S，Jung S M，Zalabany M. Carbon-nanotube-embedded hydrogel sheets for engineering cardiac constructs and bioactuators. ACS Nano，2013，7（3）：2369-2380.

[293] Pok S，Vitale F，Eichmann S L. Biocompatible carbon nanotube–chitosan scaffold matching the electrical conductivity of the heart. ACS Nano，2014，8（10）：9822-9832.

[294] Su R S，Bae H，Cha J M，et al. Carbon nanotube reinforced hybrid microgels as scaffold materials for cell encapsulation. ACS Nano，2012，6（1）：362-372.

[295] Eleftheriou C G，Zimmermann J B，Kjeldsen H D，et al. Carbon nanotube electrodes for retinal implants：a study of structural and functional integration over time. Biomaterials，2017，112：108-121.

[296] Goenka S，Sant V，Sant S. Graphene-based nanomaterials for drug delivery and tissue engineering. Journal of Controlled Release，2014，173（1）：75-88.

[297] Dubey N，Bentini R，Islam I，et al. Graphene：a versatile carbon-based material for bone tissue engineering. Stem Cells International，2015：804213.

[298] Lu J，He Y S，Cheng C，et al. Self-supporting graphene hydrogel film as an experimental platform to evaluate the potential of graphene for bone regeneration. Advanced Functional Materials，2013，23：3494.

[299] Lee W C，Lim C，Shi H，et al. Analysis on construction of identities and reciprocal relationship with model of CDA：—A case study on dialogues between Wang Xifeng and Liu Laolao in their first meeting in dream of red mansion. ACS Nano，2011，5（9）：7334-7341.

[300] Liu H，Cheng J，Chen F，et al. Gelatin functionalized graphene oxide for mineralization of hydroxyapatite：biomimetic and *in vitro* evaluation. Nanoscale，2014，6（10）：5315-5322.

[301] Zancanela D C，Simão AMS，Francisco C G ，et al. Graphene oxide and titanium：synergistic effects on the biomineralization ability of osteoblast cultures. Journal of Materials Science：Materials in Medicine，2016，27（4）：71.

[302] Xie X，Hu K，Fang D，et al. Graphene and hydroxyapatite self-assemble into homogeneous，free standing nanocomposite hydrogels for bone tissue engineering. Nanoscale，2015，7（17）：7992-8002.

（苏州大学 康振辉）

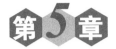

第5章

>>

纳米纤维材料

5.1 绪论

纳米纤维是指直径为纳米尺度而长度较长的具有一定长径比的线状材料。广义上来说，纤维直径低于1000nm的纤维均称为纳米纤维[1]。正是由于纳米纤维本身具备类似天然细胞外基质（extracellular matrix，ECM）的纳米微孔结构、高比表面积等优点，它在组织工程领域具有广泛应用。

在当前研究与应用中，纳米纤维的制备方法主要有三种，即自组装法、相分离法和静电纺丝法[2]。自组装法是分子与分子在一定条件下，通过非共价键分子间作用力自发连接组装成结构稳定的纳米纤维聚集体[3,4]。然而，该方法的实验过程较为复杂，且仅限于少数的几种二嵌段和三嵌段聚合物具备自组装能力，其应用范围有限。相分离法是近年来一种较新的纳米纤维制备方法，然而同样由于可应用材料较少而导致适用性较差[5,6]。静电纺丝法是在19世纪下半叶提出的一种制备纳米纤维的方法，几乎所有的高分子材料均可通过静电纺丝法制备纳米纤维，且制备工艺简单，是当前制备纳米纤维的主流方法。本章主要针对静电纺纳米纤维的制备及其在组织工程中的应用研究而展开叙述。

5.2 纳米纤维材料的设计与制备

5.2.1 纳米纤维材料的设计

1. 材料选择

组织工程纳米纤维支架在临床应用中有一定的要求：①必须无毒，具有良好的生物相容性；②在组织再生后可降解；③必须具有良好的力学性能；④营养物质能够通过其微米结构或纳米结构在支架内部和外部之间进行交换；⑤支架应提供一些生长因子或生物活性信号。

在前期的研究与应用中，科学家主要利用包括金属、生物玻璃、硅酮等不可降解材料制备组织替代物。然而，这些人工替代物不能被人体吸收，如果长期存在人体中会带来不利的影响，往往导致临床上组织工程支架在移植后需要二次手术取出。这不仅给临床操作带来了麻烦，同时也给患者带来了经济、生理和心理上的损伤。随着科学技术的发展，由人工开发的合成材料和天然材料组成的可降解材料被提出用于纳米纤维支架的制备。

常用的可降解材料主要包括：壳聚糖（CS）、胶原蛋白（COL）、丝素蛋白（SF）、明胶、聚乙烯醇（PVA）、聚乳酸（PLA）、聚羟基乙酸（PGA）、聚己内酯（PCL）、脱细胞基质、猪小肠黏膜下层（SIS）、静脉等。其中，已经被临床应用的材料主要包括Ⅰ型胶原蛋白[7]、聚乙烯醇（PVA）、PGA[8]、PCL[9]、SIS[10]、脱细胞基质[11]等。

壳聚糖是一种天然多糖，具有良好的生物相容性。研究发现，壳聚糖可以抑制纤维细胞的生长，同时可以促进内皮细胞增殖。Liao 等在研究中发现壳聚糖可以促进细胞的黏附和增殖，利于组织再生[12]。

丝素蛋白是一种从天然蚕丝中提取的天然蛋白质，生物相容性好，且降解后主要产物为游离氨基酸，无毒副作用[13]。陆艳等利用丝素蛋白制备神经导管修复面神经缺损，发现在移植丝素蛋白神经导管支架 8 周后的修复情况良好[14]。

PGA 材料具有非常好的可降解性。早在 20 世纪 90 年代末，PGA 材料制备的 Neurotube 神经导管产品就已经得到 FDA 的认证，并且在美国进行销售。然而，该材料降解速率较快且生物力学性能较差。

PLA 和 PCL 均具有良好的生物相容性，目前得到了 FDA 的认证[15]。Bender 等利用 PCL 材料制备组织工程支架，并发现其具备良好的力学拉伸性能和体外降解性能[16]。Park 等同样用 PCL 制作 3D 骨组织工程支架，结果表明该支架的生物相容性非常好[17]。然而，PLA 材料力学强度较高，但是韧性较差，且因为其降解后的主要产物为乳酸单体，使得机体局部酸性过高而易发生局部无菌性炎症反应。PCL 材料韧性较好，但是力学强度较弱，且降解较慢[18]。因此，研究者将 PCL 和 PLA 二者进行嵌段聚合得到聚乳酸己内酯共聚物[P（LLA-CL）]，以改善 PLA 的降解问题[19]。

SIS 是组织工程临床应用最为广泛的一种生物材料。它是在猪小肠黏膜脱细胞后得到的脱细胞基质，不仅保留了原来的胶原纤维、透明质酸、肝素、硫酸软骨素等小分子物质[20]，还保持了细胞外基质的结构，具有非常好的应用价值。研究表明，细胞在 SIS 表面具有良好的黏附、迁移和增殖行为，是组织修复的良好替代品，目前在神经、血管、防粘连膜等产品上均有较好的应用[21]。然而，SIS 的制备工艺较为复杂、成本较高，不能提供强劲的机械性能。因此，目前更多的研究在于通过利用常见的天然材料或人工合成高分子材料制备组织工程支架。

一般来说，天然材料具有较好的生物相容性，但是力学性能较差；人工合成高分子材料具有较好的力学性能，但是大都是疏水材料且生物相容性较天然高分子材料差。因此，将人工合成高分子材料和天然材料相混合，制备得到的组织工程支架同时具备好的生物相容性和力学性能。此外，为了实现组织工程支架的特定功能化，对材料的改性和修饰亦是材料选择的另一个重要途径。

2. 结构设计

理想的组织工程支架不仅需要在材料成分上仿生天然组织，而且结构上的仿生也同样重要[22]。这种结构上的模拟不仅包括外观上的设计，还需要在微观上模拟细胞外基质结构。在动物体内，细胞外基质主要是由胶原蛋白纤维组成的网络结构，胶原蛋白纤维的尺寸是纳米级的，为 50～500nm，这也正是组织工程支架结构设计时需要重点考虑的[23]。

2005 年，Stevens 等在研究材料表面形貌与细胞黏附、增殖行为间的关系中，发现不同尺度的组织工程支架对于细胞的黏附和铺展行为影响较大。在微孔和微米纤维支架上，细胞的铺展和生长要劣于在纳米纤维支架上，这是因为纳米纤维支架更大的比表面积有利于吸附更多的蛋白质，能够为细胞膜上的受体提供更多的黏附位点，吸附的蛋白质也可通过改变构象暴露更多隐蔽的黏附位点，从而有利于细胞黏附和生长[24]。一方面，纳米纤维组织修复材料能显著地促进细胞的黏附、增殖和分化，调节细胞内控制转录活性和基因表达的信号路径，引导细胞骨架蛋白的定向排列。另一方面，纳米纤维支架可减少组织在缺损后瘢痕组织的形成[25]，利于组织再生。因此，制备具有纳米纤维结构的组织工程支架是组织工程的研究热点。

从外观结构上来看，对于血管和神经组织，一般是构建管状支架；对于皮肤和肌腱组织，一般是构建成膜状支架；而对于软骨和骨组织，一般是构建三维立体状的纳米纤维支架。

从微观结构上来看，一方面，通过制备纳米纤维结构来促进细胞的黏附与增殖；另一方面针对不同组织的不同微观结构会进行相应的调整与设计。例如，对于神经组织再生，通常制备的神经导管管状支架引导神经细胞在其表面生长和迁移，从而引导神经轴突从近端向远端再生。研究表明，具有一定取向结构的纳米纤维支架影响神经细胞的生长与功能[26-29]。因此，可以通过进行微观结构设计制备得到轴向取向的纳米纤维神经导管支架并将其应用于神经组织再生。此外，在早期的神经导管支架研究中，神经导管多是被制备成中空的管状支架。然而，神经的解剖结构证明其内部是由多个神经束形成的类似"电缆"的实心结构。中空的神经导管会导致神经再生过程中的轴突分散生长，进而导致神经修复过程中的错对和多神经支配等问题，不利于神经功能的恢复[30-32]。因此，部分研究者提出制备具有纤维丝或海绵内部填充式结构以及多通道式结构的神经导管来抑制这一现象的发展，进而更好地引导神经再生。对于血管组织工程，针对血管的三层结构，研究者会设计单层、双层乃至三层的纳米纤维支架，以达到更好地仿生血管组织结构的目的。对于肌腱组织工程支架，通常会制备不同微观拓扑结构以及与编织技术相结合的方式使纳米纤维有序排列，仿生肌腱组织。总之，当前组织工程纳米纤维支架的种种结构设计都是为了更好地仿生机体自身的组织结构。

3. 力学设计

力学性能是组织工程支架的另一重要特征。在不同组织中，力学性能表现出不同的形式和类型，如骨支架的抗压强度，软骨支架的抗弯折强度、耐磨强度，血管支架的抗爆破强度和肌腱支架的抗拉伸强度等[33-36]。当支架植入组织缺损时，其基本的力学性能应当是其功能的重要保证[37]，支架必须保持其细胞黏附和增殖的形状，以抵抗组织的运动和挤压。然而，对于不同的组织，其力学性能亦有所区别。例如，肌腱和韧带应当具有较高的抗拉伸性能。骨组织工程支架作为人体内的主要承重组织，应具有较高的抗压力学性能。此外，对于相同组织的不同部位力学性能亦有所差异，如颌骨和桡骨的各种力学性能的值同样存在一些明显的差异。总之，纳米纤维支架的力学性能必须与对应组织匹配。

需要指出的是，纳米纤维支架的力学性能是受其基本构成材料与结构设计两个因素影响的。我们必须在研究起始就综合考虑材料的选择以及结构的设计，从而更好地匹配机体组织的力学性能。

5.2.2 纳米纤维的制备

静电纺丝技术是纳/微米尺度纤维的一种制备方法。该法制备的纳米纤维具有较高的孔隙率和比表面积，能模拟细胞外基质的天然结构，且具有很好的适用性。传统静电纺丝技术的发现可以追溯到二十世纪初，但因纳米研究手段不足一直未受到人们的重视。1981 年又发现了熔融静电纺丝技术。2000 年静电纺纳米纤维开始被用于组织工程。2003 年 Sun 等报道了同轴静电纺纳米纤维，即利用一个同轴喷头，两种不同的溶液分别通过皮层和芯层同时喷出，从而纺成具有皮芯结构的纳米纤维[38]。这样一些不可纺的材料可放在芯层制成皮芯结构的纳米纤维。2005 年 Xu 等利用乳液静电纺制备了含抗癌药的皮芯结构的纳米纤维[39]。至此，静电纺纳米纤维多为致密膜状二维结构，如何得到三维多孔结构的纳米纤维成为研究的热点。2007 年 Teo 等报道了动态水流接收纳米纤维并经涡流捻成纱制得多孔组织工程支架[40]。2012 年 Ali 等报道了静电纺连续纳米纱线的制备，其有望用于进一步针织或编织组织工程支架[41]。2014 年 Si 等结合冷冻干燥技术将纳米纤维短纤维制成三维多孔气凝胶，使静电纺丝纳米纤维三维多孔结构材料的制备成为可能[42]。

静电纺丝技术可以分为传统单喷头静电纺丝法、双喷头混合静电纺丝法、同轴静电纺丝法、乳液静电纺丝法、动态水流静电纺丝法、共轭静电纺丝法、双喷头静电纺纱线等。以下将对常见的几种静电纺丝制备纳米纤维技术进行总结。

1. 传统单喷头静电纺丝法制备纳米纤维

传统的单喷头静电纺丝法较为简单，也是应用最为广泛的一项技术。它主要是由推进泵、注射器、高压静电发生器、接收器组成，如图 5-1 所示。高分子溶液在推进泵的推进下，由注射器针头推出并通过几千到几万伏的高压静电作用形成泰勒锥，进而在泰勒锥尖端处形成纳米纤维，最终被低电场的接收器接收。在纳米纤维由高压的针头到低压的接收器过程中，溶液中的溶剂通过挥发仅仅留下高分子材料的纳米纤维。通过选择不同形状的接收器可以得到膜状或者管状的不同纳米纤维支架。此外，可以通过利用高速或者低速旋转的接收器，得到定向排列和无规的纳米纤维。

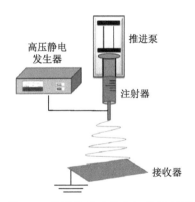

图 5-1 传统单喷头静电纺丝示意图

高压静电发生器
推进泵
注射器
接收器

2. 双喷头混合静电纺丝法制备纳米纤维

双喷头混合静电纺丝法是在传统单喷头静电纺丝技术上增加一个高压静电发生器、推进泵与注射器的技术。它可以制备不同组分、不同纤维尺寸纳米纤维支架。如图 5-2 所示，通过在左右两侧的两个注射器内加入不同的材料，或者调节不同的纺丝参数，最终可以得到不同的纳米纤维支架，如 Nguyen 等采用双喷头静电纺丝系统制备了多层纳米纤维人工血管支架[43]。Wu 等采用双向梯度静电纺丝法制备了一种基于 P（LLA-CL）/COL/CS 材料的混合纳米纤维多层血管支架，每层均有不同的组成成分且呈梯度排列[44]。Du 等利用类似的静电纺丝法制备得到垂直梯度的 CS/PCL 纳米纤维血管支架[45]。同样地，通过添加三个或者三个以上的注射器，可以得到更为复杂的纳米纤维支架。

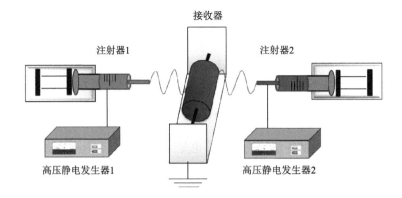

图 5-2　双喷头混合静电纺丝示意图

3. 同轴和乳液静电纺丝法制备皮芯结构纳米纤维

同轴静电纺丝法和乳液静电纺丝法被用来制备具有皮芯结构的纳米纤维。这是因为独特的皮芯结构在负载和控制释放药物、蛋白质或生长因子进而对纳米纤维进行功能化方面具有潜在的应用前景。

同轴静电纺丝［图 5-3（a）］用的是同轴喷头，这个喷头是由大小两个喷头同轴地套在一起得到的，内径小的喷头输送芯层溶液，内径大的喷头输送皮层溶液，这样分别由两个注射泵推动的皮层溶液和芯层溶液经同轴喷头喷出，在高压静电场的作用下形成皮芯结构的纳米纤维。同轴静电纺丝只要求皮层溶液具有可纺性，不要求芯层溶液也具有可纺性，因此一些不可纺的药物、生长因子等活性或功能性物质都可作为芯层溶液纺在高分子材料的纳米纤维中。这些活性或功能性物质随后逐渐从纳米纤维中缓慢释放，因此同轴静电纺丝可制备可缓释活性因子或功能性物质的纳米纤维。Wu 等利用同轴静电纺丝法将肝素包裹于芯层，壳层为 P（LLA-CL）/COL/CS 复合物，整体呈现皮芯结构，制备可以缓释肝素的人工血管支架[46]。

乳液静电纺丝法［图 5-3（b）］是将高分子乳液用于静电纺丝，可以配制油包水的乳液［如肝素水溶液分散在 P（LLA-CL）的二氯甲烷溶液中，用司盘-80作乳化剂］或者是水包油的乳液（如地塞米松的油溶液分散在 PEO 的水溶液中，用吐温-80 作乳化剂）。将以上乳液用单喷头静电纺丝设备进行纺丝即可得到皮芯结构的纳米纤维，不需要使用同轴静电纺丝的同轴喷头。乳滴被牵伸合并得到皮芯结构的纳米纤维。一些不可纺的药物和生长因子等活性物质可以分散在高分子溶液中纺成皮芯结构的纳米纤维，乳液静电纺丝也可以制备活性和功能性纳米纤维。Wang 等采用乳液静电纺丝法成功制备了负载肝素和血管内皮生长因子（VEGF）的纳米纤维[47]。

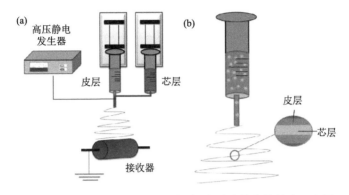

图 5-3 （a）同轴静电纺丝法与（b）乳液静电纺丝法示意图

4. 新型静电纺丝法制备纳米纤维纱线

纳米纤维纱线（简称纳米纱线）是由多根纳米纤维缠绕或黏结形成，具有更大的孔隙率。比纳米纤维高的孔隙率意味着细胞在该支架上有更好的三维长入与增殖行为。到目前为止，已经报道了几种不同的新型静电纺丝方法来获得纳米纱线支架。

动态水流静电纺丝［图 5-4（a）］是将纳米纤维纺在水面上，纳米纤维的接收方式如图所示，有两个水盆，一个在上，一个在下，置于喷丝头下方，上面的水盆底部打开一个小圆孔，于是上面水盆的水通过圆孔流于下面的水盆。用一个水泵将下面水盆的水打入上面水盆里，形成一个水的上下循环。当水从上面水盆漏出时水面形成一个旋涡，当纳米纤维纺到水面上时水的旋涡将纳米纤维捻成纱线随小圆孔流出，用转滚接收纳米纱线即可得到纳米纱线支架。Wu 等提出了一种动态水流静电纺丝法制备 P（LLA-CL）纳米纱线支架[48]。该纳米纱线支架在形态和结构上类似于肌腱组织的细胞外基质，且孔隙率较纳米纤维膜更大[49]。

共轭静电纺丝［图 5-4（b）］利用正负相反电荷的注射器相对静电纺丝，然后将共轭形成的纳米纱线直接牵引到转滚上，纱线与纱线粘连到一起得到纳米纱线膜状支架。Yu 等利用聚氨酯弹性体材料，通过共轭静电纺丝法制备了聚氨酯/明胶电纺纳米纱线。该纳米纱线具有较高的孔隙率，细胞实验结果显示成纤维细胞可以在该纱线上进行三维长入[50]。

单喷头系统静电纺丝［图 5-4（c）］是通过垂直向下的注射器向下静电纺纳米纤维，水平方向利用旋转的漏斗收集器将纳米纤维捻成单根纳米纱线并被牵引到转滚上，未被漏斗收集的纳米纤维被接收到转滚上，因转滚收集纳米纱线和纳米纤维，最终得到纳米纱线增强型的纳米纤维支架。Yang 等利用该系统制备了这种支架用于肌腱再生。

双喷头系统静电纺丝［图 5-4（d）］是通过将两个带正负相反电荷的注射器相对静电纺丝，位于中间的旋转的漏斗收集器将纳米纤维捻成一根纳米纱线，并牵引到转滚上收集成团，最终得到连续的纳米纱线，此纱线可进一步进行编织或针织得到不同的织物。Li 等通过双喷头系统构建均匀的 PLA 纳米纱线，然后将其填充到中空 P（LLA-CL）纳米纤维管中，得到具有纳米纱线填充的神经导管[51]。

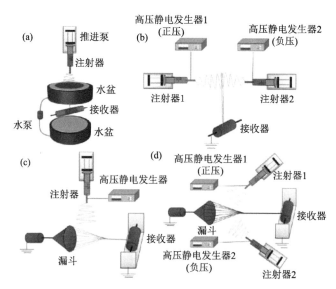

图 5-4 （a）动态水流静电纺丝，（b）共轭静电纺丝，（c）单喷头系统静电纺丝，以及（d）双喷头系统静电纺丝制备纳米纱线示意图

5.3　纳米纤维材料在组织工程中的应用

5.3.1　纳米纤维材料在神经组织工程中的应用

神经组织在机体内起着主导作用。它不仅功能复杂而且结构复杂。神经组织被分为中枢神经和周围神经[52,53]。

神经组织主要由神经元（即神经细胞）和神经胶质细胞组成。神经元是一种高度分化的细胞，它是神经组织的基本结构与功能单位，具有感受刺激和传导兴奋的能力，主要由突起和胞体组成。神经元的胞体除了含有一般细胞均具备的细胞核、线粒体、内质网等基本结构外，还具有特定的神经原纤维和尼氏体结构。神经元的突起根据结构和功能分为树突与轴突。神经元的轴突以及包裹在轴突外部的髓鞘结构共同组成神经纤维，一般来说中枢神经外部的髓鞘是由少突胶质细胞组成，而周围神经外部的髓鞘是由施万细胞（Schwann cell，SC，也称神经膜细胞）组成。此外，神经组织还包括神经胶质细胞。神经胶质细胞在神经组织中的数量庞大,是神经元的 10～50 倍,胞体较小,有不规则的突起,但无树突、轴突之分,且胞体中不含有神经原纤维和尼氏体结构,不具备传导信号的能力。

当神经组织发生缺损时,一方面会严重影响机体的功能,另一方面修复困难,这严重影响到人们的生活。尤其是对于中枢神经,其缺损后难以修复完整,且功能恢复较差。而周围神经缺损,在特定的微环境条件下,远端神经可以引导近端神经的定向生长,进而达到修复神经缺损的目的[54]。在我国,每年大约有 200 万例周围神经损伤发生。虽然周围神经依靠机体可以实现自我修复,但是其修复能力有限。研究表明,当周围神经缺损长度小于 5mm 时,可以通过我们自身的能力逐步修复;而当长度大于 5mm 时,其自我修复能力十分有限[55]。在美国和欧洲,有超过 10 万例的周围神经缺损难以修复[56, 57]。

当前,临床上对于周围神经缺损的治疗方法通常是运用显微外科手术将短距离离断的神经对接后进行端端外膜缝合。但是这种修复方法具有一定的弊端,一是这仅仅对于短距离神经缺损可行,二是通过该法对接容易出现神经束的错对,神经断端出现卷曲、组织增生等问题。对于临床上更为常见的长距离神经(长度大于 5mm)缺损,通常采用自体神经移植和异体神经移植的方法。自体神经移植对于组织修复来说仍然是临床的金标准,然而自体神经移植必然伴随着供区功能受损和可移植供体来源不足的问题。异体神经移植会出现免疫排斥反应,也不利于神经的修复和功能的恢复。因此,周围神经的再生问题一直是当前研究的热点和难点。

神经组织工程主要是构建神经导管(nerve guidance conduit,NGC),并将其与细胞和生长因子相结合,从而达到修复神经的目的。神经导管是人工构建的长度和直径均与缺损神经匹配的管状支架。缺损神经在神经导管内再生的过程可以分为三个阶段:①巨噬细胞迁移进入神经断点并不断吞噬除去髓鞘和轴突碎片,与此同时,施万细胞在神经导管的表面支撑物上迁移和增殖,最终形成 Bungner 带;②施万细胞在增殖的过程中不断产生相应的神经生长因子和细胞外基质;③神经生长因子可以刺激轴突的再生和延长,它是以近侧残端为起点向着远端残端逐渐再生的过程,新的轴突不断延长,直到与远端残端接触,从而实现神经的再生和功能的恢复。

人工神经导管对于周围神经修复具有重要意义。最早在 19 世纪末,Cluck 首先提出制备导管来桥接神经缺损,开启了利用神经导管修复神经的研究[5]。20 世纪 70 年代后期,虽然利用生物材料制备神经导管引导人工神经移植的技术有了起步和发展,但是相关研究进展仍然较为缓慢。到 20 世纪 90 年代,Lundborg 的神经趋化特异性研究推进了神经导管的发展。近些年来,随着神经再生机理的生物学基础的发现,利用人工神经导管来引导神经再生已经成为当前的主要研究方向。针对于神经组织工程的支架结构、支架材料、神经细胞、神经因子等方面,将当前的研究热点归纳为:具有特殊结构(取向结构、内部填充式结构)、负载神经生长因子、导电纳米纤维神经支架和电刺激信号。

1. 具有特殊结构的纳米纤维神经支架

1) 取向结构支架制备及其在神经组织工程中的应用

神经组织工程由于其轴向取向的神经纤维结构，尤其是在损伤后是沿着近端向远端定向的修复，因此制备具有取向结构的纳米纤维成为当前神经组织工程的研究热点。Zhang 等利用静电纺丝技术制备取向 P（LLA-CL）/SF 纳米纤维神经组织工程支架。实验结果表明纳米纤维支架具有强烈的各向异性，沿着纳米纤维的取向方向具有显著高于垂直方向的拉伸强度；同时，SC 细胞沿着取向纳米纤维定向生长明显，其轴突延伸方向与纳米纤维取向方向一致[58]。Kim 等利用静电纺丝技术制备了轴向取向分布纳米纤维和随机分布纳米纤维，体外培养背根神经节（dorsal root ganglia，DRG）细胞和 SC 细胞，发现轴向取向纳米纤维影响细胞的生长和迁移行为，DRG 细胞的轴突沿着取向纤维的方向延伸和迁移。动物实验结果证明轴向取向纳米纤维能够更好地引导和促进感觉与运动神经再生[59]。

2) 内部填充式神经导管支架制备及其在神经组织工程中的应用

研究发现，早期制备的中空式神经导管在引导神经再生时容易发生神经轴突分散生长的现象。针对这一问题，研究者提出制备填充式和多通道结构神经导管支架，以期更好地从结构上仿生神经组织。

填充式神经导管主要是利用填充物填充到神经导管的管腔内，引导轴突再生。常用的填充物主要有纤维导丝、海绵、凝胶等[23, 60, 61]。Lundborg 和 Kanje 首次提出将尼龙纤维丝填充到硅胶导管中得到纤维填充式神经导管支架并将其应用于修复 10mm 的大鼠神经缺损[62]。Matsumoto 等制备了胶原蛋白纤维，并填充到 PGA/胶原神经导管内得到类似结构的纤维填充式神经导管，成功修复了比格犬的 80mm 神经缺损，移植 10 个月后发现实验组的比格犬步行状态几乎恢复到正常情况[23]。莫秀梅课题组将多根呈束状的纳米纱线填充到神经导管内部，发现 SC 细胞能够在导管内部沿着纳米纱线定向生长，具有引导神经修复的应用潜力[63]。

关于多通道结构神经导管，制备思路主要有三种：一是利用模具并将细铁丝均匀插入管腔内，然后待神经导管成型后将细铁丝除去，最终得到多通道结构神经导管。Jeffries 等将细铁丝放置在纳米纤维膜表面，纺丝结束后通过卷曲纳米纤维膜得到管状支架，最后将细铁丝去除得到多通道神经导管。实验发现 SC 细胞能沿着导管的内部多通道结构定向长入[64]。二是静电纺丝空心微管纤维，然后聚集成束得到多通道神经导管。Wang 等利用静电纺丝技术得到中空微管纤维，将多个中空微管纤维并列后填充到导管腔内得到多通道神经导管，细胞和动物实验均表明该支架对神经修复具有良好的导向作用[65]。三是利用冷冻干燥技术，通过控制温度、溶液浓度等条件定向冷冻制备具有多通道结构的神经导管。

综上所述，制备内部填充式神经导管和多通道神经导管能够在结构上更好地仿生神经组织，通过引导神经细胞的定向黏附增殖表现出对神经修复良好的引导促进作用。

2. 负载神经生长因子的纳米纤维神经支架

自从 1953 年意大利科学家 Levi-Montalcini 发现了神经生长因子（NGF），NGF的结构及功能逐渐被揭开面纱，其已成为当前神经组织工程最常用的一种生长因子。目前对于 NGF 的应用，研究者大多利用载体将其负载，使其存在于一个安全的缓释体系中，通过不断缓慢释放发挥其生物活性。

Jeon 等通过物理混合的方法将 NGF 与 PLA 制备成乳液，然后通过冷冻干燥的方法制备神经导管支架，发现该支架可以在体外持续缓释 4 周左右，并保持一定的生物活性[66]。Sun 等使用胶原结合 NGF 促进大鼠坐骨神经再生。Zeng 等制备了负载 NGF 的导电聚吡咯/PLA 支架并证明了它们对神经突生长的促进作用[67, 68]。莫秀梅课题组通过同轴静电纺丝法将 NGF 负载于取向的皮芯结构的纳米纤维［芯层溶液为 NGF，皮层溶液为聚乳酸-羟基乙酸共聚物（PLGA）］[69]，并将纳米纤维神经导管移植入大鼠体内用于修复坐骨神经缺损，植入 12 周后，含有 NGF 的纳米纤维神经导管组的再生神经元比不含有 NGF 的神经导管具有更好的修复效果，接近自体移植组。

除了 NGF，脑源性神经营养因子（BDNF）、神经营养因子（NT）和神经节苷脂（GA）等均对神经元的发育、存活和凋亡起到至关重要的作用。BDNF 能有效防止神经元受损伤死亡、改善神经元的病理状态、促进受损伤神经元再生及分化等作用[70]。NT 主要起到营养神经元的作用[71]。GM1 是含有单个唾液酸的一种神经节苷脂。GM1 能够促进神经元的发育、生长、分化和成熟[72, 73]。Nishio 等的研究表明 GM1 可以影响蛋白激酶的浓度，进而达到调节 NGF 的作用[74]。有研究表明 GM1 可将 NGF 的活性提高十倍，二者有协同作用。Huang 等发现 GM1 和NGF 的协同作用可以显著保护脊髓神经元[75]。莫秀梅课题组利用同轴静电纺丝同时将 NGF 和 GM1 负载于纳米纤维的芯层，兔坐骨神经缺损模型实验结果表明二者具有相互协同作用，共同促进了神经轴突的再生和神经功能的恢复，且在移植14 个月后神经恢复情况接近自体移植组[76]。

3. 导电纳米纤维神经支架以及电刺激信号

神经系统是通过神经元的生物电信号传递来支配感觉与运动在内的各项活动，神经细胞在体内进行信息传递时主要依靠突触产生的动作电位，这是化学信号与电信号的转化活动。因此，在制备神经导管的过程中赋予其一定的导电性，对于神经组织的修复具有重要作用[77]。在神经缺损前期，其神经功能恢复有限，往往会导致骨骼肌萎缩。因此，临床上电刺激常常被用来刺激损伤的周围神经，一方面促进周围神经再生，另一方面防止骨骼肌失神经萎缩。此外，由于神经本身具备电信号传导的作用，神经修复过程中给予外源的电刺激能够显著提高神经的再生与恢复。Wilson 等先后进行了大量的动物实验，均证实电刺激能够促进周围神经修复[78]。2007 年，Borgens 也证明电刺激能够提高神经轴突再生速率和促进功能恢复[79]。电刺激促进神经再生的机制可以归纳为：促进 SC 细胞的迁移、增殖和发育，促进 SC 细胞分泌大量的 NGF 达到促进轴突延伸的作用[80]；同时，电场可以对轴突中的微管蛋白、微丝蛋白有趋化导向作用，提高神经再生的速率；而且，电刺激亦能促进毛细血管再生，进而促进周围神经再生[81]。为了更好地研究导电高分子材料对神经细胞和神经组织的影响，研究者通过将导电高分子材料与生物活性材料相结合制备导电神经导管支架，并结合电刺激应用于神经组织工程上。

导电高分子材料在 20 世纪 70 年代被首次合成成功。导电高分子材料具有优异的电学、光学特性，已在驱动器、电池、发光二极管等取得了广泛应用，并在组织工程领域显示出广阔的潜力。电刺激促进细胞在导电材料表面的增殖与分化，从而促进神经、骨骼、心脏和肌肉组织等的再生与修复[82, 83]。由于神经本身对电信号较为敏感，导电材料在神经修复中应用较多。

具有导电性的生物材料主要包括碳纳米管、石墨烯、聚苯胺（PANi）、聚吡咯（PPy）和聚（3,4-乙烯二氧噻吩）（PEDOT）。Yu 等利用多壁碳纳米管（MWCNTs）与生物活性材料复合制备神经导管支架，实验表明 MWCNTs 的加入促进了 SC 细胞在支架表面的黏附和延伸，显著地促进神经再生，防止了肌肉失神经萎缩[84]。Baniasadi 等将石墨烯与 PPy 混合制备得到了较好的电导率、杨氏模量和生物相容性的导电性神经导管支架，该支架具有促进神经修复的潜力[85]。莫秀梅课题组将 PANi 引入 P（LLA-CL）/SF 纳米纤维中，得到导电神经导管支架，发现 SC 细胞在含 PANi 的支架上增殖速率更快，且 PC12 细胞在含 PANi 的支架上在电刺激下能分化长轴突[86]。

PPy 是一种生物相容性较好的导电材料，可改善材料的表面亲水性。Lee 等将 PPy 涂于 PLGA 纳米纤维表面，发现该支架不仅具有较好的导电性，还能保持 PLGA 原来的纳米纤维结构[87]。Huang 等将 PPy 与壳聚糖复合冷冻干燥得到神经导管支架，将其移植到大鼠 15mm 坐骨神经缺损部位，结合外界局部电刺激，发现该支架能够显著地促进周围神经轴突和髓鞘再生[88]。

相对于其他导电材料，PPy 具备良好的生物相容性，制备简单，在组织工程领域具有良好的应用。导电 PPy 对于神经细胞的增殖、分化以及神经修复均有良好的促进作用。此外，某些蛋白质、因子可以通过侧链或配基以共价结合的方式结合到 PPy 表面高分子基团上，促进神经细胞的黏附、增殖和分化。莫秀梅课题组结合静电纺丝技术和原位氧化聚合技术制备了 PPy 涂层 P（LLA-CL）/SF 导电纳米纤维膜，对其基本理化性能和体外促细胞增殖、分化能力等进行表征，并制备了导电 PPy 涂层 P（LLA-CL）/SF 纳米纤维神经导管。最后，将 PPy 涂层神经导管用于引导 10mm 大鼠坐骨神经缺损。结果显示具有 PPy 涂层的导电纳米纤维能显著提高纳米纤维表面的亲水性与生物相容性，能够结合电刺激更好地促进神经细胞增殖与分化，利于神经的再生[89]。

5.3.2 纳米纤维材料在血管组织工程中的应用

冠状动脉疾病是世界上发病率和致死率最高的疾病之一。目前，中国是心血管疾病的高发国家之一，现患人数约 2.9 亿，且每年患病率和死亡率仍处于持续上升阶段[90,91]。对于血管狭窄程度较低的患者，血管成形术和支架植入术是必要的。但是，对于狭窄程度较高者甚至堵塞的血管，必须进行血管搭桥、移植。对于直径大于 5mm 的血管，可由尼龙、涤纶（Dacron）、聚四氟乙烯（Teflon）、聚亚氨酯和膨化聚四氟乙烯（ePTFE）等合成高分子材料制成。由于血液流动快，管腔大，管壁上即使有一层血小板黏附也不会引起整个管腔血栓，即大直径血管的替代品在应用上取得了成功[92]。然而对于心脏冠状动脉或膝盖以下外围等直径小于 5mm 的血管，由于血流速度慢且管腔小，用高分子材料管时其内壁极易形成血栓而阻塞。因此，目前临床上常取患者别处静脉来代替这些小动脉，即自体血管。这种拆东墙补西墙的做法是不可取的[93]。另外，因静脉血管达不到动脉血管所需压力，常因为内壁受压破裂而失去血管功能。用组织工程的方法再生动脉小血管是最理想的修复办法。组织工程的发展使得体外再生小血管成为可能，但是至今世界上还没有一条理想的再生小血管。

小口径血管移植物存在的主要问题是管腔内血流速度降低，导致了吻合处形成血栓和内膜增生，从而导致管腔狭窄，影响血管移植物的通畅[94]。血管移植物与天然血管的顺应性不匹配造成内膜增生，易引起血液形成涡流，导致血栓形成[95-99]。因此，在血管替代物用于小口径血管组织再生方面，提高血管替代物生物相容性、减少内膜增生的发生是研究的重点。

1. 不同材料纳米纤维用于血管组织工程

Stitzel 等[100]最先利用静电纺丝法制备小血管支架。由静电纺丝方法制备出的胶原蛋白和弹性蛋白混合纳米纤维支架用于血管组织再生，发现这两种纯天然材料的力学强度和柔顺性较差，并不能满足再生血管组织再生过程中对支架的生物力学要求。Soffer 等[101]将丝素蛋白静电纺丝制备成直径为 5mm 的血管支架，该支架的爆破强度达（811±77.2）mmHg①，极限抗张强度为（2.42±0.48）MPa，

---

① mmHg 为非法定计量单位，1mmHg = 133.322Pa。

而人的隐静脉爆破强度为（1599±877）mmHg，人的乳腺内动脉爆破强度为（3196±1264）mmHg。静态培养条件下能很好地支持冠状动脉平滑肌细胞与主动脉内皮细胞的生长和增殖，但是其力学性能远不及人血管的强度。

鉴于天然材料力学性能上的不足，许多可降解合成材料被用于静电纺纳米纤维小血管支架的制备。Nottelet 等[102]制备出聚己内酯静电纺纳米纤维小血管支架，其抗张强度为 4MPa，断裂伸长率为 200%，强度和伸长率都高于天然材料的血管支架。此血管移植于鼠的腹主动脉，12 周后保持血流通畅。He 等[103]用 P（LLA-CL）这一弹性材料制备出纳米纤维血管支架，其抗张强度为 7MPa，断裂伸长率为 300%，移植于鼠的腹主动脉，7 周后没有观察到内皮细胞爬入管腔。Hong 等[104]用聚氨酯脲（PEUU）和聚磷脂（PMBU）制备出抗张强度为 8MPa，断裂伸长率为 300%的复合纳米纤维小血管支架，将此血管支架移植于鼠的腹主动脉 8 周发现血管腔有内皮组织形成。可见，合成可降解血管支架的力学性能远高于天然材料，但是生物相容性、亲和性不够，为此人们想到了用天然和合成两类材料共混制备小血管复合支架。

Yin 等[105]制备出胶原蛋白-壳聚糖-P（LLA-CL）［COL/CS/P（LLA-CL）］复合纳米纤维人工血管［图 5-5（a）］，胶原蛋白-壳聚糖的加入旨在增加血管支架的生物相容性，发现当少量天然材料（胶原蛋白-壳聚糖）引入时 COL/CS/P（LLA-CL）复合纳米纤维血管支架的断裂强度（17MPa）和爆破强度（3000mmHg）都达到了最大值，高于纯 P（LLA-CL）纳米纤维支架的力学性能（断裂强度 13MPa，爆破强度 1350mmHg）［图 5-5（b）］，断裂伸长率保持 100%，其力学性能完全满足临床上对人工血管的力学要求。图 5-5（c）显示少量天然材料加入时血管支架的顺应性接近 1.0%/100mmHg，这与隐静脉的顺应性接近。

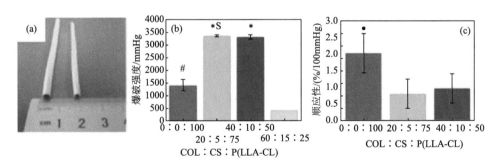

图 5-5 （a）制备的 COL/CS/P（LLA-CL）小口径人工血管外观图；（b）COL/CS/P（LLA-CL）复合纳米纤维血管支架的爆破强度与血管支架组成的关系，＊表示与 0：0：100，60：15：25 组相比有显著性差异（$p<0.01$）；#表示与 60：15：25 组相比有显著性差异（$p<0.01$）；S 表示在测试所达到的最大压强下支架没有破裂；（c）顺应性与血管支架组成的关系，●表示与其他组相比有显著性差异（$p<0.05$）

Lee 等[106]以 PCL 和 I 型胶原按 1∶1 比例共混,电纺制备了直径为 4.75mm 的血管支架。该支架爆破强度达(4912±155)mmHg,远远超过对照组 PCL 支架[(914±130)mmHg],并且吸水率(325.1%)比单纯的 PCL 支架(25.4%)高出了 10 多倍,在支架内外表面分别种植牛的内皮细胞和平滑肌细胞后于反应器中动态培养 4 周,支架仍保持完整的结构。免疫组织化学分析和扫描电子显微镜检测均证实该支架能很好地支持细胞黏附和增殖,具有很好的生物相容性。Tillman 等[107]将 PCL/I 型胶原为基材的管状支架应用到兔髂总动脉旁路手术模型,术后 1 个月,该复合支架仍能很好地支持血管细胞黏附、生长,生物力学性能可与天然血管媲美,有望成为理想的小口径人工血管。Xiang 等[108]将重组蜘蛛丝蛋白和明胶与 PCL 复合得到纳米纤维小血管,将内皮细胞在小血管内腔表面种植,发现在复合纳米纤维上细胞形态和增殖速率都好于纯 PCL 纳米纤维,说明天然材料促进了细胞的增殖。Du 等[45]将壳聚糖和 PCL 双喷头对喷来静电纺丝以制备纳米纤维管状支架,结果显示支架中的壳聚糖不仅可偶联肝素和内皮生长因子,还能快速促进内皮形成。考虑到多层结构支架在生物力学、生物相容性以及生物降解性上相对于单层结构支架的明显优势,Wu[44]利用双向梯度静电纺丝技术构建了一种具有多层对称结构的 P(LLA-CL)/COL/CS 纳米纤维管状支架(图 5-6)。实验发现多层结构的管状支架其表面暴露出更多的细胞黏附位点以及生物活性基团,猪髂动脉内皮细胞(PIECs)和脐动脉血管平滑肌细胞(hSMCs)在支架上的增殖迁移速率显著优于 COL/CS 单层结构或纯 P(LLA-CL)管状支架,同时该支架的降解时间及力学性能稳定性也相对延长,在生理盐水中浸泡三个月能基本保持原有结构,在降解 6 个月后,其断裂伸长率能保持原有支架的 50%。

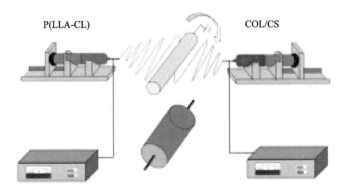

图 5-6　双向梯度静电纺丝技术构建一种具有多层对称结构的 P(LLA-CL)/COL/CS 纳米纤维管状支架的示意图

2. 不同三维仿生结构纳米纤维血管组织工程研究

人体内天然血管由内膜层、中膜层、外膜层组成[109]。单层内皮细胞（endothelial cells，ECs）和基底膜组成血管内膜层，连续的内皮细胞层具有良好的生物相容性和选择透过性，能保持血流的通畅性。致密的平滑肌细胞（smooth muscle cells，SMCs）组成中膜层，内膜层与中膜层之间有一层弹性膜，这层弹性膜弹性良好，在血液流动时能维持足够的血压。血管的最外层是外膜层，包含成纤维细胞（fibroblasts cells，FCs）、神经等。图 5-7 显示天然血管的三层分层结构以及各细胞在 ECM 结构中的空间分布与排列。这些结构对于血管的功能化起着非常重要的作用[99]，是设计构建人工血管移植物的首要考虑因素。

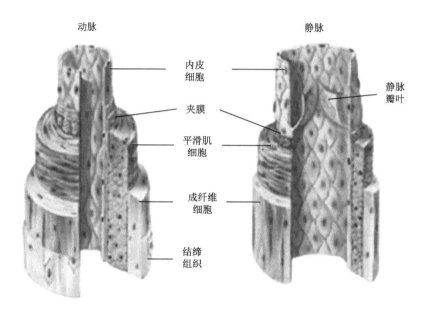

图 5-7 天然血管的三层分层结构示意图

Pan 等[110]将利用静电纺丝制备的 PCL 微米纤维人工血管植入到大鼠腹主动脉模型后，明显改善了细胞迁移。该研究组还结合 PCL 和聚二噁烷酮（PDS）两种不同性能的材料，通过双针头对喷静电纺丝制备直径均匀的 PCL/PDS 纳米/微米纤维人工血管（图 5-8），并将该血管移植到大鼠腹主动脉，发现该人工血管在动物体内 3 个月仍保持良好的通畅性，内皮细胞完全覆盖管腔内表面，PDS 成分基本完全降解而产生了大量的空间，利于平滑肌细胞的迁入以及细胞外基质成分的分泌和沉积，最终促进了血管组织的再生和重建。

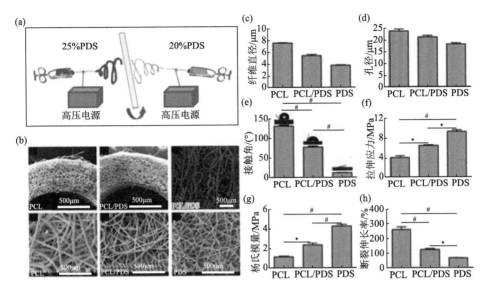

图 5-8 （a）PCL/PDS 纳米/微米纤维人工血管制备示意图；（b）人工血管微观形貌；
（c，d）纤维直径、孔径分布图；（e）纤维表面接触角；（f~h）制备的人工血管力学性能

Wu 等[111]制备了四种不同微观结构的血管支架：胶原蛋白-P（LLA-CL）无规
纳米纤维支架（RF）、胶原蛋白-P（LLA-CL）取向纳米纤维支架（AF）、胶原
蛋白-P（LLA-CL）动态水纺纳米纱线支架（DY）、胶原蛋白-P（LLA-CL）共轭电
纺纳米纱线支架（CY），并对四种支架微观结构、亲疏水性、孔径、孔隙率、纤
维取向度、力学性能、细胞相容性及平滑肌细胞的迁移长入进行了系统的研究，
发现当支架材料 P（LLA-CL）与胶原蛋白的质量比为 75∶25 时，平滑肌细胞在
动态水纺纳米纱线支架上更易迁移长入，而共轭电纺纳米纱线支架由于具有更好
的取向度，利于平滑肌细胞的绕轴迁移生长（图 5-9）。

多层血管支架在模拟天然血管结构方面具有很大优势，主要体现在制备过
程中支架的结构可控和力学性能可调。为进一步模仿天然血管的复杂结构，研
究者们基于静电纺纳米纤维，采用不同的处理方法制备出多层支架。刘桂阳[112]
以丝素蛋白（SF）和 PCL 作为同轴静电纺丝材料电纺制备芯层为 PCL、壳层
为 SF 的纳米纤维，并将该种壳-芯结构的纳米纤维作为人工血管内层，将该壳-
芯结构的纳米纤维和 PEO 分别作为对喷静电纺丝材料制备人工血管外层，制
备了基于同轴静电纺丝的双层管状支架。在通过静电纺丝加工成型管状支架
后，通过水溶解的方法去除 PEO，得到内层紧密、均匀、无序壳-芯结构纳米
纤维，外层疏松、绕轴取向双层纳米纤维人工血管，该人工血管径向和轴向拉
伸断裂强度分别为 5.6MPa 和 3.6MPa，径向和轴向断裂伸长率分别为 88%和
140%，缝合强度及爆破压分别为 1.8N 和 3.4MPa，满足临床人工血管支架力学

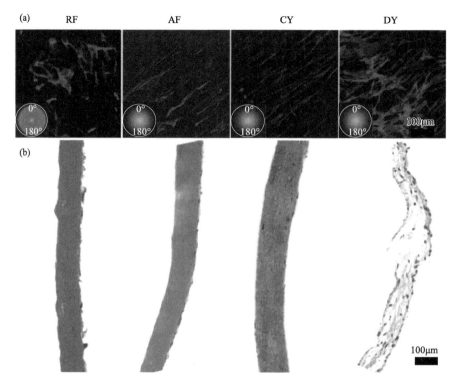

图 5-9　（a）hSMCs 细胞在无规纳米纤维支架（RF）、取向纳米纤维支架（AF）、共轭电纺纳米纱线支架（CY）和动态水纺纳米纱线支架（DY）上增殖 4 天的荧光染色及（b）生长 4 天时的 HE 染色组织切片横截面

性能的要求。兔颈动脉原位移植结果说明该双层人工血管为血管组织修复过程中细胞的黏附、迁移、增殖及功能发挥创造了良好的微环境，促进了血管再生和重建。Wu 等[113]制备了一种仿生天然血管三层结构的复合材料血管支架，内层为轴向取向乳酸己内酯共聚物/胶原蛋白［P（LLA-CL）/COL］复合纳米纤维，中层为乳酸羟基乙酸共聚物/丝素蛋白（PLGA/SF）复合纱线，外层为无规 P（LLA-CL）/COL纳米纤维。其中，所述中层以径向取向的方向缠绕于内层外面（图 5-10）。该管状支架具有足够的压缩回弹性能，足以支撑体内移植对支架的要求；小鼠皮下包埋移植 2 周、6 周、10 周发现大量的胶原蛋白、弹性蛋白长入，这与支架特殊的孔结构有关，对血管组织的快速重建具有重要意义。

　　Wu 等[114]通过同轴静电纺丝方法和动态水流静电纺丝方法制备内层为负载肝素（HEP）和 CD133 抗体的纳米纤维、外层为纳米纱线的双层人工血管，如图 5-11所示。该双层人工血管在大鼠腹主动脉移植 2 个月后，内层纳米纤维负载的肝素在体内移植初期能维持内腔的通畅性，抑制血栓形成；负载的 CD133 抗体能促进内皮祖细胞的募集和快速再内皮化，进一步保持内腔血流通畅。此外，人工血管外层取向、疏松多孔的 P（LLA-CL）/COL 纳米纱线能够促进 SMCs 取向迁移且向人工血管内壁的渗透生长。

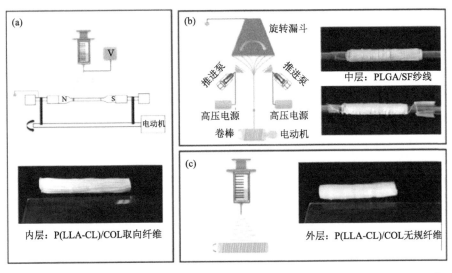

图 5-10　三层血管支架制备原理图及血管实物图：（a）静电纺制备纳米纤维血管支架示意图和制备的纳米纤维人工血管内层管；（b）静电纺制备纳米纱线血管支架示意图和制备的纳米纤维人工血管中层管；（c）静电纺制备纳米纤维血管支架示意图和制备的纳米纤维人工血管外层管

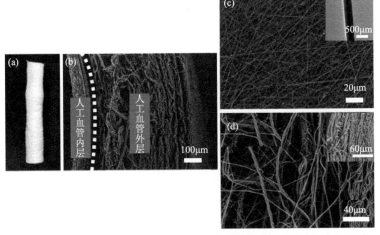

图 5-11　双层人工血管的（a）数码照片和（b）横截面的 SEM 图片；（c）双层人工血管内层 P（LLA-CL）/COL-HEP/CD133 纳米纤维和（d）双层血管支架外层的 SEM 图片；（c）中插入的 TEM 照片显示了单根 P（LLA-CL）/COL-HEP/CD133 纳米纤维的壳芯结构；（d）中插入的 SEM 图片显示了 P（LLA-CL）/COL 纳米纱线的横截面

3. 生物活性纳米纤维血管组织工程研究

良好的血液相容性是理想的血管支架的重要条件。在人工血管仿生结构设计时，许多研究又集中在如何提高体内植入血管的抗凝血性能上。Wu 等[46]通过动物实验研究了 P（LLA-CL）/COL-CS 静电纺纳米纤维管状材料用于临床的潜力。使用同轴静电纺丝技术将肝素纺到纳米纤维中，并植入比格犬的股动脉中。图 5-12（a）是支架植入比格犬股动脉的手术移植图。图 5-12（b）是植入手术完成后第 1 周、4 周、8 周、12 周血液流入动脉的 CDFI 追踪影像。图 5-12（c）20 周时肝素化 P（LLA-CL）/COL-CS 支架数字减影血管造影图。实验结果显示自体移植血管在植入动物体内 12 周后依旧保持 100%的通畅率，而对于静电纺丝血管来说，由于有肝素抗凝血效应，肝素化 P（LLA-CL）支架和肝素化 P（LLA-CL）/COL-CS 支架在植入后的前八周具有相近的通畅率。

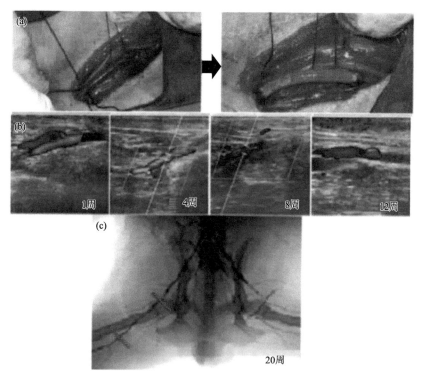

图 5-12 （a）P（LLA-CL）/COL-CS 纳米纤维人工血管植入比格犬股动脉的手术移植图，右图为肝素化 P（LLA-CL）/COL-CS 移植物，左图为肝素化 P（LLA-CL）移植物；（b）P（LLA-CL）/COL-CS 纳米纤维人工血管移植 1 周、4 周、8 周和 12 周时血液流入动脉的 CDFI 追踪影像；（c）肝素化 P（LLA-CL）/COL-CS 血管移植 20 周时的数字减影血管造影图

　　Fang 等[115]合成了一种新的含侧链氨基和环状二硫键的可降解弹性聚氨酯（PUSN），并通过静电纺丝加工成纤维膜和内径为 2mm 的小口径纳米纤维血管支架。通过纤维支架表面的氨基和二硫键成功接枝肝素和 TPS 多肽（图 5-13），肝素和 TPS 多肽修饰的纳米纤维支架明显地抑制了血小板的黏附，且修饰的 TPS 多肽促进了内皮祖细胞的黏附和增殖。肝素修饰的小口径血管支架通畅性明显得到改善，TPS 多肽进一步修饰后的支架通畅性反而变差，表明 TPS 多肽在兔子体内不能快速促进内皮化，因而需要选用更具特异性的生物活性分子来招募血液中的内皮祖细胞，促进原位内皮化。

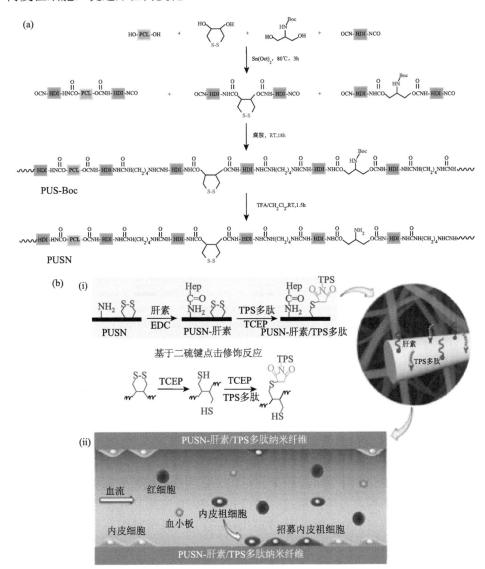

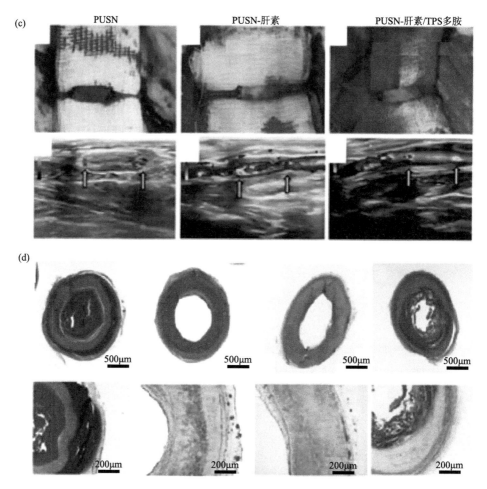

图 5-13 （a）含侧链氨基及环状二硫键的聚氨酯（PUSN）合成示意图；（b）肝素、TPS 多肽
功能化修饰 PUSN 纤维血管支架：（ⅰ）静电纺丝 PUSN 纤维支架表面的氨基与肝素的羧基反应
共价结合，并进一步通过膜表面的二硫键点击修饰上 TPS 功能多肽；（ⅱ）双功能化的 PUSN
血管支架在体内具有抗血小板黏附及招募内皮祖细胞促进原位内皮化示意图；（c）体内移植 8
周的血管支架，目测观察及多普勒超声图；（d）血管支架的 HE、Masson 染色

Zhu 等[37]将合成的侧链含有氨基的可降解聚氨酯（PEUU-NH$_2$）通过静电纺丝技术制备纳米纤维膜，再将 RGD 短肽（Ac-GRGD）通过共价结合修饰到支架表面用于促进内皮化（图 5-14）。结果表明，RGD 短肽的接入并未明显改变 PEUU 纳米纤维的微观形貌及力学性能，制备的 PEUU-RGD 支架具有好的生物相容性和低的溶血率，并抑制了血小板黏附。PEUU-RGD 纳米纤维膜作为小口径管状支架的内膜，在血管组织工程中有潜在的应用。

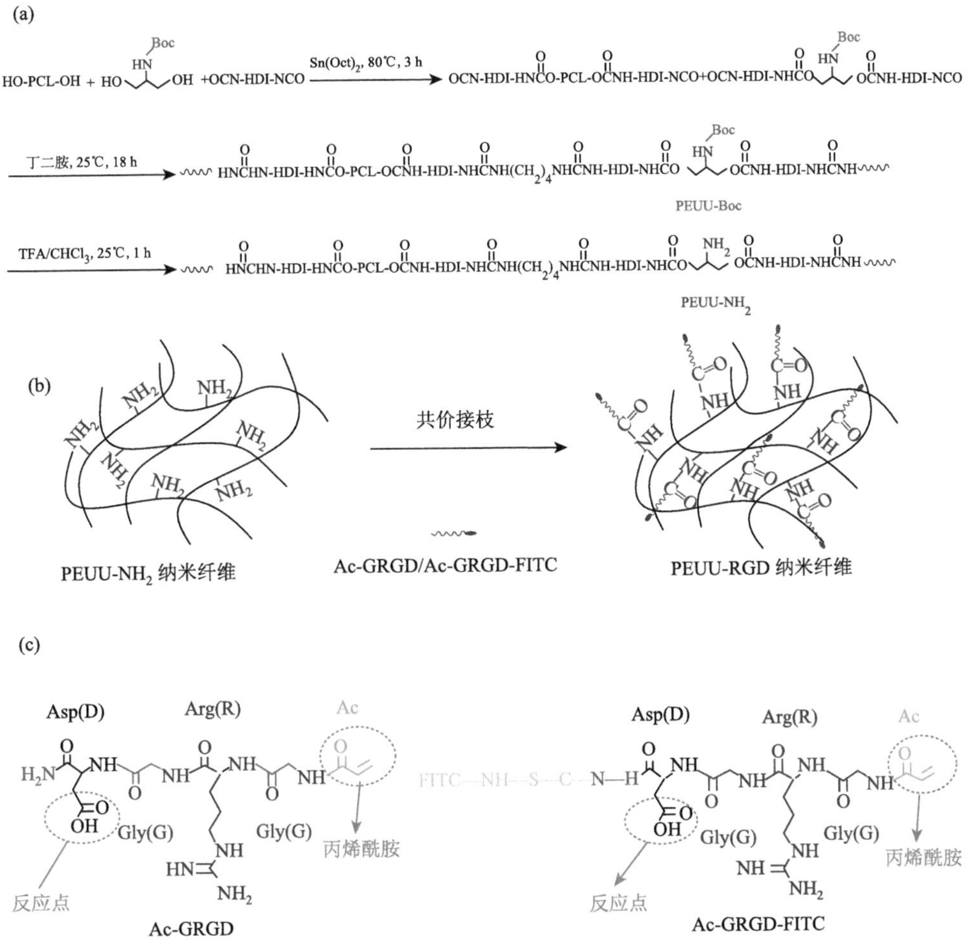

图 5-14　**PEUU-RGD 纳米纤维制备示意图：（a）PEUU-NH₂ 合成机理图；（b）PEUU-NH₂ 纳米纤维化学接枝制备 PEUU-RGD 纳米纤维示意图；（c）Ac-GRGD 短肽和 Ac-GRGD-FITC 短肽分子结构式**

尽管纳米纤维在人工血管上的应用研究已经取得了显著的进展，但未来仍会面临着植入后感染、血管再狭窄和血栓等风险。

5.3.3　纳米纤维材料在肌腱组织工程中的应用

肌腱是肌腹两端的索状或膜状致密结缔组织，便于肌肉附着和固定。运动或意外事故等容易导致肌腱缺损，由于肌腱组织自身修复能力有限，缺损后往往不能自行修复。肌腱缺损修复仍然是外科临床的难题之一，美国每年报道的肌肉与骨骼损伤中，有50%涉及肌腱和韧带的软组织损伤，而且常因治疗不及时导致患者受损肌腱的功能恢复不全或完全丧失。传统的修复方法不能达到预期的效果，自体移植造成的功能缺损更加严重，可以说是挖肉补疮；异体肌腱移植可能出现排斥反应；合成材料容易出现排异反应而且耐久性差等问题。随着细胞培养技术、移植技术和生物材料科学的发展，一种较理想的肌腱替代物——组织工程肌腱为肌腱缺损的修复与重建带来了新的希望，肌腱组织工程成为治疗严重肌腱缺损的新方向。肌腱组织工程技术的概念是指在体外将种子细胞接种到可降解的三维支架材料上培养一段时间后形成肌腱细胞-材料复合物，然后将其植入到肌腱缺损处，使种子细胞在支架上分化为肌腱组织并生成细胞外基质，或者直接将支架植入肌腱缺损处，为细胞生长和增殖提供三维空间。组织工程化人工肌腱修复缺损肌腱，与传统方法相比，形成的肌腱组织有活力和功能，可对肌腱缺损进行形态修复和功能重建，达到永久性替代的目的。

通过静电纺丝技术制备的纳/微米纤维支架，结合了优异的机械强度和大的仿生表面两大优点。优良的力学性能使缺损肌腱手术修复后再破裂风险降低；高的比表面积和多孔性可促进细胞在支架上的黏附和增殖，以及营养物和废物的运输。与其他支架制备方法相比，静电纺丝快速、高效，设备简单、易操作，因此广泛用于肌腱支架的制备。另外，组分可调节性大，单一组分的天然材料或可降解合成材料及其混合物都可以通过静电纺丝直接制备而成，从而有效结合了天然材料优良的细胞相容性以及合成材料优越的力学性能，成功规避了天然材料力学性能不足以及合成材料细胞相容性不好的缺点，使得纳米纤维肌腱支架能全方位满足肌腱再生过程中的各项要求。

纳米纤维与肌腱细胞外基质的纳米结构相似，因而能仿生天然的肌腱组织细胞外基质的多级结构（表5-1），从而促进骨髓间充质干细胞定向分泌成肌腱细胞外基质。因此，支架的纤维形貌与纤维结构对肌腱组织工程再生的影响很大，其中定向排列的纳米纤维，因能够高度模拟肌腱组织中定向排列的胶原纤维的组织结构而被广泛关注。另外，在肌腱支架植入体内的初期，必须承受一定的载荷，所以对肌腱支架的力学性能有一定的要求。材料不同，支架的结构不同，对力学性能的影响不同。例如，普通的电纺膜是各向同性的无规结构，力学性能较差，也不利于二次加工，而取向结构的纳米纤维支架因为在纤维方向具有高度的取向性，能大大提高沿纤维方向上肌腱支架的力学强度。针织物的力学强度较好，将针织物与纳米膜结合成复合物，可大大提高纳米膜的力学性能。除此之外，为了使细胞能够长入致密的电纺膜支架中，在原有纳米纤维膜支架基础上，对其进行了改性，如制备孔隙率可达90%以上的三维多孔的纳米支架，促进细胞的黏附和生长以及营养代谢物排出；也可加入生长因子从理化性质上促进种子细胞在支架材料上的增殖分化。

表 5-1　肌腱组织的多级结构及直径分布表

肌腱组织的多级结构	直径分布
胶原分子	1.5nm
胶原原纤维	3.5nm
胶原纤维	10～20nm
初级胶原纤维束	50～500nm
二级胶原纤维束	10～50μm
三级胶原纤维束	50～400μm
肌腱组织	100～500μm

1. 不同拓扑架构的纳米纤维肌腱支架

在传统的静电纺丝过程中，聚合物溶液或熔体在高压静电力的作用下带上高压静电。当电场力足够大时，聚合物液滴可克服表面张力形成喷射细流。带电的聚合物射流拉伸细化，同时弯曲、劈裂，溶剂蒸发或固化，最终聚合物纤维沉积于基布上形成纳米纤维膜。这种随机分布取向的纳米纤维支架表现出各向同性的机械性能，适合用于伤口敷料、药物缓释材料等特定的组织工程中。然而，肌腱是一种由胶原纤维定向排列的结缔组织。这种特定的取向结构可使力沿着纤维方向传递，达到拉伸或收缩肌肉的目的，这种高度有序的纳米胶原纤维在细胞外基质中对肌腱的机械性能影响是至关重要的。因此，研究者们在原有静电纺丝的基础上对实验装置进行了各种改进，希望能够更准确地模拟体内定向排列的胶原纤维的超微结构，通过体外力学测试、SEM 结构测试及体内动物实验与传统的电纺膜支架做对比，比较取向结构对肌腱组织结构再生的影响。获得取向排列的纳米纤维最常用的方法是用滚筒代替基布接收纳米纤维，之后再通过调节滚筒的转速来控制纤维的取向度。

Cardwell 等[116]通过采用静电纺丝技术制备出取向和非取向聚氨酯脲［poly（esterurethane urea），PEUU］纳米纤维支架，在两种不同取向纤维支架上培养C3H10T1/2 细胞，结果表明非取向纤维支架上黏附的细胞要少于取向纤维支架上黏附的细胞；同时取向纤维支架上的细胞具有良好的生物活力，且在培养时间内呈指数增长，这说明细胞的黏附和增殖受纤维取向结构的调控。

James 等[117]研究了纤维的定向排列对人肌腱源性干细胞的分裂与分化的影响。在制备了取向排列纳米纤维支架与非取向 PLLA 纳米纤维支架的基础上，接种人肌腱源性干细胞。扫描电镜表明，人肌腱源性干细胞在取向的纳米纤维支架中呈梭形，并沿着纤维的取向结构定向排列，且肌腱特异基因的表达明显高于其在非取向排列的纳米纤维膜。此外，细胞在取向排列的纳米纤维支架中的整合蛋白 α1、α5 和亚基

β1 以及肌球蛋白ⅡB 的表达都高于非取向的纳米纤维支架。在体内实验中，取向纳米纤维支架引导细胞呈梭形分布并且形成了类肌腱的组织，这反映出定向排列的静电纺纳米纤维结构可以提供有益于人肌腱源性干细胞分化的微环境。

Cai 等通过静电纺丝技术制备了 SF/P（LLA-CL）取向-无规双层纳米纤维膜（图 5-15）[118]。无规膜组和取向-无规膜组分别采用纳米纤维膜包裹自体肌腱建立关节外模型，于术后 6 周和 12 周采用组织学、Micro-CT、RT-PCR 和生物力学测试评价腱骨愈合情况。组织学结果显示相对于无规纳米纤维膜而言，取向-无规纳米纤维膜可显著提高组织的异染性，减小腱骨界面宽度，改善腱骨界面的胶原取向性和成熟度。Micro-CT 结果显示无规膜组和取向-无规膜组的骨道面积显著小于对照组。RT-PCR 显示无规膜组和取向-无规膜组的 *BMP-2* 和 *OPN* 基因表达显著高于对照组，而取向-无规膜组的 *COL I* 基因表达显著高于无规膜组。另外，取向-无规膜组的失效负荷及刚度均显著高于其他两组。结果表明取向-无规纳米纤维膜通过促进腱骨结合部的新骨生成、软骨结构的形成和改善胶原的取向性和成熟度，从而系统性地促进腱骨愈合。因此，取向-无规纳米纤维膜可为临床上韧带重建术中移植物的改良提供新的思路。

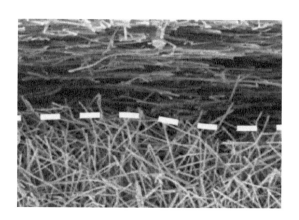

图 5-15　SF/P（LLA-CL）取向-无规双层纳米纤维膜横截面 SEM 照片

2. 三维（3D）静电纺丝的肌腱组织工程支架

传统的静电纺纳米纤维膜是通过纤维之间的紧密堆砌而形成的致密薄膜，这导致纺出的纤维之间孔径很小，限制了细胞的长入，也抑制了养分向支架内的传递。这种致密结构极大地限制了静电纺丝纤维在肌腱组织工程支架中的应用。理想的状态是让纤维之间的空隙变大使得更多的细胞渗透到纤维结构内部，在生长分化的过程中产生细胞外基质。随着时间的推移，支架降解，组织不断长入最后连接在一起成为新的组织。三维多孔的纳米纱线能够满足对于细胞长入的要求。

东华大学莫秀梅课题组开发了两种多孔纳米纱线肌腱支架的制备方法。第一种是纳米纱线增强的纳米纤维支架（NRS）[119]。以一台可以旋转的横向放置的中空金属漏斗和转速恒定的辊筒作为接收装置，当静电纺丝的纤维落到左边旋转的漏斗周围时，旋转的作用力可以把纤维束拧合成纳米纱线。当纳米纱线形成时，将形成的纳米纱线以一定的作用力牵引到右边的旋转辊筒接收器上，随着辊筒的旋转，纳米纱线不断聚集，而另外没有被漏斗收集到的纳米纤维会直接被右边的辊筒收集，最终形成的支架膜同时含有纳米纱线及纳米纤维，称为纳米纱线增强的纳米纤维支架（图 5-16）。实验组材料选用 SF/P（LLA-CL）的混合物，对照组为用传统的静电纺丝方法制备的非取向纳米纤维支架及取向纳米纤维支架，对静电纺丝支架三种不同的类型（非取向纳米纤维支架、取向纳米纤维支架、NRS）进行了组织、力学性能评价以及体外细胞增殖和浸润性的评价。结果表明，取向纳米纤维支架和 NRS 在沿取向方向上的拉伸强度满足肌腱修复的力学性能要求（表 5-2）。同时，相比较于非取向纳米纤维支架以及取向纳米纤维支架，NRS 更有利于骨髓间充质干细胞的黏附与生长。

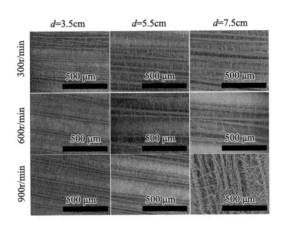

图 5-16　不同转速和接收距离下制备的纳米纱线增强的纳米纤维支架（NRS）电镜图

表 5-2　不同结构的纳米纤维肌腱支架力学性能的比较

支架的取向结构	杨氏模量/MPa	拉伸强度/MPa
非取向	1.54±0.26	0.45±0.09
取向	4.84±0.13	1.30±0.14
NRS	14.11±3.76	4.74±1.64

通过动态流体静电纺丝法制备了多孔纳米纱线肌腱支架[48, 120]。其制备原理是将静电纺出的纳米纤维落在水中，通过动态涡流旋转力将落在水中的纳米纤维抱捻成纱，水槽的底部有孔，形成的纳米纱线穿过底部的空洞最终被收集在旋转的辊筒上。随着时间的延长，辊筒上的纳米纱线集结成膜，微观下其是由定向排列的纳米纱线构成的，且有较高的孔隙率。采用 SF/P（LLA-CL）的混合物制备了此种多孔纳米纱线，并用 L929 做细胞实验，结果显示细胞的组织形态是沿着纳米纱线的方向定向生长的，并且与普通电纺膜对比，细胞增殖数量明显增多，在纳米纱线支架内部能够观察到迁移的细胞紧紧附着在相邻纳米纱线之间的纳米纤维上。这一结果表明纳米纱线间的纳米纤维有助于细胞桥接，从而有助于功能组织的形成。此外，制备了三种不同类型的纳米纤维支架（非取向纳米纤维支架、取向纳米纤维支架和水纺纳米纱线支架）作为对照[49]。从支架的形态、孔隙率以及细胞的黏附和增殖情况进行分析，发现水纺纳米纱线支架的孔隙率最高，为 85.9%±8.3%，而非取向纳米纤维支架和取向纳米纤维支架都维持在 74%左右。肌腱细胞培养在三种膜支架上，并对第 4 天、7 天、14 天的样品进行 HE 染色和荧光染色。从图像中能够清晰地看出，水纺纳米纱线支架可以使细胞长入，而另外两种只能使细胞黏附在膜表面。这是由于水纺纳米纱线支架拥有更大的孔隙率，能够使细胞长入支架内部。此外，在纳米纱线支架内部的空隙处明显观察到由肌腱细胞分泌的细胞外基质。对于另外两种纳米纤维支架，肌腱细胞只在其表面形成一层很薄的细胞层。另外，对调控肌腱细胞分泌细胞外基质的相关基因（*COL I*、*COL III*、*decorin*、*tenascin-C* 和 *biglycan*）进行了 RT-PCR 检测。在第 14 天时细胞在水纺纳米纱线支架中的基因表达高于另外两种纳米纤维支架。以上这些结果都显示，不管是对于肌腱细胞的增殖和浸润还是调控肌腱细胞外基质分泌的相关基因的表达，水纺纳米纱线支架都有更好的促进作用。

3. 静电纺丝技术与纺织技术相结合构建肌腱组织工程支架

众所周知，肌腱组织的重要作用是加载和传递力。因此，理想的肌腱支架必须能满足其固有的生理要求，匹配其力学性能。传统的静电纺纳米纤维膜力学性能相对较差，而编织和针织组织由于其高的拉伸强度通常用于肌腱组织工程支架的制备。所以，研究人员往往将静电纺丝技术与纺织技术相结合（编织、机织、针织）制备复合支架用于肌腱组织的修复，这种复合支架联合了纺织结构的力学性能和静电纺纤维的超细纳米级结构对细胞提供有效的黏附优势，使性能达到最优化。

此外，也有将纳米纤维束直接编成辫状以提高力学强度。例如，Barber 等[121]先把 PLLA 制备成取向纳米纤维膜，再把取向的纳米纤维膜剪成骨头型，把剪好的样条堆叠在一起编成辫状，分别取三股、四股、五股样条进行编织，得到不同股数的肌腱支架。通过编织不同股数的样条可以达到灵活调节支架力学强度的目的。当将骨髓间充质干细胞培养在编好的支架材料上时，细胞的黏附、排列方向都沿纳米纤维的取向排列方向，并伴随着肌动蛋白细胞骨架的重新排列。此外，该支架促进了骨髓间充质干细胞的增殖以及诱导了关键基因 *Col1a1* 和 *Col3a1* 表达的上调。这些结果表明，这种辫状结构能够很好地支持干细胞增殖与分化，为肌腱和韧带组织工程支架提供了一个很好的应用方式。

Hakimi 等[122]制备了一个由静电纺丝膜与机织布相结合的复合多层组织工程支架用于促进内源性的肌腱修复。先把 PCL 通过传统静电纺丝技术制备成纳米纤维膜，而聚对二氧环己酮（PDO）分别由其单丝［平均直径（110±6.25）μm］机织成布以及用取向静电纺丝技术制备成取向 PDO 纳米纤维膜。PCL 纳米纤维膜夹在中间作为黏合层，按照 PDO 织物、PCL 纳米纤维膜、PDO 纳米纤维膜的顺序铺好，给予一定的轻压并保持 80℃ 1min，使得 PCL 熔融（玻璃化温度为65℃）而 PDO 不熔（玻璃化温度为110℃），从而达到黏合上下两层 PDO 结构的作用。其中，通过单丝机织的 PDO 织物在支架中起到提供力学支撑的主要作用，而取向的 PDO 纳米纤维膜层起到模拟体内肌腱结构的作用。该支架提供的最大缝合强度为 167N。用肌腱来源细胞对织物层和纳米纤维膜层进行体外培养，结果表明，细胞在织物层和纳米纤维膜层表面都有附着和增殖，但在第 1 天和第 7 天，纳米纤维膜层的细胞数量比织物层呈现显著增加趋势，而编织结构织物层上的细胞倾向于附着在细丝织造过程中形成的缝隙中。另外，纳米纤维膜层上的细胞体型更纤长，并呈现出更致密的、连续覆盖的毡层，且与静电纺丝的方向排列一致。这些结果表明，添加纳米纤维膜层可调节细胞尺寸和数量。

Vaquette 等[123]通过将 PLGA 织物与取向 P（LLA-CL）纳米纤维膜结合。具体操作是先将 PLGA 单丝用针织机针织成有一定宽度的长条，把针织好的 PLGA 针织物固定在取向静电纺丝机的圆筒接收辊上。为了提高纺丝膜与针织物的结合强度，在静电纺丝之前，把固定好的 PLGA 织物表面刷一层 P（LLA-CL）纺丝溶液再进行纺丝，最后得到黏合性很好的复合支架。力学测试显示，拉伸强度在（42±3）MPa 范围内，弹性模量为（150±14）MPa。对支架用鼠的骨髓间充质干细胞进行 1 天、3 天、14 天的体外培养，细胞活力和 DNA 含量均呈逐渐增长趋势。第 14 天样品的电镜照片以及免疫荧光染色能清晰地看到细胞外基质的胶原形貌，也能看到骨髓间充质干细胞大量黏附在复合支架上并自发性沿纳米纤维取向结构方向伸展。这说明细胞在支架上长势良好，该复合支架能够提供有利于细胞正常生长的环境。总之，该复合支架中的针织结构提供了利于肌腱/韧带支撑的力学性能，而取向排布的纳米纤维膜提供了利于细胞黏附的结构。由于针织结构空隙较大，细胞在种植过程中易脱落，而这种与纳米纤维膜结构相结合的方式则很好地解决了这一问题。

4. 组织工程肌腱构建中相关细胞生长因子的研究与应用

生长因子是生物体内产生的，可以起到调节和控制细胞生长作用的一种多肽类物质，其通过与特异的、高亲和的细胞膜受体结合，调节细胞生长与其他细胞功能。在肌腱修复过程中易产生粘连，严重影响肌腱的修复效果及生物力学功能恢复。防止粘连的方法主要有使用防粘连膜抑制外源性愈合或者使用生长因子促进内源性愈合[124]。如骨形态发生蛋白 12（BMP-12）、碱性成纤维细胞生长因子（bFGF）、胰岛素样生长因子 1（IGF-1）、转化生长因子 β（TGF-β）等生长因子对细胞的黏附、增殖和分化及细胞外基质的分泌都具有促进作用和调控作用。传统的方法主要是采用局部植入的方法，其缺点是因为生长因子半衰期短，不能持久保持局部高浓度，并且一次应用不能满足整个肌腱愈合期的要求[125]。为了生长因子在整个肌腱修复中能发挥效用，有必要将它们载入到支架中，实现适时、定量、持续释放，更好地实现自体肌腱结构及成分的模拟。

bFGF 广泛存在于人体各种器官中，能促进肌腱细胞的迁移、增殖和胶原的分泌，以及刺激血管的形成[126]。王春渤等[127]报道了用 bFGF 复合降解膜植入自体肌腱，提高肌腱内部再生能力，为解决临床肌腱损伤修复术后的粘连问题提供新思路。Sahoo 等[128]采用 bFGF 与 PLGA 共混静电纺丝的方法制备了含有 bFGF 的超细电纺 PLGA 纤维，随后覆盖到针织脱胶丝素纤维支架上，释放出的 bFGF 首先会刺激间充质干细胞的增殖，然后促进特异性肌腱 ECM 蛋白的产生及胶原产量的增加，有利于再生肌腱组织的力学性能提高。bFGF 在肌腱早期修复过程中能够促进细胞增殖，减少炎症反应和瘢痕组织形成，提高Ⅲ型胶原的表达。

然而单一生长因子即使剂量足够大，作用也是有限的，而多种生长因子具有重要的协同作用[129]。IGF-1 是肌腱修复过程中另一种重要的生长因子，它是由 70 个氨基酸组成的碱性单链多肽，因其结构与胰岛素类似而得名。损伤的早期，IGF-1 在损伤周围的多种细胞基质内均能被检测到，其中以腱鞘外膜中浓度最高，且 IGF-1 的分泌量与肌腱愈合有着明显的相关性，能促进细胞的增殖和增加胶原的含量，减轻肌腱粘连、增加肌腱的生物力学强度以及减少溶胀[130]。Provenzano 等[131]通过对大鼠内侧副韧带损伤模型的观察发现，皮下注射 IGF-1 能有效提高韧带的最大负荷、极限应力、弹性模量，Ⅰ型胶原等相关蛋白的表达量明显增加。但由于其半衰期较短，体外培养时采用外源性生长因子时需反复给药，目前学者多采用转基因技术克服此缺陷。Schnabel 等[132]将 IGF-1 转入骨髓间充质干细胞中，并将其运用于马足趾浅屈肌腱损伤模型的治疗，在伤后 2 周、4 周、6 周、8 周时分别取材并进行 RT-PCR 检测，结果显示Ⅰ型胶原基因显著增多，修复后肌腱中胶原含量明显增加，修复韧带生物力学强度明显增强。体外实验表明，IGF-1 在有效浓度范围内与肌腱细胞的增殖有明显的量效关系。10μg/L 是刺激肌腱细胞生长的最佳浓度，增加或降低浓度均可能导致细胞增殖速率降低[133]。

生长因子在肌腱组织工程支架中的运用前景良好，但现阶段还存在着许多尚待解决的问题，如目前技术多采用单一生长因子进行相关研究，但在肌腱愈合过程中，不同阶段，不同生长因子的表达与作用均不相同。所以如何适时、适量地运用生长因子，采用多种生长因子时如何使其发挥协同作用是目前需要考虑和解决的问题。

5.3.4　纳米纤维在骨组织工程中的应用

骨缺损是一种常见的临床疾病。骨缺损大部分是由外伤、骨肿瘤和骨质疏松等骨相关疾病所引起的，对于骨缺损的有效治疗是临床医生所面临的一项难题。

骨是一种无机物和有机物所组成的复合材料，无机部分的主要成分是羟基磷灰石，有机部分的主要成分是 I 型胶原蛋白。羟基磷灰石占骨干重的三分之二左右，I 型胶原蛋白占三分之一左右[134]。骨是一种具有复杂多级结构的组织，骨组织主要由紧密的皮质骨和多孔的松质骨两部分组成。皮质骨由重复的骨单位组成，而松质骨是由相互连接的骨小梁所组成的框架结构，这些骨小梁和骨单位是由胶原纤维和钙磷晶体所组成的，这些胶原纤维重复排列着并且纤维之间会有 40nm 左右的缝隙[135, 136]。钙磷晶体填充在这些胶原纤维间的缝隙当中来提高骨组织的硬度，正是这种复杂多级的有序结构使得骨组织变得非常坚韧从而在机体进行各种活动的过程中起到支撑的作用[137]。骨组织正是由不同尺度上具有多级结构的矿化细胞外基质所构成的，而骨组织的各种生理学特性主要取决于这种细胞外基质的结构和成分。因此，用于修复和重建骨缺损的组织工程支架需要模拟这种具有不同尺度的多级结构和相似的组成成分。

骨的再生是一个复杂的生物级联过程，涉及特殊的细胞类型、细胞内和细胞外的分子信号通路及各种机械刺激。通常骨的愈合过程涉及以下 4 个相互重叠的阶段[138]：①炎症和血管形成。骨组织受损之后，产生血块实现受伤部位的止血，炎症细胞、成纤维细胞和间充质干细胞被招募到临时愈合的组织并产生新生血管。与此同时，几种生长因子和细胞因子被释放出来。非传染性炎症反应和血管化的产生是骨折愈合的关键。②软的愈伤组织形成。祖细胞被招募并发育成为成骨细胞和软骨细胞，纤维软骨逐渐取代骨端的肉芽组织。③硬的愈伤组织形成。愈伤组织在羟基磷灰石的矿化作用下进一步形成硬质的编织骨。④骨的重塑。在破骨细胞和成骨细胞的调节之下，骨缺损处的愈伤组织被具有正常血管的次级板层骨所替代[139]。

理想的骨组织工程支架材料应具有以下基本特征：①生物相容性、骨传导性、生物活性和骨诱导性。在促进血管生成的同时为正常的细胞行为提供一个没有毒性的环境。②生物可降解性和生物可吸收性。为新生组织的生长创造空间，并最终以相匹配的降解速率被成熟的骨组织所取代。③机械强度。以匹配宿主骨组织的力学特性。④相互连接的多孔结构。更好地运送养分和代谢产物并引导新组织的再生[139]。

1. 二维纳米纤维骨组织工程支架

在骨组织工程中，主要通过模拟天然骨的结构和成分制备出有机-无机相结合的纳米纤维复合材料来用于骨缺损的修复。有机物主要是胶原、明胶和丝素蛋白等天然材料。无机物则主要是羟基磷灰石（HAP）。HAP 分子中所含的钙离子可与含有羧基的氨基酸、有机酸等发生交换反应，具有非常好的骨传导性和生物活性。HAP 与其他材料复合不但能够增强复合材料的力学性能，还能够增强材料的骨传导性，在骨组织工程支架的构建中 HAP 被广泛研究和应用。

在复合方法上主要有直接混合法和后期沉积法两大类。直接混合法是指将有机物和无机物一起混合溶解配制成纺丝液，然后再进行静电纺丝来制备纳米纤维的方法。例如，Kim 等利用静电纺丝技术直接混纺制备出明胶/HAP 纳米纤维膜复合材料。实验结果表明，与纯的明胶纳米纤维材料相比，当 HAP 含量为 20%时，材料可以明显地提高成骨细胞的碱性磷酸酶（ALP）的表达量[140]。Prabhakaran 等通过静电纺丝制备出二维的聚乳酸/胶原/HAP 纳米纤维材料，发现该种材料不仅对成骨细胞的增殖具有促进作用，还可以有效提高成骨细胞的 ALP 活性和细胞在纤维上的矿化程度，材料具有良好的生物相容性和骨诱导性[141]。后期沉积法是指采用电喷射、交替矿化、电沉积和模拟体液矿化等方法把 HAP 沉积到支架表面的一类方法。例如，Gupta 等采用静电喷雾法将 HAP 纳米颗粒喷射到通过静电纺丝法制备好的 P（LLA-CL）/明胶纳米纤维膜上。HAP 纳米颗粒的加入增加了材料表面的粗糙度，有利于细胞黏附，大大改善了材料的力学性能，也有效促进了成骨细胞的增殖和分化[142]。Xie 等通过一种聚多巴胺辅助涂层的方法制备出生物矿化的纳米纤维复合材料。这种方法首先将 PCL 纳米纤维膜浸泡在多巴胺溶液中 4h，此时多巴胺单体在碱性条件下会在纤维上自聚集生成聚多巴胺涂层。随后，再将涂覆了聚多巴胺的纤维膜浸泡在模拟体液（SBF）中进行矿化，最后得到含矿化涂层的纳米纤维。聚多巴胺涂层的引入利于矿物质的沉积，矿化沉积的无机物不但可以提高材料的机械性能，还可以有效增强材料对细胞的黏附性[143]。He 等通过电沉积方法，在静电纺丝制备的聚乳酸纳米纤维膜上快速矿化出磷酸钙涂层。与传统的模拟体液法相比，此方法有着显著的优点：通过精确控制电化学过程参数可以在 1h 内形成高质量的稳定磷酸钙涂层，沉积物的表面形貌可以满足细胞生长和骨再生的要求[144]。

2. 三维纳米纤维骨组织工程支架

理想的骨组织工程支架应具有相互连通的多孔结构，这对于营养的输送、细胞的长入和组织的再生是至关重要的。然而，传统的静电纺丝所制备出来的纳米纤维材料可以说只是在二维空间上模拟了天然细胞外基质的结构，却不具有相互连接的多孔结构，阻碍了细胞向材料内的长入过程[145]。因此，开发出一种基于静电纺丝的具有相互连接的多孔结构三维纳米纤维支架是许多研究者们所努力的方向。

最近，Ding、Greiner 和 Fong 分别报道了纳米三维气凝胶和支架的制备方法。他们主要是通过静电纺丝和冷冻干燥相结合的方法将纳米纤维膜剪切成小片，再将其制备成短纤维分散在溶液中，最后再通过冷冻干燥成型得到三维纳米纤维支架[42, 146-148]。这些支架都具有一些优点：①支架均由纳米纤维组成，具有相互连接的多孔结构，利于细胞的增殖和渗透。②支架均展现出良好的压缩回弹特性，且具有一定的力学稳定性。③形状可控，可以按照设计的模型进行制备。④制备方法均相对简便，不需要复杂的设备。

近年来，在软骨组织工程领域，探索了一种基于静电纺纳米纤维的三维多孔支架的制备方法。Chen 等[149]通过静电纺丝和冷冻干燥相结合的方法制备出具有超强吸水能力的聚乳酸/明胶三维纳米纤维支架并用于软骨组织的修复。该方法首先将制备好的纳米纤维膜剪碎在叔丁醇中，利用匀浆机进行匀浆处理，获得纳米短纤维浆液，经过冻干成型后再进行 180℃条件下的热交联处理 2h，最后通过 EDC/NHS 交联反应在支架表面接枝上一层硫酸软骨素（CS），冻干即可获得具有良好的压缩回弹特性和一定的形状记忆特性的纳米纤维支架（图 5-17）。细胞实验表明该种支架具有良好的细胞相容性。体内实验证明支架可以有效促进新西兰大白兔膝关节软骨缺损处的修复（图 5-18）。

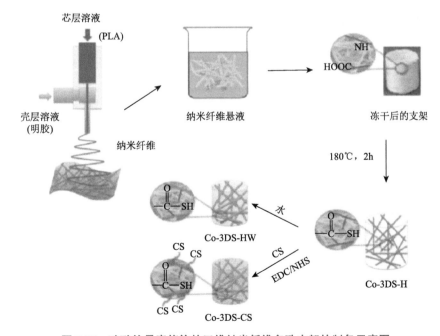

图 5-17　硫酸软骨素修饰的三维纳米纤维多孔支架的制备示意图

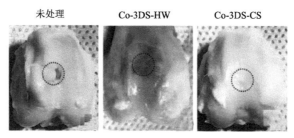

未处理　　　　　　　Co-3DS-HW　　　　　　Co-3DS-CS

图 5-18　新西兰大白兔在术后 12 周后关节软骨的修复外观图片

　　在骨组织工程领域，一些静电纺纳米纤维三维多孔支架同样被用于修复骨缺损。Jeremy 等[145]通过热诱导自团聚（TISA）的方法制备出聚乳酸/聚己内酯三维纳米纤维多孔支架。与纯聚己内酯材料相比，比例为 4∶1 的聚乳酸/聚己内酯所制备的支架具有更强的机械性能、更好的生物活性，也可以更好地促进大鼠骨髓间充质干细胞（BMSCs）向成骨细胞分化，大大提高了对大鼠颅骨缺损的修复质量。Ye 等[150]制备出一种可以缓释骨形态发生蛋白 2（BMP-2）多肽（PEP）的有机-无机复合三维纳米纤维多孔支架用于骨组织工程。首先，通过静电纺丝将纳米羟基磷灰石（NHAP）掺入到 PLA/明胶（GEL）纳米纤维中，制备出 NHAP/PLA/GEL 纳米纤维膜，然后再通过匀浆处理获得纳米短纤维浆液，冻干后的三维支架再进行热交联处理，最后通过多巴胺辅助涂层吸附在三维支架表面负载 BMP-2，从而制备出最终的 NHAP/PLA/GEL-PEP 支架（图 5-19）。通过扫描电镜观察发现支架内部呈现出纳米纤维多孔形貌（图 5-20）。细胞实验表明，由于 NHAP 和 BMP-2 的存在，支架提高了大鼠骨髓间充质干细胞成骨分化相关基因（*OCN*，*RUNX-2*，*COL I*）的表达。在骨缺损模型中，该支架显著促进 SD 大鼠颅骨缺损处的新骨生

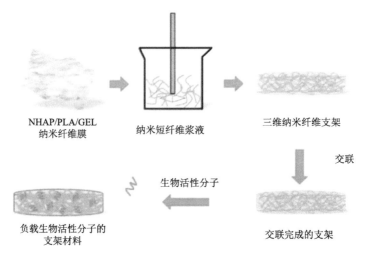

NHAP/PLA/GEL
纳米纤维膜　　　　纳米短纤维浆液　　　　　三维纳米纤维支架

交联

生物活性分子

负载生物活性分子的
支架材料　　　　　　　　　　　　　交联完成的支架

图 5-19　三维纳米纤维支架的制备流程

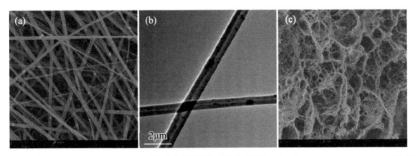

图 5-20　（a）NHAP/PLA/GEL 纳米纤维膜扫描电镜图；（b）NHAP/PLA/GEL 纳米纤维透射
电镜图；（c）NHAP/PLA/GEL-PEP 纳米纤维三维支架扫描电镜图

成。此外，Weng 等[151]制备出表面负载 BMP-2 的有机-无机复合三维纳米纤维支
架。支架的制备方法为：将 PLGA/胶原/明胶纳米纤维膜和掺有生物玻璃的纳米纤
维膜分别剪碎、超声处理获得纳米短纤维溶液，冻干、热交联和活性吸附，最终
获得三维纳米纤维支架并植入到大鼠体内颅骨缺损中。实验表明：负载了 BMP-2
的支架可以明显促进缺损处新骨的生成。

5.4　本章小结

作为纳米生物材料的重要组成部分，纳米纤维材料由于其本身具备类似天然
细胞外基质的纳米微孔纤维结构，并具有高比表面积等优点，在构建纳米纤维组
织工程支架领域有着广泛的应用。本章结合组织工程的需求，首先具体介绍了纳
米纤维的材料选择、结构设计和力学设计，然后重点阐释了制备纳米纤维材料的
几种静电纺丝方法，最后详细介绍了纳米纤维材料在神经、血管、肌腱和骨组织
领域的具体应用研究，既是纳米纤维材料在组织工程领域应用的归纳和总结，也
可为后期的科学探索和临床研究提供指导。

参 考 文 献

[1]　Qin X H，Wang S Y. Filtration properties of electrospinning nanofibers. Journal of Applied Polymer Science，
2007，102（2）：1285-1290.

[2]　Barnes C P，Sell S A，Boland E D，et al. Nanofiber technology：designing the next generation of tissue engineering
scaffolds. Advanced Drug Delivery Reviews，2007，59（14）：1413-1433.

[3]　Jayaraman K，Kotaki M，Zhang Y，et al. Recent advances in polymer nanofibers. Journal of Nanoscience and
Nanotechnology，2004，4（1-2）：52-65.

[4]　Hartgerink J D，Beniash E，Stupp S I. Peptide-amphiphile nanofibers：a versatile scaffold for the preparation of
self-assembling materials. Proceedings of the National Academy of Sciences of the United States of America，
2002，99（8）：5133-5138.

[5]   Zhang R，Ma P X. Synthetic nano-fibrillar extracellular matrices with predesigned macroporous architectures. Journal of Biomedical Materials Research Part B，Applied Biomaterials，2000，52（2）：430-438.

[6]   Ma Z，Kotaki M，Inai R，et al. Potential of nanofiber matrix as tissue-engineering scaffolds. Tissue Engineering，2005，11（2）：101-109.

[7]   Ashley W W，Weatherly T，Park T S. Collagen nerve guides for surgical repair of brachial plexus birth injury. Journal of Neurosurgery，2006，105（6 Suppl）：452-456.

[8]   Battiston B，Geuna S，Ferrero M，et al. Nerve repair by means of tubulization：literature review and personal clinical experience comparing biological and synthetic conduits for sensory nerve repair. Microsurgery，2005，25（4）：258-267.

[9]   den Dunnen W F，Meek M F. Sensory nerve function and auto-mutilation after reconstruction of various gap lengths with nerve guides and autologous nerve grafts. Biomaterials，2001，22（10）：1171-1176.

[10]   Smith R M，Wiedl C，Chubb P，et al. Role of small intestine submucosa（SIS）as a nerve conduit：preliminary report. Journal of Investigative Surgery，2009，17（6）：339-344.

[11]   Karabekmez F E，Duymaz A，Moran S L. Early clinical outcomes with the use of decellularized nerve allograft for repair of sensory defects within the hand. Hand，2009，4（3）：245-249.

[12]   Liao C，Huang J，Sun S，et al. Multi-channel chitosan–polycaprolactone conduits embedded with microspheres for controlled release of nerve growth factor. Reactive & Functional Polymers，2013，73（1）：149-159.

[13]   Meek M F，Varejão A S，Geuna S. Use of skeletal muscle tissue in peripheral nerve repair: review of the literature. Tissue Engineering，2004，10（8）：1027-1036.

[14]   陆艳，迟放鲁，赵霞，等. 丝素导管修复面神经缺损的实验研究. 中华耳鼻咽喉头颈外科杂志，2006，41（8）：603-606.

[15]   Weber R A，Breidenbach W C，Brown R E，et al. A randomized prospective study of polyglycolic acid conduits for digital nerve reconstruction in humans. Plastic & Reconstructive Surgery，2000，106（5）：1046-1048.

[16]   Bender M D，Bennett J M，Waddell R L，et al. Multi-channeled biodegradable polymer/CultiSpher composite nerve guides. Biomaterials，2004，25（7-8）：1269-1278.

[17]   Park S A，Lee S H，Kim W D. Fabrication of porous polycaprolactone/hydroxyapatite（PCL/HA）blend scaffolds using a 3D plotting system for bone tissue engineering. Bioprocess and Biosystems Engineering，2011，34（4）：505-513.

[18]   Simões C L，Viana J C，Cunha A M. Mechanical properties of poly（ε-caprolactone）and poly（lactic acid）blends. Journal of Applied Polymer Science，2009，112（1）：345-352.

[19]   Garkhal K，Verma S，Jonnalagadda S，et al. Fast degradable poly（L-lactide-co-ε-caprolactone）microspheres for tissue engineering：synthesis，characterization，and degradation behavior. Journal of Polymer Science Part A，Polymer Chemistry，2007，45（13）：2755-2764.

[20]   Badylak S F，Lantz G C，Coffey A，et al. Small intestinal submucosa as a large diameter vascular graft in the dog. Journal of Surgical Research，1989，47（1）：74-80.

[21]   Hadlock T A，Sundback C A，Hunter D A，et al. A new artificial nerve graft containing rolled Schwann cell monolayers. Microsurgery，2001，21（3）：96-101.

[22]   Ichihara S，Inada Y，Nakamura T. Artificial nerve tubes and their application for repair of peripheral nerve injury：an update of current concepts. Injury-international Journal of the Care of the Injured，2008，39（Suppl 4）：29.

[23]   Matsumoto K，Ohnishi K，Kiyotani T，et al. Peripheral nerve regeneration across an 80-mm gap bridged by a polyglycolic acid（PGA）-collagen tube filled with laminin-coated collagen fibers：a histological and electrophysiological

evaluation of regenerated nerves. Brain Research, 2000, 868 (2): 315-328.

[24] Stevens M M, George J H. Exploring and engineering the cell surface interface. Science, 2005, 310 (5751): 1135-1138.

[25] Patch K, Smalley E. Body handles nanofiber better. Technology Research News, 2003, 24 (17).

[26] Wang H B, Mullins M E, Cregg J M, et al. Creation of highly aligned electrospun poly-L-lactic acid fibers for nerve regeneration applications. Journal of Neural Engineering, 2009, 6 (1): 016001.

[27] Neal R A, Tholpady S S, Foley P L, et al. Alignment and composition of laminin–polycaprolactone nanofiber blends enhance peripheral nerve regeneration. Journal of Biomedical Materials Research Part A, 2011, 100a (2): 406-423.

[28] Chew S Y, Mi R, Hoke A, et al. Aligned protein–polymer composite fibers enhance nerve regeneration: a potential tissue-engineering platform. Advanced Functional Materials, 2007, 17 (8): 1288-1296.

[29] Xu C Y, Inai R, Kotaki M, et al. Aligned biodegradable nanofibrous structure: a potential scaffold for blood vessel engineering. Biomaterials, 2004, 25 (5): 877-886.

[30] Ruiter G C D, Spinner R J, Malessy M J A, et al. Accuracy of motor axon regeneration across autograft, single lumen, and multichannel poly (lactic-co-glycolic acid) (PLGA) nerve tubes. Neurosurgery, 2008, 63 (1): 144-153.

[31] Hu X, Huang J, Ye Z, et al. A novel scaffold with longitudinally oriented microchannels promotes peripheral nerve regeneration. Tissue Engineering Part A, 2009, 15 (11): 3297-3308.

[32] Brushart T M, Mathur M V, Sood M R, et al. Dispersion of regenerating axons across enclosed neural gaps. Journal of Hand Surgery, 1995, 20 (4): 557-564.

[33] Abdalhay A, Bartnikowski M, Hamlet S, et al. Electrospun biphasic tubular scaffold with enhanced mechanical properties for vascular tissue engineering. Materials Science & Engineering C Materials for Biological Applications, 2018, 82: 10-18.

[34] Asran A S, Salama M, Popescu C, et al. Solvent influences the morphology and mechanical properties of electrospun poly (L-lactic acid) scaffold for tissue engineering applications. Macromolecular Symposia, 2010, 294 (1): 153-161.

[35] Hidalgo-Bastida L A, Barry J J, Everitt N M, et al. Cell adhesion and mechanical properties of a flexible scaffold for cardiac tissue engineering. Acta Biomaterialia, 2007, 3 (4): 457-462.

[36] Lin L, Tong A, Zhang H, et al. The mechanical properties of bone tissue engineering scaffold fabricating via selective laser sintering. Proceedings of the International Conference on Life System Modeling and Simulation, 2007: 146-152.

[37] Zhu T, Yu K, Bhutto M A, et al. Synthesis of RGD-peptide modified poly(ester-urethane) urea electrospun nanofibers as a potential application for vascular tissue engineering. Chemical Engineering Journal, 2017, 315: 177-190.

[38] Sun Z, Zussman E, Yarin A L, et al. Compound core-shell polymer nanofibers by co-electrospinning. Advanced Materials, 2003, 15 (22): 1929-1932.

[39] Xu X, Yang L, Xu X, et al. Ultrafine medicated fibers electrospun from W/O emulsions. Journal of Controlled Release, 2005, 108 (1): 33-42.

[40] Teo W E, Gopal R, Ramaseshan R, et al. A dynamic liquid support system for continuous electrospun yarn fabrication. Polymer, 2007, 48 (12): 3400-3405.

[41] Ali U, Zhou Y Q, Wang X G, et al. Direct electrospinning of highly twisted, continuous nanofiber yarns. Journal of the Textile Institute Proceedings & Abstracts, 2012, 103 (1): 80-88.

[42] Si Y, Yu J, Tang X, et al. Ultralight nanofibre-assembled cellular aerogels with superelasticity and multifunctionality. Nature Communications, 2014, 5: 5802.

[43] Nguyen T H, Lee B T. The effect of cross-linking on the microstructure, mechanical properties and biocompatibility of electrospun polycaprolactone-gelatin/PLGA-gelatin/PLGA-chitosan hybrid composite. Science and Technology of Advanced Materials, 2012, 13 (3): 035002.

[44] Wu T, Huang C, Li D, et al. A multi-layered vascular scaffold with symmetrical structure by bi-directional gradient electrospinning. Colloids & Surfaces B Biointerfaces, 2015, 133: 179-188.

[45] Du F, Wang H, Zhao W, et al. Gradient nanofibrous chitosan/poly ε-caprolactone scaffolds as extracellular microenvironments for vascular tissue engineering. Biomaterials, 2012, 33 (3): 762-770.

[46] Wu T, Jiang B, Wang Y, et al. Electrospun poly (L-lactide-*co*-caprolactone) /collagen/chitosan vascular graft in a canine femoral artery model. Journal of Materials Chemistry B, 2015, 3 (28): 5760-5768.

[47] Wang J, An Q, Li D, et al. Heparin and vascular endothelial growth factor loaded poly (L-lactide-*co*-caprolactone) nanofiber covered stent-graft for aneurysm treatment. Journal of Biomedical Nanotechnology, 2015, 11 (11): 1947-1960.

[48] Wu J, Huang C, Liu W, et al. Cell infiltration and vascularization in porous nanoyarn scaffolds prepared by dynamic liquid electrospinning. Journal of Biomedical Nanotechnology, 2014, 10 (4): 603-614.

[49] Xu Y, Wu J, Wang H, et al. Fabrication of electrospun poly (L-lactide-*co*-ε-caprolactone) /collagen nanoyarn network as a novel, three-dimensional, macroporous, aligned scaffold for tendon tissue engineering. Tissue Engineering Part C Methods, 2013, 19 (12): 925-936.

[50] Yu K, Zhou X, Zhu T, et al. Fabrication of poly (ester-urethane) urea elastomer/gelatin electrospun nanofibrous membranes for potential applications in skin tissue engineering. RSC Advances, 2016, 6 (77): 73636-73644.

[51] Li D, Pan X, Sun B, et al. Nerve conduits constructed by electrospun P (LLA-CL) nanofibers and PLLA nanofiber yarns. Journal of Materials Chemistry B, 2015, 3 (45): 8823-8831.

[52] Wang X, So K F, Xu X M. Advances and challenges for neural regeneration research//So K F, Xu X M. Neural Regeneration. Cambridge: Academic Press, 2015: 3-17.

[53] Ide C. Peripheral nerve regeneration. Neuroscience Research, 1996, 25 (2): 101-121.

[54] Hsu S H, Chan S H, Chiang C M, et al. Peripheral nerve regeneration using a microporous polylactic acid asymmetric conduit in a rabbit long-gap sciatic nerve transection model. Biomaterials, 2011, 32 (15): 3764-3775.

[55] Lundborg G. Nerve Injury and Repair: Regeneration, Reconstruction, and Cortical Remodeling. 2nd ed. Philadelphia: Elsevier/ Churchill Livingstone, 2005.

[56] Schlosshauer B, Dreesmann L, Schaller H E, et al. Synthetic nerve guide implants in humans: a comprehensive survey. Neurosurgery, 2006, 59 (4): 740-748.

[57] Langer R, Vacanti J P. Tissue engineering. Science, 1993, 260 (5110): 920-926.

[58] Zhang K, Jinglei W, Huang C, et al. Fabrication of silk fibroin/P (LLA-CL) aligned nanofibrous scaffolds for nerve tissue engineering. Macromolecular Materials & Engineering, 2013, 298 (5): 565-574.

[59] Kim Y, Haftel V K, Kumar S, et al. The role of aligned polymer fiber-based constructs in the bridging long peripheral nerve gaps. Biomaterials, 2008, 29 (21): 3117-3127.

[60] Jie C, Peng X, Nelson K D, et al. Synergistic improvements in cell and axonal migration across sciatic nerve lesion gaps using bioresorbable filaments and heregulin-β1. Journal of Biomedical Materials Research Part A, 2004, 69 (2): 247-258.

[61] Dubey N, Letourneau P C, Tranquillo R T. Guided neurite elongation and schwann cell invasion into magnetically

aligned collagen in simulated peripheral nerve regeneration. Experimental Neurology, 1999, 158 (2): 338-350.

[62] Lundborg G, Kanje M. Bioartificial nerve grafts: a prototype. Scandinavian Journal of Plastic and Reconstructive Surgery and Hand Surgery, 1996, 30 (2): 105-110.

[63] Wu T, Li D, Wang Y, et al. Laminin-coated nerve guidance conduits based on poly (L-lactide-*co*-glycolide) fibers and yarns for promoting Schwann cells'proliferation and migration. Journal of Materials Chemistry B, 2017, 5 (17): 3186-3194.

[64] Jeffries E M, Wang Y. Biomimetic micropatterned multi-channel nerve guides by templated electrospinning. Biotechnology & Bioengineering, 2012, 109 (6): 1571-1582.

[65] Wang Y, Wang W, Wo Y, et al. Orientated guidance of peripheral nerve regeneration using conduits with a microtube array sheet (MTAS). ACS Applied Materials Interfaces, 2015, 7 (16): 8437-8450.

[66] Jeon E K, Whang H J, Khang G, et al. Preparation and release profile of NGF-loaded polylactide scaffolds for tissue engineered nerve regeneration. Polymer Korea, 2001, 25 (6): 893-901.

[67] Zeng J, Huang Z, Yin G, et al. Fabrication of conductive NGF-conjugated polypyrrole-poly (l-lactic acid) fibers and their effect on neurite outgrowth. Colloids & Surfaces B Biointerfaces, 2013, 110 (10): 450-457.

[68] Sun W, Sun C, Lin H, et al. The effect of collagen-binding NGF-beta on the promotion of sciatic nerve regeneration in a rat sciatic nerve crush injury model. Biomaterials, 2009, 30 (27): 4649-4656.

[69] Wang C Y, Liu J J, Fan C Y, et al. The effect of aligned core-shell nanofibres delivering NGF on the promotion of sciatic nerve regeneration. Journal of Biomaterials Science Polymer Edition, 2012, 23 (1-4): 167.

[70] Hyman C, Hofer M, Barde Y A, et al. BDNF is a neurotrophic factor for dopaminergic neurons of the substantia nigra. Nature, 1991, 350 (6315): 230-232.

[71] Kaplan D R, Miller F D. Neurotrophin signal transduction in the nervous system. Current Opinion In Neurobiology, 2000, 10 (3): 381-391.

[72] Chen X F, Wang R, Yin Y M, et al. The effect of monosialotetrahexosylganglioside (GM1) in prevention of oxaliplatin induced neurotoxicity: a retrospective study. Biomedicine & Pharmacotherapy, 2012, 66 (4): 279-284.

[73] Takigawa T, Yasuda H, Kikkawa R, et al. Antibodies against GM1 ganglioside affect K^+ and Na^+ currents in isolated rat myelinated nerve fibers. Annals of Neurology, 1995, 37 (4): 436-442.

[74] Nishio M, Fukumoto S, Furukawa K, et al. Overexpressed GM1 suppresses nerve growth factor (NGF) signals by modulating the intracellular localization of NGF receptors and membrane fluidity in PC12 cells. Journal of Biological Chemistry, 2004, 279 (32): 33368-33378.

[75] Huang F, Dong X, Zhang L, et al. The neuroprotective effects of NGF combined with GM1 on injured spinal cord neurons *in vitro*. Brain Research Bulletin, 2009, 79 (1): 85-88.

[76] Sun B, Wu T, He L, et al. Development of dual neurotrophins-encapsulated electrosupun nanofibrous scaffolds for peripheral nerve regeneration. Journal of Biomedical Nanotechnology, 2016, 12 (11): 1987-2000.

[77] Xu H, Holzwarth J M, Yan Y, et al. Conductive PPY/PDLLA conduit for peripheral nerve regeneration. Biomaterials, 2014, 35 (1): 225-235.

[78] Wilson C L, Motter B C, Lindsley D B. Influences of hypothalamic stimulation upon septal and hippocampal electrical activity in the cat. Brain Research, 1976, 107 (1): 55-68.

[79] Borgens R B, Irazoqui P. Wireless Electrical Stimulation of Neural Injury: EP1945299. 2008-07-23.

[80] Niznik G, Transfeldt E E, Shichijo F, et al. Spinal sensory and motor tract activation after epidural electrical stimulation in the cat. Spine, 1990, 15 (7): 623-629.

[81] 李青峰, 顾玉东. 电场对周围神经再生的影响. 中华整形外科杂志, 1997, 13 (1): 42-47.

[82] Guo B, Glavas L, Albertsson A C. Biodegradable and electrically conducting polymers for biomedical applications. Progress in Polymer Science, 2013, 38 (9): 1263-1286.

[83] Guimard N K, Gomez N, Schmidt C E. Conducting polymers in biomedical engineering. Progress in Polymer Science, 2007, 32 (8): 876-921.

[84] Yu W, Jiang X, Cai M, et al. A novel electrospun nerve conduit enhanced by carbon nanotubes for peripheral nerve regeneration. Nanotechnology, 2014, 25 (16): 165102.

[85] Baniasadi H, Ahmad R S A, Mashayekhan S, et al. Design, fabrication, and characterization of novel porous conductive scaffolds for nerve tissue engineering. International Journal of Polymeric Materials & Polymeric Biomaterials, 2015, 64 (18): 969-977.

[86] Zhang J, Qiu K, Sun B, et al. The aligned core–sheath nanofibers with electrical conductivity for neural tissue engineering. Journal of Materials Chemistry B, 2014, 2 (45): 7945-7954.

[87] Lee J Y, Bashur C A, Goldstein A S, et al. Polypyrrole-coated electrospun PLGA nanofibers for neural tissue applications. Biomaterials, 2009, 30 (26): 4325-4335.

[88] Huang J, Lu L, Zhang J, et al. Electrical stimulation to conductive scaffold promotes axonal regeneration and remyelination in a rat model of large nerve defect. PLoS One, 2012, 7 (6): e39526.

[89] Sun B, Wu T, Wang J, et al. Polypyrrole-coated poly (L-lactic acid-*co*-ε-caprolactone) /silk fibroin nanofibrous membranes promoting neural cell proliferation and differentiation with electrical stimulation. Journal of Materials Chemistry B, 2016, 4 (41): 6670-6679.

[90] 陈伟伟, 高润霖, 刘力生, 等. 《中国心血管病报告 2017》概要. 中国循环杂志, 2018, 1: 1-8.

[91] 马丽媛, 吴亚哲, 王文, 等. 《中国心血管病报告 2017》要点解读. 中国心血管杂志, 2018, 23 (1): 3-6.

[92] Zheng W, Wang Z, Song L, et al. Endothelialization and patency of RGD-functionalized vascular grafts in a rabbit carotid artery model. Biomaterials, 2012, 33 (10): 2880-2891.

[93] Wei W, Allen R A, Yadong W. Fast-degrading elastomer enables rapid remodeling of a cell-free synthetic graft into a neoartery. Nature Medicine, 2012, 18 (7): 1148-1153.

[94] Kumar S P, Brewington S D, O'Brien K F, et al. Clinical correlation between increased lung to heart ratio of tecnetium-99m sestamibi and multivessel coronary artery disease. International Journal of Cardiology, 2005, 101 (2): 219-222.

[95] Schmedlen R H, Elbjeirami W M, Gobin A S, et al. Tissue engineered small-diameter vascular grafts. Clinics in Plastic Surgery, 2003, 30 (4): 507-517.

[96] Pankajakshan D, Agrawal D K. Scaffolds in tissue engineering of blood vessels. Canadian Journal of Physiology and Pharmacology, 2010, 88 (9): 855-873.

[97] McBane J E, Sharifpoor S, Labow R S, et al. Tissue engineering a small diameter vessel substitute: engineering constructs with select biomaterials and cells. Current Vascular Pharmacology, 2012, 10 (3): 347-360.

[98] Manson R J, Unger J M, Aamna A, et al. Tissue-engineered vascular grafts: autologous off-the-shelf vascular access?. Seminars in Nephrology, 2012, 32 (6): 582-591.

[99] Kannan R Y, Salacinski H J, Butler P E, et al. Current status of prosthetic bypass grafts: a review. Journal of Biomedical Materials Research Part B Applied Biomaterials, 2010, 74B (1): 570-581.

[100] Stitzel J D, Pawlowski K J, Wnek G E, et al. Arterial smooth muscle cell proliferation on a novel biomimicking, biodegradable vascular graft scaffold. Journal of Biomaterials Applications, 2001, 16 (1): 22-33.

[101] Soffer L, Wang X Y, Zhang X H, et al. Silk-based electrospun tubular scaffolds for tissue-engineered vascular grafts. Journal of Biomaterials Science Polymer Edition, 2008, 19 (5): 653-664.

[102] Nottelet B, And V D, Coudane J. Polyiodized-PCL as multisite transfer agent: towards an enlarged library of degradable graft copolymers. Journal of Polymer Science Part A Polymer Chemistry, 2010, 47 (19): 5006-5016.

[103] He W, Ma Z, Teo W E, et al. Tubular nanofiber scaffolds for tissue engineered small-diameter vascular grafts. Journal of Biomedical Materials Research Part A, 2010, 90A (1): 205-216.

[104] Hong Y, Ye S H, Nieponice A, et al. A small diameter, fibrous vascular conduit generated from a poly (ester urethane) urea and phospholipid polymer blend. Biomaterials, 2009, 30 (13): 2457-2467.

[105] Yin A, Zhang K, McClure M J, et al. Electrospinning collagen/chitosan/poly (L-lactic acid-*co*-ε-caprolactone) to form a vascular graft: mechanical and biological characterization. Journal of Biomedical Materials Research Part A, 2013, 101A (5): 1292-1301.

[106] Lee S J, Liu J, Oh S H, et al. Development of a composite vascular scaffolding system that withstands physiological vascular conditions. Biomaterials, 2008, 29 (19): 2891-2898.

[107] Tillman B W, Yazdani S K, Jin L S, et al. The *in vivo* stability of electrospun polycaprolactone-collagen scaffolds in vascular reconstruction. Biomaterials, 2009, 30 (4): 583-588.

[108] Xiang P, Zhang C Y, Chen D L, et al. Cytocompatibility of Electrospun Nanofiber Tubular Scaffolds for Small Diameter Tissue Engineering Blood Vessels.上海: 2012 上海市研究生学术论坛暨第三届上海交通大学医（理）工研究生学术论坛, 2012.

[109] Hasan A, Memic A, Annabi N, et al. Electrospun scaffolds for tissue engineering of vascular grafts. Acta Biomaterialia, 2014, 10 (1): 11-25.

[110] Pan Y, Zhou X, Wei Y, et al. Small-diameter hybrid vascular grafts composed of polycaprolactone and polydioxanone fibers. Scientific Reports, 2017, 7 (1): 3615.

[111] Wu T, Zhang J, Wang Y, et al. Development of dynamic liquid and conjugated electrospun poly (L-lactide-*co*-caprolactone) /collagen nanoyarns for regulating vascular smooth muscle cells growth. Journal of Biomedical Nanotechnology, 2017, 13 (3): 303-312.

[112] 刘桂阳. 皮/芯结构的丝素/聚己内酯纤维及其双层血管再生支架. 苏州: 苏州大学, 2015.

[113] Wu T, Zhang J, Wang Y, et al. Fabrication and preliminary study of a biomimetic tri-layer tubular graft based on fibers and fiber yarns for vascular tissue engineering. Materials Science and Engineerinng C Materials for Biological Applications, 2018, 82: 121-129.

[114] Wu T, Zhang J, Wang Y, et al. Design and fabrication of a biomimetic vascular scaffold promoting *in situ* endothelialization and tunica media regeneration. ACS Applied Bio Materials, 2018, 1 (3): 833-844.

[115] Fang J, Zhang J, Du J, et al. Orthogonally functionalizable polyurethane with subsequent modification with heparin and endothelium-inducing peptide aiming for vascular reconstruction. ACS Applied Materials & Interfaces, 2016, 8 (23): 14442-14452.

[116] Cardwell R D, Dahlgren L A, Goldstein A S. Electrospun fibre diameter, not alignment, affects mesenchymal stem cell differentiation into the tendon/ligament lineage. Journal of Tissue Engineering & Regenerative Medicine, 2012, 8 (12): 937-945.

[117] James R, Toti U S, Laurencin C T, et al. Electrospun nanofibrous scaffolds for engineering soft connective tissues. Methods in Molecular Biology, 2011, 726: 243-258.

[118] Cai J, Wang J, Ye K, et al. Dual-layer aligned-random nanofibrous scaffolds for improving gradient microstructure of tendon-to-bone healing in a rabbit extra-articular model. International Journal of Nanomedicine, 2018, 13: 3481-3492.

[119] Yang C, Deng G, Chen W, et al. A novel electrospun-aligned nanoyarn-reinforced nanofibrous scaffold for tendon

tissue engineering. Colloids & Surfaces B Biointerfaces，2014，122：270-276.

[120] Wu J，Liu S，He L，et al. Electrospun nanoyarn scaffold and its application in tissue engineering. Materials Letters，2012，89（24）：146-149.

[121] Barber J G，Handorf A M，Allee T J，et al. Braided nanofibrous scaffold for tendon and ligament tissue engineering. Tissue Engineering Part A，2013，19（11-12）：1265-1274.

[122] Hakimi O，Mouthuy P A，Zargar N，et al. A layered electrospun and woven surgical scaffold to enhance endogenous tendon repair. Acta Biomaterialia，2015，26：124-135.

[123] Vaquette C，Kahn C J F，Frochot C，et al. Aligned poly（L-lactic-*co*-e-caprolactone）electrospun microfibers and knitted structure：a novel composite scaffold for ligament tissue engineering. Journal of Biomedical Materials Research Part A，2010，94（4）：1270-1282.

[124] 张旭尧，谢丽颖，赵辉. 修复运动性肌腱断裂防粘连材料的应用. 中国组织工程研究，2011，15（16）：2997-3000.

[125] 耿震，王宸. 细胞生长因子对肌腱愈合的影响. 中国修复重建外科杂志，2010，2：239-242.

[126] 王玉聪，付有伟，张前法. 碱性成纤维细胞生长因子促肌腱损伤修复作用的研究进展. 现代实用医学，2011，23（11）：1316-1317.

[127] 王春渤，马世伟，张志宇，等. bFGF 复合降解膜促进腱内部再生的实验研究. 中国医科大学学报，2011，40（6）：571-572.

[128] Sahoo S，Toh S L，Goh J C. A bFGF-releasing silk/PLGA-based biohybrid scaffold for ligament/tendon tissue engineering using mesenchymal progenitor cells. Biomaterials，2010，31（11）：2990-2998.

[129] Costa M A，Wu C，Pham B V，et al. Tissue engineering of flexor tendons：optimization of tenocyte proliferation using growth factor supplementation. Tissue Engineering，2006，12（7）：1937-1943.

[130] 蔡弢艺，陈雄生，周盛源，等. 组织工程韧带/肌腱构建中相关细胞生长因子的研究与应用. 中国组织工程研究，2013，17（7）：1289-1294.

[131] Provenzano P P，Alejandro-Osorio A L，Grorud K W，et al. Systemic administration of IGF-I enhances healing in collagenous extracellular matrices：evaluation of loaded and unloaded ligaments. BMC Physiology，2007，7（1）：1-17.

[132] Schnabel L V，Mc L M D M. Mesenchymal stem cells and insulin-like growth factor-I gene-enhanced mesenchymal stem cells improve structural aspects of healing in equine flexor digitorum superficialis tendons. Journal of Orthopaedic Research，2010，27（10）：1392-1398.

[133] 邱南海，夏英鹏，李明新，等. 胰岛素样生长因子 I 对组织工程肌腱细胞增殖影响的量效关系. 中国组织工程研究，2008，12（2）：221-226.

[134] Ngiam M，Liao S，Patil A J，et al. Fabrication of mineralized polymeric nanofibrous composites for bone graft materials. Tissue Engineering Part A，2009，15（3）：535-546.

[135] Robling A G，Stout S D. Morphology of the drifting osteon. Cells Tissues Organs，1999，164（4）：192-204.

[136] Faingold A，Cohen S R，Reznikov N，et al. Osteonal lamellae elementary units：lamellar microstructure，curvature and mechanical properties. Acta Biomaterialia，2013，9（4）：5956-5962.

[137] Liu H，Yazici H，Ergun C，et al. An *in vitro* evaluation of the Ca/P ratio for the cytocompatibility of nano-to-micron particulate calcium phosphates for bone regeneration. Acta Biomaterialia，2008，4（5）：1472-1479.

[138] Newman M R，Benoit D S. Local and targeted drug delivery for bone regeneration. Current Opinion in Biotechnology，2016，40：125-132.

[139] Chen R，Wang J，Liu C. Biomaterials act as enhancers of growth factors in bone regeneration. Advanced

Functional Materials，2016，26（48）：881-8823.

[140] Kim H W，Song J H，Kim H E. Nanofiber generation of gelatin-hydroxyapatite biomimetics for guided tissue regeneration. Advanced Functional Materials，2005，15（12）：1988-1994.

[141] Prabhakaran M P，Venugopal J，Ramakrishna S. Electrospun nanostructured scaffolds for bone tissue engineering. Acta Biomaterialia，2009，5（8）：2884-2893.

[142] Gupta D，Venugopal J，Mitra S，et al. Nanostructured biocomposite substrates by electrospinning and electrospraying for the mineralization of osteoblasts. Biomaterials，2009，30（11）：2085-2094.

[143] Xie J，Zhong S，Ma B，et al. Controlled biomineralization of electrospun poly（ε-caprolactone）fibers to enhance their mechanical properties. Acta Biomaterialia，2013，9（3）：5698-5707.

[144] He C，Xiao G，Jin X，et al. Electrodeposition on nanofibrous polymer scaffolds：rapid mineralization，tunable calcium phosphate composition and topography. Advanced Functional Materials，2010，20（20）：3568-3576.

[145] Yao Q，Cosme J G，Xu T，et al. Three dimensional electrospun PCL/PLA blend nanofibrous scaffolds with significantly improved stem cells osteogenic differentiation and cranial bone formation. Biomaterials，2016，115：115-127.

[146] Si Y，Fu Q，Wang X，et al. Superelastic and superhydrophobic nanofiber-assembled cellular aerogels for effective separation of oil/water emulsions. ACS Nano，2015，9（4）：3791-3799.

[147] Duan G，Jiang S，Jérôme V，et al. Ultralight，soft polymer sponges by self-assembly of short electrospun fibers in colloidal dispersions. Advanced Functional Materials，2015，25（19）：2850-2856.

[148] Xu T，Miszuk J M，Zhao Y，et al. Bone tissue engineering：Electrospun polycaprolactone 3D nanofibrous scaffold with interconnected and hierarchically structured pores for bone tissue engineering. Advanced Healthcare Materials，2015，4（15）：2238-2246.

[149] Chen W，Chen S，Morsi Y，et al. Superabsorbent 3D scaffold based on electrospun nanofibers for cartilage tissue engineering. ACS Applied Materials & Interfaces，2016，8（37）：24415-24425.

[150] Ye K，Liu D，Kuang H，et al. Three-dimensional electrospun nanofibrous scaffolds displaying bone morphogenetic protein-2-derived peptides for the promotion of osteogenic differentiation of stem cells and bone regeneration. Journal of Colloid and Interface Science，2019，534：625-636.

[151] Weng L，Boda S K，Wang H，et al. Novel 3D hybrid nanofiber aerogels coupled with BMP-2 peptides for cranial bone regeneration. Advanced Healthcare Materials，2018，7（10）：1701415.

（东华大学　莫秀梅，孙彬彬，吴　桐，李丹丹，朱同贺，叶凯强）

第 6 章

纳米生物复合材料

复合材料是指由两种或两种以上物理、化学性质不同的材料，按所设计的形式、比例、分布组合而成的新型材料。复合材料可克服单一材料的缺点，综合发挥各种组成材料的优点，互相取长补短，往往具备单一组成材料所不具备的性能，且综合性能要优于组成材料。因此，通过"复合"的方式获得新性能已成为新材料开发的重要途径，对现代科学技术的发展具有十分重要的作用。

在生物材料领域，单一的医用金属、医用陶瓷和医用高分子材料远远不能满足复杂的临床需求。并且，由于生物相容性的限制，可用于人体的、安全可靠的金属、陶瓷或高分子材料种类十分有限。因此，生物复合材料成为当前生物材料开发和创新的源泉。众所周知，天然生物材料几乎都是由多种纳米材料在纳米尺寸下组装而成的生物复合材料。每一种组分，不论含量多少，都具有不可替代的重要作用，同时也赋予了天然生物材料无可比拟的优异性能。天然细胞外基质（extracellular matrix，ECM）由三维纳米纤维网络构成，存在纳米尺度的孔、纤维和隆起，并在纳米尺度和细胞发生相互作用，直接影响细胞的行为和功能。具有三维纳米结构的生物复合材料在结构上与天然 ECM 更接近；比表面积大，能提供大量的细胞接触点，为细胞的黏附、增殖和生理功能提供更好的微环境；并改善蛋白质吸附，也更有利于药物和生物因子的释放，比传统的微米级支架更有利于细胞的黏附和生长。近年来基于仿生思路，设计开发高性能的纳米生物复合材料在组织工程、再生医学、药物递送、分子成像等领域受到越来越广泛的关注，成为当前生物材料研究热点之一。

本章将简要介绍纳米生物复合材料的基本概念、设计原则和分类，并以纳米生物复合材料在组织工程和肿瘤诊疗两个领域的应用作为典型代表做重点介绍。

6.2　纳米生物复合材料概述

纳米生物复合材料是指由两种或两种以上性质不同的纳米材料组成，或在纳米尺度上由两种或两种以上材料共组装而形成的新材料。生物体及其组织细胞外基质均可视为由各种基质材料（蛋白质、多糖、无机矿物等）组成的纳米复合材料。例如，骨骼、牙齿、贝壳等就是由羟基磷灰石或碳酸钙纳米晶体和天然的有机高分子材料经过从纳米尺度到宏观尺度多级组装而成的纳米生物复合材料。而人工合成的纳米生物复合材料的种类就更加丰富多样。例如，有机-无机杂化纳米复合材料、纳米碳材料功能复合材料、聚合物纳米复合材料、量子点生物复合材料、介孔无机纳米粒子等。复合材料的最大优点就是可设计性，通过特定的工艺，将性质不同的材料复合在一起，实现材料性能上的协同增效。可见，由于组成材料的多样性，以及组元数、复合工艺和结合方式的不同，纳米生物复合材料在形式、性能、应用上可以千差万别。这也导致了纳米生物复合材料种类繁多，用途广泛，很难一一枚举，也很难科学、全面地归类和概括。本节将基于典型纳米生物复合材料的共性规律和特点，简述其设计原则和主要分类。

6.2.1　纳米生物复合材料的设计原则

1. 性能优先原则

与普通的复合材料一样，纳米生物复合材料开发的关键在于材料的"设计"。不同类型的组成材料不能简单地机械混合，而一定要按照特定的形式、比例、分布进行组合。也就是说，材料复合后的综合性能要更优，甚至具有单一组成材料所不能达到的性能，即实现"$1+1>2$"的效果。因此，性能优先原则是设计纳米生物复合材料的重要前提。

基于应用中对复合材料性能的具体要求，纳米生物复合材料可以通过成分优先、结构优先、功能优先等原则对材料进行设计和复合，实现性能优化。简单来说，成分优先原则是指可以通过组成材料的种类、成分等的调节，直接获得所需要的性能。例如，胶原/纳米羟基磷灰石复合材料的力学性能和成骨能力与纳米羟基磷灰石的含量密切相关，调节纳米羟基磷灰石的比例可直接优化复合材料性能。聚乳酸（polylactic acid，PLA）材料表面负电性和酸性降解产物影响了其生物相容性。有研究表明，通过添加带正电荷的壳聚糖或磷酸钙盐可改善其生物相容性。结构优先原则是指组成材料不是简单地共混，而是形成特定结构和组装来获得所需要的性能。例如，仿生矿化胶原纤维就是由胶原纤维和纳米羟基磷灰石原位复合形成，纳米羟基磷灰石与组装的胶原纤维表面的羟基、羧基结合，原位形核长大，晶体的 c 轴平行于胶原纤维的长轴。这样的结构不仅仿生性更好，其成骨性能也更好。具有核-壳结构的纳米粒子可通过精确控制结构制备而成。这种特定的核-壳结构可以实现不同的药物递送效果，如实现序贯给药等。功能优先原则是指将多种性质完全不同的材料进行复合，实现多功能化。例如，石墨烯复合水凝胶在保留水凝胶材料柔性和弹性的同时，赋予其导电的功能，可以传递外源电信号的刺激作用。

2. 仿生原则

大自然是最好的材料设计师，也是最好的材料加工厂。生物仿生则是在研究自然界天然生物材料的基础上，仿照生命系统的运行模式和生物体材料的结构规律、功能特性而设计制造的各种新型材料的技术和思维。例如，仿荷叶表面微纳复合结构的自清洁材料；仿鲨鱼皮表面棱纹微结构的低能耗飞机外壳涂层；仿乌贼等动物变色机制制成的智能玻璃；模仿蚕吐丝的过程研制了各种化学纤维的纺丝方法；模拟蛋白质构象变化的分子马达；模仿电鳗放电的能量转换装置等。可见，道法自然，向自然界学习，是创造新方法、开发新材料的灵感源泉。

天然生物材料是最经典的纳米生物复合材料。细胞外基质材料是由多种蛋白质、多糖或无机矿物组装而成的纳米复合材料，具有复杂的分级结构、优异的力学性能以及特定的生理功能等。仿生原则就是基于仿生的思路设计制造新型复合材料，包括成分和结构仿生、过程和加工制备仿生、功能和性能仿生等。未来发展将逐渐建立和完善仿生材料学理论，继续拓宽仿生对象的领域和仿生的深度，从宏观仿生、微观仿生到分子仿生，从仿生设计到仿生制备，从结构仿生、功能仿生到智能仿生和综合仿生方向发展。

3. 界面原则

复合材料的界面对其性能有着非常重要的影响，因此设计纳米生物复合材料时不能忽略界面效应。组成复合材料的各种组元材料的物理、化学性质往往差别很大，界面处会存在化学成分和性质的突变。界面不仅起连接作用，还具有载荷传递作用、裂纹阻断效应等。因此，设计复合材料时，要求界面不能发生降低综合性能的反应。复合材料界面的结合方式有机械结合、静电作用、界面扩散、界面反应等类型，界面结合力依次增大。材料设计时要根据需求选择界面结合方式。

6.2.2 纳米生物复合材料的分类

纳米生物复合材料的分类方法多种多样。根据复合材料组元的化学性质分类，可分为无机-无机、有机-无机、有机-有机、金属-非金属杂化的纳米生物复合材料。根据来源可分为人造纳米生物复合材料和天然纳米生物复合材料。根据用途可分为用于组织再生修复的纳米生物复合支架材料，用于分子成像的、用于检测诊断的、用于药物递送的纳米生物复合材料等。根据组元结构特性可分为生物复合纳米纤维材料、生物复合纳米粒子、生物复合薄膜材料等。

6.3　纳米生物复合材料在组织工程中的应用

6.3.1　纳米生物复合材料在骨组织工程中的应用

1. 骨——典型的天然纳米生物复合材料

骨是人体中最重要的承重器官，具有优异的力学性能，主要是由胶原和钙磷盐组成的天然纳米复合体系。

天然骨的成分极为复杂，主要包括水、有机物和无机盐等。有机物中Ⅰ型胶原（type Ⅰ collagen）占据了90%以上的比例，其他为少量的非胶原蛋白、多糖以及脂类。骨中非胶原蛋白含量虽少，但种类很多，目前已报道的超过200种，含量较多的有骨钙蛋白（osteocalcin）、碱性磷酸酶（alkaline phosphatase）、纤连蛋白（fibronectin）、骨涎蛋白（sialoprotein）、磷蛋白（phosphoprotein）、骨桥蛋白（osteopontin）、蛋白聚糖（proteoglycan）等。而无机盐的主要成分为钙磷盐，以羟基磷灰石（hydroxyapatite，HAP）为主，但含有 CO_3^{2-}、Cl^-、F^-、Na^+、Mg^{2+} 等杂质离子，CO_3^{2-} 可取代 OH^- 或 PO_4^{3-} 的位置而形成 α 型或 β 型碳酸羟基磷灰石（CHA）。此外，骨中还存在非晶磷酸钙（ACP）、磷酸八钙（OCP）、二水磷酸氢钙（DCPD）等多种矿物相，它们被认为是磷灰石的前体相。

除了成分复杂外，天然骨组织优异的生物力学性能得益于其结构复杂性。在骨结构中，胶原蛋白分子经过自组装形成严格的分级有序结构。胶原纤维是由胶原蛋白分子逐级组装而成，经过了胶原蛋白分子（procollagen）—胶原微纤维（collagen fibrils）—胶原纤维（collagen fiber）—三维网状结构[1]。胶原微纤维是由若干胶原蛋白分子平行排列组装而成的。胶原蛋白分子以相互错开四分之一的阵列规则排列构成胶原微纤维，并形成了空隙区与重叠区相互交替的周期性结构，周期长度大约为 67nm。平行排列的胶原蛋白分子通过分子 N 端与相邻分子 C 端的赖氨酸或羟赖氨酸间形成共价键加以稳定。这种胶原纤维组装为矿物沉积提供了模板，矿物在空隙区择优形核。一般认为，某些结合在胶原纤维空隙区的非胶原蛋白提供了矿物形核的位点并规范矿物的取向，还可起到桥接矿物与胶原蛋白的作用。胶原微纤维进一步组装形成基质的三维网状结构，作为矿化的模板。由于胶原蛋白的糖羟基和 Ca^{2+} 配位结合，这种结合引起胶原蛋白构象变化以及胶原微纤维间的交联，这种作用使胶原蛋白在水中不发生溶解。在矿化过程中，经典理论认为胶原纤维是矿化的主要有机基质。胶原纤维上存在的活性位点，促进矿化的发生。在天然骨中发现羟基磷灰石晶体以片状晶形态规整地排列在胶原纤维组成的"凹槽"（groove）内，因而推测矿化是在胶原纤维的周期性空隙区内形成，并排列成有序结构。此外，越来越多的研究表明，除了胶原纤维规整的、周期性的空隙区作为磷酸钙盐晶体沉积的模板，结合在这些区域或附近的非胶原蛋白（磷蛋白、糖蛋白以及富含羧基谷氨酸或磷酸基团脯氨酸的蛋白质）同样起到了诱发矿化和指导矿化的作用。它们既能与钙离子强配位结合，又能与胶原蛋白骨架形成静电匹配。

除此以外，骨组织也具有复杂的分级结构[2-5]，如图 6-1 所示。可以看到，骨组织的每一级结构都是由更微观、有序的下一级结构组成的。以密质骨为例：①骨在微米尺度上的结构单位为骨单位（osteon）。典型的骨单位的直径为 150～250μm，一个骨单位由 4～20 层呈同心圆分布的 3～7μm 厚的层状骨板排列在哈佛氏管周围构成。这个层次的骨中交错贯通着骨陷窝、骨小管及 Volkmann 管（又称穿通管，perforating canal），其体积可高达 19%（孔积率），它们充满着体液，并且直接与骨髓相连，来输运骨中的代谢物质。②层状骨板进一步由胶原纤维构成，每层骨板中的胶原纤维相互平行排列，相邻骨板中的胶原纤维取向则互呈一定角度，这种结构又称为板层骨。对于皮质骨的哈佛氏系统，Weiner 等认为[4-6]，这种骨板还具有更精细的结构，它由厚薄两层相叠而成，厚层的厚度为 3～7μm，薄层的厚度约为 0.3μm。厚层中胶原纤维取向与骨的长轴方向呈一定角度，相邻骨板中厚层胶原纤维的取向互呈一定角度，而所有薄层中胶原纤维及矿物晶体 c 轴均垂直于骨的长轴方向。③胶原纤维包含胶原微纤维和羟基磷灰石。胶原微纤维是透射电子显微镜水平下可以观察到的结构。骨就是这种细小胶原微纤维连接成的网状骨架上沉积了片状或针状骨矿晶体的复合体。纤维微束的直径可以从100nm到2μm，骨矿晶体主要是羟基磷灰石晶体，厚度为1.5～5nm，宽度约为20nm，长度通常为40～60nm。④胶原微纤维由呈三股螺旋结构的胶原蛋白分子平行排列组装而成。骨在重构和再造过程中所形成的骨单位又称二次骨单位（secondary osteon）[2]。在一个代表性的骨形成顺序中，骨的形成首先开始于细胞分泌胶原蛋白分子，以及胶原模板在细胞外的组装，紧接着是矿物在胶原模板上的沉积。与其他矿化组织不同的是，骨还存在一个二次重构的过程，这包括在已形成的骨中形成血管通道，并再次矿化形成哈佛氏结构。此外，骨还不断地通过破骨吸收和成骨再造，以适应外界的应力变化。因此，骨的矿化是一个连续不断的过程，最终的成熟骨是由各个时间形成的骨构成的，它们彼此之间具有不同的组成、矿物密度和机械性能。

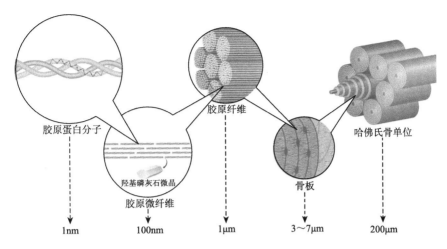

图 6-1　天然骨分级结构示意图

2. 纳米无机-无机生物复合骨材料

目前临床及研究中广泛使用的用于骨修复的无机材料以钙盐为主，与天然骨中的矿物相往往具有相近的成分，例如磷酸三钙（TCP）、羟基磷灰石、碳酸钙、生物活性玻璃以及它们的组合产物。作为一个典型示例，生物活性玻璃于 1969 年由 Hench 教授发明，其含有人骨的一些主要成分，是由氧化硅、氧化钠、氧化钙及氧化磷等基本组分构成。当生物活性玻璃进入生物液体环境时，会在界面处发生水解，产生一层具有生物活性的磷灰石层，并与周围的骨组织发生有机结合。生物活性玻璃不仅能形成良好的骨结合，还会通过降解作用缓慢释放出适当水平的硅离子，刺激所接触的细胞特定基因的表达，激活成骨分化的相关信号通路，促进相关干细胞或前体细胞的成骨分化[7]。其降解产物能够一定程度上促进某些成骨相关的生长因子分泌，进而有利于干细胞的增殖和分化，激发原位细胞的成骨潜能。同时，生物活性玻璃是迄今为止能与骨组织形成化学键合，又能与软组织有良好界面接触的无机复合骨材料[8]。一般的磷酸钙材料能够很好地被生物体吸收，但是其强度不足以维持负荷。相比较而言，生物活性玻璃和生物陶瓷能通过调节羟基磷灰石的结晶状态，在植入后维持较长时间的缓慢降解吸收，起到很好的保护作用以及持续诱导、促进损伤修复。虽然生物活性的无机骨材料具备诸多的优良性质，但是其本质上是一种脆性材料，与原生骨的强韧性匹配性差[9]。对于磷酸钙系列的无机生物复合骨材料而言，其改善空间与应用潜力并存。

对磷酸钙生物活性陶瓷而言，临床应用中需要解决的诸多问题包括：对现有材料机械性能的提升；对刺激基因表达的生物诱导性能的提升；在保持机械性能稳定的前提下，提高表面负载生物药物的能力；在结构上实现通过无机-无机复合的形式，尽可能地模拟出天然骨材料的特点[10, 11]。纳米羟基磷灰石由于仿生天然骨材料中的无机成分，是一类广泛应用的具有良好生物活性的无机骨材料，其与其他无机材料复合成的生物陶瓷也是一类重要的骨材料，如与单层、多层碳纳米管的复合，与氧化铝陶瓷的复合等。纳米羟基磷灰石的添加能够明显提高生物陶瓷的生物力学性能。

3. 纳米有机-无机生物复合骨材料

纳米有机-无机生物复合型材料旨在通过有机-无机成分的复合，模拟出天然骨的成分、结构和/或性能。一般情况下，有机高分子材料具备相对较高的断裂韧性和相对较低的抗压强度，而无机相的加入能够在保持整体韧性的前提下，实现强度的大幅提高并改变整体的生物降解性能。此类复合材料不仅在宏观强度上模拟天然骨的力学性能，在纳米尺度下的微观结构上，也能向周围的组织、细胞传递适当的力学调控信号或营造有利于再生修复的细胞外环境，展示出优秀的生物活性及成骨诱导性能。对于此类复合物而言，研究结果表明，相较于微米尺度，纳米尺度的材料具有更好的生物活性，这得益于纳米材料更能模拟天然细胞外基质的结构特性，并从分子水平上与细胞发生相互作用，更好地递送材料学信号，调控细胞行为并诱导组织再生修复。同时，纳米尺寸的无机、有机材料能够更好地结合，改善材料的综合力学性能和降解特性。

例如，以传统的羟基磷灰石为无机相，构建的纳米羟基磷灰石-高分子复合材料，能够展现出良好的力学和生物学性能。纳米尺度的羟基磷灰石相较于微米及以上尺度的羟基磷灰石具有更大的比表面积，能更好地增加材料的力学性能[12]。通过体外仿生矿化的方法，以胶原作为矿化模板，制备出的仿生矿化胶原（mineralized collagen），能够在纳米尺度模拟出与天然骨最小结构单元相似的分级组装结构[13, 14]（图6-2）。仿生矿化胶原不仅在成分和微观结构上模拟出天然骨的

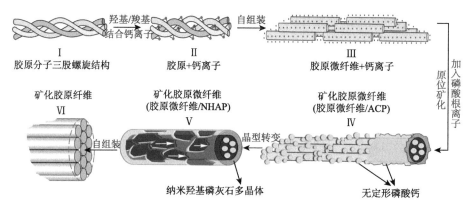

图6-2 原位复合仿生制备矿化胶原纤维示意图

特点，同时具备良好的成骨活性。同单纯的羟基磷灰石相比，矿化胶原能够更显著地促进干细胞的成骨分化，激活成骨相关信号通路，展示出更好的成骨活性。仿生矿化胶原作为一种典型的有机-无机纳米复合骨材料，能进一步与其他载体材料复合（如 PMMA 骨水泥、聚乳酸等），制备出用于大段骨缺损、椎体成形等不同临床需求的仿生人工骨纳米复合材料[15, 16]。此外，溶胶-凝胶法也常常用来制备有机-无机纳米杂化材料。例如，通过聚乙烯醇为有机凝胶相，在硅酸盐体系中构建与生物活性玻璃杂化的三维网络，此种材料具有较高的孔隙率（60%~90%），适宜骨再生的孔径范围（30~500μm）以及良好的力学性能[17]。

尽管各种仿生的纳米有机-无机复合骨材料在不同程度上实现了对天然骨成分或结构的再现，但其程度远不如天然骨分级结构复杂。即使是仿生矿化胶原，也仅仅是在微纳米尺度模拟了天然矿化胶原纤维的组装。在更高尺度、更精细地仿生还面临诸多挑战，如更加接近皮质骨的强度和韧性以及骨的各向异性等。

4. 碳材料增强纳米生物复合骨材料

碳纳米管（CNTs）和碳纳米纤维（CNFs）因为其优异的生物相容性、机械性能以及电学特点，被认为是最有潜力应用于骨组织工程的支架添加材料。Price 等的研究表明，直径为 60nm 的碳纳米纤维能够明显增加成骨细胞的黏附，同时能够降低与其竞争的其他种类细胞（如成纤维细胞、平滑肌细胞等）的黏附，从而起到促进骨整合的作用[18]。此外，许多研究也表明碳纳米管具有激发细胞成骨潜能，促进骨细胞功能的作用。北京航空航天大学李晓明团队的工作也指出，碳纳米管可以促进脂肪干细胞的成骨分化，以及体内诱导异位成骨[19]。Sitharaman 等报道了可降解高分子复合单壁碳纳米管制备的骨材料修复兔子股骨缺损的研究[20]。纳米复合物展现出良好的体内软、硬组织相容性。相较于单纯的未添加碳纳米管的对照组，复合材料组诱导新骨形成效率提高一两倍。碳纳米管或碳纳米纤维增强的聚合物纳米复合材料显示出杰出的导电性能，而这一特点对于组织再生而言，具有独特的优势。例如，聚乳酸作为组织工程支架常用的可降解高分子材料，由于是绝缘体，不适合应用于电学刺激介导的骨再生。当聚乳酸与碳纳米管复合后，显示出适宜骨再生的电导率。在电刺激作用下，相较于单纯的聚乳酸支架，聚乳酸/碳纳米管对骨细胞分化作用的促进作用提高了 50%左右，而对钙离子的聚集作用则超出了 300%[21]。在壳聚糖/多壁碳纳米管复合支架的研究中，碳纳米管的加入在一定程度上促进了细胞分化、蛋白质的聚集、碱性磷酸酶的表达以及复合支架材料的矿化[22]。总之，当前研究表明，碳材料（CNTs 或 CNFs）的加入能够显著提高其力学性能以及提高材料整体电导率从而促进骨组织再生。

然而，有关纳米碳材料生物安全性的问题仍是当前争议的焦点[23]。碳材料本身的生物相容性很好，在应用中依旧存在与其尺寸效应以及生产过程中副产物等相关的潜在毒性。因此，更好地发挥出碳材料优秀的生物相容性、机械以及电学性能，提高其生物安全性是当前研究的重点。此外，在强酸条件下对碳纳米管表面进行修饰可以得到功能化的碳纳米管，如在其表面接枝含有羧基、羟基、巯基以及氨基末端的多种高分子物质（如聚乳酸-羟基乙酸、聚乳酸、聚羟基乙酸以及多种天然高分子）。功能化后的碳纳米管具有很好的水分散性，有望应用于临床。

6.3.2 纳米生物复合材料在软骨组织工程中的应用

由外伤、肿瘤切除、骨关节炎（osteoarthritis，OA）和类风湿性关节炎等导致的软骨损伤已成为目前临床上的常见疾病[24, 25]。软骨损伤一般不能自愈，如果不加以治疗，伴随着软骨组织的进行性退化，患者将遭受关节疼痛、肿胀和运动障碍的困扰，直至全层软骨缺损，最终只能进行整个关节软骨的替换[26]。尽管目前有很多针对软骨损伤修复的临床治疗方法，如骨髓刺激技术（微骨折等）、自体骨软骨移植、自体软骨细胞移植等技术，但其长期的治疗效果不佳，不能有效地恢复软骨组织的功能[27-29]。软骨组织工程的发展为修复软骨组织提供了新思路和新方法。种子细胞、生物活性因子和支架材料是软骨组织工程的三要素，其中支架材料占有重要地位，它可以为种子细胞提供三维结构的生长环境，并负载生物活性因子，通过介导细胞之间的信号连接，调控细胞的黏附、增殖和分化等行为[30, 31]。纳米生物复合材料由于其综合了多种材料的优良特点，如细胞亲和性好、力学性能优异，受到越来越多研究者的关注，成为目前软骨组织工程修复材料的研究热点之一[32]。

1. 软骨及其细胞外基质特性

根据软骨组织内基质成分的不同，可将软骨分成三种类型：透明软骨（hyaline cartilage）、纤维软骨（fibro-cartilage）和弹性软骨（elastic cartilage）[33]。以关节软骨举例，其属于透明软骨，生长于关节的表面处，2～4mm 厚。正常的关节软骨呈现光滑的玻璃样外观，具有提供营养、润滑及减轻关节表面摩擦和振动的作用。与人体中大多数的组织不同，关节软骨没有血供的支持，不受神经的支配，同时没有相应的淋巴系统分布。这样的微环境也决定了其受损后自我修复的能力较差[34]。软骨组织由软骨细胞和细胞外基质组成，而细胞外基质则主要由水、胶原、蛋白聚糖（proteoglycan）和少部分的非胶原蛋白及糖蛋白组成。软骨细胞起源于间充质干细胞（mesenchymal stem cells，MSCs），成熟的软骨细胞高度分化，增殖和分裂能力十分有限，但对于维持和修复细胞外基质起着重要而独特的作用。水分占到整个软骨湿重的 80%，水分的流动有助于将营养物质运输和分配给软骨细胞，并起到润滑的作用[35]。细胞外基质中的其他成分对软骨组织维持大量的水分有着重要的作用。胶原是其中最丰富的结构分子，至少有 15 种不同类型的胶原存在于软骨组织中，而Ⅱ型胶原占绝大多数，为 90%～95%。Ⅱ型胶原可以与蛋白聚糖结合，并形成纤维网络。蛋白聚糖带负电荷，其亚单位由核心蛋白和糖胺聚糖（glycosaminoglycan，GAG）组成。软骨组织中存在着大量的蛋白聚糖，也称为聚集蛋白聚糖（aggrecan）。蛋白聚糖对水分子有着很好的亲和力，可与之结合形成凝胶状结构，因此拥有独特的力学性质（较好的黏弹性和抗压性）[36, 37]。

软骨细胞的形态、排布和细胞外基质的成分随着深度的变化而不同，深度增加，含水量降低，而蛋白聚糖的含量增加。从纵向解剖结构来看，软骨组织可以分为四个连续的分层区域：浅层（superficial zone）、过渡层（中层，middle zone）、辐射层（深层，deep zone）和钙化层（calcified zone）。浅层占整个软骨厚度的 10%～20%，为四个层区中最薄的区域。浅层的软骨细胞形态为扁平状，细胞长轴平行于软骨表面，且细胞密度较高，由此而产生的具有润滑作用的蛋白聚糖，在减轻关节运动的摩擦中起着重要作用。浅层中的胶原成分主要由Ⅱ型和Ⅸ型胶原构成，胶原纤维纤细，采取与软骨表面平行的取向，以充分利用其抗拉强度[38]。过渡层的厚度最厚，占整个软骨的 40%～60%，其中的软骨细胞形态为圆形，细胞密度较低，细胞外基质成分主要为蛋白聚糖和胶原。此层的胶原纤维变厚，排列随机。辐射层的厚度约占整个软骨的 30%，其软骨细胞形态与过渡层类似为圆形，但呈现纵向分布，与胶原纤维的排列方向相同，都是垂直于软骨表面。辐射层的含水量最低，蛋白聚糖的含量最高，胶原纤维的直径最厚，也因此具有较好的抗压性能。钙化层和辐射层之间有一条明显的边界线，称为"潮线"（tide mark），是骨骼发育成熟的重要标志。钙化层仅有少量圆形肥大的软骨细胞聚集于潮线附近，其细胞外基质中除Ⅱ型胶原存在，还沉积有大量的钙盐，使其组织发生明显的矿化。钙化层通过将辐射层的胶原纤维锚定于软骨下骨中，对软骨-骨界面起着重要的保护作用[39]。

2. 软骨修复纳米复合材料基本设计思路

在软骨组织工程中，用于软骨修复的生物支架材料旨在模拟天然的软骨细胞外基质结构，可选择与细胞或生长活性因子复合，移植入缺损的软骨组织中，起到替代、修复、重建软骨组织正常结构和功能的作用[40, 41]。理想的软骨工程支架材料应具有以下几个特性：①具有良好的生物相容性，无毒性，无免疫反应；②可降解，其降解速率与软骨组织再生速率相匹配；③合适的力学强度支撑；④模仿天然软骨组织细胞外基质的物理结构（如多孔性、纳米尺度）；⑤可塑性，便于加工制造，能适应不同形状软骨缺损的填充；⑥具有一定的生物活性，能够促进软骨细胞的黏附和增殖[42, 43]。目前应用于软骨修复的生物材料可以简单分为三大类：来源于天然的生物材料，如胶原[44]、纤维蛋白[45]、明胶[46]、壳聚糖[47, 48]、透明质酸[49]等；人工合成的支架材料，如聚乳酸[50]、聚羟基乙酸（polyglycolic acid，PGA）[51]、聚（乳酸/羟基乙酸）共聚物 [poly（lactide-*co*-glycolide），PLGA] [52, 53]等高分子材料；复合材料，如胶原-糖胺聚糖复合软骨修复材料[54]、纳米有机-无机复合软骨修复材料[55]等。单一生物材料所构建的软骨组织工程支架很难满足上述理想软骨工程支架的所有要求，如天然来源的生物材料的力学性能欠佳，人工合成材料往往疏水，不利于细胞的黏附和生长，缺乏促进软骨修复的生物活性分子。而复合材料往往可以保留单一材料的优势并克服其中的缺点，甚至产生协同增效的作用。因此，设计和合成用于软骨修复的纳米复合材料成为目前研究的热点领域之一[56]。

软骨修复纳米复合材料基本的设计思路可以大致分为以下几种：①通过复合实现力学性能的增强。2011 年，Zheng 等报道了将 PLGA 复合天然的脱细胞软骨 ECM 制备复合支架用于软骨修复的研究，其中 PLGA 大大提升了复合支架的力学性能，含水状态的压缩模量为 1.03MPa，约为原来单独 ECM 的 10 倍。复合后的支架材料依然保持良好的取向性、多孔性和亲水性能[57]。2013 年，Mirahmadi 等将丝素蛋白（silk fibroin）与壳聚糖/甘油水凝胶进行复合，通过静电纺丝的方法制备了纤维增强水凝胶的"三明治夹心"结构，提高了壳聚糖支架的机械强度。复合后的水凝胶支架材料对软骨细胞分泌 GAG 和 II 型胶原有显著的促进作用[58]。②通过复合材料模拟天然软骨组织的多层结构。2009 年，Guo 等报道了将交联的富马酸聚乙二醇酯预聚物{oligo [poly（ethylene glycol）fumarate]，OPF}与明胶微粒进行复合，制备了负载了转化生长因子-β1（transforming growth factor-β1，TGF-β1）的具有软骨层和成骨层的双层骨软骨支架材料。体外实验结果显示，种植在双层支架中软骨层的 MSCs 具有向软骨方向分化的能力，而在成骨层，细胞维持了其成骨细胞的表型。双层水凝胶复合材料的制备，模拟了正常软骨组织的结构和功能，并促进了 MSCs 的软骨分化[59]。③通过材料的复合调节原有支架材料的降解速率。2011 年，Bhardwaj 等报道了将丝素蛋白与壳聚糖材料复合，制备多孔聚电解质复合支架材料。丝素蛋白的加入，有效地解决了壳聚糖材料降解速率快的问题。体外降解结果显示，4 周后，单独的壳聚糖支架材料在含有溶菌酶的溶液中仅剩 40%，通过调节丝素蛋白与壳聚糖的混合比例，发现在两者之比为 2：1 的情况下，4 周后，复合支架材料仅有 30%的降解率。提升后的复合支架材料有望应用于软骨组织工程[60]。④通过材料的复合改善原有支架材料的生物活性。2012 年，Shao 等报道了通过噬菌体展示技术发现了具有招募和亲和 MSCs 的多肽片段 E7（EPLQLKM），并将其修饰在聚己内酯（polycaprolactone，PCL）支架材料上。由此复合而成的复合材料被应用于大鼠的软骨缺损模型中，实验结果表明，多肽修饰后的 PCL 复合支架材料有募集体内 MSCs 的功能[61]。2013 年，Wu 等报道了生物活性玻璃修饰聚羟基丁酸戊酸酯 [poly（hydroxybutyrate-*co*-hydroxyvalerate），PHBV] 支架材料用于软骨组织工程。研究发现，生物活性玻璃的加入，提高了原有 PHBV 支架的亲水性，并且促进了软骨细胞向支架内部的迁移。体内实验表明，复合材料组可形成较厚的类软骨样组织，其生物力学性能较单纯 PHBV 更好[62]。除此之外，用于修饰的生物活性材料还有透明质酸[63, 64]、壳聚糖[65, 66]等。

3. 胶原-糖胺聚糖复合软骨修复材料

胶原是软骨组织细胞外基质最丰富的蛋白质，可以影响软骨细胞的分化和表达，同时对维持糖胺聚糖的产生有着重要作用[67]。其具有良好的生物相容性、低免疫原性、水溶性、降解产物无毒性、促进细胞的黏附和增殖等优点，广泛用于制备软骨组织工程支架材料，其中Ⅰ型和Ⅱ型胶原应用最多[68-70]。但是，胶原应用于软骨修复也存在着一些问题，如体内降解速率快、力学性能欠佳等，使其应用受到一定限制。目前越来越多的研究关注于通过与其他材料的复合来克服其缺点。糖胺聚糖是存在于软骨组织细胞外基质的一种天然的生物材料，为己糖醛酸和己糖胺交替排列的长链聚合物[71]。透明质酸和硫酸软骨素是糖胺聚糖中两类重要的生物材料，有着较好的亲水性和黏弹性，是制备软骨支架的适宜材料[72]。胶原和糖胺聚糖相互复合可以更好地模拟软骨组织细胞外基质的结构和功能，因此胶原-糖胺聚糖（collagen-glycosaminoglycan，CG）复合支架材料在软骨组织工程上有着较好的应用前景。

制备 CG 复合支架材料的常见方法之一为冷冻干燥法。简单来说，在特定的冷冻温度下，胶原和糖胺聚糖悬浮液中的水分被冻结。伴随着一系列互穿的冰晶产生，胶原和糖胺聚糖会发生共沉淀。而当冰晶升华后，即产生多孔的 CG 复合支架材料[73, 74]。通过调节冷冻干燥过程中的温度和材料的配比可以获得不同力学性能、不同孔径大小的 CG 支架。2005 年，O'Brien 等改善了冷冻干燥技术，并研究不同孔径 CG 支架（Ⅰ型胶原与硫酸软骨素复合）对细胞黏附的影响。在保持混合组分不变的情况下，他们通过控制冷冻干燥的温度（$-40℃$，$-30℃$，$-20℃$，$-10℃$）分别制备了四种不同平均孔径大小（95.9μm，109.5μm，121.0μm，150.5μm）的 CG 支架材料。细胞黏附实验结果显示小孔径的支架上具有较高的细胞黏附率[74]。但是，冷冻干燥法制得的材料通常较脆，韧性较差。通过化学或物理交联的方法可以有效改善 CG 支架材料的力学性能，并降低其降解速率[75, 76]。2001 年，Lee 等报道采用四种不同的交联方法修饰了 CG 支架（Ⅰ型胶原与硫酸软骨素复合），研究了交联方法对支架力学性能的影响，并进一步探究了不同方法制备的支架与狗软骨细胞之间的相互作用。这四种交联方法分别是干热处理（dehydrothermal treatment，DHT）交联、紫外辐照（ultraviolet irradiation，UV）、戊二醛（glutaraldehyde，GTA）处理交联和碳二亚胺（1-ethyl-3-（3-dimethylaminopropyl）carbodiimide，EDAC）交联。结果显示采用 EDAC 交联后的支架最硬，而采用 DHT 和 UV 交联后的 CG 支架最容易压缩；所有的交联方法对软骨细胞的增殖和基质的分泌没有负面的影响，其中采用 GTA 和 EDAC 交联后的 CG 支架对软骨细胞的增殖有着明显的促进作用，而采用 DHT 和 UV 交联后的 CG 支架在早期可以显著促进软骨细胞对Ⅱ型胶原的分泌[77]。不同的交联密度对软骨细胞的分化亦有影响。2006 年，Vickers 等报道了通过将狗的软骨细胞种植在不同交联密度的 CG（基于Ⅱ型胶原）支架上，探究不同交联密度对软骨分化的影响。研究发现交联密度低的支架更有助于软骨细胞的增殖和向软骨方向分化[78]。

除了在制备 CG 支架的方法上有所改进，其他研究集中于利用 CG 支架作为载体，通过复合细胞、负载生长因子或运输质粒 DNA 来应用于软骨组织工程。Mullen 等报道了将不同浓度的胰岛素样生长因子-1（insulin-like growth factor-1，IGF-1）负载在 CG 支架上，并将软骨细胞种植在负载了生长因子的 CG 支架上。实验结果表明，CG 支架能很好地吸收 IGF-1，并且在第 5 天时释放含量最高。软骨细胞分泌Ⅱ型胶原的含量与负载 IGF-1 的含量呈依赖关系，其中软骨细胞在负载 50μg/mL IGF-1 的 CG 支架中分泌Ⅱ型胶原的量为最大[79]。Veilleux 等报道了将成年狗关节软骨细胞分别种植于负载有单独的成纤维细胞生长因子-2（fibroblast growth factor-2，FGF-2）、IGF-1 及以上两种细胞因子结合的 CG 支架上。实验发现 5ng/mL 的 FGF-2 能最大程度促进细胞的生物合成和 GAG 的分泌。种植细胞 2 周，软骨细胞可以整齐排列在 CG 支架上，并有强烈的 GAG 和Ⅱ型胶原染色[80]。Samuel 等设计和合成了具有运输质粒 DNA 的 CG 支架，质粒 DNA 在 pH 为 2.5 或 7.5 时都可以嵌入到 CG 支架中。pH 为 2.5 时，合成的载有质粒 DNA 的 CG 支架可以在 28 天后仍然维持其大部分含量；CG 支架中的质粒 DNA 可以持续地转染软骨细胞，这为软骨修复支架的携带基因治疗提供了基础[81]。

4. 纳米有机-无机复合软骨修复材料

纳米有机-无机复合软骨修复材料是目前软骨组织工程中的热点研究领域之一[82]。纳米有机-无机复合软骨修复材料是由无机材料和有机材料在纳米尺度结合而成的，无机相与有机相之间形成互穿网络结构或存在着一定的作用力，较弱的有范德华力、氢键等作用力，而较强的则为共价键或离子键结合。其中有机相多是聚合物、天然来源生物材料等，而无机相多采用生物活性玻璃和磷酸钙材料，特别是羟基磷灰石[32, 83]。聚合物参与的纳米有机-无机复合材料可分为两类：当无机材料为分散相，有机聚合物为连续相时，称为聚合物基纳米复合材料；当有机聚合物为分散相，无机材料为连续相时，称为无机材料基纳米复合材料。其中应用较多的是聚合物基纳米复合材料[84]。聚合物本身具有韧性和易加工成型的特点，而无机材料的引入为材料带来新的性质如磁学、电学性质，同时又让材料整体的力学性能和热稳定性等性质得到加强[85]。

根据加入的无机材料纳米形态的不同，聚合物基有机-无机纳米复合材料又可以分为三大类：聚合物-无机纳米颗粒复合材料、聚合物-纳米无机纤维复合材料和聚合物-无机片状或层状复合材料。聚合物-无机纳米颗粒复合材料在软骨组织工程中的应用较广，其中加入的无机纳米颗粒材料主要有金属单质、二氧化硅、羟基磷灰石、石墨烯和碳纳米管等。2004 年，Savaiano 等报道了将纳米二氧化钛颗粒与 PLGA 复合，二氧化钛的加入促进了体外软骨细胞分泌碱性磷酸酶（alkaline phosphatase，ALP）和软骨相关蛋白-68（chondrocyte expressed protein-68）的表达[86]。2007 年，Hsu 等报道了将不同浓度的金颗粒分散到 II 型胶原中，低浓度的金颗粒（小于 0.5%）有助于增加 II 型胶原的黏弹性和力学性能，复合后的 II 型胶原支架材料促进了软骨细胞的增殖和细胞外基质的分泌[87]。2009 年，Li 等报道了通过静电纺丝/溶胶-凝胶的方法，将纳米羟基磷灰石颗粒与 PLGA 支架复合，制备了具有纤维结构和多孔性的 PLGA/HAP 复合材料。将 PLGA/HAP 复合支架材料联合 MSCs 植入大鼠关节软骨缺损体内模型，发现复合材料有助于软骨组织的新生[59]。2017 年，Chen 等报道了将氧化石墨烯（graphene oxide，GO）颗粒均匀地分散到 PVA 水凝胶中，复合后的 GO/PVA 水凝胶的压缩模量是原来单纯 PVA 水凝胶的 5.3 倍，其断裂拉伸率也增长了 2.5 倍。GO/PVA 复合水凝胶材料没有细胞毒性，有望成为目前缺损关节软骨的替代物[88]。

6.3.3 纳米生物复合材料在神经组织工程中的应用

中枢神经系统（central nervous system，CNS）和周围神经系统（peripheral nervous system，PNS）损伤的修复是亟待解决的世界性临床难题[89]。CNS 损伤主要包括脊髓损伤（spinal cord injury，SCI）和外伤性颅脑损伤（traumatic brain injury，TBI）。由于 CNS 缺乏再生修复能力，因而 CNS 损伤、变性等疾病往往引起严重的不可逆功能障碍，甚至导致永久性瘫痪。目前在理论研究和临床实践上均无理想的解决方案，临床以康复锻炼为主[90]。外周神经发生损伤后创伤部位会发生一系列的病变，神经失去对靶器官的支配，导致靶器官功能丧失[91]。虽然 PNS 损伤的神经轴突具有再生能力，但是自发修复往往是不完全的，且神经功能恢复较差。当 PNS 损伤导致大段神经缺损，无法采用无张力缝合时，需要在缺损处填入移植物，以桥接间隙支持轴突再生。自体神经移植是治疗 PNS 缺损修复的金标准，但是存在许多问题，包括供体部分发病率高、需要二次手术、供体不足以及免疫排斥反应等[92]。近年来人们研究运用组织工程材料修复神经损伤，目的是在损伤区建立一个支持神经组织结构重建的细胞外环境，为组织细胞的迁移及分子渗透提供模板，促进轴突再生、结构重建和功能恢复。本节将从神经组织及其细胞外基质特性、神经修复复合支架和两类神经纳米复合材料等方面介绍纳米复合材料在神经组织工程中的应用。

1. 神经组织及其细胞外基质特性

神经系统是人体中十分重要的器官，分为中枢神经系统和周围神经系统[93]。神经组织由神经元（即神经细胞）和神经胶质细胞组成。神经元是神经组织的基本结构和功能元件，包括细胞体和突起两部分。一般每个神经元都有一条长而分支少的轴突，几条短而呈树状分支的树突。神经元的突起也称为神经纤维，神经纤维末端的细小分支为神经末梢，分布在所支配的组织中。神经元受到刺激后能产生兴奋，并能沿神经纤维传导兴奋。神经元无法进行有丝分裂，但在一定的条件下可以再生和萌芽。神经胶质细胞在神经组织中起着支持、保护和营养作用，包括周围神经系统中的施万细胞、中枢神经系统中的星形胶质细胞和少突胶质细胞。胶质细胞比神经元丰富，具有一些细胞分裂的能力。

神经细胞外基质为细胞提供支持和附着位点，还能产生生物信号，在细胞黏附、迁移、增殖、分化和基因表达中起着重要作用[94, 95]。神经细胞外基质成分众多，包括层粘连蛋白（laminin，LN）、纤维粘连蛋白（fibronectin，FN）、胶原、透明质酸、硫酸肝素（heparin sulfate）以及多种生长因子等[96]。层粘连蛋白属于糖蛋白，由三条不同的肽链构成十字架结构，是基底膜主要成分之一，每个分子中具有和细胞、肝素及胶原的黏附区域，能够诱导细胞在基底膜上的黏附，调节细胞形态、分化及移动，是多种细胞生长的底物。层粘连蛋白也是轴突生长方向的信息物质，具有很强的刺激轴突生长的作用，通过钙依赖细胞黏附分子促进施万细胞间黏附，加速施万细胞迁移和 Bungner 带的形成[97]。胶原是细胞外基质的主要成分，可以被细胞识别，对细胞具有趋化性，其中Ⅳ型胶原对轴突的启动、减缓巨噬细胞的滞留以及抑制成纤维细胞的增生均有作用，因此对于损伤后瘢痕的形成具有阻碍作用[98, 99]。硫酸肝素是存在于细胞表面和细胞间质中的一系列蛋白聚糖，是细胞外基质的重要组成部分。硫酸肝素可以与酸性或碱性成纤维细胞生长因子、转移生长因子、粒细胞-巨噬细胞集落刺激因子、白细胞介素-3、γ-干扰素相结合，降低它们的降解。研究表明，细胞基质中的硫酸肝素可以快速可逆地结合碱性成纤维细胞生长因子（basic fibroblast growth factor，bFGF），形成 bFGF 的储存池，影响 bFGF 的转运速率和释放速率。细胞外基质中硫酸肝素与 bFGF 结合后可以保护 bFGF 免受热、酸、蛋白酶等的降解，在需要时依靠特殊的机理将 bFGF 释放，从而促进轴突生长[100-102]。纤维粘连蛋白能够调节细胞的黏附、伸展、运动和吞噬，可以影响轴索生长锥内细胞骨架成分的重组，进而促进轴突生长[103, 104]。

2. 神经修复复合支架材料

神经的修复和再生是一个复杂的生理过程，需要多种因素的共同调控。而理想的生物支架材料被认为是必不可少的重要因素。良好的复合支架材料应具备以下特性：生物可降解；无毒、无致畸和致突变作用；与人体组织相容性好、形成疤痕组织少；有利于物质交换和血管长入；能引导和促进神经生长等[105]。复合支架材料可以分为以下三种：①成分的复合。人工合成材料可以与其他合成材料或者天然材料构成共聚物，将每种材料性能结合在一起，进而增强支架的修复效果。如 PCL-PLGA 支架、互穿网络水凝胶等。②结构的复合。根据神经组织的结构特征，神经修复支架通常具有定向性的特征[106]。③功能的复合。电信号、生长因子等物理因素、生物化学因素对于神经的修复和再生有重要作用。

天然材料易于获取并含有特殊的位点，适宜细胞黏附，具有良好的生物降解性和生物相容性[107]。用于神经支架的天然材料可以分为两类：①脱细胞的自体非神经组织及异体或异种神经和非神经组织[108]；②天然衍生聚合物，包括细胞外基质分子（胶原[109]、层粘连蛋白[110]、纤维蛋白[111-114]、纤维粘连蛋白和透明质酸[115]）、其他多糖（壳聚糖[116]、藻酸盐[117]、琼脂糖等）和蛋白质（丝素蛋白[118]、弹性蛋白和角蛋白等）。但是天然材料也存在批次间质量不稳定以及可能导致免疫反应等问题[119]。人工合成材料可以具有良好的生物相容性、力学性能和人为可控的降解性能，能够通过人为设计达到降解速率与神经再生速率相匹配的效果，有效提高神经再生的质量，增强相关功能的恢复。用于神经支架的合成材料有硅胶、聚乙烯、聚四氟乙烯、丙烯腈-氯乙烯共聚物、聚乳酸（PLA）、聚羟基乙酸及其共聚物、聚己内酯（PCL）、聚乙二醇（PEG）以及自组装多肽（SAP）等[120-123]。

对于周围神经损伤修复，生物材料一般被设计成中空的圆柱形导管，称为神经导管（nerve guide conduit，NGC）。最早的 NGC 是用不可降解的材料制成的，为了解决二次手术的问题，生物可降解的材料被越来越广泛地应用，如壳聚糖、玉米蛋白等[124, 125]。为了提高 NGC 的作用，NGC 内神经微环境的构建是提高修复效率的一个重要问题。通常在 NGC 的内腔中设计内部微结构，或者向 NGC 内腔中加入物理填充物模仿自体神经支架通常具有的神经内膜结构和细胞外基质成分。2005 年，Wang 等将壳聚糖制备的 NGC 中填充 PGA 制备成神经支架，用来桥接狗 30mm 长的坐骨神经缺损。结果表明该支架能诱导血管长入并允许营养物质和其他分子扩散[126]。

对于中枢神经损伤修复，天然材料具有良好的生物相容性和生物活性，在组织学上可以促进轴突再生，进入体内后降解产物基本都可以被很好地代谢掉，不会引起长期炎症反应。主要应用有以下几种：①胶原。1995 年，Joosten 等首次将胶原制备的水凝胶用于大鼠 SCI 模型，证明胶原水凝胶可以减少胶质细胞反应，能够诱导损伤轴突的再生[127]。2013 年，Guan 等将胶原支架与人骨髓间充质干细胞结合，移植到大鼠脑损伤模型中。胶原支架有效提高了细胞存活率和神经突起体外生长，从而改善神经功能恢复[128]。②壳聚糖。壳聚糖具有良好的可降解性以及特殊的导电特性，被作为 SCI 修复的导管材料。2009 年，Li 等制备了填充Ⅰ型胶原的可降解壳聚糖导管，植入大鼠 SCI 模型中，导管和 I 型胶原作为定向的桥梁，促进轴突的定向排列，进而促进神经跨间隙再生，壳聚糖导管也阻断了胶质瘢痕组织侵入病变部位。结果表明，来自近端脊髓的轴突再生，穿过管内区域重新进入远端脊髓，使瘫痪的后肢功能恢复[129]。③纤维蛋白。纤维蛋白分子上具有与细胞结合的位点，可以作为良好的支架材料[130, 131]。2016 年，Yao 等采用液态静电纺丝技术制备出具有多级定向结构的纤维蛋白水凝胶纤维用于 SCI 修复，在未加神经营养因子的条件下，背根神经节（DRG）在材料上培养 3 天，其神经突触可沿着定向纤维蛋白水凝胶的长轴方向生长 3.92mm，在大鼠 T9 脊髓半切模型中，第 8 周可观察到轴突纤维穿过损伤区域，行为学评分证明早期形成的纤维状微组织可以促进大鼠运动功能的恢复，表明具有多级定向结构的纤维蛋白水凝胶在 SCI 修复中具有促进组织修复和运动功能改善的作用[132]。此外，作为神经细胞外基质成分之一的透明质酸、琼脂糖、胶原以及海藻酸钠等天然高分子材料也被广泛应用在 SCI 和 TBI 修复中[133-136]。研究表明，将生物相容性良好的 PEG 植入到 SCI 中后，可以减少离子兴奋性毒性、减少损伤灶内自由基的产生、减弱炎症反应，进而实现减小损伤面积的作用[137-139]。另外，PEG 的其他衍生分子聚羟乙基甲基丙烯酸酯（PHEMA）也被应用于 SCI 修复中[140]。Woerly 等采用 RGD 修饰的 PHPMA 合成高分子植入到慢性横断的 SCI 模型中三个月，大鼠的运动功能得到改善，采用具有取向性通道结构的支架材料修复 SCI，可以促进感觉神经在通道内再生[141]。PCL 在 TBI 中应用广泛。2009 年，Nisbet 等将电纺 PCL 支架植入到成年大鼠大脑中，观察支架内神经组织的生长。实验证明，电纺 PCL 支架的内部结构，如大的孔隙率和定向排列的结构，能够促进神经生长[142]。Wong 等进一步研究了 PCL 支架的通道方向和细胞渗透之间的关系，研究发现，朝向软组织的孔或通道会增加星形胶质细胞渗透，沿着细胞迁移方向和神经排列方向的微通道对再生有利，并且互相连接的通道效果更好[143]。

近年来自组装多肽作为一种纳米生物材料被广泛关注，并应用到脑、外周神经、心脏和软骨损伤的修复中[144, 145]。RADA16-I［Ac-(RADA)$_4$CONH$_2$］是一种人工合成的能自发组装的离子互补型短肽，由带正电的精氨酸（R）、疏水丙氨酸（A）和带负电的天冬氨酸（D）交替周期性重复组成，通过电荷的相互作用形成三维水凝胶，含水量可达 99%以上[146]。RADA16-I 水凝胶具有以下优点：成型方便，与伤口契合；体内低细胞毒性、高生物相容性；纤维直径 7～10nm，空隙直径 50～200nm，类似天然细胞外基质，为细胞生长提供三维纳米结构环境；黏弹性好，与脑、脊髓和神经模量相接近。研究表明，由 RADA16-I 制备的三维纳米纤维网络能够促进轴突生长和运动突触的形成，对于脑修复、轴突再生以及周围神经损伤后的功能恢复具有积极作用。RADA16-I 可以通过固相合成法进一步用各种有生物活性的功能片段加以修饰，将 RADA16-I 作为小分子或蛋白质的载体，实现可控的分子释放[147]（图 6-3）。

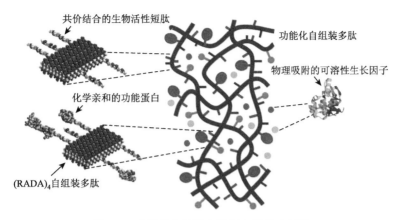

共价结合的生物活性短肽

功能化自组装多肽

物理吸附的可溶性生长因子

化学亲和的功能蛋白

(RADA)₄自组装多肽

图 6-3　功能化自组装多肽复合纤维水凝胶

3. 结合生长因子的神经修复纳米复合材料

生长因子（growth factor，GF）是一类具有刺激细胞增殖、诱导细胞分化等生物学效应的小分子蛋白或多肽，其对诱导细胞增殖分化、组织或器官的修复重建都具有重要的促进和调节作用[93]。神经损伤后，损伤部位的局部生长因子的存在对调节各种神经和非神经细胞的表型改变起着至关重要的作用。虽然远端神经残端的神经细胞分泌的内源性生长因子能够一定程度上支持轴突再生，但是生长因子的细胞生产时间明显下降，不可能无限期持续下去，所以需要依赖于外源性生长因子的添加[148]。将纳米复合材料与生长因子相结合，可以增强神经细胞的生长、增殖、分化能力以及促进轴突的再生[149]。神经修复中最常用的生长因子可以分为两类：①神经营养因子，包括神经生长因子（NGF）、脑源性神经营养因子（BDNF）和神经营养因子-3（NT-3）；②具有神经营养作用的生长因子，包括胶质细胞源性神经营养因子（GDNF）、睫状神经营养因子（CNTF）和成纤维细胞生长因子（aFGF 和 bFGF）等。但是由于生长因子在生理环境下很容易失活，因此在组织工程中不能直接使用，更有效的方法是将生长因子与合适的载体结合，在位点控制释放以保持其长期的活性，更重要的是防止生长因子被蛋白酶分解，延长其在体内的活性。

生长因子的负载方式会影响其释放进而影响神经支架的修复效果。支架材料与生长因子的复合方式通常有以下几种：①将生长因子吸附到支架材料的表面或内部。2012 年，Liu 等通过物理吸附的方式将 NT-3 负载到电纺的胶原支架中，并用肝素保护 NT-3 的活性，用复合支架培养背根神经节，发现复合支架能够促进轴突的生长[150]。②在制备支架的过程中将生长因子复合进支架材料中。2004 年，Taylor 等在纤维蛋白原聚合成纤维蛋白水凝胶的过程中将肝素结合在水凝胶网络中，通过肝素与 NT-3 的非共价结合负载 NT-3，并达到控制 NT-3 释放的效果，用该复合水凝胶培养背根神经节，并用于大鼠 SCI 模型，结果表明，结合生长因子的纤维蛋白水凝胶可以增加神经细胞的浸润并减少胶质瘢痕的增生[151]。③将生长因子负载在微球中，再将微球包埋在支架中。2014 年，Ju 等将负载有血管内皮生长因子（VEGF）、血管生成素-1（Ang-1）和 Nogo 受体抗体（NgR-Ab）的 PLGA 微球与透明质酸水凝胶支架结合在一起，将复合水凝胶植入小鼠脑缺血模型中，结果表明，复合水凝胶与脑组织有良好的生物相容性，能够抑制胶质增生和炎症反应[152]。Wood 等将载有 GDNF 的 PLGA 微球载入纤维蛋白水凝胶中治疗大鼠腓总神经的迟发性损伤，研究发现载有 GDNF 的微球能够促进腓总神经的再生和对肌肉的支配，表明以微球包裹生长因子在神经修复中的有效性[153]。④将生长因子与支架共价结合。Dai 等通过胶原分子上特殊的胶原蛋白结合域（CBD）将 NGF 接枝到胶原上，制备成胶原膜，结果表明，缓释的 NGF 促进神经长入胶原膜内[154]。在自组装多肽纳米纤维上可以共价结合生长因子或生长因子类似物。RADA16-Ⅰ水凝胶中缺乏细胞外基质中的各种生长因子和活性蛋白，生物活性有限，对 RADA16-Ⅰ进行改性，即接枝功能化片段或生长因子合成功能化自组装多肽（fSAP），可以赋予多肽材料一定的生物学活性，从而提高自组装多肽水凝胶的作用。BDNF 和 NGF 是研究较多的生长因子，研究证明，多肽片段 RGI（RGIDKRHWNSQ）具有与 BDNF 类似的功能，CTD（CTDIKGKCTGACDGKQC）具有与 NGF 类似的功能，将这两种片段分别接在 RADA16-Ⅰ上，能够保持自组装的性能，制备的水凝胶可以促进大鼠坐骨神经损伤修复[155, 156]。

4. 导电纳米复合材料

神经系统的组成成分具有独特的化学、物理和形貌性质，为组织工程支架的设计提供指导。在神经的重建和形成过程中，内生电场的存在也是一个重要的因素[157]。电信号对于神经损伤修复过程中神经的再生具有促进作用。English 及 Geremia 等将小鼠坐骨神经损伤后立即在神经近端给予电刺激，发现电刺激可以显著加快神经再生速率，提高受损神经元的存活比例，促进神经损伤后运动和感觉功能的恢复，通过检测损伤神经相应节段脊髓及 DRG 神经元细胞内 BDNF 和生长相关蛋白-43（GAP-43）的表达情况，发现电刺激组表达水平显著高于未加电刺激组，说明电刺激可以部分模拟神经损伤后引发的神经细胞胞体反应，使神经元提早进入再生过程，促进神经的再生和功能恢复[158,159]。另外，电信号还能改善损伤局部血液微循环，改善神经损伤局部血供，并能延缓靶器官的萎缩，从而对神经再生和功能恢复产生积极影响[160-162]。

电刺激对促进神经修复具有良好的效果，导电材料可以高效地利用这种刺激方式，并可结合其他诱导因素促进神经修复。用于神经修复的导电材料有以下三种。

（1）导电高分子材料，如聚吡咯（PPy）、聚苯胺（PANi）、聚噻吩（PTh）、聚乙炔（PA）以及基于压电材料的聚偏氟乙烯（PVDF）等[163-165]。导电聚合物具有较为自由的电子，通过掺杂，导电高分子可以获得高的电导率[166]。聚吡咯是目前研究最多最深入的导电高分子，具有强度较高、生物相容性良好的优点，但由于高度的共轭结构，聚吡咯的可加工性能较差，并且易于溶解和退化，因此往往将聚吡咯与其他高分子材料复合使用，包覆在其他材料表面[167, 168]。Bechara 等在包覆聚吡咯和未包覆聚吡咯的 PCL 纳米线表面培养神经干细胞，包覆聚吡咯的表面具有更高的电导率，神经干细胞展现了更好的黏附、增殖和分化行为[169]。2018年，Zhao 等将 3D 生物打印技术与静电纺丝技术结合，制备了包覆聚吡咯的丝素蛋白导电支架，电导率为 $1 \times 10^{-5} \sim 1 \times 10^{-3}$ S/cm，培养施万细胞发现材料的细胞相容性良好，并能够诱导施万细胞定向排列[170]。

（2）金纳米复合材料。金具有良好的导电性和生物相容性，被广泛用于血管损伤、皮肤和骨骼肌重建以及心脏损伤等方面[171-174]。金纳米复合材料在外周神经损伤中有着十分重要的应用，通常以纳米颗粒的形式复合在天然或人工材料中。2008 年，Lin 等将壳聚糖与金纳米颗粒结合利用光刻技术制备带有定向微结构的神经导管，用于大鼠坐骨神经 10mm 缺损模型，发现该材料对于修复神经有效[175]。2015 年，Das 等在静电纺丝制备的丝素蛋白纳米纤维上吸附金纳米颗粒，制备出丝素蛋白-金纳米复合材料的神经导管，可以促进施万细胞的黏附和增殖，用于大鼠坐骨神经 10mm 损伤的修复，术后 18 个月大鼠完全恢复功能[176]。2018 年，Qian 等运用 3D 打印方法制备了表面和内部均涂有聚多巴胺（PDA）的金-PCL 纳米复合导管。该导管具有比 PCL 支架更高的弹性模量和机械强度，添加金纳米颗粒后具有较高的电导率（4.66×10^{-3} S/cm）。体外实验表明该材料能够促进施万细胞和骨髓间充质干细胞的增殖并向神经方向分化，将该神经导管用于修复大鼠坐骨神经损伤模型发现该材料能够提高髓鞘生长、促进功能恢复，同时刺激对神经修复有利的血管生成，显著改善神经再生能力[177]。

（3）碳纳米复合材料。碳存在于多种不同的结构构型中，包括石墨、石墨烯、碳纳米管、金刚石和非晶碳等。碳基纳米材料具有良好的物理和化学性能，如热、电、机械性能和光学性能[178]。碳纳米管（CNTs）是一维纳米材料，其中的碳原子以 sp^2 杂化为主，六角形网络结构存在一定程度的卷曲，形成空间拓扑结构，具有良好的电学、物理和机械性能，与天然神经组织的微观结构类似，能够模拟神经组织微环境的形貌，对于神经细胞的黏附、生长和分化十分重要[179-181]。碳纳米管具有高度的柔韧性和导电性，可以在生物体内保持稳定性。许多研究表明，向培养基中添加适当浓度的碳纳米管能够促进轴突生长。在神经科学应用中主要有单壁碳纳米管（SWCNTs，单层石墨烯片卷曲而成）和多壁碳纳米管（MWCNTs，若干同心石墨烯圆柱组成）[182, 183]。Ribeiro 等制备了功能化多壁碳纳米管与聚乙烯醇复合的神经导管（PVA-MWCNTs）用于修复大鼠坐骨神经损伤，结果表明该支架可促进再生神经的功能恢复和髓鞘形成，不会引起其他器官的炎症反应[184]。Lee 等运用 3D

打印的方法制备了聚乙二醇二丙烯酸酯-多壁碳纳米管（PEGDA-MWCNTs）神经支架，用该材料体外培养神经干细胞可以促进神经干细胞的增殖和早期分化，加上 500μA 双相脉冲刺激后可以促进神经元成熟[185]。Roman 等制备了用聚乙二醇官能化的单壁碳纳米管（SWCNTs-PEG），用于大鼠 T9 脊髓全断损伤的修复。发现其可以减少病灶体积，增加神经丝阳性纤维和皮质脊髓束纤维，并不会增加反应性胶质增生[186]。石墨烯（graphene）是由碳原子以 sp^2 杂化轨道组成六角形呈蜂巢晶格的二维碳纳米材料，具有导电性、电化学稳定性、高比表面积和生物相容性的特点[187]。为了实现特定的功能或结构性质，在制备过程中可以对氧化石墨烯（GO）的官能团进行修饰。氧化石墨烯纳米复合材料对于神经类细胞的生长和分化具有增强作用[188]。2015 年，Feng 等将氧化石墨烯片层控制组装在电纺聚氯乙烯纳米纤维的表面，然后进行化学还原，得到石墨烯导电的石墨烯纳米纤维（G-NFs）。观察发现超薄的石墨烯层紧紧地连续包裹在每根纳米纤维的整个表面，使材料具有良好的柔韧性和高电导率［最大可达(12.5±1.2)S/cm］。将 G-NFs 作为支架培养细胞并进行电刺激，发现能够显著促进运动神经元的生长，其有望用于神经组织工程[189]。Yan 等采用聚合增强球墨法制备了聚吡咯改性石墨烯（PPy-G），并与 PLGA 一同电纺制备了定向纳米纤维。在外加电刺激的条件下培养视网膜神经节细胞，细胞的存活率、突起生长和抗老化能力显著增强[190]。

6.4　纳米生物复合材料在肿瘤多模态诊疗中的应用

6.4.1　纳米生物复合材料用于肿瘤诊断和成像

1. 用于核医学成像的纳米生物复合材料

近年来，随着核医学成像仪器的发展和亲肿瘤放射性药物的研制及开发利用，放射性核素肿瘤成像对肿瘤的早期诊断、良恶性鉴别、分期、分级及疗效预测显示出其独特优势[191]。核医学成像系统又称放射性核素成像（RNI）系统，其检测的信号是摄入人体内的放射性核素所放出的射线，图像信号反映放射性核素的浓度分布，显示形态学信息和功能信息。核医学成像取决于脏器或组织的血流、细胞功能、细胞数量、代谢活性和排泄引流情况等因素，而不是组织的密度变化。它是一种功能性影像，影像的清晰度主要取决于脏器或组织的功能状态，由于病变过程中功能代谢的变化往往发生在形态学改变之前，故核医学成像也被认为是最具有早期诊断价值的检查手段之一，是目前灵敏度最高的功能学成像方法。

核医学影像的发展经历了 γ 照相机、单光子发射计算机断层成像（SPECT）、正电子发射计算机断层成像（PET）和 PET/CT 几个阶段，它们的显著特点是可进行功能成像。PET 相机能够在 1h 或更短时间内产生全身扫描，其具有高图像质量和远小于 1cm 的线性空间分辨率，这种成像技术用于肿瘤分期已经成为临床现实。由于 PET 文献证明大多数恶性肿瘤显示出过量的氟脱氧葡萄糖（FDG）摄取，所以 FDG-WB-PET 是一种极好的分期方法。在生理学上，FDG 仅被摄入大脑并且在心脏中可变，并且通过泌尿道排出。因此，由此产生的高病变更加容易识别肿瘤组织中的病理累积。这表明在许多肿瘤分期设置中，PET 可能比目前使用的常规横截面成像模式更敏感并且可能更具特异性。FDG-WB-PET 已被用于肿瘤分期，特别是在黑素瘤和支气管癌中，研究数据也出现在其他肿瘤如淋巴瘤中[192]。

用于 SPECT 的放射性同位素有 ^{99m}Tc（$t_{1/2}$：6.0h）、^{111}In（$t_{1/2}$：2.8 天）和放射性碘（如 ^{131}I，$t_{1/2}$：8.0 天）。有学者在携带人乳腺癌肿瘤的无胸腺小鼠中研究了 ^{111}In 标记的嵌合 L6（ChL6）单克隆抗体连接的氧化铁（IO）纳米颗粒的药代动力学、肿瘤摄取和治疗功效[193]。^{111}In 标记的 ChL6 与葡聚糖包被的 IO 纳米颗粒（直径约 20nm）上的羧化聚乙二醇（PEG）缀合，每个纳米颗粒具有一两个 ChL6 抗体（图 6-4）。

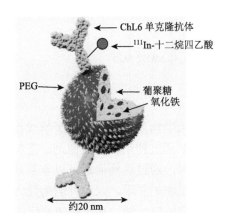

图 6-4　^{111}In 标记的 ChL6 抗体与涂有聚乙二醇、直径约 20nm 的用葡聚糖包被的氧化铁纳米颗粒[194]

这种纳米颗粒在循环中保留的时间足够长，为其提供足够的机会离开血管并进入癌细胞。进入癌细胞的纳米颗粒能够感应外部施加的交变磁场（AMF）而产生一定的热量从而导致肿瘤坏死。量化结果显示静脉注射纳米颗粒到带有肿瘤的模型鼠 48h 之后，有约 14% 的纳米颗粒到达肿瘤部位。经过磁热治疗以后，肿瘤生长受到明显抑制，与未治疗组相比具有统计学意义。学者还研究了直径为 30nm 和 100nm 的类似纳米颗粒[195]。虽然这些大纳米粒子的加热能力要高出几倍，但是肿瘤靶向效率明显低于大小为 20nm 的颗粒。

^{64}Cu（$t_{1/2}$：12.7h）标记的单壁纳米管（SWNTs）（图 6-5）在体内的生物分布可以通过 PET 成像技术来呈现[196]。结果发现这些 SWNTs 在体内高度稳定，并且表面 PEG 链长度可显著影响其血液浓度和生物分布。有效 PEG 化的 SWNTs 表现出相对长的循环半衰期（约 2h）和网状内皮系统（RES）的低吸收。最重要的是，用与环状精氨酸-甘氨酸-天冬氨酸（RGD 肽）连接的 PEG 链包被的 SWNTs 实现了小鼠中阳性肿瘤的有效靶向。SWNTs 的固有拉曼特征也可以用于直接探测小鼠组织中 SWNTs 的存在并确认 PET 成像结果。

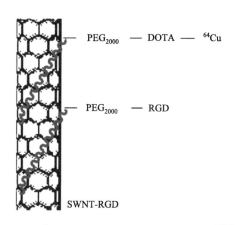

图 6-5　^{64}Cu 标记的功能化 SWNTs 示意图[196]

综上所述，可以看出纳米生物复合材料在核医学成像中具有很好的应用，其促进了肿瘤诊疗的发展，PET 通过使用代谢显像剂、乏氧显像剂等药物，可以将肿瘤病灶的代谢信息表达出来，通过这些信息可以容易地确定肿瘤组织和正常组织及病灶周围的非肿瘤病变组织的界限，以及肿瘤病灶内瘤细胞的分布情况，真正做到以生物靶区为基础制定放疗计划，其在肿瘤治疗的应用具有很好的未来。

2. 用于光学成像的纳米生物复合材料

光学成像是一种生物医学研究中常用的分子成像技术，包括生物发光成像、荧光成像、多光子成像、活体内显微镜成像以及共聚焦成像等[197]。与其他成像技术相比，光学成像具有成本低，安全无创，光学探针种类多，可进行实时性检测以及高灵敏度等优势，但光学成像的空间分辨率较低，受光在组织中穿透及散射的影响，很难在体内进行定量检测[198, 199]。除了常用的有机荧光染料外，用于光学成像的纳米生物复合材料主要分为以下几种。

（1）半导体量子点。量子点是一种直径在 2～8nm 的半导体纳米晶体，粒径小于或接近于激子玻尔半径的纳米颗粒，一般由Ⅱ-Ⅵ族和Ⅲ-Ⅴ族元素组成，具有优良的光学性质。例如，发射和吸收光谱具有尺寸依赖性，激发光谱的范围较宽，发射光谱的半峰宽较窄且呈对称分布，斯托克斯位移大，量子产率高，荧光寿命长，不易化学及生物降解、光解或漂白[200-202]。目前常用的量子点包括 ZnS、ZnSe（紫外和蓝色荧光）、CdS、CdSe、CdTe（可见荧光）、HgS、InP、InAs（近红外荧光）[203-206]。与有机荧光染料相比，量子点的光稳定性和化学稳定性良好，不易受到周围环境，如 pH、溶剂、温度等的影响。同时，可以经受多次激发，标记后对生物大分子的生理活性影响小，荧光强度高，可用于单个分子的长期追踪及成像，大大提高了成像的检测灵敏度[202,207]。量子点作为一种新型的荧光探针在生物分子检测、细胞荧光成像、多色标记等研究领域中发挥了重要作用[208,209]。但量子点的稳定性和生物毒性问题一直没能得到很好的解决。量子点常需要高能量的紫外光或可见光作为激发光源，带来的明显缺点是较差的组织穿透能力、生物组织破坏性和自发荧光干扰等[210,211]。

（2）碳材料。碳材料主要包括碳量子点和碳纳米管，具有较好的光学稳定性和生物相容性[212,213]。碳纳米管具有独特的物理性质，可用于光热治疗和体内生物成像[214]。2007 年，Leeuw 等开展了碳纳米管果蝇体内近红外成像和生物相容性研究，结果表明其具有独特的近红外荧光发射性质，并具有良好的生物相容性[215]。碳量子点的制备方法简单，生物相容性好，但其发射峰很宽，激发峰位置不固定，发射峰会随着激发波长的移动而改变[216,217]。大多数的碳量子点都是在高能量的紫外光激发下，自发荧光峰和碳量子点的荧光峰重合，在应用方面受到一定的限制[218]。

（3）贵金属纳米颗粒（金或银）。金或银纳米颗粒是一种具有生物应用前景的光学探针。其中金纳米颗粒生物相容性良好，易与生物分子结合，近年来被广泛用于活细胞成像、癌症诊断和治疗等众多生物领域[219-222]。金纳米颗粒的制备方法简单（还原氯金酸），原料价格便宜，尺寸可调[221]。胶体金纳米颗粒的紫外-可见吸收峰通常在 510~550nm 的可见光范围内，吸收峰的波长随颗粒粒径的增大而增加[222]。胶体金纳米颗粒没有类似半导体量子点的荧光发射，然而在特定波长照射下，由于金属纳米颗粒局部的表面等离子体共振作用，会产生强烈的共振散射和吸收[223]。粒径不同，等离子体共振频率也会不同。粒径越大，特定的共振散射波长越长。在金纳米颗粒作为光学探针的生物成像中，绝大部分的光学手段利用的是这种极强的共振散射信号[224]。

（4）上转换纳米颗粒。上转换材料是一种新兴的发光标记材料，在近红外光的激发下能发出可见光，即可通过多光子机制把长波辐射转换成短波辐射，故称为"上转换"[225,226]。由于上转换纳米颗粒这种特殊的反斯托克斯位移的发光过程，其应用至生物成像时能够有效地消除由于自发荧光产生的背景干扰[227,228]。上转换纳米颗粒一般由稀土元素组成，稀土元素具有丰富的电子能级和长寿命的激发态，其发射谱包括从紫外、可见光到红外光区的各种波长的电磁辐射,而且具有发光谱带窄,色纯度高,荧光寿命长,物理和化学性能稳定等特点。上转换发光材料主要由基质材料、激活剂(发光中心)和敏化剂等组成。作为上转换发光的基质材料主要包括氟化物、氧化物、卤化物和含硫化合物。目前较常用的稀土上转换发光材料的基质包括 ZnO、TiO_2、$NaYF_4$ 和 LaF_3 等,激活剂主要包括 Er^{3+} 和 Tm^{3+},此类具有特殊的阶梯状能级分子分布的稀土离子,是目前公认的具有较高上转换效率的激活离子[229, 231]。Yb^{3+} 的能级能与激活离子 Er^{3+}、Tm^{3+} 和 Ho^{3+} 的 f→f 跃迁能量相匹配,是常用的敏化离子[232]。2006 年,Lim 首次采用 Y_2O_3:Yb/Er 上转换发光材料对线虫的肠进行了成像分析[233]。2008 年,Prasad 等报道了注射 $NaYF_4$:Yb,Tm 上转换发光材料的小鼠的活体成像[234]。上转换材料在生物医学、光电子器件等方面得到较为深入的研究,随着研究的不断深入其应用领域必将得到进一步的扩展。

3. 用于磁共振成像的纳米生物复合材料

磁共振成像(magnetic resonance imaging,MRI)是一种广泛应用的临床医学影像技术,可对生物体内组织结构以及生理过程进行成像[235]。磁共振成像是利用磁场中的氢质子与脉冲磁场的共振效应以及质子的自旋弛豫实现的[236]。造影剂是磁共振成像技术的重要组成部分,据估计,30%以上的临床磁共振成像诊断必须使用造影剂[236, 237]。用于磁共振成像的造影剂按其弛豫机制可分为 T_1 造影剂及 T_2 造影剂,其作用是增强组织周围水分子中氢质子的弛豫速率,显著增强目标区域与背景组织的对比度,从而提高磁共振成像的灵敏度[238, 239]。可用于磁共振成像的纳米生物复合材料主要分为以下两类。

(1)顺磁离子螯合物 T_1 造影剂。Mn^{2+}、Fe^{3+}、Gd^{3+} 的有机金属配合物,常用来作为顺磁性造影剂实现 T_1 加权成像的对比增强,其中 Gd^{3+} 的螯合物(Gd-DTPA,马根维显)是最为常见的一种临床造影剂,主要用于探测血脑屏障的破坏程度、血管化程度、血流动力学和血管灌注[240]。这类造影剂在体内存留时间短,信号较弱,不具备特定器官和组织的靶向性,同时,由于主要的清除途径是肾脏,溶液中形成的自由的钆离子具有非常高的毒性,虽然与有机金属螯合后毒性大大降低,但美国 FDA 已发布关于含 Gd 类造影剂的公共卫生警告,警告 Gd 类造影剂可能导致肾源性纤维化/肾源性纤维皮肤病[241]。

(2)超顺磁氧化铁纳米颗粒用于 T_2 成像。基于超顺磁的磁学特性以及纳米尺度可以实现不同的生物分布,氧化铁纳米颗粒在 T_2 加权的成像中展现出优异的探测灵敏度,因此氧化铁纳米颗粒所提供的成像能力超过了传统的化学造影剂[236, 237]。磁性氧化铁纳米颗粒以其优异的体内安全性、肿瘤组织特异性以及高磁敏感性,是构建新型磁共振成像造影剂的首选材料。商品化的磁性氧化铁纳米颗粒造影剂可粗略地分为小氧化铁颗粒（SPIO）和超小氧化铁颗粒（USPIO）两种类型[241-243]。其中，Feridex 是 SPIO 类造影剂的典型代表，而 Combidex 是 USPIO 类造影剂的典型代表。尽管在临床研究与应用中取得了巨大的成功，但这两种造影剂目前已经停产，由此可见早期商品化的磁性氧化铁纳米颗粒并不能完全满足临床诊断的实际需求[244]。随着纳米材料合成技术的发展，尤其是高温热分解技术的产生克服了以往合成方式的缺陷，许多高结晶度、窄粒径分布的磁性氧化铁颗粒被合成出来。例如，2002 年，Sun 等以乙酰丙酮铁［Fe(acac)$_3$］为铁前驱体，在高沸点溶剂中，通过高温热分解法，成功地合成了 4nm 及 20nm 的球形 Fe$_3$O$_4$ 纳米晶体[245]；2004 年，Hyeon 团队采用油酸钠与 FeCl$_3$·6H$_2$O 的反应制备了油酸铁前驱体，然后直接加热油酸铁的十八烯溶液，在高温下反应制备得到了高结晶度、单分散的磁性氧化铁纳米晶体[246]。2007 年，Cheon 等报道了 MFe$_2$O$_4$（M = Mn，Fe，Co，Ni）铁氧体纳米晶体的制备方法，得到具有更高饱和磁化强度的 MnFe$_2$O$_4$ 纳米颗粒，经表面配体置换后，获得的水溶性 MnFe$_2$O$_4$ 的摩尔弛豫率高达 358L/(mmol·s)，较相同尺寸的 Fe$_3$O$_4$ 表现出更好的磁共振造影增强效果[247]。总之，制得的磁性氧化铁纳米晶体，磁响应强，结晶度高，单分散性好，表面修饰结构清晰，正掀起新型磁性纳米颗粒在磁共振成像技术中应用的新一轮研究热潮。

6.4.2　纳米生物复合材料用于肿瘤治疗

1. 用于热疗的纳米生物复合材料

肿瘤的热疗方法是利用特定的纳米生物复合材料在物理条件下产生热量，从而加热癌变组织，在达到一定温度后，使癌细胞死亡，从而消除恶性肿瘤的一种治疗手段。随着现代研究和技术手段的进步，越来越多的纳米材料应用于肿瘤的热疗当中。目前最为常见的用于热疗的纳米材料主要分为两大类，一类是磁性纳米材料，应用于磁热肿瘤治疗，另一类是光热纳米材料，应用于光热肿瘤治疗。

关于磁性纳米材料，目前已知有几种磁性纳米材料被应用于热疗领域，包括 Fe$_3$O$_4$ 和 γ-Fe$_2$O$_3$、Fe-Pd 和 Co、合成纳米铁磁尖晶石、钴铁氧体、Mn-Zn 以及 Mn-Zn-Gd 铁氧体颗粒、铜-镍、铁磁钙钛矿体 La$_{1-x}$Sr$_x$MnO$_3$、Ni$_{1-x}$Cr$_x$、钆-钙-镧复合材料、铁磁性 SrFe$_{12}$O$_{19}$/γ-Fe$_2$O$_3$ 复合材料[248]。在最近的研究中又发现了几种新型的 Mn-Zn-Fe、Co-Gd-Zn 和 Zn-Gd-Fe 复合材料，它们的居里温度在所需的适宜的热治疗温度附近，因此当加热温度超过合适的治疗温度时也超过了材料的居里温度，此时材料会失去强磁性，加热温度继而下降，并不会继续上升。由于上述材料的这种性质，加热部位的组织也就不会发生碳化，从而减少了创伤。这种材料第一次被记录和描述是在 1999 年，最近 Settecase 等制备了居里温度为 42～43℃的磁性纳米材料，并采用这种磁性纳米材料作为肿瘤部位受交变磁场照射的选择性热源[249]。

在通过热疗方式治疗肿瘤的过程中，发现单一使用某些磁性纳米材料会在生物相容性、靶向效果、药物释放等方面产生问题。因此，将磁性纳米材料与其他载体或者高分子材料复合，形成磁性纳米生物复合材料。磁性纳米生物复合材料大致分为水基磁流体、纳米磁性高分子球和磁性脂质体。

水基磁流体即以水为载体，Fe_2O_3、Fe_3O_4 等为磁性颗粒，既具有固体磁性材料的磁性又能像液体一样流动的磁性流体。其主要制备方法包括化学共沉淀法、水热法、水解法、超声波法等。目前化学共沉淀法是制备水基磁流体最普遍的方法。主要步骤包括将 Fe^{2+} 和 Fe^{3+} 的溶液按照一定比例混合，控制温度和合适的 pH，加入 NH_4OH 或 NaOH，高速搅拌，得到纳米磁性粒子沉淀，经洗涤、过滤、烘干后将其超声分散于水溶液中，加入表面活性剂，最终得到水基磁流体。

纳米磁性高分子球是指具有核-壳结构，由磁性纳米粒子和高分子材料组成的球状纳米颗粒。其中高分子材料主要包括白蛋白、乳胶、明胶、聚乙二醇、中性葡聚糖等。磁性高分子微球既具有高分子微球的特性也具有磁响应性。根据其结构形式可将纳米磁性高分子球分为三种。第一种为磁性材料为核，高分子材料为壳层的结构。第二种为高分子材料为核，磁性材料为壳的结构。第三种为壳-核-壳的结构，其中核为纳米磁性材料，内壳和外壳都为高分子材料。

磁性脂质体是指由脂质体囊泡包括磁性纳米颗粒（如 Fe_3O_4 或 α-Fe_2O_3）的一种磁性纳米生物复合材料。这种材料最外层由磷脂双分子层组成，内部由磁性纳米颗粒组成，因此其磁热性能和生物相容性均表现优异。该种材料载上化疗药物，在交变磁场的作用下能够在控制药物释放以及靶向给药的同时产生磁热而杀死肿瘤细胞。

关于光热纳米材料，在目前的研究中通常使用的是"光活化纳米加热器"，即贵金属纳米材料。其原理是由于贵金属有着特殊的激光吸收峰，当激光频率与贵金属纳米粒子的最大吸收峰相重叠时，便会产生大量热量。由于在这种特定的激光频率下，其功率不足以直接破坏细胞，而仅仅是通过产生热量杀死细胞，因此贵金属纳米材料广泛地应用于肿瘤的光热治疗当中。在现代研究中，金由于相比其他贵金属具有更高的吸收系数，因此使用更小的激光能量便能实现细胞的破坏，是最为常用的贵金属。在不同的研究中，为适应不同的肿瘤治疗情况，便将金制作成如棒状、球状、壳状等不同形状和结构。不同的纳米金的结构对激光的吸收、散射等具有细微或者不同的特征，从而利用这一特点达到不同的光热效果。同时，将金纳米颗粒与特定的肿瘤细胞抗体相结合，以实现金纳米颗粒靶向消灭癌细胞的效果，而正常的健康细胞则不受影响。

纳米级的石墨烯和还原石墨烯氧化物等新型纳米材料也可用于光热治疗。Yang 等通过将聚乙二醇与石墨烯相结合,发现纳米石墨烯片具有高效吸收近红外光的特征以及肿瘤细胞对于该纳米材料的高摄取特征,且在毒性实验中表现出极低或者无毒性的特性[250]。Robinson 等制作了一种横向尺寸约 20nm 的层状还原纳米石墨烯氧化物,其具有高近红外吸光度和生物相容性,具有 6 倍高的近红外吸收能力[251]。Robinson 等还在该纳米材料上附加一种特定的靶向肽,可使特定的癌细胞高效率地选择性地摄取,可用于靶向治疗。相比纳米金,该纳米材料在体外表现出毒性更小、体积更小、光热效率更高、成本更低等优点。

2. 用于化疗的纳米生物复合材料

化学药物治疗(简称化疗),与手术治疗、放射治疗一起并称为三大肿瘤治疗手段。化疗通过口服、注射等方式将抗肿瘤药物输入到人体内,再经过血液循环将药物递送到全身,进而渗透到肿瘤部位,达到治疗肿瘤的效果。化疗药物往往具有细胞毒性,在杀死肿瘤细胞的同时也会对正常细胞造成损伤,同时也会导致人体免疫能力下降。此外,部分化疗药物水溶性较差,进入体内后容易被 RES 清除排出体外,使得药物在血液中循环的半衰期缩短,不能很好地渗透到肿瘤部位,且有一些药物在进入人体后在体液环境下不稳定,易降解。近年来,纳米技术与化疗的结合能够克服上述缺点。

纳米技术在化疗中的主要作用是以纳米材料作为递送药物的载体,赋予药物更多的功能性。纳米材料的合理设计可以达到以下几点:①提高水溶性差药物的递送效率,同时应解决药物在血液循环过程中会泄漏的问题;②使药物具有靶向或者选择性释放等功能,降低药物的毒副作用;③克服递送药物至肿瘤部位时存在的物理屏障;④实现双载药、多载药;⑤诊疗一体化;⑥接收载体的强信号,实时追踪药物位置,便于研究肿瘤治疗的机理问题等[252]。

纳米载体应具有良好的生物相容性,不带来额外的毒性作用,且载体与药物的结合不影响药物正常发挥作用。目前,用于药物载体的纳米材料有脂质体、高分子基纳米材料、无机纳米颗粒。研究表明,基于纳米载体的药物在药代动力学及药物在体内的分布情况与不使用载体的药物相比均有较大的改善。纳米载体负载药物的能力是评价载体好坏的重要方面,越大的载药量意味着递送相同剂量的药物所需载体的量可以越少,由于不能保证载体本身完全无毒无害,所以有必要通过提高载药量来降低载体的用量。药物的缓释是影响化疗效果的另一重要方面。通过主动靶向或被动靶向可以实现纳米材料在肿瘤细胞的聚集,其药物浓度可以达到正常细胞的十倍以上。然而,能发挥化疗作用的是在肿瘤细胞中释放出来的那部分药物,所以应设法将药物尽可能多地从载体中释放出来,使药物在肿瘤细胞内达到较高浓度[253]。针对药物在肿瘤部位的释放,目前研究较多的是利用肿瘤的微环境，如低 pH、含较高浓度的还原性物质（谷胱甘肽）、低的氧含量等。

脂质体类纳米药物载体具有较好的生物相容性，但稳定性较差、载药量低，限制了其在临床上的应用。高分子基底的纳米材料由于种类繁多，与药物分子之间具有较好的结合力，稳定性较好，在载药、递药、缓释中的应用较为广泛。常见的高分子材料有各种带端基的聚乙二醇（—PEG）、PLGA。PLGA 用于疏水性药物（如阿霉素、紫杉醇、姜黄素、顺铂、喜树碱等）的包覆，依靠 PLGA 和药物间的疏水相互作用，在水溶液中形成 PLGA 油状小球，药物分子被包裹在 PLGA 内部。PLGA 球的粒径可以通过不同的工艺、制备方法加以控制，大小由几十纳米到几十微米不等。PLGA 小球到达肿瘤部位可以通过主动靶向或被动靶向（EPR 效应）。之后，药物随着 PLGA 在体内会缓慢地降解而释放出来。在负载紫杉醇药物的 PLGA 纳米球用于小鼠乳腺癌治疗的研究中，与静脉注射紫杉醇相比，PLGA 包覆的紫杉醇能更多地被肿瘤细胞摄取，从而达到更好的治疗效果[254]。

无机纳米材料由于具有较小的颗粒尺寸，较大的比表面积，以及特殊的结构（如孔道或二维片状等），作为载体有较好的应用前景。目前，有相关文献报道的无机纳米材料载体有磁性纳米颗粒、量子点、金属纳米粒子、碳基纳米材料、水滑石等。介孔二氧化硅最早发现于 1990 年，是一种典型的无机纳米载体，其制备方法多样，合成的二氧化硅粒径分布范围大致在几十纳米到几百纳米之间。介孔二氧化硅的主要特点是孔道结构多样化，空隙大小具有可控性，孔道内部适合负载各种药物。二氧化硅表面有许多 Si—R 键及 Si—OH 键，在体内环境中随着环境 pH 值、温度变化和酶的作用，以及外界刺激（如光、磁场）的存在下容易被降解，且降解产物对大部分细胞均无毒。此外，二氧化硅表面易功能化，可以包覆一层 PEG 来增加生物相容性，可以通过表面修饰叶酸配体来提高材料的靶向能力[255]。

3. 用于基因治疗的纳米生物复合材料

基因治疗主要是指直接对肿瘤基因进行破坏，来达到肿瘤治疗的目的。目前治疗的方法也非常多元化，常见的方法有辐射基因破坏、多功能醇酸树脂干扰、抗代谢物、拓扑异构酶抑制剂以及基因复制抑制等。下面将较为详细地讨论纳米复合物对于基因治疗的作用，并解析相关的核心技术，包括遗传物质以及基因药物的递送等[256, 257]。

RNA 疗法是近年来热门的研究方向，因为肿瘤被视为一种异源性的基因疾病，因此借由 RNA 来沉默目标肿瘤基因的表达被认为是一种有效的治疗手段。此外，miRNA 影响肿瘤相关基因，例如抑制纤维连接蛋白，最终达成肿瘤血管生成、代谢功能和肿瘤纤维化等目的[257, 258]。

以病毒为载体来递送 RNA，由于病毒外壳本身就具有易进入细胞的特性，此方式被广泛应用于重新编码细胞核的遗传物质。Liu 团队发现 miR-494 可以干扰髓源抑制细胞中 TGF-β1 的表达，进而抑制肿瘤的生长以及代谢，并在老鼠实验中证实其可以抑制 4T1 乳腺癌细胞[259]。Kota 团队利用腺体病毒搭载 miR-26a，成功调降了肝癌细胞的活性，使肿瘤细胞增殖减缓，并引发特异性凋亡，同时对正常组织的影响性小，具有很好的应用潜力[260]。虽说如此，病毒载体在实际运用上的安全性依旧备受争议，因此非病毒载体变成近年来的另一种趋势。

为避免病毒载体的缺点，利用非病毒的方式来递送 RNA 是近年来的重点研发方向。Schiffelers 团队利用聚乙二醇/聚乙烯亚胺形成复合载体，连接 RGD 肽段增加细胞摄取率，在载入 siRNA 后成功沉默血管内皮细胞生长因子，并在老鼠模型上得到验证[261]。Ghosh 团队则利用金纳米颗粒以及聚乙二醇形成一复合载体，其具有低毒性、高搭载率、高细胞摄取率等特性，在搭载 miRNA 后成功于体外实验沉默目标基因[262]。此外，还有许多不同种的复合型 RNA 载体，如聚乙二醇/聚环氧乙烷高分子复合载体等，也证实聚乙二醇体系搭载 RNA 是具有潜力的基因治疗方式[263]。

DNA 疗法与 RNA 疗法作用方式相近，借由递送特定 DNA，直接使活化或抑制某些功能，达到抑制肿瘤活化、增殖、代谢等特性，相较于 RNA，DNA 的影响更加直观。Choi 团队利用聚酰胺-胺型树枝状高分子的共轭衍生物搭载 pDNA。借由荧光基因以及凋亡素基因，来增强癌细胞的荧光显色以便观察，且促使细胞凋亡的发生，并在脑瘤细胞上得到验证[264]。

基因药物疗法是通过药物对肿瘤细胞的遗传物质产生直接性的影响，例如使 DNA 发生交联、破坏 DNA 的双股螺旋、形成大块聚合物等，从而达到使肿瘤细胞失去功能的目的。顺铂是一种常见的化疗药物，其主要的功能是促使 DNA 发生交联而达到失活的效果，而其中 H2AX 的磷酸化是最重要的评判指标之一[265]。Lippard 团队成功研发出一种以顺铂为主体的药物前驱体，其能够与清蛋白结合形成一复合体结构，随后累积在肿瘤细胞，最终达到杀死细胞的目的。其在体内又有足够的稳定性以及生物相容性，在 H2AX 的磷酸化的表征上也得到良好的验证[266]。

烷基化药剂让 DNA 中的鸟嘌呤甲基化，以达到破获 DNA 结构的目的，而其中替莫唑胺便是常见的药物之一[267]。Danhier 团队利用聚乙二醇以及二甲基丙烯酸酯形成一药物载体，成功搭载替莫唑胺，对胶质母细胞瘤的治疗有着卓越的效果[268]。近期替莫唑胺的复合性载药体系也越来越受重视，由于肿瘤细胞中含有大量的烷基转移酶，载药体系共担载抑制烷基转移酶以提高治疗效果也被认为是一种有效的方法，未来替莫唑胺与其他药物复合的新体系在肿瘤应用上也备受期待[269]。

构建一个安全、稳定且具有肿瘤针对性的治疗手段一直是科学家们所追求的，基因治疗近年来也越来越被重视。尤其是 RNA 疗法以及 DNA 疗法，相较于基因药物疗法有着更高的针对性，可以达到安全且有效的治疗效果。但基因治疗也有很大的局限性，尤其对于制剂开发部分，有着一定程度的劣势，未来如何将基因治疗结合现今最热门的个性化医疗将是其应用的关键。

6.4.3　用于肿瘤多模态诊疗一体化的纳米生物复合材料

肿瘤诊疗一体化是一种结合诊断与治疗的新型的综合技术，实现肿瘤的早期诊断、精确定位、原位治疗，以及实现在治疗过程中的实时疗效监测与预后[270, 271]。与传统的诊断与治疗不同的是，诊疗一体化包含多种治疗手段，比单一的诊断或者治疗手段具有优势[272]。通过构建稳定、高效和安全的纳米载体，利用纳米载体结合抗癌药物和癌症诊断探针，整合药物靶向运输、活体示踪、药物治疗和预后监测等功能于一体的纳米生物复合材料将是未来的研究趋势[273]。常用的纳米材料包括高分子复合材料、金纳米颗粒、碳纳米管、磁性纳米颗粒与二氧化硅纳米颗粒。纳米生物复合材料实施诊疗一体化具有很多优势，包括提供个性化治疗，提高治疗效果，实施监测治疗过程[274]。

纳米生物复合材料可提供个性化治疗。癌症是一种具有异质性的疾病，需要根据患者的特点以及疾病的阶段选择合适的治疗手段，具有诊疗一体化的纳米材料能够给患者提供适合于个体的不同的治疗选择，改善预后，调控诊疗效率。个性化医疗是基于肿瘤的特点，综合考虑患者生理特征，分析对特定治疗响应的效果，确定针对个人的治疗方案。在个性化医疗中，需要这种具有诊疗一体化纳米材料，在整个治疗过程中有机结合诊断与治疗。

纳米生物复合材料可提高治疗效果。临床中的肿瘤单一治疗方法效果有限，利用协同治疗可以克服肿瘤对于单一治疗的耐受性。在协同治疗中，纳米材料具有高比表面积，可结合一种或者多种化疗药物、蛋白质、多肽以及基因药物，同时可修饰放射性核素、核磁共振造影剂、荧光造影剂、超声造影剂等。通过改变物理化学性质改变血液循环时，可以将造影剂与药物通过一定比例结合到纳米颗粒内部或者表面，实现主动与被动靶向结合，环境响应药物释放，以及多模态治疗手段协同治疗，并具有核磁共振成像、X 射线成像、超声成像、荧光或生物光学成像、单光子发射成像和正电子发射成像等诊断功能。多模态成像往往能够克服单模态成像可能带来的假阳性，提高成像和检测的准确度。各种成像模式都有各自的优点和适用范围。因而利用多模态成像可以实现优势互补，达到更优的成像效果。例如，研究人员利用负载金属离子与二氢卟吩的碳酸钙聚多巴胺复合空心纳米颗粒实现核磁共振与光声双模态成像，同时可通过光动力学与化疗联合治疗肿瘤[275]。

纳米生物复合材料可利用各种成像手段反馈治疗效果，实时监控纳米材料在肿瘤内部的分布情况，提供特定组织的可视化，提高相对于周围组织的信噪比，提供快速高清的活体组织成像。例如，光敏材料基纳米颗粒可通过光成像来监测其在体内分布以及靶向效果，同时根据成像结果，可以通过激光在靶向部位实施光动力学或者光热治疗。成像指导下的肿瘤治疗体系也包括金纳米结构以及碳纳米管，这些体系的成像功能可以提供体内分布以及药物靶向信息，在临床中可帮助决定实施治疗的部位以及时机。另外一个在诊疗中十分重要的方法是实时监控治疗效果。例如，修饰近红外荧光染料于壳聚糖纳米颗粒并担载抗肿瘤药物，可使得肿瘤成像以及实施肿瘤靶向治疗的药物递送，可提高抗肿瘤药物的效果并减少副作用。同时通过近红外荧光成像可实时监控肿瘤生长以及抑制的效果[276]。

近些年，肿瘤诊疗一体化纳米生物复合材料的构建受到极大的关注，但在临床转化中仍然面临诸多挑战。尽管如今已经研发了很多诊疗一体化纳米生物复合体系，但是将安全可靠和高效低毒纳米生物复合材料应用于临床诊断和治疗，还需对基础问题进行深入探究。例如，可同时递送两种药物的纳米颗粒还无法达到临床需求的协同效果；此外，光敏的纳米复合材料由于穿透深度浅而限制了其在临床中的应用。材料体系的安全性、高效性以及在非靶向部位的聚集，药物代谢以及在体内分布，对人体细胞、组织的相互作用与影响，靶向效率特异性以及灵敏度，药物对人体免疫系统的影响以及清除途径，纳米药物的量化和标准化生产，都是需要各学科的合作，包括医学、生物学、材料学以及工程科学研究人员的共同努力。

6.5 本章小结

纳米生物复合材料在组织工程和再生医学、药物递送、分子成像、疾病诊断等领域具有重要的应用潜力，受到越来越广泛的关注。本章重点介绍了其在组织工程和肿瘤诊疗两个领域的应用实例。纳米生物复合材料不仅具有各成分原有的特性，又能通过协同作用提升原有的性能，优势互补，从而实现多重目的。纳米生物复合材料可通过调节成分、组成、复合方式等获得不同的性能，已成为新材料开发的重要方法和途经。纳米生物复合材料当前及未来研究重点关注的科学问题包括：纳米生物安全性；各组元协同作用机制；纳米仿生材料；临床转化和临床应用等。

参 考 文 献

[1] Piez K A. Molecular and aggregate structures of the collagens. Extracellular Matrix Biochemistry, 1984.

[2] Currey J D. The Mechanical Adaptations of Bones. Priceton: Princeton University Press, 1984.

[3] Lakes R. Materials with structural hierarchy. Nature, 1993, 361 (6412): 511-515.

[4] Weiner S, Wagner H D. The material bone: structure-mechanical function relations. Annual Review of Materials Science, 2003, 28 (1): 271-298.

[5]   Weiner S, Arad T, Traub W. Crystal organization in rat bone lamellae. FEBS Letters, 1991, 285 (1): 49-54.

[6]   Weiner S, Traub W, Wagner H D. Lamellar bone: structure-function relations. Journal of Structural Biology, 1999, 126 (3): 241-255.

[7]   Hench L L, Polak J M. Third-generation biomedical materials. Science, 2002, 295 (5557): 1014-1017.

[8]   Hench L L, Wilson J. An Introduction to Bioceramics. Singapore: Worls Scientific Publishing, 1993: 47-59.

[9]   Best S M, Porter A E, Thian E S, et al. Bioceramics: past, present and for the future. Journal of the European Ceramic Society, 2008, 28 (7): 1319-1327.

[10]   Sanchez-Salcedo S, Arcos D, Vallet-Regi M. Upgrading calcium phosphate scaffolds for tissue engineering applications. Key Engineering Materials, 2008, 377: 19-42.

[11]   Navarro M, Michiardi A, Castaño O, et al. Biomaterials in orthopaedics. Journal of the Royal Society Interface, 2008, 5 (27): 1137-1158.

[12]   Liao S S, Cui F Z, Zhu Y. Osteoblasts adherence and migration through three-dimensional porous mineralized collagen based composite: nHAC/PLA. Journal of Bioactive & Compatible Polymers, 2004, 19 (2): 117-130.

[13]   Cui F Z, Cui L I, Cui G E. Self-assembly of mineralized collagen composites. Materials Science & Engineering R, 2007, 57 (1): 1-27.

[14]   Wang Q, Wang X M, Tian L L. In situ remineralizaiton of partially demineralized human dentine mediated by a biomimetic non-collagen peptide. Soft Matter, 2011, 7 (20): 9673-9680.

[15]   Liao S S, Guan K, Cui F Z, et al. Lumbar spinal fusion with a mineralized collagen matrix and rhBMP-2 in a rabbit model. Spine, 2003, 28 (17): 1954-1960.

[16]   Liu X, Wang X M, Chen Z, et al. Injectable bone cement based on mineralized collagen. Journal of Biomedical Materials Research Part B Applied Biomaterials, 2010, 94 (1): 72-79.

[17]   Pereira M M, Jones J R, Orefice R L, et al. Preparation of bioactive glass-polyvinyl alcohol hybrid foams by the sol-gel method. Journal of Materials Science: Materials in Medicine, 2005, 16 (11): 1045-1050.

[18]   Price R L, Waid M C, Haberstroh K M, et al. Selective bone cell adhesion on formulations containing carbon nanofibers. Biomaterials, 2003, 24 (11): 1877-1887.

[19]   Li X, Liu H, Niu X, et al. The use of carbon nanotubes to induce osteogenic differentiation of human adipose-derived MSCs in vitro and ectopic bone formation in vivo. Biomaterials, 2012, 33 (19): 4818-4827.

[20]   Sitharaman B, Shi X F, Walboomers X F, et al. In vivo biocompatibility of ultra-short single-walled carbon nanotube/biodegradable polymer nanocomposites for bone tissue engineering. Bone, 2008, 43 (2): 362-370.

[21]   Supronowicz P R, Ajayan P M, Ullmann K R, et al. Novel current-conducting composite substrates for exposing osteoblasts to alternating current stimulation. Journal of Biomedical Materials Research, 2002, 59 (3): 499-506.

[22]   Venkatesan J, Ryu B M, Sudha P N, et al. Preparation and characterization of chitosan-carbon nanotube scaffolds for bone tissue engineering. International Journal of Biological Macromolecules, 2012, 50 (2): 393-402.

[23]   Zhang L J, Webster T J. Nanotechnology and nanomaterials: promises for improved tissue regeneration. Nano Today, 2009, 4 (1): 66-80.

[24]   Hunziker E B. Articular cartilage repair: basic science and clinical progress. A review of the current status and prospects. Osteoarthritis and Cartilage, 2002, 10 (6): 432-463.

[25]   Woolf A D, Pfleger B. Burden of major musculoskeletal conditions. Bulletin of the World Health Organization, 2003, 81 (9): 646-656.

[26]   Benders K E M, van Weeren P R, Badylak S F, et al. Extracellular matrix scaffolds for cartilage and bone regeneration. Trends in Biotechnology, 2013, 31 (3): 169-176.

[27]　Yasui Y, Ando W, Shimomura K, et al. Scaffold-free, stem cell-based cartilage repair. Journal of Clinical Orthopaedics and Trauma, 2016, 7 (3): 157-163.

[28]　Matsiko A, Levingstone T J, Obrien F J. Advanced strategies for articular cartilage defect repair. Materials, 2013, 6 (2): 637-668.

[29]　Makris E A, Gomoll A H, Malizos K H, et al. Repair and tissue engineering techniques for articular cartilage. Nature Reviews Rheumatology, 2015, 11 (1): 21-34.

[30]　Musumeci G, Castrogiovanni P, Leonardi R, et al. New perspectives for articular cartilage repair treatment through tissue engineering: a contemporary review. World Journal of Orthopedics, 2014, 5 (2): 80-88.

[31]　Ge Z G, Li C, Heng B C, et al. Functional biomaterials for cartilage regeneration. Journal of Biomedical Materials Research Part A, 2012, 100 (9): 2526-2536.

[32]　Doulabi A H, Mequanint K, Mohammadi H. Blends and nanocomposite biomaterials for articular cartilage tissue engineering. Materials, 2014, 7 (7): 5327-5355.

[33]　Li K C, Hu Y C. Cartilage tissue engineering: recent advances and perspectives from gene regulation/therapy. Advanced Healthcare Materials, 2015, 4 (7): 948-968.

[34]　Sophia F A J, Sheesh B A, Rodeo S A. The basic science of articular cartilage: structure, composition and function. Sports Health, 2009, 1 (6): 461-468.

[35]　Mow V C, Holmes M H, Michael L W. Fluid transport and mechanical properties of articular cartilage: a review. Journal of Biomechanics, 1984, 17 (5): 377-394.

[36]　Alford J W, Cole B J. Cartilage restoration, part 1: basic science, historical perspective, patient evaluation, and treatment options. The American Journal of Sports Medicine, 2005, 33 (2): 295-306.

[37]　Cheng C W, Solorio L D, Alsberg E. Decellularized tissue and cell-derived extracellular matrices as scaffolds for orthopaedic tissue engineering. Biotechnology Advances, 2014, 32 (2): 462-484.

[38]　Bellucci G, Seedhom B B. Mechanical behaviour of articular cartilage under tensile cyclic load. Rheumatology, 2001, 40 (12): 1337-1345.

[39]　Jayasuriya C T, Chen Y P, Liu W G, et al. The influence of tissue microenvironment on stem cell-based cartilage repair. Annals of the New York Academy of Sciences, 2016, 1383 (1): 21-33.

[40]　Chung C, Burdick J A. Engineering cartilage tissue. Advanced Drug Delivery Reviews, 2008, 60 (2): 243-262.

[41]　Temenoff J S, Mikos A G. Review: tissue engineering for regeneration of articular cartilage. Biomaterials, 2000, 21 (5): 431-440.

[42]　Narayanan N, Kuang L, Del P M, et al. 1-Design and fabrication of nanocomposites for musculoskeletal tissue regeneration//Liu H. Nanocomposites for Musculoskeletal Tissue Regeneration. Oxford: Woodhead Publishing, 2016: 3-29.

[43]　Grande D A, Halberstadt C, Naughton G, et al. Evaluation of matrix scaffolds for tissue engineering of articular cartilage grafts. Journal of Biomedical Materials Research, 1997, 34 (2): 211-220.

[44]　Mimura T, Imai S, Kubo M, et al. A novel exogenous concentration-gradient collagen scaffold augments full-thickness articular cartilage repair. Osteoarthritis and Cartilage, 2008, 16 (9): 1083-1091.

[45]　Könst V E, Benink R J, Veldstra R, et al. Treatment of severe osteochondral defects of the knee by combined autologous bone grafting and autologous chondrocyte implantation using fibrin gel. Knee Surgery, Sports Traumatology, Arthroscopy, 2012, 20 (11): 2263-2269.

[46]　Lien S M, Chien C H, Huang T J. A novel osteochondral scaffold of ceramic-gelatin assembly for articular cartilage repair. Materials Science and Engineering: C, 2009, 29 (1): 315-321.

[47] Alves D S M L，Crawford A，Mundy J M，et al. Chitosan/polyester-based scaffolds for cartilage tissue engineering：assessment of extracellular matrix formation. Acta Biomaterialia，2010，6（3）：1149-1157.

[48] MuzzarelliA R A A，Greco F，Busilacchi A，et al. Chitosan，hyaluronan and chondroitin sulfate in tissue engineering for cartilage regeneration：a review. Carbohydrate Polymers，2012，89（3）：723-739.

[49] Toh W S，Lee E H，Guo X M，et al. Cartilage repair using hyaluronan hydrogel-encapsulated human embryonic stem cell-derived chondrogenic cells. Biomaterials，2010，31（27）：6968-6980.

[50] Chu C R，Coutts R D，Yoshioka M，et al. Articular cartilage repair using allogeneic perichondrocyteseeded biodegradable porous polylactic acid（PLA）：a tissue-engineering study. Journal of Biomedical Materials Research，1995，29（9）：1147-1154.

[51] Freed L E，Vunjak-Novakovic G，Biron R J，et al. Biodegradable polymer scaffolds for tissue engineering. Bio/Technology，1994，12：689.

[52] Zhang Y Y，Yang F，Liu K，et al. The impact of PLGA scaffold orientation on *in vitro* cartilage regeneration. Biomaterials，2012，33（10）：2926-2935.

[53] Pan Z，Duan P G，Liu X N，et al. Effect of porosities of bilayered porous scaffolds on spontaneous osteochondral repair in cartilage tissue engineering. Regenerative Biomaterials，2015，2（1）：9-19.

[54] Harley B A C，Gibson L J. *In vivo* and *in vitro* applications of collagen-GAG scaffolds. Chemical Engineering Journal，2008，137（1）：102-121.

[55] Buchtová N，Réthoré G，Boyer C，et al. Nanocomposite hydrogels for cartilage tissue engineering：mesoporous silica nanofibers interlinked with siloxane derived polysaccharide. Journal of Materials Science：Materials in Medicine，2013，24（8）：1875-1884.

[56] Nooeaid P，Salih V，Beier J P，et al. Osteochondral tissue engineering：scaffolds，stem cells and applications. Journal of Cellular and Molecular Medicine，2012，16（10）：2247-2270.

[57] Zheng X F，Yang F，Wang S G，et al. Fabrication and cell affinity of biomimetic structured PLGA/articular cartilage ECM composite scaffold. Journal of Materials Science：Materials in Medicine，2011，22（3）：693-704.

[58] Mirahmadi F，Tafazzoli-Shadpour M，Shokrgozar M A，et al. Enhanced mechanical properties of thermosensitive chitosan hydrogel by silk fibers for cartilage tissue engineering. Materials Science and Engineering：C，2013，33（8）：4786-4794.

[59] Guo X，Park H，Liu G P，et al. *In vitro* generation of an osteochondral construct using injectable hydrogel composites encapsulating rabbit marrow mesenchymal stem cells. Biomaterials，2009，30（14）：2741-2752.

[60] Bhardwaj N，Kundu S C. Silk fibroin protein and chitosan polyelectrolyte complex porous scaffolds for tissue engineering applications. Carbohydrate Polymers，2011，85（2）：325-333.

[61] Shao Z X，Zhang X，Pi Y B，et al. Polycaprolactone electrospun mesh conjugated with an MSC affinity peptide for MSC homing *in vivo*. Biomaterials，2012，33（12）：3375-3387.

[62] Wu J，Xue K，Li H Y，et al. Improvement of PHBV scaffolds with bioglass for cartilage tissue engineering. PLoS One，2013，8（8）：e71563.

[63] Chang N J，Jhung Y R，Yao C K，et al. Hydrophilic gelatin and hyaluronic acid-treated PLGA scaffolds for cartilage tissue engineering. Journal of Applied Biomaterials & Functional Materials，2013，11（1）：45-52.

[64] Matsiko A，Levingstone T J，O'Brien F J，et al. Addition of hyaluronic acid improves cellular infiltration and promotes early-stage chondrogenesis in a collagen-based scaffold for cartilage tissue engineering. Journal of the Mechanical Behavior of Biomedical Materials，2012，11：41-52.

[65] Zheng Y，Ying N W，Chao L，et al. Improved mesenchymal stem cells attachment and *in vitro* cartilage tissue

formation on chitosan-modified poly（L-lactide-*co*-epsilon-caprolactone） scaffold. Tissue Engineering Part A, 2012, 18（3-4）: 242-251.

[66] Li C, Wang L L, Yang Z, et al. A viscoelastic chitosan-modified three-dimensional porous poly（L-lactide-*co*-*ε*-caprolactone） scaffold for cartilage tissue engineering. Journal of Biomaterials Science, Polymer Edition, 2012, 23（1-4）: 405-424.

[67] Nehrer S, Breinan H A, Ramappa A, et al. Matrix collagen type and pore size influence behaviour of seeded canine chondrocytes. Biomaterials, 1997, 18（11）: 769-776.

[68] Speer D P, Chvapil M, Volz R G, et al. Enhancement of healing in osteochondral defects by collagen sponge implants. Clinical Orthopaedics and Related Research, 1979,（144）: 326-335.

[69] Sams A E, Nixon A J. Chondrocyte-laden collagen scaffolds for resurfacing extensive articular cartilage defects. Osteoarthritis Cartilage, 1995, 3（1）: 47-59.

[70] Nehrer S, Breinan H A, Ramappa A, et al. Canine chondrocytes seeded in type I and type II collagen implants investigated *in vitro*. Journal of Biomedical Materials Research, 1997, 38（2）: 95-104.

[71] Horkay F, Basser P J, Hecht A M, et al. Structure and properties of cartilage proteoglycans. Macromolecular Symposia, 2017, 372（1）: 43-50.

[72] Morris E A, Wilcon S, Treadwell B V. Inhibition of interleukin 1-mediated proteoglycan degradation in bovine articular cartilage explants by addition of sodium hyaluronate. American Journal of Veterinary Research, 1992, 53（11）: 1977-1982.

[73] Kurz W, Fisher D J. Fundamentals of Solidification. Switzerland: Trans Tech Pub. Ltd, 1989: 71-92.

[74] O'Brien F J, Harley B A, Yannas I V, et al. The effect of pore size on cell adhesion in collagen-GAG scaffolds. Biomaterials, 2005, 26（4）: 433-441.

[75] Yannas I V, Tobolsky A V. Cross-linking of gelatine by dehydration. Nature, 1967, 215: 509-510.

[76] Harley B A, Leung J H, Silva E C C M, et al. Mechanical characterization of collagen-glycosaminoglycan scaffolds. Acta Biomaterialia, 2007, 3（4）: 463-474.

[77] Lee C R, Grodzinsky A J, Spector M. The effects of cross-linking of collagen-glycosaminoglycan scaffolds on compressive stiffness, chondrocyte-mediated contraction, proliferation and biosynthesis. Biomaterials, 2001, 22（23）: 3145-3154.

[78] Vickers S M, Squitieri L S, Spector M. Effects of cross-linking type II collagen-GAG scaffolds on chondrogenesis *in vitro*: dynamic pore reduction promotes cartilage formation. Tissue Engineering, 2006, 12（5）: 1345-1355.

[79] Mullen L M, Best S M, Ghose S, et al. Bioactive IGF-1 release from collagen-GAG scaffold to enhance cartilage repair *in vitro*. Journal of Materials Science: Materials in Medicine, 2015, 26（1）: 5325.

[80] Veilleux N, Spector M. Effects of FGF-2 and IGF-1 on adult canine articular chondrocytes in type II collagen-glycosaminoglycan scaffolds *in vitro*. Osteoarthritis and Cartilage, 2005, 13（4）: 278-286.

[81] Samuel R E, Lee C R, Ghivizzani S C, et al. Delivery of plasmid DNA to articular chondrocytes via novel collagen-glycosaminoglycan matrices. Human Gene Therapy, 2002, 13（7）: 791-802.

[82] Hutmacher D W. Scaffolds in tissue engineering bone and cartilage. Biomaterials, 2000, 21（24）: 2529-2543.

[83] Moutos F T, Guilak F. Composite scaffolds for cartilage tissue engineering. Biorheology, 2008, 45: 501-512.

[84] Timofejeva A, D'Este M, Loca D. Calcium phosphate/polyvinyl alcohol composite hydrogels: a review on the freeze-thawing synthesis approach and applications in regenerative medicine. European Polymer Journal, 2017, 95: 547-565.

[85] Kickelbick G. Concepts for the incorporation of inorganic building blocks into organic polymers on a nanoscale.

Progress in Polymer Science, 2003, 28 (1): 83-114.

[86] Savaiano J K, Webster T J. Altered responses of chondrocytes to nanophase PLGA/nanophase titania composites. Biomaterials, 2004, 25 (7): 1205-1213.

[87] Hsu S H, Yen H J, Tsai C L. The response of articular chondrocytes to type II collagen-Au nanocomposites. Artificial Organs, 2007, 31 (12): 854-868.

[88] Chen J R, Shi X T, Ren L, et al. Graphene oxide/PVA inorganic/organic interpenetrating hydrogels with excellent mechanical properties and biocompatibility. Carbon, 2017, 111: 18-27.

[89] Wang Y, Tan H, Hui X. Biomaterial scaffolds in regenerative therapy of the central nervous system. BioMed Research International, 2018, 2018: 7848901.

[90] McDonald J M, Sadowsky C. Spinal-cord injury. The Lancet, 2002, 359 (9304): 417-425.

[91] Wang S F, Cai L. Polymers for fabricating nerve conduits. International Journal of Ploymer Science, 2010, 2010: 1-20.

[92] Alluin O, Wittmann C, Marqueste T, et al. Functional recovery after peripheral nerve injury and implantation of a collagen guide. Biomaterials, 2009, 30 (3): 363-373.

[93] Schmidt C E, Leach J B. Neural tissue engineering: strategies for repair and regeneration. Annual Review of Biomedical Engineering, 2003, 5: 293-347.

[94] Gonzalez-Perez F, Udina E, Navarro X. Extracellular matrix components in peripheral nerve regeneration. Tissue Engineering of the Peripheral Nerve: Stem Cells and Regeneration Promoting Factors, 2013, 108: 257-275.

[95] Barros C S, Franco S J, Muller U. Extracellular matrix: functions in the nervous system. Cold Spring Harbor Perspectives in Biology, 2011, 3 (1): a005108.

[96] Lau L W, Cua R, Keough M B, et al. Pathophysiology of the brain extracellular matrix: a new target for remyelination. Nature Reviews Neuroscience, 2013, 14 (10): 722-729.

[97] Lu J, Féron F, Ho S M, et al. Transplantation of nasal olfactory tissue promotes partial recovery in paraplegic adult rats. Brain Research, 2001, 889 (1): 344-357.

[98] Liang H C, Chang Y, Hsu C K, et al. Effects of crosslinking degree of an acellular biological tissue on its tissue regeneration pattern. Biomaterials, 2004, 25 (17): 3541-3552.

[99] Schlessinger J, Lax I, Lemmon M. Regulation of growth factor activation by proteoglycans: what is the role of the low affinity receptors?. Cell, 1995, 83 (3): 357-360.

[100] Yayon A, Klagsbrun M, Esko J D, et al. Cell surface, heparin-like molecules are required for binding of basic fibroblast growth factor to its high affinity receptor. Cell, 1991, 64 (4): 841-848.

[101] Rapraeger A C, Krufka A, Olwin B B. Requirement of heparan sulfate for bFGF-mediated fibroblast growth and myoblast differentiation. Science, 1991, 252 (5013): 1705-1708.

[102] Zhang J, Oswald T M, Lineaweaver W C, et al. Enhancement of rat sciatic nerve regeneration by fibronectin and laminin through a silicone chamber. Journal of Reconstructive Microsurgery, 2003, 19 (7): 467-472.

[103] Albuquerque M P D, Murari A, Giovani M, et al. Addition of fibronectin to alginate matrix improves peripheral nerve regeneration in tissue-engineered conduits. Tissue Engineering, 2003, 9 (2): 209-218.

[104] Hutmacher D W. Scaffold design and fabrication technologies for engineering tissues—state of the art and future perspectives. Journal of Biomaterials Science Polymer Edition, 2001, 12 (1): 107-124.

[105] Tian L, Prabhakaran M P, Ramakrishna S. Strategies for regeneration of components of nervous system: scaffolds, cells and biomolecules. Regenerative Biomaterials, 2015, 2 (1): 31-45.

[106] Yao S, Yu S, Cao Z, et al. Hierarchically aligned fibrin nanofiber hydrogel accelerated axonal regrowth and

locomotor function recovery in rat spinal cord injury. International Journal of Nanomedicine, 2018, 13: 2883-2895.

[107] Seliktar D. Designing cell-compatible hydrogels for biomedical applications. Science, 2012, 336 (6085): 1124-1128.

[108] Meng F W, Modo M, BadylaK S F. Biologic scaffold for CNS repair. Regenerative Medicine, 2014, 9 (3): 367-383.

[109] Tabata Y, Miyao M, Ozeki M, et al. Controlled release of vascular endothelial growth factor by use of collagen hydrogels. Journal of Biomaterials Science Polymer Edition, 2000, 11 (9): 915-930.

[110] Tate C C, Shear D A, Tate M C, et al. Laminin and fibronectin scaffolds enhance neural stem cell transplantation into the injured brain. Journal of Tissue Engineering and Regenerative Medicine, 2009, 3 (3): 208-217.

[111] Bayat N, Ebrahimi-Barough S, Ardakan M M, et al. Differentiation of human endometrial stem cells into schwann cells in fibrin hydrogel as 3D culture. Molecular Neurobiology, 2016, 53 (10): 7170-7176.

[112] Soleimannejad M, Ebrahimibarough S, Soleimani M, et al. Fibrin gel as a scaffold for photoreceptor cells differentiation from conjunctiva mesenchymal stem cells in retina tissue engineering. Artificial Cells Nanomedicine Biotechnology, 2017, 46 (4): 805-814.

[113] Fernandez-Garcia L, Mari-Buye N, Barios J A, et al. Safety and tolerability of silk fibroin hydrogels implanted into the mouse brain. Acta Biomaterialia, 2016, 45: 262-275.

[114] McCreedy D A, Wilems T S, Xu H, et al. Survival, differentiation, and migration of high-purity mouse embryonic stem cell-derived progenitor motor neurons in fibrin scaffolds after sub-acute spinal cord injury. Biomaterials Science, 2014, 2 (11): 1672-1682.

[115] Fuhrmann T, Obermeyer J, Tator C H, et al. Click-crosslinked injectable hyaluronic acid hydrogel is safe and biocompatible in the intrathecal space for ultimate use in regenerative strategies of the injured spinal cord. Methods, 2015, 84: 60-69.

[116] Croisier F, Jérôme C. Chitosan-based biomaterials for tissue engineering. European Polymer Journal, 2013, 49 (4): 780-792.

[117] Ansorena E, De B P, Ucakar B, et al. Injectable alginate hydrogel loaded with GDNF promotes functional recovery in a hemisection model of spinal cord injury. International Journal of Pharmaceutics, 2013, 455 (1-2): 148-158.

[118] Koh L D, Cheng Y, Teng C P, et al. Structures, mechanical properties and applications of silk fibroin materials. Progress in Polymer Science, 2015, 46: 86-110.

[119] Shapiro J M, Oyen M L. Hydrogel composite materials for tissue engineering scaffolds. JOM, 2013, 65 (4): 505-516.

[120] Rooney G E, Knight A M, Madigan N N, et al. Sustained delivery of dibutyryl cyclic adenosine monophosphate to the transected spinal cord via oligo [（polyethylene glycol） fumarate] hydrogels. Tissue Engineering Part A, 2011, 17 (9-10): 1287-1302.

[121] Bjugstad K B, Lampe K, Kern D S, et al. Biocompatibility of poly(ethylene glycol)-based hydrogels in the brain: An analysis of the glial response across space and time. Journal of Biomedical Materials Research Part A, 2010, 95 (1): 79-91.

[122] Hakim J S, Esmaeili R M, Grahn P J, et al. Positively charged oligo[poly （ethylene glycol） fumarate] scaffold implantation results in a permissive lesion environment after spinal cord injury in rat. Tissue Engineering Part A, 2015, 21 (13-14): 2099-2114.

[123] Sun Y, Li W, Wu X, et al. Functional self-assembling peptide nanofiber hydrogels designed for nerve degeneration. ACS Applied Materials & Interfaces, 2016, 8 (3): 2348-2359.

[124] Williams L R, Longo F M, Powell H C, et al. Spatial-temporal progress of peripheral nerve regeneration within a silicone chamber: parameters for a bioassay. Journal of Comparative Neurology, 2010, 218 (4): 460-470.

[125] Taras J S, Nanavati V, Steelman P. Nerve conduits. Journal of Hand Therapy, 2005, 18 (2): 191-197.

[126] Wang X D, Hu W, Cao Y, et al. Dog sciatic nerve regeneration across a 30-mm defect bridged by a chitosan/PGA artificial nerve graft. Brain A Journal of Neurology, 2005, 128 (pt8): 1897-1910.

[127] Joosten E A J, Bär P R, Gispen W H. Collagen implants and cortico-spinal axonal growth after mid-thoracic spinal cord lesion in the adult rat. Journal of Neuroscience Research, 1995, 41 (4): 481-490.

[128] Guan J, Zhu Z, Zhao R C, et al. Transplantation of human mesenchymal stem cells loaded on collagen scaffolds for the treatment of traumatic brain injury in rats. Biomaterials, 2013, 34 (24): 5937-5946.

[129] Li X, Yang Z, Zhang A, et al. Repair of thoracic spinal cord injury by chitosan tube implantation in adult rats. Biomaterials, 2009, 30 (6): 1121-1132.

[130] Du J, Liu J, Yao S, et al. Prompt peripheral nerve regeneration induced by a hierarchically aligned fibrin nanofiber hydrogel. Acta Biomaterialia, 2017, 55: 296-309.

[131] Samadikuchaksaraei A. An overview of tissue engineering approaches for management of spinal cord injuries. Journal of Neuroengineering and Rehabilitation, 2007, 4: 15.

[132] Yao S, Liu X, Yu S, et al. Co-effects of matrix low elasticity and aligned topography on stem cell neurogenic differentiation and rapid neurite outgrowth. Nanoscale, 2016, 8 (19): 10252-10265.

[133] Baumann M D, Kang C E, Tator C H, et al. Intrathecal delivery of a polymeric nanocomposite hydrogel after spinal cord injury. Biomaterials, 2010, 31 (30): 7631-7639.

[134] Mothe A J, Tam R Y, Zahir T, et al. Repair of the injured spinal cord by transplantation of neural stem cells in a hyaluronan-based hydrogel. Biomaterials, 2013, 34 (15): 3775-3783.

[135] Perale G, Rossi F, Sundstrom E, et al. Hydrogels in spinal cord injury repair strategies. ACS Chemical Neuroscience, 2011, 2 (7): 336-345.

[136] Ma J, Tian W M, Hou S P, et al. An experimental test of stroke recovery by implanting a hyaluronic acid hydrogel carrying a Nogo receptor antibody in a rat model. Biomedical Materials, 2007, 2 (4): 233.

[137] Shi R, Borgens R B. Acute repair of crushed guinea pig spinal cord by polyethylene glycol. Journal of Neurophysiology, 1999, 81 (5): 2406-2414.

[138] Luo J, Borgens R, Shi R. Polyethylene glycol immediately repairs neuronal membranes and inhibits free radical production after acute spinal cord injury. Journal of Neurochemistry, 2010, 83 (2): 471-480.

[139] Luo J, Shi R. Diffusive oxidative stress following acute spinal cord injury in guinea pigs and its inhibition by polyethylene glycol. Neuroscience Letters, 2004, 359 (3): 167-170.

[140] Piantino J, Burdick J A, Goldberg D, et al. An injectable, biodegradable hydrogel for trophic factor delivery enhances axonal rewiring and improves performance after spinal cord injury. Experimental Neurology, 2006, 201 (2): 359-367.

[141] Woerly S, Doan V D, Evans-Martin F, et al. Spinal cord reconstruction using NeuroGel™ implants and functional recovery after chronic injury. Journal of Neuroscience Research, 2001, 66 (6): 1187-1197.

[142] Nisbet D R, Rodda A E, Horne M L, et al. Neurite infiltration and cellular response to electrospun polycaprolactone scaffolds implanted into the brain. Biomaterials, 2009, 30 (27): 4573-4580.

[143] Wong D Y, Krebsbach P H, Hollister S J. Brain cortex regeneration affected by scaffold architectures. Journal of Neurosurgery, 2008, 109 (4): 715-722.

[144] Cheng T Y, Chen M H, Chang W H, et al. Neural stem cells encapsulated in a functionalized self-assembling

peptide hydrogel for brain tissue engineering. Biomaterials，2013，34（8）：2005-2016.

[145] Wang T W，Chang K C，Chen L H，et al. Effects of an injectable functionalized self-assembling nanopeptide hydrogel on angiogenesis and neurogenesis for regeneration of the central nervous system. Nanoscale，2017，9（42）：16281-16292.

[146] Zhang S G，Holmes T，Lockshin C，et al. Spontaneous assembly of a self-complementary oligopeptide to form a stable macroscopic membrane. Proceedings of the National Academy of Sciences of the United States of America，1993，90（8）：3334-3338.

[147] Guo J，Leung K K，Su H，et al. Self-assembling peptide nanofiber scaffold promotes the reconstruction of acutely injured brain. Nanomedicine Nanotechnology Biology & Medicine，2009，5（3）：345-351.

[148] Gu X，Ding F，Williams D F. Neural tissue engineering options for peripheral nerve regeneration. Biomaterials，2014，35（24）：6143-6156.

[149] Lim K. Neurotrophin secretory pathways and synaptic plasticity. Neurobiology of Aging，2003，24（8）：1135-1145.

[150] Liu T，Xu J，Chan B P，et al. Sustained release of neurotrophin-3 and chondroitinase ABC from electrospun collagen nanofiber scaffold for spinal cord injury repair. Journal of Biomedical Materials Research Part A，2012，100（1）：236-242.

[151] Taylor S J，McDonald J W，Sakiyama-Elbert S E. Controlled release of neurotrophin-3 from fibrin gels for spinal cord injury. Journal of Controlled Release，2004，98（2）：281-294.

[152] Ju R，Wen Y，Gou R，et al. The experimental therapy on brain ischemia by improvement of local angiogenesis with tissue engineering in the mouse. Cell Transplant，2014，23：S83-S95.

[153] Wood M D，Gordon T，Kemp S W，et al. Functional motor recovery is improved due to local placement of GDNF microspheres after delayed nerve repair. Biotechnology and Bioengineering，2013，110（5）：1272-1281.

[154] Sun W，Lin H，Chen B，et al. Promotion of peripheral nerve growth by collagen scaffolds loaded with collagen-targeting human nerve growth factor-beta. Journal of Biomedical Materials Research Part A，2007，83（4）：1054-1061.

[155] Lu J J，Sun X，Yin H Y，et al. A neurotrophic peptide-functionalized self-assembling peptide nanofiber hydrogel enhances rat sciatic nerve regeneration. Nano Research，2018，11（9）：4599-4613.

[156] Lu C F，Wang Y，Yang S H，et al. Bioactive self-assembling peptide hydrogels functionalized with brain-derived neurotrophic factor and nerve growth factor mimicking peptides synergistically promote peripheral nerve regeneration. ACS Biomaterials Science & Engineering，2018，4（8）：2994-3005.

[157] Yao L，Pandit A，Yao S，et al. Electric field-guided neuron migration：a novel approach in neurogenesis. Tissue Engineering Part B：Reviews，2011，17（3）：143-153.

[158] English A W，Schwartz G，Meador W，et al. Electrical stimulation promotes peripheral axon regeneration by enhanced neuronal neurotrophin signaling. Developmental Neurobiology，2007，67（2）：158-172.

[159] Geremia N M，Gordon T，Brushart T M，et al. Electrical stimulation promotes sensory neuron regeneration and growth-associated gene expression. Experimental Neurology，2007，205（2）：347-359.

[160] Williams H B. A clinical pilot study to assess functional return following continuous muscle stimulation after nerve injury and repair in the upper extremity using a completely implantable electrical system. Microsurgery，1996，17（11）：597-605.

[161] Zanakis M F. Regeneration in the mammalian nervous system using applied electric fields：a literature review. Acupuncture & Electro-Therapeutics Research，1988，13（1）：47-57.

[162] Thoenen H，Huerlimann A，Haefely W. Interaction of phenoxybenzamine with guanethidine and bretylium at the

sympathetic nerve endings of the isolated perfused spleen of the cat. Journal of Pharmacology & Experimental Therapeutics, 1966, 151: 189-195.

[163] Schmidt C E, Shastri V R, Vacanti J P, et al. Stimulation of neurite outgrowth using an electrically conducting polymer. Proceedings of the National Academy of Sciences of the United States of America, 1997, 94 (17): 8948-8953.

[164] Runge M B, Dadsetan M, Baltrusaitis J, et al. The development of electrically conductive polycaprolactone fumarate-polypyrrole composite materials for nerve regeneration. Biomaterials, 2010, 31 (23): 5916-5926.

[165] Ghasemi-Mobarakeh L, Prabhakaran M P, Morshed M, et al. Application of conductive polymers, scaffolds and electrical stimulation for nerve tissue engineering. Journal of Tissue Engineering and Regenerative Medicine, 2011, 5 (4): e17-e35.

[166] Balint R, Cassidy N J, Cartmell S H. Conductive polymers: towards a smart biomaterial for tissue engineering. Acta Biomaterialia, 2014, 10 (6): 2341-2353.

[167] Gh D, Kong D, Gautrot J, et al. Fabrication and characterization of conductive conjugated polymer-coated antheraea mylitta silk fibroin fibers for biomedical applications. Macromolecular Bioscience, 2017, 17 (7): 1600443.

[168] Zhou X, Yang A, Huang Z, et al. Enhancement of neurite adhesion, alignment and elongation on conductive polypyrrole-poly (lactide acid) fibers with cell-derived extracellular matrix. Colloids and Surfaces B: Biointerfaces, 2017, 149: 217-225.

[169] Bechara S, Wadman L, Popat K C. Electroconductive polymeric nanowire templates facilitates *in vitro* C17.2 neural stem cell line adhesion, proliferation and differentiation. Acta Biomaterialia, 2011, 7 (7): 2892-2901.

[170] Zhao Y H, Niu C M, Shi J Q, et al. Novel conductive polypyrrole/silk fibroin scaffold for neural tissue repair. Neural Regeneration Research, 2018, 13 (8): 1455-1464.

[171] Oyafuso D K, Ozcan M, Bottino M A, et al. Influence of thermal and mechanical cycling on the flexural strength of ceramics with titanium or gold alloy frameworks. Dental Materials, 2008, 24 (3): 351-356.

[172] Ostdiek A M, Ivey J R, Grant D A, et al. An *in vivo* study of a gold nanocomposite biomaterial for vascular repair. Biomaterials, 2015, 65: 175-183.

[173] Chung E, Nam S Y, Ricles L M, et al. Evaluation of gold nanotracers to track adipose-derived stem cells in a PEGylated fibrin gel for dermal tissue engineering applications. International Journal of Nanomedicine, 2013, 8: 325-336.

[174] Fleischer S, Shevach M, Raimondo S, et al. Coiled fiber scaffolds embedded with gold nanoparticles improve the performance of engineered cardiac tissues. Nanoscale, 2014, 6 (16): 9410-9214.

[175] Lin Y L, Jen J C, Hsu S H, et al. Sciatic nerve repair by microgrooved nerve conduits made of chitosan-gold nanocomposites. Surgical Neurology, 2008, 70: S9-S18.

[176] Das S, Sharma M, Saharia D, et al. *In vivo* studies of silk based gold nano-composite conduits for functional peripheral nerve regeneration. Biomaterials, 2015, 62: 66-75.

[177] Qian Y, Song J L, Zheng W, et al. 3D manufacture of gold nanocomposite channels facilitates neural differentiation and regeneration. Advanced Functional Materials, 2018, 28 (14): 1707077.

[178] Nezakati T, Seifalian A, Tan A, et al. Conductive polymers: opportunities and challenges in biomedical applications. Chemical Reviews, 2018, 118 (14): 6766-6843.

[179] Scapin G, Salice P, Tescari S, et al. Enhanced neuronal cell differentiation combining biomimetic peptides and a carbon nanotube-polymer scaffold. Nanomedicine, 2015, 11 (3): 621-632.

[180] Chao T I, Xiang S, Chen C S, et al. Carbon nanotubes promote neuron differentiation from human embryonic stem cells. Biochemical and Biophysical Research Communications, 2009, 384 (4): 426-430.

[181] Hu H, Ni Y, Montana V, et al. Chemically functionalized carbon nanotubes as substrates for neuronal growth. Nano Letter, 2004, 4 (3): 507-511.

[182] Matsumoto K, Sato C, Naka Y, et al. Stimulation of neuronal neurite outgrowth using functionalized carbon nanotubes. Nanotechnology, 2010, 21 (11): 115101.

[183] Fabbro A, Prato M, Ballerini L. Carbon nanotubes in neuroregeneration and repair. Advanced Drug Delivery Reviews, 2013, 65 (15): 2034-2044.

[184] Ribeiro J, Caseiro A R, Pereira T, et al. Evaluation of PVA biodegradable electric conductive membranes for nerve regeneration in axonotmesis injuries: the rat sciatic nerve animal model. Journal of Biomedical Materials Research Part A, 2017, 105 (5): 1267-1280.

[185] Lee S J, Zhu W, Nowicki M, et al. 3D printing nano conductive multi-walled carbon nanotube scaffolds for nerve regeneration. Journal of Neural Engineering, 2018, 15 (1): 016018.

[186] Roman J A, Niedzielko T L, Haddon R C, et al. Single-walled carbon nanotubes chemically functionalized with polyethylene glycol promote tissue repair in a rat model of spinal cord injury. Journal of Neurotrauma, 2011, 28 (11): 2349-2362.

[187] Novoselov K S, Geim A K, Morozov S V, et al. Electric field effect in atomically thin carbon films. Science, 2004, 306 (5696): 666-669.

[188] Sherrell P C, Thompson B C, Wassei J K, et al. Maintaining cytocompatibility of biopolymers through a graphene layer for electrical stimulation of nerve cells. Advanced Functional Materials, 2014, 24 (6): 769-776.

[189] Feng Z Q, Wang T, Zhao B, et al. Soft graphene nanofibers designed for the acceleration of nerve growth and development. Advanced Materials, 2015, 27 (41): 6462-6468.

[190] Yan L, Zhao B, Liu X, et al. Aligned nanofibers from polypyrrole/graphene as electrodes for regeneration of optic nerve via electrical stimulation. ACS Applied Materials & Interfaces, 2016, 8 (11): 6834-6840.

[191] 王荣福. 核素示踪技术分子功能影像在肿瘤诊治中应用及进展. 肿瘤学杂志, 2008, 14: 615-619.

[192] Rigo P, Paulus P, Kaschten B J, et al. Oncological applications of positron emission tomography with fluorine-18 fluorodeoxyglucose. European Journal of Nuclear Medicine, 1996, 23 (12): 1641-1674.

[193] DeNardo S J, DeNardo G L, Miers L A, et al. Development of tumor targeting bioprobes (^{111}In-chimeric L6 monoclonal antibody nanoparticles) for alternating magnetic field cancer therapy. Clinical Cancer Research, 2005, 11 (19): 7087-7092.

[194] Denardo S J, Denardo G L, Natarajan A, et al. Thermal dosimetry predictive of efficacy of ^{111}In-ChL6 nanoparticle AMF: induced thermoablative therapy for human breast cancer in mice. Journal of Nuclear Medicine, 2007, 48 (3): 437-444.

[195] Natarajan A, Gruettner C, Ivkov R, et al. NanoFerrite particle based radioimmunonanoparticles: binding affinity and in vivo pharmacokinetics. Bioconjugate Chemistry, 2008, 19 (6): 1211-1218.

[196] Liu Z, Cai W B, He L N, et al. In vivo biodistribution and highly efficient tumour targeting of carbon nanotubes in mice. Nature Nanotech, 2006, 2 (1): 47-52.

[197] Nie S, Zare R N. Optical detection of single molecules. Annual Review of Biophysics and Biomolecular Structure, 1997, 26: 567-596.

[198] Rust M J, Bates M, Zhuang X. Sub-diffraction-limit imaging by stochastic optical reconstruction microscopy (STORM). Nature Methods, 2006, 3 (10): 793-805.

[199] Lange F D, Cambi A, Huijbens R, et al. Cell biology beyond the diffraction limit: near-field scanning optical microscopy. Journal of Cell Science, 2001, 114 (23): 4153-4160.

[200] Michalet X, Pinaud F F, Bentolila L A, et al. Quantum dots for live cells, *in vivo* imaging, and diagnostics. Science, 2005, 307: 538-544.

[201] Medintz I L, Uyeda H T, Goldman E R, et al. Quantum dot bioconjugates for imaging, labelling and sensing. Nature Materials, 2005, 4 (6): 435-446.

[202] Resch-Genger U, Grabolle M, Cavaliere-Jaricot S, et al. Quantum dots versus organic dyes as fluorescent labels. Nature Methods, 2008, 5 (9): 763-775.

[203] Chen F, Gerion D. Fluorescent CdSe/ZnS nanocrystal-peptide conjugates for long-term, nontoxic imaging and nuclear targeting in living cells. Nano Letters, 2004, 4 (10): 1827-1832.

[204] Chen O, Zhao J, Chauhan V P, et al. Compact high-quality CdSe-CdS core-shell nanocrystals with narrow emission linewidths and suppressed blinking. Nature Materials, 2013, 12 (5): 445-451.

[205] Stasiuk G J, Tamang S, Imbert D, et al. Cell-permeable Ln (III) chelate functionalized InP quantum dots as multimodal imaging agents. ACS Nano, 2011, 5 (10): 8193-8201.

[206] Deka S, Quarta A, Lupo M G, et al. CdSe/CdS/ZnS double shell nanorods with high photoluminescence efficiency and their exploitation as biolabeling probes. Journal of the American Chemical Society, 2009, 131 (8): 2948-2958.

[207] Chan W C, Maxwell D J, Gao X, et al. Luminescent quantum dots for multiplexed biological detection and imaging. Current Opinion in Biotechnology, 2002, 13 (1): 40-46.

[208] Gao X, Yang L, Petros J A, et al. *In vivo* molecular and cellular imaging with quantum dots. Current Opinion in Biotechnology, 2005, 16 (1): 63-72.

[209] Zrazhevskiy P, Sena M, Gao X. Designing multifunctional quantum dots for bioimaging, detection, and drug delivery. Chemical Society Reviews, 2010, 39 (11): 4326-4354.

[210] Derfus A M, Chan W C W, Bhatia S N. Probing the cytotoxicity of semiconductor quantum dots. Nano Letters, 2004, 4 (1): 11-18.

[211] Hardman R. A toxicologic review of quantum dots: toxicity depends on physicochemical and environmental factors. Environmental Health Perspectives, 2006, 114 (2): 165-172.

[212] Baker S N, Baker G A. Luminescent carbon nanodots: emergent nanolights. Angewandte Chemie, International Edition, 2010, 49 (38): 6726-6744.

[213] Baughman R H, Zakhidov A A, Heer W A D. Carbon nanotubes—the route toward applications. Science, 2002, 297 (5582): 787-792.

[214] Kim J W, Galanzha E I, Shashkov E V, et al. Golden carbon nanotubes as multimodal photoacoustic and photothermal high-contrast molecular agents. Nature Nanotechnology, 2009, 4 (10): 688-694.

[215] Leeuw T K, Reith R M, Simonette R A, et al. Single-walled carbon nanotubes in the intact organism: near-IR imaging and biocompatibility studies in drosophila. Nano Letters, 2007, 7 (9): 2650-2654.

[216] Yang S T, Wang X, Wang H, et al. Carbon dots as nontoxic and high-performance fluorescence imaging agents. The Journal of Physical Chemistry C, 2009, 113 (42): 18110-18114.

[217] Lim S Y, Shen W, Gao Z. Carbon quantum dots and their applications. Chemical Society Reviews, 2015, 44 (1): 362-381.

[218] Sun Y P, Zhou B, Lin Y, et al. Quantum-sized carbon dots for bright and colorful photoluminescence. Journal of the American Chemical Society, 2006, 128 (24): 7756-7757.

[219] Yang X, Yang M, Pang B, et al. Gold nanomaterials at work in biomedicine. Chemical Reviews, 2015, 115 (19):

10410-10488.

[220] Huang X，El-Sayed I H，Qian W，et al. Cancer cell imaging and photothermal therapy in the near-infrared region by using gold nanorods. Journal of the American Chemical Society，2006，128（6）：2115-2120.

[221] Zhang Y，Cui X，Shi F，et al. Nano-gold catalysis in fine chemical synthesis. Chemical Reviews，2012，112（4）：2467-2505.

[222] Xia Y，Li W，Cobley C M，et al. Gold nanocages: from synthesis to theranostic applications. Accounts of Chemical Research，2011，40（10）：914-924.

[223] Murphy C J，Gold A M，Stone J W，et al. Gold nanoparticles in biology: beyond toxicity to cellular imaging. Accounts of Chemical Research，2008，41（12）：1721-1730.

[224] Huang X，Neretina S，El-Sayed M A. Gold nanorods: from synthesis and properties to biological and biomedical applications. Advanced Materials，2009，21（48）：4880-4910.

[225] Wang F，Liu X. Recent advances in the chemistry of lanthanide-doped upconversion nanocrystals. Chemical Society Reviews，2009，38（4）：976-989.

[226] Wang F，Banerjee D，Liu Y，et al. Upconversion nanoparticles in biological labeling，imaging，and therapy. Analyst，2010，135（8）：1839-1854.

[227] Haase M，Schafer H. Upconverting nanoparticles. Angewandte Chemie，International Edition，2011，50：5808-5829.

[228] Auzel F O. Upconversion and anti-stokes processes with f and d ions in solids. Chemical Reviews，2004，104：139-173.

[229] Zhou B，Shi B，Jin D，et al. Controlling upconversion nanocrystals for emerging applications. Nature Nanotechnology，2015，10：924-936.

[230] Zhou J，Liu Z，Li F. Upconversion nanophosphors for small-animal imaging. Chemical Society Reviews，2012，41：1323-1349.

[231] Wang Y F，Liu G Y，Sun L D，et al. Nd^{3+}-sensitized upconversion nanophosphors: efficient *in vivo* bioimaging probes with minimized heating effect. ACS Nano，2013，7：7200-7206.

[232] Chen G，Ohulchanskyy T Y，Kumar R，et al. Ultrasmall monodisperse $NaYF_4$: Yb^{3+}/Tm^{3+} nanocrystals with enhanced near-infrared to near-infrared upconversion photoluminescence. ACS Nano，2010，4：3163-3168.

[233] Lim S F，Riehn R，Ryu W S，et al. *In vivo* and scanning electron microscopy imaging of upconverting nanophosphors in caenorhabditis elegans. Nano Letters，2006，6：169-174.

[234] Nyk M，Kumar R，Ohulchanskyy T Y，et al. High contrast *in vitro* and *in vivo* photoluminescence bioimaging using near infrared to near infrared up-conversion in Tm^{3+} and Yb^{3+} doped fluoride nanophosphors. Nano Letters，2008，8：3834-3838.

[235] Na H B，Song I C，Hyeon T. Inorganic nanoparticles for MRI contrast agents. Advanced Materials，2009，21：2133-2148.

[236] Lee N，Yoo D，Ling D，et al. Iron oxide based nanoparticles for multimodal imaging and magnetoresponsive therapy. Chemical Reviews，2015，115：10637-10689.

[237] Shen Z，Wu A，Chen X. Iron oxide nanoparticle based contrast agents for magnetic resonance imaging. Molecular Pharmaceutics，2017，14：1352-1364.

[238] Smith B R，Gambhir S S. Nanomaterials for *in vivo* imaging. Chemical Reviews，2017，117：901-986.

[239] Ni D，Bu W，Ehlerding E B，et al. Engineering of inorganic nanoparticles as magnetic resonance imaging contrast agents. Chemical Society Reviews，2017，46：7438-7468.

[240] Caravan P. Strategies for increasing the sensitivity of gadolinium based MRI contrast agents. Chemical Society Reviews, 2006, 35: 512-523.

[241] Caravan P, Ellison J J, McMurry T J, et al. Gadolinium(III) chelates as MRI contrast agents: structure, dynamics, and applications. Chemical Reviews, 1999, 99: 2293-2352.

[242] Zhao Z, Zhou Z, Bao J, et al. Octapod iron oxide nanoparticles as high-performance T_2 contrast agents for magnetic resonance imaging. Nature Communication, 2013, 4: 2266.

[243] Gao Z, Ma T, Zhao E, et al. Small is smarter: nano MRI contrast agents-advantages and recent achievements. Small, 2016, 12: 556-576.

[244] Singh D, McMillan J M, Kabanov A V, et al. Bench-to-bedside translation of magnetic nanoparticles. Nanomedicine: Nanotechnology, Biology, and Medicine, 2015, 9: 501-516.

[245] Sun S, Zeng H. Size-controlled synthesis of magnetite nanoparticles. Journal of the American Chemical Society, 2002, 124: 8204-8205.

[246] Park J, An K, Hwang Y, et al. Ultra-large-scale syntheses of monodisperse nanocrystals. Nature Materials, 2004, 3: 891-895.

[247] Lee J H, Huh Y M, Jun Y W, et al. Artificially engineered magnetic nanoparticles for ultra-sensitive molecular imaging. Nature Medicine, 2007, 13: 95-99.

[248] Laurent S, Dutz S, Häfeli U O, et al. Magnetic fluid hyperthermia: focus on superparamagnetic iron oxide nanoparticles. Advances in Colloid & Interface Science, 2011, 166: 8-23.

[249] Settecase F, Sussman M S, Roberts T L. A new temperature-sensitive contrast mechanism for MRI: curie temperature transition-based imaging. Contrast Media Molecular Imaging, 2007, 2: 50-54.

[250] Yang K, Zhang S, Zhang G, et al. Graphene in mice: ultrahigh *in vivo* tumor uptake and efficient photothermal therapy. Nano Letters, 2010, 10: 3318-3323.

[251] Robinson J T, Tabakman S M, Liang Y, et al. Ultrasmall reduced graphene oxide with high near-infrared absorbance for photothermal therapy. Journal of the American Chemical Society, 2011, 133: 6825-6831.

[252] Allen T M, Cullis P R. Drug delivery systems: entering the mainstream. Science, 2004, 303: 1818-1822.

[253] Farokhzad O C, Langer R. Impact of nanotechnology on drug delivery. ACS Nano, 2009, 3: 16-20.

[254] Acharya S, Sahoo S K. PLGA nanoparticles containing various anticancer agents and tumour delivery by EPR effect. Advanced Drug Delivery Reviews, 2011, 63: 170-183.

[255] Chen Y, Chen H, Shi J. *In vivo* bio-safety evaluations and diagnostic/therapeutic applications of chemically designed mesoporous silica nanoparticles. Advanced Materials, 2013, 25: 3144-3176.

[256] Helleday T, Petermann E, Lundin C, et al. DNA repair pathways as targets for cancer therapy. Nature Reviews: Cancer, 2008, 8: 193-204.

[257] Chen Y, Gao D Y, Huang L. *In vivo* delivery of miRNAs for cancer therapy: challenges and strategies. Advanced Drug Delivery Reviews, 2015, 81: 128-141.

[258] He X X, Chang Y, Meng F Y, et al. MicroRNA-375 targets AEG-1 in hepatocellular carcinoma and suppresses liver cancer cell growth *in vitro* and *in vivo*. Oncogene, 2012, 31: 3357-3369.

[259] Liu Y, Lai L, Chen Q, et al. MicroRNA-494 is required for the accumulation and functions of tumor-expanded myeloid-derived suppressor cells via targeting of PTEN. Journal of Immunology, 2012, 188: 5500-5510.

[260] Kota J, Chivukula R R, O'Donnell K A, et al. Therapeutic microRNA delivery suppresses tumorigenesis in a murine liver cancer model. Cell, 2009, 137: 1005-1017.

[261] Schiffelers R M, Ansari A, Xu J, et al. Cancer siRNA therapy by tumor selective delivery with ligand-targeted

sterically stabilized nanoparticle. Nucleic Acids Research，2004，32：e149.

[262] Ghosh R，Singh L C，Shohet J M，et al. A gold nanoparticle platform for the delivery of functional microRNAs into cancer cells. Biomaterials，2013，34：807-816.

[263] Panyam J，Labhasetwar V. Biodegradable nanoparticles for drug and gene delivery to cells and tissue. Advanced Drug Delivery Reviews，2003，55：329-347.

[264] Bae Y，Green E S，Kim G Y，et al. Dipeptide-functionalized polyamidoamine dendrimer-mediated apoptin gene delivery facilitates apoptosis of human primary glioma cells. International Journal of Pharmaceutics，2016，515：186-200.

[265] Olive P L，Banath J P. Kinetics of H2AX phosphorylation after exposure to cisplatin. Cytometry Part B：Clinical Cytometry，2009，76：79-90.

[266] Zheng Y R，Suntharalingam K，Johnstone T C，et al. Pt（IV） prodrugs designed to bind non-covalently to human serum albumin for drug delivery. Journal of the American Chemical Society，2014，136：8790-8798.

[267] Swift L H，Golsteyn R M. Genotoxic anti-cancer agents and their relationship to DNA damage，mitosis，and checkpoint adaptation in proliferating cancer cells. International Journal of Molecular Sciences，2014，15：3403-3431.

[268] Fourniols T，Randolph L D，Staub A，et al. Temozolomide-loaded photopolymerizable PEG-DMA-based hydrogel for the treatment of glioblastoma. Journal of Controlled Release，2015，210：95-104.

[269] Ranson M，Middleton M R，Bridgewater J，et al. Lomeguatrib，a potent inhibitor of O6-alkylguanine-DNA-alkyltransferase: phase I safety，pharmacodynamic，and pharmacokinetic trial and evaluation in combination with temozolomide in patients with advanced solid tumors. Clinical Cancer Research，2006，12：1577-1584.

[270] Kelkar S S，Reineke T M. Theranostics：combining imaging and therapy. Bioconjugate Chemistry，2011，22：1879-1903.

[271] Janib S M，Moses A S，MacKay J A. Imaging and drug delivery using theranostic nanoparticles. Advanced Drug Delivery Reviews，2010，62：1052-1063.

[272] Choi K Y，Liu G，Lee S，et al. Theranostic nanoplatforms for simultaneous cancer imaging and therapy：current approaches and future perspectives. Nanoscale，2012，4：330-342.

[273] 郑明彬，赵鹏飞，罗震宇，等. 纳米技术在癌症诊疗一体化中的应用. 科学通报，2014，31：3009-3024.

[274] 黄凯，林静，黄鹏，等. 癌症诊疗一体化研究进展. 科学导报，2018，22：12-26.

[275] Dong Z，Feng L，Hao Y，et al. Synthesis of hollow biomineralized CaCO$_3$-polydopamine nanoparticles for multimodal imaging-guided cancer photodynamic therapy with reduced skin photosensitivity. Journal of the American Chemical Society，2018，140：2165-2178.

[276] Kim K，Kim J H，Park H，et al. Tumor-homing multifunctional nanoparticles for cancer theragnosis：simultaneous diagnosis，drug delivery，and therapeutic monitoring. Journal of Controlled Release，2010，146：219-227.

（清华大学 王秀梅，赵凌云，王 硕，卢嘉驹，杨淑慧，张 喆，王 丹）

第7章

纳米药物载体

>>

纳米药物载体主要是指利用载体材料包载活性药物分子形成的纳米尺度药物分散体系。常见的纳米药物载体主要包括脂质体、聚合物胶束、纳米乳和纳米囊泡等分散体系。构建聚合物胶束的高分子材料通常具有分子结构和分子量可控、可生物降解和易排出体外等优点，受到了研究人员的广泛关注。脂质体是一种由两亲性磷脂分子自组装形成的囊泡状纳米粒，其结构类似于生物膜，可包载亲水性及疏水性药物并改善药物稳定性，具有毒性低、可生物降解的特点。随着脂质体研究和纳米技术的进步诞生了很多新型脂质体，如隐形脂质体（长循环脂质体）、磁性脂质体、免疫脂质体以及硅质体纳米粒等新一代低毒、靶向、高效的脂质体药物载体，为高效疾病治疗提供了新的药物递送系统。

纳米药物载体具有粒径小、分散度高等优势，有助于提高难溶性药物的溶解速率及溶解度，可有效调控药物分子的体内过程，提高药物利用率以及在靶器官的分布与蓄积。纳米药物载体还可以促进药物分子的细胞摄取，改善疗效，减少毒副作用。同时，纳米药物递送系统还可以提高大分子药物（如核酸、蛋白质和多肽药物等）的体内稳定性，延长其体内半衰期，进而改善疗效。此外，利用纳米整合技术还可以构建"多材料类型、多功能互补、多药物联合"的多组分药物递送系统[1-4]。

7.1 刺激响应高分子纳米药物载体

高分子纳米药物载体在纳米制剂中具有独特的优势，如聚乙二醇、聚乳酸和聚乳酸-聚乙二酸共聚物等合成高分子，以及羟基化纤维素等天然高分子衍生物具有生物相容性好、可降解和易修饰等特点，已经在纳米递药系统中广泛应用。高分子纳米药物载体主要包括聚合物胶束和聚合物囊泡。两亲性嵌段共聚物在水溶液中可以自组装形成胶束，共聚物胶束的核心可包埋药物。共聚物胶束的亲水段可以和周围的水环境形成氢键，进而形成紧密围绕核的胶束壳。这些紧密的胶束外壳可以防止疏水核心中的内容物质被水解和酶降解，提高药物的稳定性。如果将特定配体连接到嵌段共聚物胶束上则可使其具有更高的靶向性。高分子囊泡是由两亲性聚合物自组装形成的具有疏水表面和亲水空腔的独特纳米结构，因其类似于生物膜结构而在药物与基因传递等领域展现出巨大的应用前景。但是，常规高分子纳米药物载体难以满足时空可控的药物分子释放，严重限制了纳米药物的疗效，亟须改进。

刺激响应高分子纳米药物载体能够识别人体或细胞内的特异性微环境，或对外界刺激作出动态响应，进而释放所包载的活性物质，近年来受到了广泛关注[5-8]。根据刺激信号来源不同，可将这些刺激信号分为内源性刺激和外源性刺激。内源性刺激是包括特定组织或细胞内氧化还原微环境、离子水平、酸碱环境、酶的过表达以及抗原抗体相互作用在内的内部生理和病理微环境。外源性刺激主要包括光、温度、电场、磁场等物理刺激。在文献报道的众多刺激响应纳米药物载体中，高分子载体具有结构可控、可降解、生物相容性良好和便于临床转化等优势，有望改善药物治疗效果，提高递送系统的生物安全性，满足精准医疗的临床需求。

本节将围绕刺激响应高分子纳米药物载体在疾病治疗和诊断方面的应用，介绍刺激响应高分子的合成方法、响应机理及前沿进展，并对刺激响应高分子纳米药物载体的应用前景进行展望，希望对该领域的进一步发展有所裨益。

7.1.1　生理与病理刺激响应高分子纳米药物载体的制备及性能调控

重大疾病（如恶性肿瘤和心脑血管疾病等）通常会导致病变区域的生理环境发生改变。病变组织特有的微环境有望作为药物载体的理想靶标，实现药物靶向递送和精准药物释放，改善疗效[9, 10]。例如，实体肿瘤内缺乏新生血管，易导致乏氧和微酸等肿瘤微环境。这些病理刺激可以通过改变纳米载体的空间构象、破坏载体结构的完整性、降低药物分子与载体间的相互作用、激活门控等途径实现药物递送系统在病变部位选择性蓄积和可控释药。

1. pH 响应高分子纳米药物载体

pH 响应高分子是指其尺寸或形态可对环境 pH 变化发生响应的一类智能高分子。pH 响应高分子纳米药物载体通过引入可作为质子给体或受体的功能单元，针对病变部位及肿瘤细胞内的特异 pH 环境，发生粒径变化、重新组装或结构瓦解，从而实现疾病诊断和/或药物释放。

乏氧糖酵解导致的酸性微环境（pH = 6.8～7.0）是恶性肿瘤的重要特征之一，已成为肿瘤诊断与治疗的重要靶点。肿瘤微酸环境特异性响应的荧光探针可将肿瘤标志性特征转换为光学信号，从而实现对肿瘤微环境的定性或半定量研究。研究人员利用可被质子化的三级胺类聚合物构建 pH 敏感荧光纳米探针，实现了肿瘤微酸环境的超灵敏检测[11, 12]。这些纳米探针可在体内循环时保持稳定、荧光猝灭，到达肿瘤后被肿瘤细胞外的酸环境激活，实现荧光信号的非线性放大（该荧光纳米探针在肿瘤组织的荧光强度比血液循环中信号强度高 300 多倍）。此外，人们还开发了针对细胞内不同亚细胞器酸性微环境的系列荧光纳米探针（图 7-1）[13]。这类纳米探针由偶联了不同荧光团的三种嵌段共聚物共组装构成，每种嵌段共聚物都能对特定 pH 发生响应（其 pK_a 分别为 6.9、6.2 和 5.3）。当环境 pH 低于聚合物的 pK_a 值时，聚合物就会被质子化，纳米粒发生解离，激活荧光。因为不同的亚细胞器具有不同的酸性微环境，例如细胞早期内吞体的 pH 为 6.8～7.4，晚期内吞体和溶酶体的 pH 为 4.4～6.0。该纳米探针可针对不同细胞器的酸性微环境发生响应，实现亚细胞器精准定位。

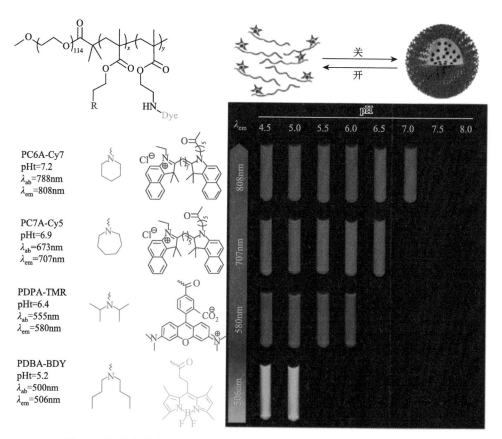

图 7-1　快速酸响应高分子荧光纳米探针的化学结构及酸激活荧光特性[13]

pHt（transition pH）. 荧光转变点的溶液 pH 值

　　肿瘤微酸环境也是诱导肿瘤耐药以及转移的一个重要因素。为了克服肿瘤耐药与药物递送屏障，研究人员构建了一种肿瘤微酸环境激活的靶头呈递纳米递药系统，能够有效克服血液长循环和肿瘤细胞高效摄取之间的矛盾（图 7-2）[14]。该纳米胶束由肿瘤渗透肽 iRGD 修饰的阿霉素（DOX）-普朗尼克大分子前药（iRGD-GALGLP-P85-PLGLAG-DOX）和酸敏感聚(乙二醇)-b-聚［2-(六亚甲基亚氨基)乙基甲基丙烯酸酯］（PHMA）构成。在正常生理条件下 iRGD 靶头被 PEG 层屏蔽，避免循环系统网状内皮系统的非特异性吞噬。当纳米粒子在肿瘤部位酸性条件下解离，将 iRGD 靶头暴露出来增强肿瘤渗透和细胞摄取。通过尾静脉注射系统给药时，该纳米递药系统可以实现血液长循环，而在肿瘤微酸环境中释放酸敏感聚合物外层，实现高效肿瘤渗透和细胞摄取，有效克服肿瘤生理屏障，改善耐药性乳腺癌治疗效果。

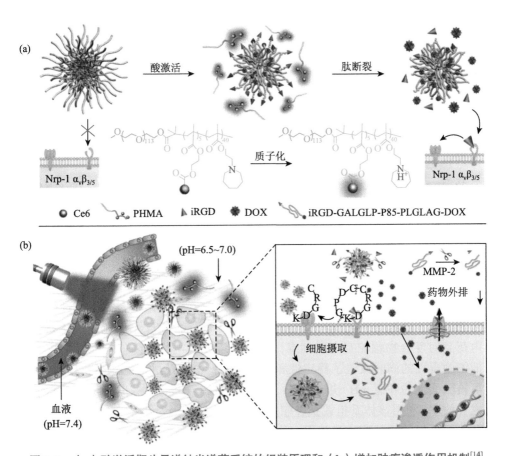

图 7-2　（a）酸激活靶头呈递纳米递药系统的组装原理和（b）增加肿瘤渗透作用机制[14]

Nrp-1.神经纤毛蛋白-1；$\alpha_v\beta_{3/5}$. 一种整合素受体，iRGD 是整合素 $\alpha_v\beta_3$ 高效选择性环肽类抑制剂；PHMA. 聚(乙二醇)-b-聚[2-(六亚甲基亚氨基)乙基甲基丙烯酸酯]；iRGD. 一种由 9 个氨基酸组成的环肽（Cys-Arg-Gly-Asp-Lys-Gly-Pro-Asp-Cys），先与整合素受体 $\alpha_v\beta_{3/5}$ 结合，随后酶解产生 CRGDK/R 与神经纤毛蛋白-1 相互作用，从而促进药物的组织渗透，具有靶向肿瘤、肿瘤渗透的作用；DOX.阿霉素；iRGD-GALGLP-P85-PLGLAG-DOX.一种具有酶敏感性质的肿瘤渗透肽 iRGD 修饰的阿霉素-普朗尼克大分子前药为了进一步改善纳米药物递送系统的体内分布行为，华南理工大学王均等设计合成了一种基于β-羧酸内酰胺在pH变化条件下发生电荷反转的纳米凝胶[15]。该材料的制备需要首先通过反相乳液聚合的方法合成带有氨基的聚（2-氨基乙基甲基丙烯酸酯）（PAMA）纳米凝胶，进而和2,3-二甲基马来酸酐（DMMA）进行开环反应。研究表明，在pH = 6.8条件下，细胞对PAMA-DMMA纳米凝胶的摄取明显高于pH = 7.4条件下的摄取情况，且该纳米凝胶与牛血清白蛋白几乎没有吸附作用，有利于血液长循环。此外，该课题组为实现癌组织的低pH作为特异性刺激进行癌症的针对治疗，巧妙地设计了一种三嵌段高分子聚合物，以实现siRNA的高效运载[16]。该聚合物分子中的PEG链段作为生物稳定的亲水端，保证胶束在体内被缓慢降解。低pH条件下酰胺键断裂，胶束转化为精氨酸链段暴露在外的正电胶束，可以促进siRNA的胞吞过程。由于该胶束在低pH下发生较快的水解，因此在体内循环中逐渐于癌组织附近富集，暴露脱PEG链段的正电胶束。携带了siRNA的胶束可以显著地沉默基因表达，抑制肺部肿瘤生长。

聚乙二醇（PEG）是常规高分子纳米药物载体材料，PEG修饰的胶束纳米粒可以在表面形成水合层，屏蔽蛋白质吸附并减少网状内皮系统的吞噬作用，从而实现体内长循环。但是PEG屏蔽作用也会降低肿瘤细胞对PEG化纳米粒的摄取效率，影响药效发挥。为了实现PEG可逆修饰，中国科学院长春应用化学研究所田华雨和陈学思等构建了一种超敏感pH触发电位/粒径双回弹基因传递体系用于肿瘤基因治疗[17]。将肿瘤治疗基因与聚乙烯亚胺和聚谷氨酸静电复合，进一步利用醛基修饰的PEG进行原位遮蔽和交联，使体系在运输过程中保持遮蔽状态，减少非特异吸附或内吞，延长循环时间，有利于体系传输到肿瘤部位；而当体系到达肿瘤区域时，受肿瘤微酸环境刺激PEG从体系中脱离，体系的电位和粒径有效增大，有助于实现高效的细胞内吞。该体系具有如下特性：①材料合成简便，遮蔽/交联过程"绿色"且快速高效；②PEG不仅遮蔽了体系表面正电荷且对复合物颗粒有交联捆绑作用，实现体系电位的降低、粒径的压缩，降低细胞毒性的同时改善了稳定性和循环时间；③到达肿瘤组织后，PEG遮蔽层可被微酸性的肿瘤pH快速剥离；④电位/粒径双回弹，有助于增强肿瘤细胞的内吞效率。利用该体系担载抗肿瘤血管生成治疗基因对小鼠CT26肿瘤进行治疗取得了良好的抗肿瘤治疗效果。该超敏感pH触发电位/粒径双回弹基因传递体系在抗肿瘤治疗领域将具有广阔的应用前景。

光动力疗法（PDT）是一种高效的微创治疗方法，它利用氧分子参与的光敏化反应产生活性氧（ROS）杀伤肿瘤细胞。尽管PDT的临床试验有很大进展，但是对肿瘤选择性不佳和ROS寿命短是PDT实现临床转化的主要挑战。针对这一问题，科研人员设计制备了可自我转换、pH-驱动细胞膜靶向的光敏剂（pHMAPS），用于实现其在特定肿瘤细胞内的累积和最大化肿瘤细胞膜上原位PDT的治疗功效[18]。研究发现该光敏剂能够在酸性条件下（pH＜6.5）形成 α-螺旋结构，在中性 pH 下保持无规卷曲。这种 pH 驱动的二级结构转变能够成功地将此光敏剂插入到细胞膜的磷脂双分子层中，特别是处于微酸性环境下的肿瘤细胞膜中。在激光照射下，细胞膜原位产生的 ROS，对体内肿瘤生长有显著的抑制作用。pHMAPS 由原卟啉与来自细菌视紫红质 C 螺旋的一种水溶性肽（能够自发地通过构象改变在酸性条件下插入脂质双层）键接制备，其构象在肿瘤酸性微环境中发生变化以利于插入细胞膜。这种设计简单的 pHMAPS 克服了 PDT 治疗中的关键挑战，对肿瘤的生长和转移有显著的抑制效果。

2. 氧化还原响应高分子纳米递药系统

研究表明肿瘤组织外的还原性谷胱甘肽（GSH）浓度是正常组织的 4 倍以上，而肿瘤细胞中 GSH 浓度是正常细胞外液的 100～1000 倍。GSH 已经被证明是一种可诱导药物载体解离和实现药物可控释放的细胞内刺激因子，因此设计合成各种类型的还原响应的纳米药物载体[19-22]，有望实现细胞内快速释药，改善治疗效果。

清华大学许华平等通过含有二硒键的二醇和二异氰酸酯单体反应合成还原响应性的聚合物用于药物的担载[23]。他们利用含有二硒键的二醇和二异氰酸酯进行聚合后偶联 PEG 制备三嵌段还原响应的纳米药物载体，实现了模型药物在还原条件下的快速释放。此外，该研发团队相继将碲引入水溶性聚合物作为药物递送载体[24]。利用铂和碲之间的配位化学实现铂类药物的高效负载和可控释放。上海交通大学颜德岳等利用含二硒键的二醇和三氯氧磷进行聚合反应合成超支化的聚磷酸酯[25]。该聚合物由于含有大量二硒键，可在还原性条件下降解。

中国科学院长春应用化学研究所谢志刚等通过多组分 Passerini 反应制备了还原响应两亲性聚合物，为合成具有刺激响应性的两亲性聚合物提供了新思路[26]。该团队基于主链上二硫键的引入制备了一系列还原响应性聚合物用于生物成像、药物递送或光动力学治疗等领域。苏州大学钟志远等开发了一种 angiopep-2（一种靶向低密度脂蛋白受体相关蛋白-1 的肽）指导的氧化还原响应病毒模拟聚合物体（ANG-PS），这一纳米载体可选择性地将皂草素递送至异种移植的原位人胶质母细胞瘤[27]。此外，该研发团队还利用 GSH 敏感的羰基乙烯基硫醚基团将透明质酸和巯基嘌呤前药偶联，制备了透明质酸-巯基嘌呤前药（HA-GS-MP），并将其应用于治疗急性粒细胞白血病[28]。相对于 6-巯基嘌呤这一治疗白血病的基本药物，该大分子前药更加安全和稳定。HA-GS-MP 对 OCI/AML-2 人急性骨髓性白血病细胞具有显著靶向性，并显著抑制 OCI-AML-2 肿瘤生长。

过氧化氢在调节多种生理过程包括细胞分化、免疫应答和衰老中发挥着重要作用[29, 30]。准确和灵敏地检测过氧化氢可用于疾病诊断，苏州大学刘庄等利用脂质体纳米探针实现了过氧化氢高特异性和高灵敏度的体内光声成像检测[31]。他们将辣根过氧化物酶（HRP）及其底物2, 2'-偶氮-双（3-乙基苯并噻唑啉-6-磺酸）（ABTS）同时装载到脂质体中，获得用于体内过氧化氢检测的纳米探针（Lipo@HRP&ABTS）。无色 ABTS 将被 HRP 催化氧化成在近红外区具有强吸收的氧化物形式以实现过氧化氢的光声成像检测，该探针灵敏度可低于 1μmol/L。利用过氧化氢探针可以准确地检测出由脂多糖或细菌感染诱导炎症产生的过程。将该纳米探针通过尾静脉注射到小鼠体内，利用与肿瘤细胞产生的过氧化氢之间的反应，可以实现皮下小肿瘤（<2mm）以及原位脑胶质瘤的光声成像。局部注射 Lipo@HRP&ABTS 后，基于过氧化氢含量上的差异可以进一步通过光声成像区分转移性淋巴结与非转移性淋巴结，其有望用于肿瘤手术中对淋巴结清除的精准导航。

为了进一步利用肿瘤组织的氧化特性，浙江大学申有青等设计了一种氧化触发电荷反转型聚合物，并由此构建了膜融合型基因输送体系[32]（图 7-3）。基于 p-硼酸苄基季铵盐的聚丙烯酸酯的阳离子聚合物（B-PDEAEA）进入肿瘤细胞后，细胞内的 ROS 氧化硼酸而发生去酚基苄醇反应将季铵盐转变为三级胺，并进一步触发自催化酯键水解反应生成带负电的聚丙烯酸，从而快速与 DNA 解离使其有效转染。同时，通过在纳米颗粒物表面包裹一层能够与肿瘤细胞膜发生融合的特殊脂质层，使载药体系与肿瘤细胞接触后能够以类似于病毒入胞的膜融合方式，将复合物纳米颗粒直接"吐"入细胞质中，从而避开溶酶体陷阱而避免了 DNA 被溶酶体中的酶降解。通过载体的电荷反转和膜融合的设计，该基因输送系统成功地提高了在肿瘤中的基因表达效率和抗肿瘤疗效。

3. 生物分子响应高分子纳米递药系统

与外源性刺激响应相比，对内源性生物分子响应的智能高分子材料具有更好的靶向性[6, 33-37]。肿瘤相关细胞（如肿瘤相关巨噬细胞、淋巴细胞和成纤维细胞等）会表达特定生物标志物，而不同阶段表达的生物标志物是不同的，因此可提供多样化的临床用途。靶蛋白通过亲和标记或特异性肽段识别可以激活抗肿瘤效果并产生可视化信号。新加坡国立大学刘斌等设计合成了一种可以同时检测两种半胱氨酸蛋白酶（caspase-3 和 caspase-8）的荧光探针[38]。该探针由一段可被 caspase-3 和 caspase-8 识别的水溶性多肽，分别与发蓝色荧光和红色荧光的聚集诱导发光荧光团连接而成。探针分子由于良好的水溶性，在溶液中不发光。caspase-8 可以将多肽切断，释放出水不溶的蓝光荧光团，而 caspase-3 可以将多肽切断，释放出水不溶的红光荧光团，实现针对两种酶活性的荧光检测。探针在溶液态检测和细胞内成像均取得了很好的效果。

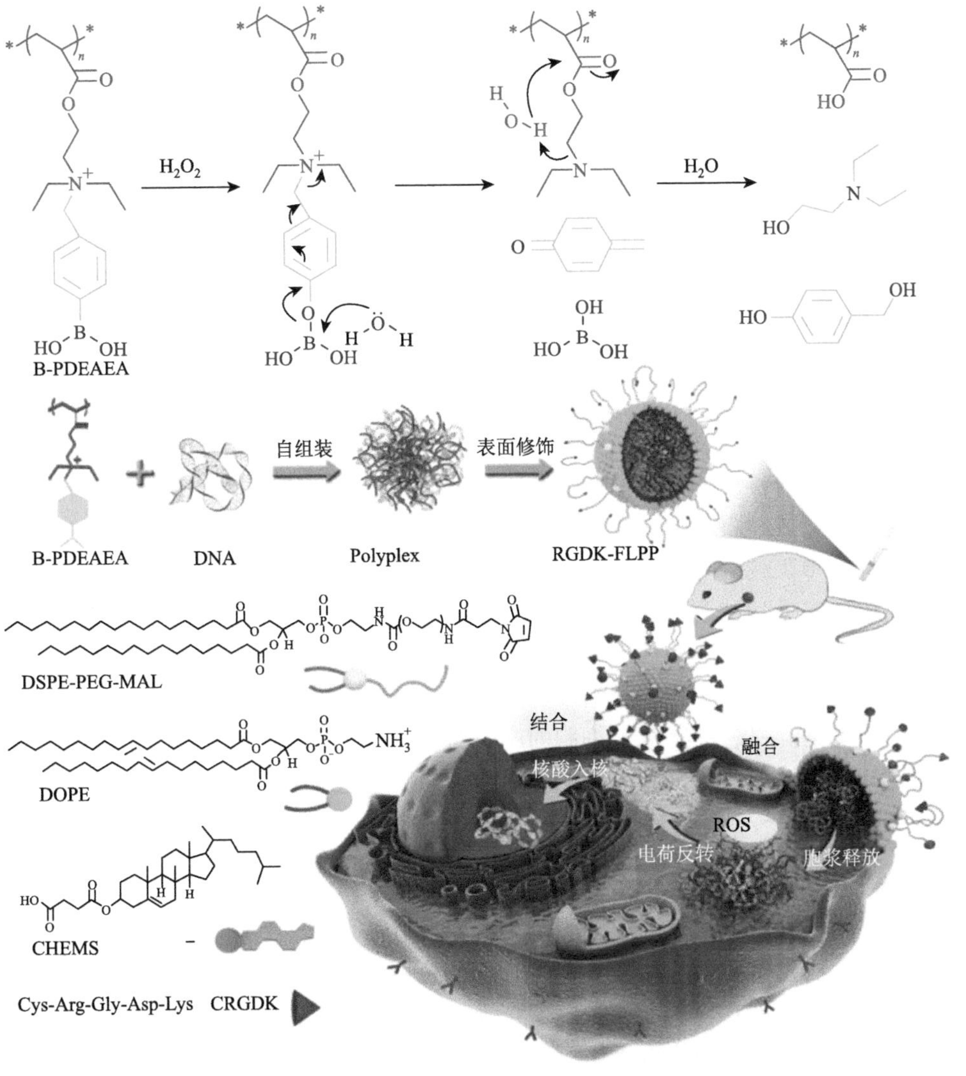

图 7-3 氧化触发电荷反转型聚合物的构建及其作用机制[32]

B-PDEAEA.聚[（2-丙烯酰基）乙基（对硼酸苄基）二乙基溴化铵]，一种双氧水敏感的阳离子聚合物；Polyplex.DNA 和 B-PDEAEA 形成的复合体系；RGDK-FLPP.cRGDK 受体靶向的融合脂多糖；DSPE-PEG-MAL.磷脂酰乙醇胺-聚乙二醇 2000-马来酰亚胺；DOPE.二油酰基磷脂酰乙醇胺；CHEMS.胆固醇半琥珀酸酯；CRGDK.肿瘤靶向环肽，其氨基酸序列为 Cys-Arg-Gly-Asp-Lys

蛋白质药物具有活性高、特异性强和毒性低的优点。然而其稳定性差、生物利用度低、生物膜通透性差和免疫原性等缺点限制了蛋白质药物的开发。中国药科大学莫然等报道了一种肿瘤特异性自降解纳米凝胶用于蛋白质药物的高效递送[39]。该纳米凝胶以合成的胆固醇和丙烯酰胺双修饰透明质酸衍生物为载体材料，利用胆固醇疏水作用力物理交联和光引发丙烯酰胺化学交联协同组装形成纳米凝胶。该纳米凝胶对不同分子量和等电点的蛋白质均有高的负载效率和稳定性。为了增强纳米凝胶的肿瘤组织渗透性和蛋白质药物的胞内可控释放，该研究团队将酸激活的透明质酸酶引入纳米凝胶中构建了肿瘤微环境响应性自降解纳米凝胶。在肿瘤微环境中激活部分透明质酸酶引起纳米凝胶胀大，并释放活化的透明质酸酶降解肿瘤细胞外基质，从而促进纳米凝胶在肿瘤细胞外基质中的扩散。被肿瘤细胞摄取进入酸性内吞囊泡后，透明质酸酶被激活释放包载的蛋白脱氧核糖核酸酶Ⅰ，降解 DNA 发挥抗肿瘤效力。这一策略有望用于程序性自驱动降解性纳米载体开发，为蛋白质药物递送和肿瘤治疗提供新方法。

单核细胞是肺转移主动靶向良好的药物递送载体，中国科学院上海药物研究所李亚平和张志文等利用单核细胞装载豆荚蛋白激活的纳米颗粒，实现主动靶向肺转移并启动转移瘤特异性的智能药物释放用于治疗转移瘤[40]。研究利用单核细胞的特性，有效地将药物递送到难以渗透的微小转移灶，实现高达 77.8%乳腺癌肺转移抑制率，这种智能的仿生药物递送平台为转移瘤的治疗提供了一种有效的手段。该研究成功构建了一种仿生的智能纳米释药系统，利用炎性单核细胞的生物特性加载豆荚蛋白响应性的纳米粒子，既克服了转移瘤的生物屏障又实现了靶向释药，很好地达到了靶向和治疗乳腺癌肺转移的目的，这为肿瘤转移的治疗开辟了新的道路。肿瘤特异性 T 细胞的产生对于癌症免疫治疗至关重要，实现 T 细胞调控的主要挑战是通过刺激实现时空编排的抗原呈递细胞的抗原交叉呈递。

7.1.2 物理刺激响应高分子纳米药物载体的制备及性能调控

除了利用肿瘤组织和肿瘤细胞所提供的天然微环境作为刺激性来源以外，还可通过人为构建微环境的方法设计相应的刺激响应纳米载体。目前，应用比较多的外源刺激因素主要有磁场、光、超声等，设计制备对这些外界刺激响应的纳米药物载体，并在肿瘤部位给予相应的刺激，可以实现药物的可控释放，最终达到肿瘤细胞特异性杀伤的目的[41-46]。

1. 光刺激响应高分子纳米递药系统

光敏聚合物由于其高灵敏度和药物释放的特异性而引起了研究人员的关注[44, 47, 48]。在生物医学应用中，700～1000nm 波长范围对正常细胞毒性较小，且可以实现更深的组织穿透[49, 50]。香港科技大学唐本忠等利用这种（AIE）荧光材料合成了一种可实现诊疗一体化的荧光探针（TPE-Py-FFGYSA）[51]。其中 TPE-Py 为具有 AIE 性质的荧光分子，其能够在聚集状态下发出明亮荧光并且有效产生 ROS；FFG 三肽序列能够诱导探针在疾病部位实现有序自组装，提高了探针的灵敏度和 ROS 产率；YSA 为肿瘤细胞靶向序列，是实现诊断治疗的重要基础。该新型诊疗体系本身产生的 ROS 不对组织细胞造成任何实质性的杀伤，与一线化疗药物紫杉醇的联合使用能够极大地放大紫杉醇的抗癌效果，将紫杉醇对人前列腺癌细胞的半致死浓度从 75.9nmol/L 降低到 7.8nmol/L。

2. 热刺激响应高分子纳米递药系统

温敏性聚合物纳米载体可以根据温度变化释放药物[45, 46, 52]。中国科学技术大学刘世勇等通过可逆加成-断裂链转移聚合，制备了一种具有热响应和光敏性嵌段共聚物（PNIPAM-b-PNBOCA）[53]。利用聚异丙基丙烯酰胺（PNIPAM）热敏性和聚（2-（（（2-硝基苄基）-氧基）羰基）氨基）丙烯酸乙酯（PNBOCA）光敏性，在不同温度下或者紫外光照下，实现囊泡亲水与疏水转换，导致其形貌变化，从而达到药物可控释放的目的。当温度低于 PNIPAM 的临界相变温度时，聚合物可以自组装成囊泡，而当囊泡流体力学直径明显增加时，会引起不可逆转的塌陷结构。进一步升高温度，囊泡会变成不规则塌陷结构的聚合体。在紫外光照射下，疏水的 PNBOCA 首先经历可逆疏水-亲水转换，导致热敏性 PNIPAM 最低临界相变温度升高。该聚合物囊泡在紫外与温度相互作用下，能够实现可逆的形貌变化，对疏水和亲水的药物进行可控释放。这种智能化的囊泡在制备纳米载体、纳米反应器和药物释放等方面有一定应用前景。

3. 磁刺激响应高分子纳米递药系统

磁场响应性纳米结构主要是依靠磁场的刺激释放治疗药物[54-56]。超顺磁性氧化铁纳米粒子是普遍用于治疗的磁性纳米粒子。美国国立健康研究院陈小元等报道了通过聚苯乙烯-b-聚丙烯酸（PS-b-PAA）囊泡包载超顺磁氧化铁纳米粒子（SPIONs）的制备方法及其在磁性靶向治疗和药物控制释放方面的应用[55]。该聚合物囊泡的膜厚度可以通过改变 PS-b-PAA 与 SPIONs 的质量比很好地调控，这可以归因于 SPIONs 表面接枝的聚合物在疏水/亲水平衡上的变化。通过磁靶向，静脉注射载药囊泡后可被有效富集于肿瘤部位，提高了肿瘤靶向递药效率并增强了抗肿瘤效力。

4. 超声刺激响应高分子纳米递药系统

超声触发的声动力学治疗可以解决传统光触发治疗组织渗透深度低的问题。中山大学师心涛等开发了一种基于聚合物的全氟化碳封装的超声纳米探针[57]，血液循环中纳米粒子尺寸能够维持在 178nm，在酸性肿瘤微环境中增加到 437nm。该探针在肿瘤部位膨胀，从而降低了全氟化碳的蒸发阈值，有效地将纳米颗粒转化为超声显像的超声纳米微气泡，并利用低频率超声释放出用于深层组织化学治疗的 DOX 以达到治疗肿瘤的目的。此外，低频超声协助释放克服了纳米载体可能无法有效地将药物输送到远离血管的肿瘤组织的挑战。

7.1.3 多重刺激响应高分子纳米药物载体的制备及性能调控

响应性聚合物在肿瘤特异性靶标的刺激下释放药物分子，实现对肿瘤细胞的精准杀伤，有效避免了传统化疗药物对正常组织产生的毒副作用。为进一步提高高分子纳米药物载体对药物的精确控制释放并增强肿瘤治疗效果，基于肿瘤微环境设计的多重刺激纳米药物载体得到了更多的关注[8, 52, 58-64]。基于荧光共振能量转移系统，中国科学院化学研究所高明远等构建了基于基质金属蛋白酶（MMP-9）触发的双比例荧光探针[65]。该纳米探针一旦进入肿瘤组织内，MMP-9 将对连接 pH 敏感的荧光染料（ANNA）与 Fe_3O_4 纳米颗粒的肽接头进行切割，使 ANNA 的荧光得到活化。通过比较 ANNA 的可变激活发射和 Cy5.5 的恒定荧光对 MMP-9 活性和 pH 进行量化。这一研究为后续肿瘤相关的蛋白酶及细胞外较低 pH 的肿瘤微环境与肿瘤侵袭、增殖和转移之间的联系提供了一种强有力工具。

利用连续放大肿瘤微环境信号的策略，南京大学蒋锡群等设计了一种对酸和乏氧信号响应的高分子荧光探针（图 7-4）[66]。该探针在正常组织中发射出较弱的红色荧光，进入实体肿瘤之后首先对肿瘤的微酸性微环境响应而转换成一种具

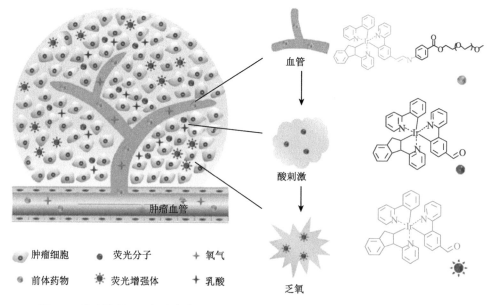

图 7-4 肿瘤诊断用乏氧响应高分子纳米荧光探针的响应原理及化学结构示意图[66]

有近红外荧光发射的分子,接着该分子还能进一步对肿瘤的低氧微环境作出响应,使其近红外荧光发射增强。通过上述波长移动/荧光强度增强的连续响应实现对肿瘤微环境信号的逐步放大。相比于单刺激响应的光学探针,这种连续响应的大分子光学探针在肿瘤成像中表现出更高的信噪比(信噪比提升大于一个数量级)。在小鼠肿瘤肝脏转移模型中,该探针能够高灵敏地检测到 1mm 大小的微小肿瘤转移灶。这一研究工作为基于肿瘤微环境响应的光学成像、疾病机理、细胞生物学相关研究提供了一个新的工具。

华南理工大学杨显珠等利用肿瘤酸性微环境的特点以及近红外光调控的方法发展了可"变身"纳米载体[49]。该纳米体系由穿膜肽(TAT,YGRKKRRQRRRC)功能化的聚乙二醇-聚磷酸酯嵌段聚合物组装而成。其中 TAT 多肽赖氨酸的氨基被肿瘤酸度敏感的 2,3-二甲基马来酸酐修饰,疏水内核同时包载化疗药物 DOX 和光热治疗试剂 IR-780。通过静脉给药后,该纳米体系处于"隐形"状态,有效降低其与巨噬细胞的相互作用,从而延长其在体内循环时间。当纳米颗粒进入肿瘤组织后,TAT 被重新激活,纳米药物进入被"识别"状态,增强了与肿瘤细胞的相互作用,促进了纳米颗粒被肿瘤细胞摄取;随后 IR-780 在近红外光照射下产生光热效应,驱动药物快速释放,纳米药物进入"攻击"状态。这种肿瘤酸度/近红外光调控纳米药物与生物体相互作用的设计策略有效地提高了药物的抗肿瘤效果。

中国科学院上海药物研究所于海军等合成了聚乙二醇-聚甲基丙烯酸二异丙氨基乙酯(PEG-b-PDPA)酸敏感两嵌段共聚物,将近红外酞氰染料 Cypate 共价偶联到嵌段共聚物侧链,得到酸环境和近红外光双重响应聚合物,利用此新型聚合物与 DOX 大分子前药自组装得到酸/近红外光双重敏感纳米载药胶束[67]。DOX 大分子前药具有胞内酶响应功能,可以提高药物包载效率、降低毒副作用。该载药胶束经被动靶向作用蓄积于肿瘤部位,在胞内酸环境迅速解离,释放大分子前药,并在近红外光照射下产生显著的光热效应,发挥光热、化疗协同治疗作用。研究发现肿瘤靶向光热效应可以有效降解胞外基质、克服肿瘤胞外屏障并促进载药胶束瘤内扩散,显著改善耐药肿瘤化疗效果。

通过消除肿瘤细胞溶酶体"离子陷阱"来克服肿瘤耐药[68],研究人员进一步合成了聚乙二醇-聚甲基丙烯酸二异丙氨基乙酯共价偶联二氢卟吩 e6(Ce6)的酸敏感嵌段共聚物(PDPC)和阿霉素大分子前药(PDOX),并利用分子自组装作用构建 PDPC/PDOX 复合胶束(图 7-5)。该新型递药系统具有酸响应可逆光动力活性,在中性条件下光敏剂 Ce6 聚集在纳米粒疏水内核,荧光猝灭、光活性沉默。被肿瘤细胞摄取后在弱酸性内吞体中解离并恢复 Ce6 的荧光和光活性,可在激光照射下诱导单重态氧生成,发挥光动力作用。研究发现 Ce6 的光动力作用可以诱导内吞体破裂,有效消除溶酶体"离子陷阱",促进 DOX 胞内转运和入核。该复合胶束可将 DOX 的耐药指数显著降低（耐药指数相差约 100 倍），有效抑制肿瘤生长并避免常规光动力药物的光毒性问题。该体系可用于成像、药物递送及光疗的多功能纳米体系，在溶酶体酸性环境中激活，有望避免光动力学治疗的暗毒性。

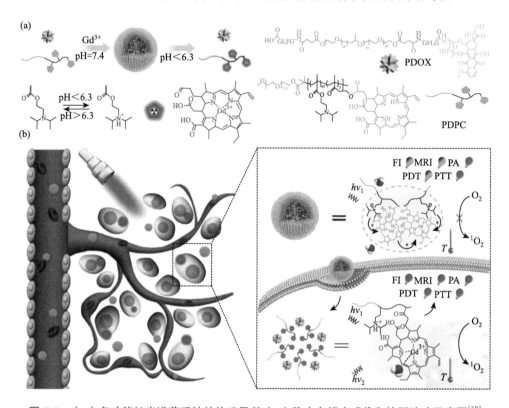

图 7-5　（a）多功能纳米递药系统的构建及其（b）胞内多模态成像和协同治疗示意图[68]

PDOX.阿霉素-普朗尼克大分子前药；PDPC.聚乙二醇-聚甲基丙烯酸二异丙氨基乙酯共价偶联二氢卟啉的酸敏感嵌段共聚物；FI.荧光成像；MRI.核磁成像；PA.光声成像；PDT.光动力疗法；PTT.光热疗法；*T*.温度

PDT 诱导全身抗肿瘤免疫应答受到肿瘤组织的免疫抑制性微环境的显著影响，特别是程序化死亡蛋白-1/程序化死亡配体-1（PD-1/PD-L1）免疫检查点通路显著地抑制了 T 细胞的抗肿瘤免疫活性。针对上述关键矛盾，于海军等构建了新型内吞体酸环境激活智能纳米递药系统，将光敏剂焦脱镁叶绿酸-a（PPa）和靶向 PD-L1 的 siRNA 递送至肿瘤部位，阻断 PD-1/PD-L1 免疫检查点通路，增强光动力作用的免疫治疗效果[69]。经系统给药后，纳米粒富集于肿瘤部位，在 PDT 和 siRNA-PD-L1 的协同作用下，显著诱导肿瘤组织内部的免疫应答，发挥抗肿瘤作用（图 7-6）。实验结果显示，基于 PD-L1 干扰的 PDT 治疗可显著改善 B16-F10 黑色素瘤的免疫逃避，抑制荷瘤小鼠原位瘤的生长和肺转移。该工作率先报道了基于 RNA 干扰技术的 PD-L1 阻断能够提高 PDT 介导的肿瘤免疫治疗，为治疗转移性肿瘤提供了新策略。

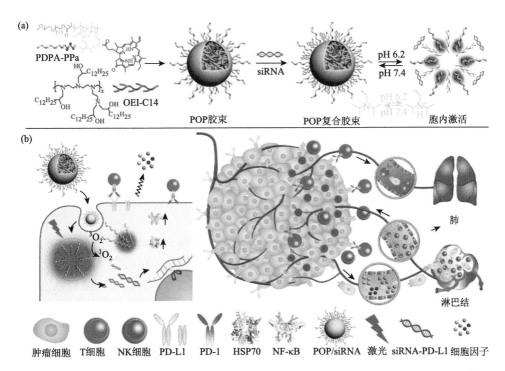

图 7-6 酸敏感 siRNA 和光敏剂共递送纳米递药系统的（a）制备过程和（b）作用原理[69]

此外，研究人员还构建了基于环糊精主客体识别作用的多元化刺激方式和具有逻辑控制特点的纳米递药系统[63]。肿瘤细胞内酸性环境将环糊精与透明质酸相连的 pH 敏感的亚胺键破坏，释放出环糊精与金刚烷的包合物（β-CD/ADA-CPT），形成粒径更小的载药纳米体；同时，在高浓度的 GSH 环境下，ADA-CPT 分子中的双硫键结构破坏，进一步释放出抗癌药物 CPT，实现对肿瘤细胞的杀灭作用。利用肿瘤细胞内的酸性环境及高浓度 GSH 环境，该双重刺激响应性的纳米递药系统还可以实现抗癌药物的分步释放。

7.1.4 小结

在本节中，我们初步总结了各种刺激响应高分子纳米药物载体在肿瘤等重大疾病诊断和治疗方面的应用。这些新型纳米递药系统可以在生理条件下保持较好的稳定性，并对外源性物理刺激或内源性生理和病理刺激做出响应，实现时空可控药物释放，从而改善疗效、降低毒副作用。而临床医学、肿瘤生物学和材料科学的快速发展也为抗肿瘤智能纳米药物载体的基础研究和临床转化带来了巨大机遇。例如，影像手术导航技术的快速发展为开发具有成像功能的纳米药物载体提出了新的需求。药物治疗与光疗、微波射频消融和放疗等物理疗法的结合也为多功能融合的刺激响应纳米药物载体的临床应用提供了可能性。新型生物标志物和特异性靶点的发现可以为药物靶向递送提供特异性靶点，提高药物递送效率。生物正交、原位组装和合成生物学等新型药物载体制备方法也为实现开发刺激响应高分子纳米药物载体提供了新的技术手段。

7.2　新型硅质体纳米药物递送体系

7.2.1　硅质体纳米粒子的研究进展

脂质体是一种由两亲性磷脂分子自组装形成的囊泡状粒子，其双层结构类似于生物膜[70-73]。在药物和基因递送体系，脂质体的优越性包括[74, 75]：①脂质体膜材料具有生物可降解性和生物相容性；②既可以包载水溶性药物，又可以包载脂溶性药物；③保护药物或核酸分子免受体内酶降解，提高药物的稳定性；④降低药物的系统毒性；⑤通过表面修饰，实现靶向治疗。到目前为止，全球已经有十余个注射脂质体产品获批上市，其中产品最多的是细胞毒类抗癌药（如依立替康、多柔比星、紫杉醇等），除此以外，成功的脂质体产品还包括镇痛药吗啡、麻醉药布比卡因、抗真菌药两性霉素 B 等。

基于脂质体的纳米药物载体生物相容性好、无毒，还具有减少正常细胞对药物的摄取、增加药物在肿瘤部位聚集的特性。然而，生理条件下稳定性较差是脂质体的一个显著缺点。相比之下，介孔二氧化硅拥有稳定的结构，但是其刚性强、密度大、生物相容性比较差。因此，如能结合脂质体和二氧化硅两者的优势，将能有效克服在实际应用中碰到的一些问题。日本菊池纯一教授课题组设计出一种新型的有机-无机复合脂质分子[76-80]。通过溶胶-凝胶和自组装方法，他们将这种有机-无机复合脂质分子组装成内部具有脂质双层结构和表面具有无机聚硅氧烷网状结构的球形纳米粒子，命名为 Cerasome，又称硅质体纳米粒子（图 7-7）。

与传统的药物载体相比，硅质体纳米粒子作为药物递送系统显示出许多优势：①硅质体纳米粒子也可以作为基因载体；②脂质双层结构的存在降低了硅质体纳米粒子整体的刚性和密度，进而增强了其在液相环境中的稳定性；③聚硅氧烷表面的存在，保证了硅质体纳米粒子在弱碱性或者强盐离子浓度环境下的稳定存在，

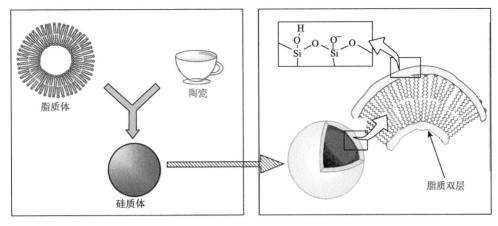

图 7-7　硅质体纳米粒子的特点及结构示意图[76-80]

如在血液 pH 条件下，带负电的硅质体纳米粒子之间发生静电排斥作用而均匀分散；④聚硅氧烷表面明显增加了硅质体纳米粒子的力学稳定性和热稳定性，硅质体纳米粒子能够在干燥状态下组装到固体基片表面形成三维结构，这对传统囊泡来说是不可能实现的；⑤硅质体纳米粒子能装载亲水、疏水或者两亲性的药物分子，并且药物的体内外释放可以通过调控聚硅氧烷表面的缩合度和空隙来实现；⑥硅质体纳米粒子外表面的硅烷基团能够把一些生物分子（如抗体）功能化到表面，使其具有主动靶向性。

7.2.2　硅质体纳米粒子的设计与制备

1. 硅质体纳米粒子的设计

硅质体纳米粒子包括三个部分：疏水脂肪长链、含三乙氧基硅烷的亲水脂质分子头部、连接基团（图 7-8）[81]。设计硅质体纳米粒子的双层脂质一般以脂质聚集体的临界堆积常数为依据。同时，连接基团的作用是通过在复合脂质的疏水长链和亲水区域之间形成分子间氢键，进而增强脂质聚集体的形态稳定性。最后，硅烷头部基团中的三乙氧基可以作为保护层，使得合成的脂质能够稳定存储。硅

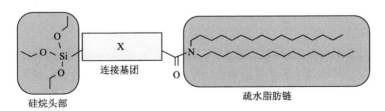

图 7-8　硅质体纳米粒子的分子结构[12]

质体纳米粒子的形成过程如下：①三乙氧基硅烷基团自身经水解使复合脂质转换成两亲性结构；②该两亲性结构在极性水介质中自组装形成脂质双层；③复合脂质外表面的硅醇基进一步缩合形成一个类似于二氧化硅的无机框架或聚硅氧烷网络，从而形成硅质体纳米粒子。

目前，文献中报道的形成硅质体纳米粒子的复合脂质有多种分子结构（图 7-9）[82-85]。①复合脂质 **1** 由双十六胺、丁二酸酐和氨丙基三乙氧基硅烷三种分子简单缩合形成；②复合脂质 **2** 在连接位置处含有一个尿素结构基团；③复合脂质 **3** 含有酰胺基团；④由疏水双链、氨基酸残基和季铵盐头部组成的复合脂质中，将季铵盐头部的甲基基团替换成氨丙基三乙氧基硅烷基团即可得到阳离子复合脂质 **4** 和 **5**。

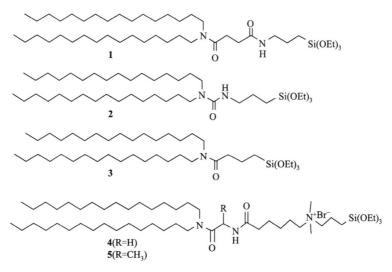

图 7-9　复合脂质的化学结构式[82-85]

2. 硅质体纳米粒子的制备

1）硅质体纳米粒子的制备思路

前面的内容已经叙述过，硅质体纳米粒子包含疏水脂肪长链、含三乙氧基硅烷的亲水脂质分子头部及连接基团三个部分。研究显示，硅质体纳米粒子要实现对所包载药物的控释，可以在合成过程中通过对疏水脂肪长链和含三乙氧基硅烷的亲水脂质分子头部的数量比例进行调节来实现[17]。也就是说，既需要合成具有不同数量亲水硅烷头部和疏水脂肪链的复合脂质，也需要把这些基团引入到同一分子中。以丙三醇和季戊四醇两种物质作为连接基团就能够满足这些要求，因为它们具有多个羟基，可以通过控制反应物的用量或者采取一些保护-脱保护的策略来方便地引入各种基团。为了形成一定的可比性，可采取两种策略：①固定疏水脂肪长链数量，改变硅烷头部数量；②固定硅烷头部数量，改变疏水脂肪长链数量。如图 7-10 所示，把这两种策略用在设计合成复合脂质的过程中，有以下几种复合脂质分子结构：①固定疏水脂肪长链数量为 2，硅烷头部数量为 1（复合脂质 A）；②固定疏水脂肪长链数量为 2，硅烷头部数量为 2（复合脂质 B）；③固定疏水脂肪长链数量为 2，硅烷头部数量为 3（复合脂质 C）；④固定疏水脂肪长链数量为 3，硅烷头部数量为 1（复合脂质 D）。需要注意的是，在设计过程需要考虑各种组分的合适比例，不能任意地引进过多的硅烷头部数量或疏水脂肪长链数量，因为硅烷头部数量太多会导致复合脂质亲水性变强，可能形成反胶束；而疏水脂肪长链数量过多则可能形成胶束[86]。

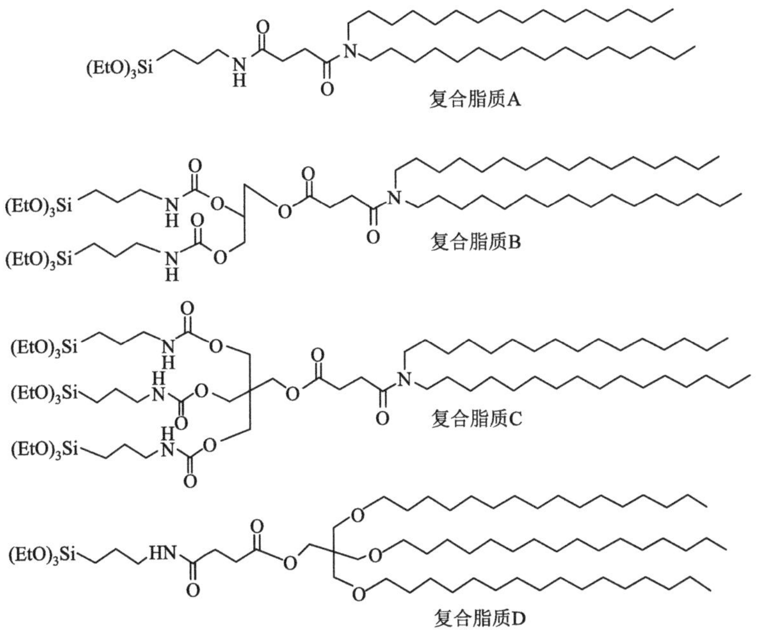

图 7-10　复合脂质 A、B、C、D 的化学结构式[86]

2）硅质体纳米粒子的制备方法

方法一：溶胶-凝胶法[87-89]。在旋涡混合条件下，将复合脂质直接分散于水介质中。在这个过程中，应注意一些反应条件，如溶胶-凝胶过程中反应速率的控制。正如前面已经叙述：硅质体纳米粒子的形成主要是三乙氧基硅烷基团经水解使复合脂质转换成两亲性结构，然后该两亲性结构在极性水介质中自组装形成脂质双层，并且复合脂质外表面的硅醇基进一步缩合形成一个类似于二氧化硅的无机框架或聚硅氧烷网络。如果自组装过程慢于水解和随后的缩合速率，则双层结构的形成可能会受到影响。

方法二：乙醇注入法[90-92]，该方法适用于水溶性差的复合脂质。乙醇注入法大致可分为以下几个步骤：①将复合脂质配制成酸性乙醇溶液，并孵育适当时间，形成溶胶。②将所得溶胶再注入水中，孵育24h即可。通常，新合成的多壁硅质体纳米粒子直径在亚微米范围内，进一步通过超声作用可以将多壁囊泡分散成相应的单壁囊泡，其直径小于100nm（此分散过程一般根据样品量选择合适功率的探头进行超声分散3～5min即可）。

通过以上分子结构的设计及采取不同的合成方法，合成了具有不同数目的硅氧烷头部基团和疏水脂肪长链，成功实现了对硅质体表层硅酸盐网络结构的致密度和脂质双层渗透性的有效调控[86]。新制备的硅质体纳米粒子粒径在140～220nm之间，具有良好的稳定性和生物相容性。用新制备的硅质体纳米粒子载体可以成功地实现对亲水药物盐酸阿霉素（DOX）和疏水药物紫杉醇（PTX）的包埋。并且DOX硅质体和PTX硅质体的包封率分别为32%～45%和57%～80%，各新制备的不同的硅质体纳米粒子载体对药物均具有较好的缓释作用。实验结果表明：在疏水脂肪长链数目相同的情况下，硅烷头部数量越多，药物的释放速率越慢；当硅烷头部数目相同时，疏水脂肪长链越多，对亲水药物的释放越快，而对疏水药物的释放则越慢。这是由于新制备的硅质体纳米粒子的亲水头部可增强其与水的相互作用，而疏水基团使其在水溶液环境中能自组装形成胶束或者囊泡结构，所以当复合脂质分散到水中后，它们能自发地组装成表层具有硅酸盐网络的囊泡，把亲水和疏水药物分别装载进硅质体的内水相和脂质双层中（图7-11）。

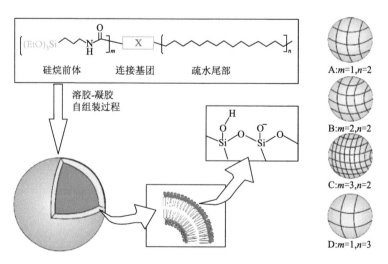

图7-11　具有不同表层硅氧烷致密度的硅质体的形成示意图[86]

m 和 n 分别代表硅烷前体和脂肪链的数量

通过细胞实验也发现，包载有药物的硅质体纳米粒子对细胞的抑制作用与其药物释放行为一致，即相同药物浓度和相同孵育时间下，硅质体纳米粒子载体对药物的释放速率越快，则对细胞的抑制作用也越明显。与肿瘤细胞孵育 48h 后，在相同药物浓度条件下，各载药硅质体纳米粒子能够实现与游离药物相同的疗效。这说明硅质体纳米粒子能够极大地提高药物利用度。

7.2.3　硅质体纳米粒子的形态稳定性及表面修饰

1. 硅质体纳米粒子的形态表征

1）聚集形态

硅质体纳米粒子的形态结构可以通过透射电子显微镜（TEM）、扫描电子显微镜（SEM）、原子力显微镜（AFM）和光学显微镜等手段进行测量。用 TEM 测量硅质体纳米粒子时，可以清楚地观察到硅质体纳米粒子多壁囊泡中的双层结构及囊泡表面的结构信息［图 7-12（a）］[87]。用 SEM 和 AFM 可以观察硅质体纳米粒子的空间立体结构［图 7-12（b）］。对于直径大的微米级的硅质体粒子来说，光学显微镜是观察的简易工具，可进一步提供动态影像。

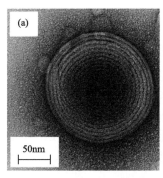
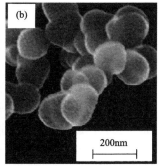

图 7-12　（a）复合脂质 4 形成硅质体纳米粒子的负染 TEM 图像；（b）复合脂质 1 形成硅质体纳米粒子的 SEM 图像[87]

2）表面硅氧烷网络

硅氧烷网络结构是硅质体纳米粒子相比于传统脂质体的显著特征，该结构可有效增加硅质体纳米粒子在形态结构上的稳定性。硅质体纳米粒子形成过程中伴随着硅氧烷网络结构的形成，而在这个过程中生成的脂质低聚物可以通过基质辅助激光解吸电离飞行时间质谱（MALDI-TOF-MS）进行检测（表 7-1）[87]。研究表明，在硅质体纳米粒子制备后，对其水分散体样品进行检测，可在刚刚制备的样品中检测到一聚体、二聚体和三聚体，而更高分子量的低聚物样品如四聚体、五聚体随着孵育时间的延长也可以检测到。这就意味着硅氧烷网络结构随着孵育时间的增加而不断增长。另外，TEM 和动态光散射（DLS）测量显示，随着孵育时间延长，硅质体纳米粒子的大小没有发生明显改变，因此可以得出结论：硅氧烷网络可在硅质体纳米粒子表面生长，但并不是非常致密的，这也有利于硅质体内载药物的控释。

表 7-1　形成硅质体纳米粒子的复合脂质 1 的低聚物[88]

低聚物类型	理论分子量	检测到的分子量	
	M_w	孵育 15min	孵育 10h
单体	900.7	901.7	901.7
二聚体	1641	1640.4	1640.4
三聚体（环状的）	2217.9	—	—
三聚体（线性的）	2380.3	2380.3	2380.3
四聚体（环状或分枝的）	2957.3		2957.3
四聚体（线性的）	3119.6		3117.4
五聚体（环状或分枝的）	3696.7		3695.3
五聚体（线性的）	3859		—

注：一代表未能检测到。

水溶液中脂质体形态稳定性评估的常用方法是表面活性剂溶解实验。据此，向由复合脂质形成的硅质体纳米粒子中加入非离子性表面活性剂 Triton X-100（TX-100），则可以通过光散射强度变化的情况来检测囊泡的形态变化。为了确保结果的准确性，该检测过程选用磷脂酰胆碱（DMPC）形成的脂质体作为对照。当加入的 TX-100 达三倍量时，DMPC 脂质体的光散射强度明显下降，表明囊泡结构被破坏。与 DMPC 脂质体形成鲜明对比，硅质体纳米粒子显著表现出对 TX-100 的抵抗能力：在 36 倍量 TX-100 存在情况下，即使孵育 24h，硅质体纳米粒子的光散射强度仍然没有明显的变化。硅质体纳米粒子这种形态的高度稳定性也能够通过 DLS 测量进行证实。值得注意的是，硅质体纳米粒子在刚制备完成时对 TX-100 并没有抵抗作用。由此可见，硅质体纳米粒子的形态稳定性取决于其表面硅氧烷网络结构的形成程度。因此，硅质体纳米粒子囊泡的形态稳定性的控制就可以通过设计复合脂质分子结构来实现。

2. 硅质体纳米粒子的稳定性实例

1）在基底上三维集成堆积

脂质双层囊泡结构已被广泛用于生物膜模型的研究，而由多细胞组建的生物系统可以形成比单细胞更多的结构和功能。因此，研究多层次复合囊泡聚集体的构建方法非常重要，通过层层组装的方法在基底上进行三维集成堆积是其中的一种。据文献报道复合脂质 **1** 形成的阴离子硅质体上可覆盖带相反电荷的聚阳离子。图 7-13（a）所示的是阴离子硅质体层和阳离子高分子层的原子力显微镜图像，类似的三维组装体可由氨丙基三乙氧基硅烷（APS）改性的阳离子硅质体（由复合脂质 **1** 制备）与基板上的阴离子聚合物来共同构建。用两种不同类型的囊泡通过交替层层组装的方法也可形成聚集体 [图 7-13（b）]，其中两种带电荷的囊泡分别是由复合脂质 **1** 形成的阴离子硅质体和由复合脂质 **4** 形成的阳离子硅质体。需要强调的是，传统脂质形成的脂质体双层膜结构由于不稳定而难以用于三维集成研究，而硅质体具有形态上的高度稳定性，使其可在基底上进行三维集成。

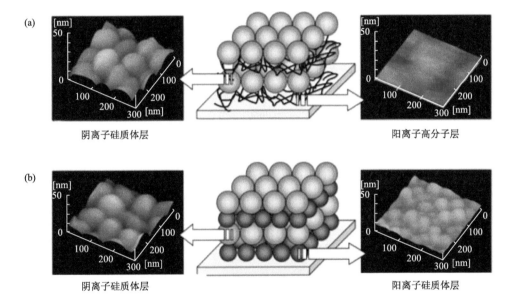

图 7-13 硅质体在云母基片上立体组装的原子力显微镜图像[93]

（a）阴离子硅质体层和阳离子高分子层的原子力显微镜图片；（b）阴离子硅质体层和阳离子硅质体层的原子力显微镜图片

2）在 DNA 模板上集成堆积

一般情况下，带电脂质囊泡能够与带相反电荷的聚合物相互作用而导致其囊泡形态发生变化。但是由于硅质体在结构上的稳定性远远超过传统脂质体，因此，可以利用结构稳定的硅质体与带电离子聚合物在水介质中的多点静电相互作用来构建多细胞模型。其中有文献报道复合脂质 **5** 形成的阳离子硅质体可在 DNA 模板上组装（图 7-14）[94]，而在类似条件下，阳离子脂质体却无法维持其囊泡形状。

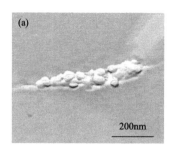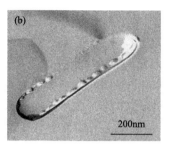

图 7-14　DNA 模板上自组装的阳离子硅质体的冷冻 TEM 图片[94]

（a）硅质体；（b）硅质体-DNA 复合物

7.2.4　硅质体纳米粒子的生物安全性

作为一种新型的药物运输载体，硅质体纳米粒子的安全使用浓度仍然不清楚，有关它们与生物学系统之间相互作用关系的研究也屈指可数。随着硅质体纳米粒子在生物医学领域的应用越来越受到科研工作者的关注，研究人员将注意力集中到探索硅质体纳米粒子在生物学效应方面的影响已成为必然趋势。

本节内容将针对硅质体纳米粒子与细胞的相互作用进行讨论（图 7-15）[95]，通过探讨细胞摄取硅质体纳米粒子的机制及影响因素，阐述硅质体纳米粒子对细胞功能包括细胞周期、细胞凋亡、细胞活力及细胞内活性氧自由基等方面的影响。为进一步深入研究硅质体纳米粒子的生物学性能，提高硅质体纳米粒子系统的有效开发及应用提供依据。

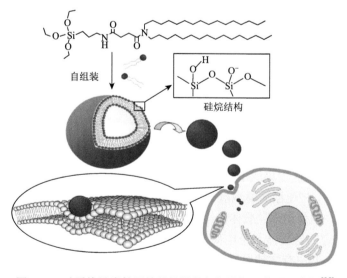

图 7-15　硅质体纳米粒子的结构及其与细胞相互作用示意图[95]

1. 硅质体纳米粒子的细胞内摄取

细胞摄取是纳米粒子与细胞相互作用的上游行为。细胞摄取现象在掌控一系列细胞内响应（包括细胞凋亡、细胞增殖、细胞周期及黏附分子的表达）方面起着至关重要的作用。正如之前的研究显示，细胞对硅质体纳米粒子的摄取机制有可能与受体介导的内吞作用和细胞对纳米粒子的外排作用有关。从浓度依赖的过程看：随着硅质体纳米粒子浓度的增加，细胞表面的受体逐渐达到饱和，当硅质体纳米粒子浓度达到一定值时，细胞对硅质体纳米粒子的摄取达到饱和（图 7-16）。而从时间依赖的过程来看：随着硅质体纳米粒子与细胞孵育的时间延长，细胞对硅质体纳米粒子的摄取量也逐渐达到饱和，这可能是由于细胞对纳米粒子的外排作用导致的。上述结果类似于细胞对二氧化硅纳米粒子的摄取过程。更进一步，当用聚焦显微镜观察细胞质时，可以观察到由于硅质体纳米粒子的聚集引起的一些强荧光亮点。作者所在课题组的研究还发现：培养基中的血清会降低细胞对硅质体纳米粒子的摄取。这有可能是因为纳米粒子与血清中蛋白质的非特异相互作用导致纳米粒子聚集，而这些聚集的硅质体纳米粒子进一步又阻断了它们进入细胞。DLS 结果也表明，硅质体纳米粒子在完全培养基中的粒径要比在无血清培养基中的粒径大一些，进一步表明硅质体纳米粒子在含有血清的培养基中发生了轻微的聚集现象。

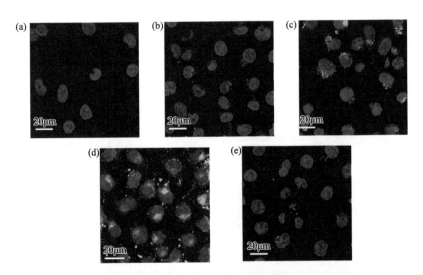

图 7-16　细胞与荧光硅质体孵育 4h 后的激光共聚焦显微镜图片：（a）对照；（b）20μg/mL 硅质体；（c）80μg/mL 硅质体；（d）500μg/mL 硅质体；（e）500μg/mL 硅质体孵育 0.5h[95]

纳米粒子通过特异性或者非特异性方式进入细胞的机制主要依赖于纳米粒子

的表面特性。硅质体纳米粒子表面带负电，并且硅质体纳米粒子表面本身没有特异的配体，所以它们进入细胞的机制是非特异性。作者所在课题组的研究还表明，硅质体纳米粒子摄取进入细胞的过程中，伴随有笼形蛋白依赖的内吞途径和非特异的内吞途径。这与文献报道的二氧化硅纳米粒子通过内吞途径进入细胞类似，说明硅质体纳米粒子与二氧化硅纳米粒子具有相似的表面特性，并且这样的表面性质会促进细胞对它们的内吞作用。

2. 硅质体纳米粒子的摄取对细胞功能的影响

细胞摄取硅质体纳米粒子后的各种响应事件之间既相互联系又相互影响。研究硅质体纳米粒子的摄取对细胞功能的影响，主要从硅质体纳米粒子的不同构成成分着手。首先，不同细胞对于硅质体纳米粒子的反应也是不同的。例如，相同浓度的硅质体纳米粒子与细胞孵育后，HUVECs 比 HeLa 细胞更加敏感。同样的道理，肿瘤细胞与正常细胞对硅质体纳米粒子的敏感性也不同，这也是硅质体纳米粒子可以应用于肿瘤治疗的条件之一。

当不同浓度的硅质体纳米粒子（0.1mg/mL 和 1.0mg/mL）与细胞孵育一段时间后，可观察到细胞骨架进行了重排（图 7-17），其可能的原因是细胞内吞作用与细胞骨架的重排之间存在着联系。当内吞作用发生后，硅质体纳米粒子会在细胞中形成空泡，这些空泡会破坏细胞骨架的排列，并且使细胞膜形成突触。

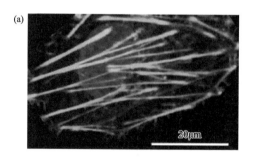

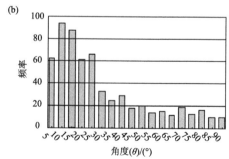

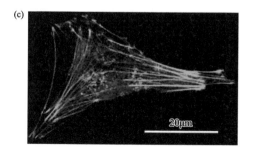

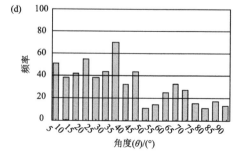

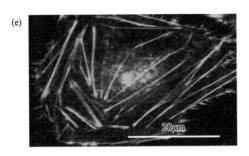
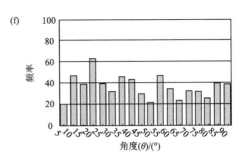

图 7-17　硅质体对细胞骨架的影响:（a,b）对照;（c,d）0.1mg/mL 硅质体;（e,f）1mg/mL
硅质体[95]

通过硅质体纳米粒子与脂质体对细胞增殖影响的研究,我们发现:当硅质体纳米粒子和脂质体分别与细胞孵育 24h 后,硅质体纳米粒子孵育过的细胞显示出更低的细胞活力;当硅质体纳米粒子和脂质体分别与细胞孵育 72h 后,脂质体处理的细胞反而明显地降低了细胞活力。这主要是由于脂质体的物理稳定性不够。

通过硅质体纳米粒子与二氧化硅对 HUVECs 细胞周期影响的研究发现:二氧化硅纳米粒子会引起 HUVECs 的 G0/G1 期阻滞,从而表现出更高的细胞毒性。把不同浓度的硅质体纳米粒子和二氧化硅纳米粒子与细胞孵育 24h,也可以观察到二氧化硅纳米粒子引起更高比例的细胞坏死。这些结果和噻唑蓝（MTT）实验中显示的细胞增殖结果具有一致性。

综上所述,作为一种有机-无机复合脂质的硅质体纳米粒子,具有类似于脂质体的结构,能够通过非特异或者笼形蛋白的内吞形式进入细胞。而且与其组成成分中涉及的二氧化硅纳米粒子和脂质体相比,硅质体纳米粒子对细胞增殖、细胞周期等各个方面功能的影响都比较小。然而,这些仅仅是针对硅质体纳米粒子在体外的短期生物相容性等方面的探索。对于硅质体纳米粒子在体内的长期生物相容性等方面的研究也逐渐开始报道,相信在不久的将来,随着研究技术的成熟以及对硅质体纳米粒子认识的深入,作为重要的药物载体的硅质体纳米粒子,将能够更好应用于各种疾病的诊断与治疗中。

7.2.5　硅质体纳米粒子在医学诊断和治疗中的应用

1. 硅质体纳米粒子在化疗中的应用

硅质体纳米粒子在体外的稳定性已经被一些研究者系统探讨过。与传统的脂质体相比,装载紫杉醇药物的硅质体纳米粒子显示出较好的控制药物释放行为（图 7-18）[91]。而且其在各种条件下都显示出高度的稳定性,如表面活性剂处理、长期储存、酸处理以及其他各种容易破坏常规脂质体结构的因素。

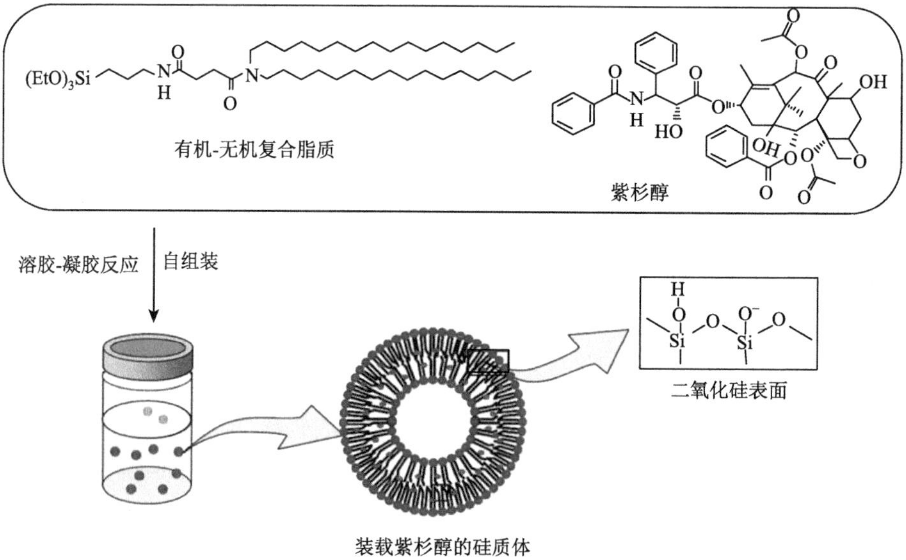

图 7-18　装载紫杉醇的复合脂质体制备过程[91]

基于已有的研究，研究人员提出"一步法"来制备脂质杂化的硅质体纳米粒子，这种"一步法"是基于双十六烷基胺和 3-异氰丙基三乙氧基硅烷分子之间的缩合反应进行的。同时也结合自组装和溶胶-凝胶过程将疏水性量子点包裹到硅质体纳米粒子的脂质双层内部[96]。这样，被成功包裹进硅质体纳米粒子内部的量子点具有较好的水溶液分散性、更好的光稳定性并保留了量子点原本的荧光特性。

此外，随着硅质体纳米粒子研究的不断深入，其结构也从诸多方面得以拓展，各种功能分子被连接到脂质分子结构中，形成具有各种功能的复合脂质体。例如，北京大学戴志飞合成了一种脂质纳米杂化硅质体纳米粒子[97]。在原来脂质分子设计的基础上，将其头部拓展为 2 个硅烷结构，尾部则设计为烷烃双链和偶氮苯单元共存的形式。其尾部的偶氮苯单元在激光作用下具有"开-关"功能，可以作为控制药物释放的"阀门"。并且这种新型硅质体纳米粒子也是通过自组装和溶胶-凝胶过程制备的（图 7-19）。

目前，肿瘤化疗的方向正从过去的全身用药治疗逐渐转变到局部精准用药治疗，而这种局部精准治疗往往是通过应用新型药物传递系统或其他新型技术来实现的。然而在临床工作中，聚集在肿瘤部位能够毒杀肿瘤细胞所需化疗药物的剂量常常也同时引起各种副作用。上述情况的部分原因可归结为：肿瘤微环境的存在使得有效剂量的靶向药物输送到肿瘤位置变得复杂。

为了解决靶向药物递送方面的问题，研究工作者一直致力于其他方法。其中一个解决方法就是有合适的载体来对化疗药物进行输送。一个理想的药物载体对

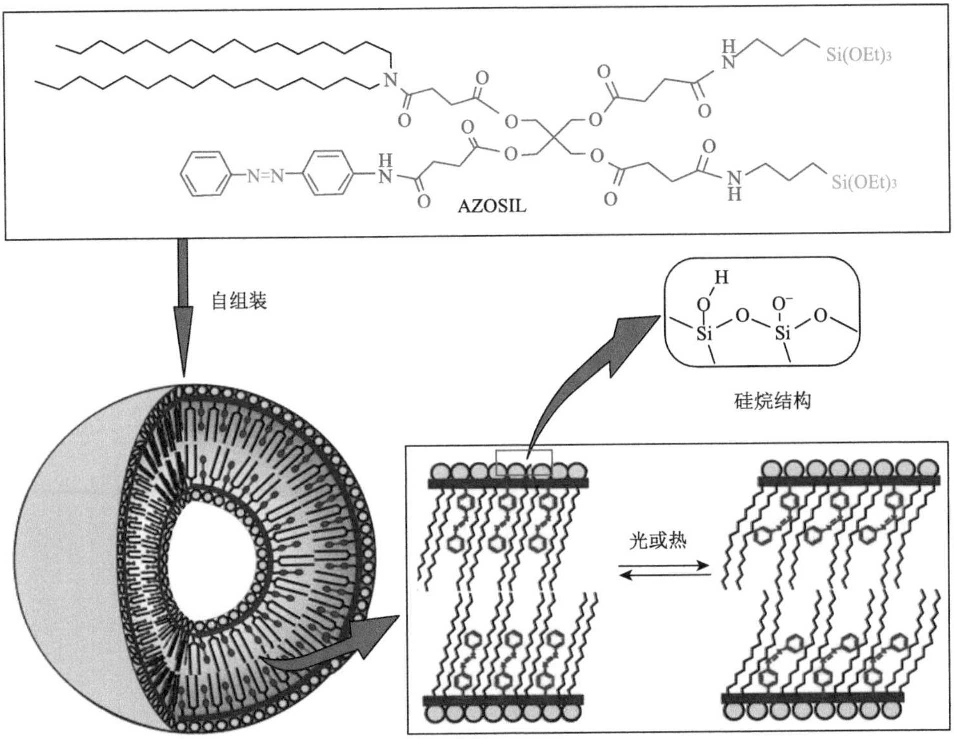

图 7-19 复合脂质制备新型纳米粒子的示意图[97]

药物的输送过程可以总结如下：①装有化疗药物的载体能够在血液中循环，不容易被排泄，也不容易被内皮吞噬系统吞噬；②载体的载药量及药物包封率尽可能高；③载体能够以主动或者被动的形式富集到肿瘤部位；④在一个合适的刺激响应下，载体所包载的化疗药物会以一定的速率被控制性释放；⑤载体本身具有良好的生物安全性，对机体不产生不良影响。

其中，热疗法能够促进药物载体在实体瘤中的外渗，并且热刺激的作用可以促使热敏载体在目标区域中迅速释放高浓度活性药物。例如，在微波或红外激光器的刺激下，热敏脂质体就能够更好地渗透到局部组织，并且响应性地释放它们所载的药物。

高强度聚焦超声（HIFU）可以被聚焦到一个毫米级大小面积的焦斑，在特定区域产生较高的温度，产生的高温可以用于非侵入性肿瘤热消融。高强度聚焦超声有其独特的优势，它可以以声波的形式传播到深部组织。最近，有研究团队用高强度聚焦超声脉冲波来促进热敏脂质体的药物释放。在高强度聚焦超声的作用下，低温热敏脂质体能在 39~40℃的温度范围在几秒钟内就释放其包载的药物，比传统热敏脂质体更快。

然而不稳定性仍然是热敏脂质体的缺陷，具有高稳定性且对高强度聚焦超声具有响应性的热敏硅质体纳米粒子应该是理想的载体（图 7-20）[98]。在提高对高强度聚焦超声的响应性方面，有研究团队在硅质体纳米粒子中引入了 3 种具有特定功能的磷脂：①引入 1, 2-二棕榈酰-sn-甘油基-3-磷酸胆碱（DPPC），增加硅质体纳米粒子对温度响应性的灵敏度；②同时引入单硬脂酰磷脂酰胆碱（MSPC），该脂质通常只需要百分之几摩尔，即可大大提高硅质体纳米粒子的温度响应性能，使得药物在几十秒之内即可快速释放，这有利于病变区域的药物浓度在极短时间内达到有效治疗浓度；③引入双硬脂酰磷脂酰乙醇胺-PEG2000（DSPE-PEG2000），分子结构中的 PEG 可以改善水溶性、延长载体在体内循环时间。除此之外，DSPE-PEG2000 的引入还可以提高热敏硅质体纳米粒子对超声的响应性能。

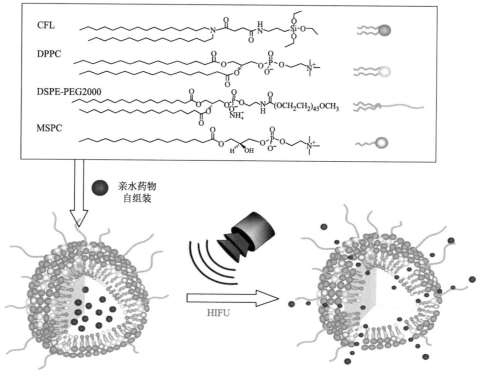

图 7-20　HIFU 响应的硅质体纳米粒子的示意图[98]

2. 硅质体纳米粒子在光动力学治疗中的应用

光动力学治疗是一种利用适当波长的光激发光敏剂产生活性氧等，对肿瘤等病变组织进行高效、选择性治疗，而对正常组织不造成伤害的方法。然而，对于许多疏水型光敏剂来说，它们在血液等环境中会发生聚集，从而降低其作用效果。如前面所述：一个理想的药物载体应该具有较高的载药量及药物包封率等。一直以来，卟啉是光动力学治疗中最常用的光敏剂。有报道已将脂质体用作卟啉药物的载体，但它们能够包载的卟啉光敏剂的载药量往往在 10%以下。针对这些问题，研究人员设计合成了一种化学键共价连接卟啉基团的硅氧烷基有机-无机复合脂质（图 7-21）[99]，该复合脂质含有两个三乙氧基硅烷头部基团、两条疏水的脂肪链、一个卟啉环。与报道的常规硅质体纳米粒子相比，将卟啉通过共价键连接到硅质体纳米粒子上可以获得高达 33.4%的卟啉载药量，明显高于用物理方法包载的硅质体纳米粒子载体或者脂质体载体。

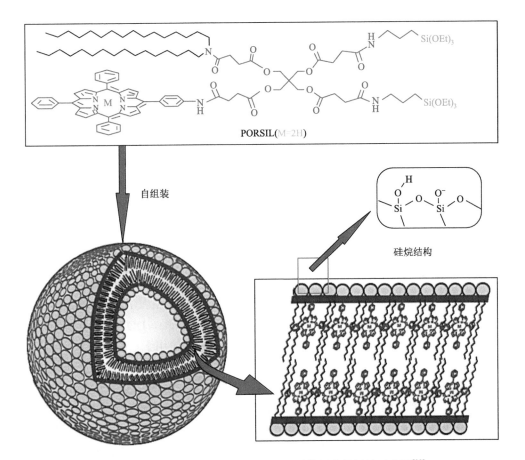

图 7-21　由复合脂质 PORSIL 制备硅质体纳米粒子的示意图[99]

卟啉硅质体纳米粒子设计思路如下：①共价键的连接可有效地避免药物在循环过程中提前释放，从而可有效地降低毒副作用，也利于提高卟啉在靶组织的富集；②通过共价键连接的方式直接引入卟啉可明显提高载药量；③同时引入卟啉环基团与烷基长链，目的在于通过长链尽可能地将卟啉环隔离开，减少聚集，更加有利于光动力学治疗中单线态氧的产生；④共价连接有卟啉的硅质体纳米粒子仍然具有脂质体的特征，此硅质体纳米粒子同时还可以包埋其他药物，有望简便地实现其他结合光动力学疗法的多重联合治疗。

研究人员通过多步化学反应合成该共价连接卟啉的复合脂质（PORSIL），并应用核磁共振氢谱和质谱确认其分子结构，进一步通过溶胶-凝胶法和自组装方法形成卟啉硅质体纳米粒子。透射电镜显示该卟啉硅质体纳米粒子呈球形囊泡结构，分布均匀，其粒度在 50～100nm 之间。紫外-可见吸收光谱证实，在卟啉硅质体纳米粒子双层中的卟啉基团的特征吸收峰与其在复合脂质中相似，说明其脂质双层中的卟啉基团基本不存在聚集现象。应用蒽-9, 10-二丙酸(ADPA), 2, 2, 6, 6-四甲基哌啶（TEMP）和 α-(4-吡啶基-1-氧)-N-叔丁基硝基酮（POBN）等探针检测到该卟啉硅质体纳米粒子在重水和细胞中均能显著地产生单线态氧，且单线态氧的产生效率与浓度和时间成正比。

该共价连接卟啉的硅质体纳米粒子的体外实验检测如下：激光共聚焦扫描显微镜显示卟啉硅质体纳米粒子被肿瘤细胞以内吞方式摄取，且主要聚集于溶酶体中。细胞毒性实验表明，卟啉硅质体纳米粒子对肿瘤细胞具有明显的光毒性。当其浓度达到 0.8μmol/L 时，细胞的活性降到 20%以下；浓度在 1μmol/L 以上时，细胞几乎没有存活。而没有光照时，该卟啉硅质体纳米粒子浓度为 5μmol/L 时的细胞活性约为 80%；浓度在 1μmol/L 以下时几乎没有观察到明显的细胞毒性，表明卟啉硅质体纳米粒子对细胞的暗毒性是比较低的。

3. 硅质体纳米粒子在基因工程中的应用

1987 年，Felgner 等首次用双醚键连接的阳离子脂质 N, N, N-三甲基-2, 3-二油醚丙铵（1, 2-di-O-octadecenyl-3-trimethylammonium propane，DOTMA）进行 DNA 转染。从此以后，不断有新的阳离子脂质被合成出来并应用于基因转染。

由阳离子脂质形成的阳离子脂质体与呈阴离子状态的 DNA 通过静电作用形成复合物，通过内吞作用被摄取进入细胞。由于兼具较低的细胞毒性和非免疫原性等优点，阳离子脂质体被广泛用作基因转染制剂。研究发现，脂肪链的不饱和程度、中间连接体的成分及阳离子脂质的头部等对基因转染效率具有一定的影响，其中对基因转染效率影响最为显著的是阳离子脂质的头部基团。Nakanishi 等通过比较几种含有不同头部基团的胆固醇衍生物制备的阳离子脂质体的转染效率时发现：含有羟基头部的胆固醇衍生物阳离子脂质体能够影响脂质体-DNA 复合物的稳定性[100]。

虽然阳离子脂质体在核酸递送方面体现出了较多优势，但其作为脂质载体仍然具有物理稳定性差、容易发生聚集等缺点。为克服这些缺点，一种具有较高稳定性的、类似脂质体的硅质体纳米粒子逐渐发展起来。最近，文献报道了以阳离子脂质与复合脂质掺杂制备的阳离子硅质体纳米粒子作为基因转染载体的系统[101]。其中，由复合脂质 5（图 7-22）形成的阳离子硅质体纳米粒子不会被融合，其与质粒 DNA 形成的复合物大小与病毒相似。更重要的是，这种阳离子硅质体纳米粒子对子宫 HeLa 细胞和肝 HepG2 细胞等表现出高活性、低毒性和良好的血清兼容性[102]。同时，这种阳离子硅质体纳米粒子也可作为良好的光敏剂载体，用于对 HeLa 细胞等进行光动力学治疗。目前，这种硅质体纳米粒子在药物载体和诊疗制剂等方面有着广泛运用。

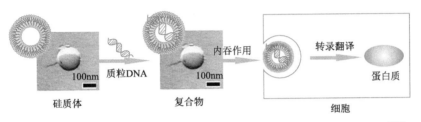

图 7-22　阳离子硅质体纳米粒子 5 和质粒 DNA 形成脂质复合体的示意图[102]

另外，为了避免载体的自聚集、避开巨噬细胞捕获、延长载体在体内的循环时间及提高细胞摄取效率等，通常还在阳离子硅质体纳米粒子表面修饰上 PEG。然而，PEG 的分子量和载体表面 PEG 的覆盖量都会对纳米粒子载体产生较大的影响，如短链的 PEG（如 PEG1000 或更短）不能有效降低蛋白质吸附，较长的 PEG（如 PEG5000 或更长）对细胞摄取和溶酶体逃逸方面将产生严重影响。因此对于延长体内循环时间等来说，中间分子量的 PEG2000 最常用。脂质体制备过程中，对脂质体掺杂不同量 PEG 的结果表明，PEG 掺杂量不足则达不到所需的效果，过高的 PEG 掺杂会导致细胞对载体的摄取量下降，通常摩尔分数 5% 的 PEG 既可有效发挥其作用，还能够尽可能降低 PEG 导致的副作用。因此，为了提高 siRNA 的递送效率，在制备阳离子硅质体纳米粒子的同时还制备了掺杂有摩尔分数 5% DSPE-PEG2000 的阳离子硅质体纳米粒子（图 7-23）[103]。

4. 硅质体纳米粒子在多模态成像与治疗中的应用

目前，用于肿瘤化疗的药物剂量，不仅可以杀死肿瘤细胞，也会对正常细胞或组织的生长造成毒副作用。为了降低药物毒性以及提高肿瘤细胞对药物的摄取效率，激光控制的药物输送系统是一个不错的选择。近红外光照射金纳米壳时，可以产生很强的表面热流量，其既可以引起药物从载体中释放，还可以作为有效的光热治疗制剂对肿瘤细胞进行热消融。

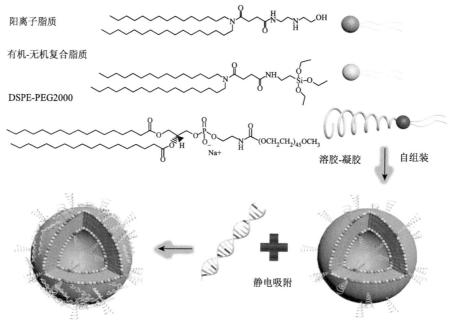

阳离子脂质

有机-无机复合脂质

DSPE-PEG2000

溶胶-凝胶   自组装

静电吸附

图 7-23   PEG 化阳离子硅质体的形成及用于 siRNA 递送[103]

作为一种有效的药物输送系统，脂质体已经被广泛地用作各种药物的运输载体。传统的热敏型脂质体是由烷烃双链组成的脂质构成的，其脂质分子的相变温度与人体温度接近。因此，装载有药物的脂质体载体系统在进入血液循环系统之后，在药物到达靶点之前，就会被大量泄漏。结合有脂质体的金纳米壳，在近红外光的照射下，金纳米壳能够产生较高的热。当温度达到脂质体的相变温度时，其通透性会明显增强，使得药物分子被迅速释放出来。由于传统脂质体结构上的不稳定性，在近红外光的照射下，大多数金纳米壳包裹的脂质体会经历熔化以及融合的过程。在这个过程中，金纳米壳的结构被破坏，甚至会形成许多大的金纳米粒子聚集体。因此，含有金纳米壳的脂质体中装载的药物通常仅会显示出一次释放的特性，而不具有多次释放的性质。

临床工作中，磁共振成像（magnetic resonance imaging，MRI）技术是一种非常重要的非侵入式检查手段。其能够获得活体的高分辨三维图像。作为一种 T_2 加权的磁共振造影剂，超顺磁氧化铁纳米粒子受到人们的广泛关注。因为可以通过施加外部磁场控制氧化铁纳米粒子的分布及走向，进而调节药物释放、降低毒副作用。

有研究工作者将氧化铁纳米粒子与脂质体相结合，制备出装载氧化铁纳米粒子的脂质体，用于磁共振成像、磁靶向的药物递送以及磁热治疗[104]。理论研究表明，将疏水性的氧化铁纳米粒子掺入到脂质体结构中后，如果氧化铁纳米粒子的粒径小于 6.5nm, 疏水的纳米粒子会掺入到脂质双分子层中; 当氧化铁纳米粒子的粒径大于 6.5nm 时, 氧化铁纳米粒子与脂质体混合后会形成胶束结构, 而不是脂质体结构。在氧化铁纳米粒子与脂质体形成的胶束结构中, 疏水空间所占的比例相对于脂质体结构明显增加, 对疏水纳米粒子或者药物的包封率也大大增加。然而, 由于纳米胶束的物理稳定性差, 其作为药物运输载体的应用也就受到限制。

最近, 一种新型有机-无机纳米杂化脂质体被合成, 它由胆固醇琥珀酰硅烷 (cholesteryl-succinyl silane, CSS) 脂质分子制备而来, 它具有胆固醇脂质双层结构和一个原子级厚度的无机聚硅烷表面。更进一步, 以胆固醇琥珀酰硅烷脂质分子为基础, 在其表面包裹金纳米壳, 同时装载 DOX 以及四氧化三铁磁性纳米粒子而形成一种纳米级胶束 (CDF-Au 壳纳米胶束)。这种 CDF-Au 壳纳米胶束具有磁共振成像、磁靶向药物递送、光引发的药物释放以及光热治疗等多种功能 (图 7-24)[105]。CDF-Au 壳纳米胶束中装载的四氧化三铁磁性纳米粒子使其同时具有磁共振成像和磁靶向的功能。CDF-Au 壳纳米胶束外面的金纳米壳可以作为近红外光吸收剂, 具有近红外光引发的药物释放以及光热治疗的功能。与传统药物输送系统 (如脂质体) 相比, CDF-Au 壳纳米胶束系统在临床应用方面具有

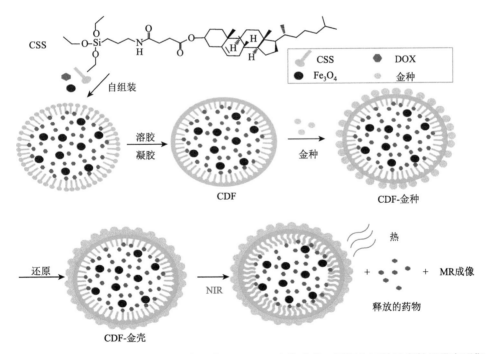

图 7-24　多功能 CSS 纳米胶束的制备示意图: DOX 为化疗药; 四氧化三铁纳米粒子具有磁靶向药物递送和磁共振成像功能; 金纳米壳用于近红外光引发的药物释放和光热治疗; CDF 中 C、D 和 F 分别代表 CSS 纳米胶束、DOX 和四氧化三铁纳米粒子[105]

更多的优势：①胆固醇复合脂质的相变温度为150℃，远高于人体温度，也就降低了体内循环过程中药物提前泄漏的风险；②硅氧烷表面使得 CDF-Au 壳纳米胶束具有很高的稳定性，装载药物之后，可以实现药物的多次释放；③CDF-Au 壳纳米胶束的疏水内腔提高了药物的包封率及载药量；④可以通过磁共振成像技术，发现 CDF-Au 壳纳米胶束在肿瘤部位的聚集、诊断肿瘤的位置和监测治疗效果；⑤通过磁靶向药物递送、光热治疗、化疗以及联合磁共振成像等多模态成像与治疗手段，可以显著增加治疗的选择性、增强对肿瘤细胞的杀伤力并且克服细胞的抗药性。

此外，作者所在团队还将复合脂质与连有1, 4, 7, 10-四氮杂环十二烷-1, 4, 7, 10-四羧酸（DOTA）的 DSPE-PEG2000 进行掺杂，标记并装载了吲哚菁绿和 ^{177}Lu。最后成功实现了集 PET 成像、荧光成像及光热治疗的肿瘤诊疗一体化。研究中将吲哚菁绿装载进硅质体纳米粒子可以有效避免吲哚菁绿的降解及快速从血液中清除，实现了较好的荧光成像和光热治疗效果（图 7-25）[106]。这一研究进一步表明硅质体纳米粒子的高度稳定性及其具有广泛的应用范围。

本节主要从硅质体纳米粒子的设计与制备思路，其结构形态稳定性的讨论、表面功能化修饰、生物安全性判断及其在医学诊断和治疗中的应用等方面对硅质体纳米粒子进行了全面的介绍。总之，这种新的生物相容性好、稳定性高且便于多功能化的硅质体纳米药物载体有望成为非常有前景的、高效的抗肿瘤治疗药物递送系统。

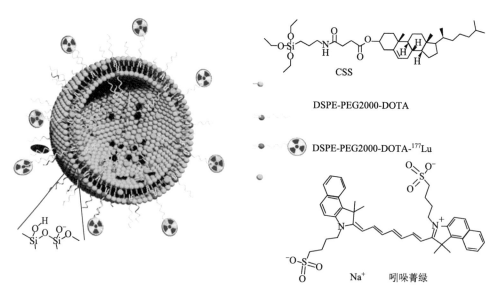

图 7-25　硅质体应用于多功能成像载体[106]

7.3 纳米药物载体的机遇与挑战

机遇与挑战并存，纳米药物载体的临床转化仍然面临巨大挑战。主要表现在如下几个方面：①如何实现病灶部位的高特异性快速响应是刺激响应纳米药物载体需要解决的关键之一；②实体肿瘤存在生理和病理屏障，严重削弱纳米药物载体的递送效率，近红外光等物理刺激的病灶穿透深度受限，实现物理刺激信号的病灶部位深部递送和渗透是刺激响应纳米药物载体需要具备的功能；③系统性药物递送是一个多层次、多步骤的多级过程，不同的递送阶段对药物载体的需求也大相径庭，在递送的不同阶段需要载体具备不同甚至是相反的性能，如何解决血液长循环和病灶部位高浓度蓄积与肿瘤细胞高效摄取之间的矛盾也是构建纳米递药系统需要关注的问题；④新型纳米载体具有良好的生物安全性和合成工艺可控是推动其临床转化的基本前提。此外，如何实现多功能药物载体的规模化合成工艺优化和成本控制也是限制新型纳米药物载体临床转化的关键因素之一。

参 考 文 献

[1] Hassan S，Prakash G，Ozturk A，et al. Evolution and clinical translation of drug delivery nanomaterials. Nano Today，2017，15：91-106.

[2] Veiga N，Goldsmith M，Granot Y，et al. Cell specific delivery of modified mRNA expressing therapeutic proteins to leukocytes. Nature Communication，2018，9：4493.

[3] Szebeni J，Simberg D，González-Fernández Á，et al. Roadmap and strategy for overcoming infusion reactions to nanomedicines. Nature Nanotechnology，2018，13：1100-1108.

[4] Liu Y，Jiang Y，Zhang M，et al. Modulating hypoxia via nanomaterials chemistry for efficient treatment of solid tumors. Accounts of Chemical Research，2018，51：2502-2511.

[5] Mura S，Nicolas J，Couvreur P. Stimuli-responsive nanocarriers for drug delivery. Nature Materials，2013，12：991-1003.

[6] Liu J，Bu W，Shi J. Chemical design and synthesis of functionalized probes for imaging and treating tumor hypoxia. Chemical Reviews，2017，117：6160-6224.

[7] Feng L，Dong Z，Tao D，et al. The acidic tumor microenvironment：a target for smart cancer nano-theranostics. National Science Review，2018，5：269-286.

[8] Dai Y，Xu C，Sun X，et al. Nanoparticle design strategies for enhanced anticancer therapy by exploiting the tumour microenvironment. Chemical Society Reviews，2017，46：3830-3852.

[9] Mu J，Lin J，Huang P，et al. Development of endogenous enzyme-responsive nanomaterials for theranostics. Chemical Society Reviews，2018，47：5554-5573.

[10] Lu Y，Aimetti A A，Langer R，et al. Bioresponsive materials. Nature Reviews Materials，2016，2：16075.

[11] Wang Y，Wang C，Li Y，et al. Digitization of endocytic pH by hybrid ultra-pH-sensitive nanoprobes at single-organelle resolution. Advanced Materials，2017，29：1603794-1603803.

[12] Zhou K，Liu H，Zhang S，et al. Multicolored pH-tunable and activatable fluorescence nanoplatform responsive to physiologic pH stimuli. Journal of the American Chemical Society，2012，134（18）：7803-7811.

[13] Wang Y，Zhou K，Huang G，et al. A nanoparticle-based strategy for the imaging of a broad range of tumours by nonlinear amplification of microenvironment signals. Nature Materials，2014，13：204-212.

[14] Wang T，Wang D，Liu J，et al. Acidity-triggered ligand-presenting nanoparticles to overcome sequential drug delivery barriers to tumors. Nano Letters，2017，17：5429-5436.

[15] Du J，Sun T，Song W，et al. A tumor-acidity-activated charge-conversional nanogel as an intelligent vehicle for promoted tumoral-cell uptake and drug delivery. Angewandte Chemie，International Edition，2010，49：3621-3626.

[16] Sun C，Shen S，Xu C，et al. Tumor acidity-sensitive polymeric vector for active targeted siRNA delivery. Journal of the American Chemical Society，2015，137：15217-15224.

[17] Guan X，Guo Z，Lin L，et al. Ultrasensitive pH triggered charge/size dual-rebound gene delivery system. Nano Letters. 2016，16：6823-6831.

[18] Luo G，Chen W，Hong S，et al. A self-transformable pH-driven membrane-anchoring photosensitizer for effective photodynamic therapy to inhibit tumor growth and metastasis. Advanced Functional Materials，2017，27（36）：1702122.

[19] Su L，Li R，Khan S，et al. Chemical design of both a glutathione-sensitive dimeric drug guest and a glucose-derived nanocarrier host to achieve enhanced osteosarcoma lung metastatic anticancer selectivity. Journal of the American Chemical Society，2018，140：1438-1446.

[20] Ling X，Chen X，Riddell I A，et al. Glutathione-scavenging poly（disulfide amide）nanoparticles for the effective delivery of Pt（IV）prodrugs and reversal of cisplatin resistance. Nano Letters，2018，18：4618-4625.

[21] Pan Y，Chen Y，Wang D，et al. Redox/pH dual stimuli-responsive biodegradable nanohydrogels with varying responses to dithiothreitol and glutathione for controlled drug release. Biomaterials，2012，33：6570-6579.

[22] Sun H，Zhang Y，Zhong Z. Reduction-sensitive polymeric nanomedicines: an emerging multifunctional platform for targeted cancer therapy. Advanced Drug Delivery Reviews，2018，132：16-32.

[23] Ma N，Li Y，Xu H，et al. Dual redox responsive assemblies formed from diselenide block copolymers. Journal of the American Chemical Society，2010，132：442-443.

[24] Cao W，Gu Y，Meineck M，et al. Tellurium-containing polymer micelles: competitive-ligand-regulated coordination responsive systems. Journal of the American Chemical Society，2014，136：5132-5137.

[25] Liu J，Pang Y，Chen J，et al. Hyperbranched polydiselenide as a self assembling broad spectrum anticancer agent. Biomaterials，2012，33：7765-7774.

[26] Lin W，Zhang W，Sun T，et al. Rational design of polymeric nanoparticles with tailorable biomedical functions for cancer therapy. ACS Applied Materials & Interfaces，2017，9：29612-29622.

[27] Jiang Y，Yang W，Zhang J，et al. Protein toxin chaperoned by LRP-1-targeted virus-mimicking vesicles induces high-efficiency glioblastoma therapy *in vivo*. Advanced Materials，2018，30：1800316-1800323.

[28] Qiu J，Cheng R，Zhang J，et al. Glutathione-sensitive hyaluronic acid-mercaptopurine prodrug linked via carbonyl vinyl sulfide: a robust and CD44-targeted nanomedicine for leukemia. Biomacromolecules，2017，18：3207-3214.

[29] Cui Y，Zhang M，Du F，et al. Facile synthesis of H_2O_2-cleavable poly（ester-amide）s by passerini multicomponent polymerization. ACS Macro Letters. 2016，6：11-15.

[30] Liu B，Wang D，Liu Y，et al. Hydrogen peroxide-responsive anticancer hyperbranched polymer micelles for enhanced cell apoptosis. Polymer Chemistry，2015，6：3460-3471.

[31] Chen Q，Liang C，Sun X，et al. H_2O_2-responsive liposomal nanoprobe for photoacoustic inflammation imaging and

tumor theranostics via *in vivo* chromogenic assay. Proceedings of the National Academy of Sciences of the United States of America, 2017, 114: 5343-5348.

[32] Liu X, Xiang J, Zhu D, et al. Fusogenic reactive oxygen species triggered charge-reversal vector for effective gene delivery. Advanced Materials, 2016, 28: 1743-1752.

[33] Braun A C, Gutmann M, Mueller T D, et al. Bioresponsive release of insulin-like growth factor-I from its PEGylated conjugate. Journal of Controlled Release, 2018, 279: 17-28.

[34] Burke C S, Byrne A, Keyes T E. Targeting photoinduced DNA destruction by Ru (II) tetraazaphenanthrene in live cells by signal peptide. Journal of the American Chemical Society, 2018, 140: 6945-6955.

[35] Chen J, Ding J, Wang Y, et al. Sequentially responsive shell-stacked nanoparticles for deep penetration into solid tumors. Advanced Materials, 2017, 29: 1701170-1701178.

[36] Chen W, Meng F, Cheng R, et al. Facile construction of dual-bioresponsive biodegradable micelles with superior extracellular stability and activated intracellular drug release. Journal of Controlled Release, 2015, 210: 125-133.

[37] Cheng R, Meng F, Deng C, et al. Bioresponsive polymeric nanotherapeutics for targeted cancer chemotherapy. Nano Today, 2015, 10: 656-670.

[38] Yuan Y, Zhang C J, Kwok R T K, et al. Light-up probe based on AIEgens: dual signal turn-on for caspase cascade activation monitoring. Chemical Science, 2017, 8: 2723-2728.

[39] Zhu Q, Chen X, Xu X, et al. Tumor-specific self-degradable nanogels as potential carriers for systemic delivery of anticancer proteins. Advanced Functional Materials, 2018, 28: 1707371-1707381.

[40] He X, Cao H, Wang H, et al. Inflammatory monocytes loading protease-sensitive nanoparticles enable lung metastasis targeting and intelligent drug release for anti-metastasis therapy. Nano Letters, 2017, 17: 5546-5554.

[41] Higuchi A, Ling Q D, Kumar S S, et al. External stimulus-responsive biomaterials designed for the culture and differentiation of ES, iPS, and adult stem cells. Progress in Polymer Science, 2014, 39: 1585-1613.

[42] Chen Q, Ke H, Dai Z, et al. Nanoscale theranostics for physical stimulus-responsive cancer therapies. Biomaterials, 2015, 73: 214-230.

[43] Deng Y, Ling J, Li M H. Physical stimuli-responsive liposomes and polymersomes as drug delivery vehicles based on phase transitions in the membrane. Nanoscale, 2018, 10: 6781-6800.

[44] Karimi M, Sahandi Zangabad P, Baghaee-Ravari S, et al. Smart nanostructures for cargo delivery: uncaging and activating by light. Journal of the American Chemical Society, 2017, 139: 4584-4610.

[45] Okazaki M, Takeda Y, Data P, et al. Thermally activated delayed fluorescent phenothiazine-dibenzo[a, j]phenazine-phenothiazine triads exhibiting tricolor-changing mechanochromic luminescence. Chemical Science, 2017, 8: 2677-2686.

[46] Sun H, Su J, Meng Q, et al. Cancer cell membrane-coated gold nanocages with hyperthermia-triggered drug release and homotypic target inhibit growth and metastasis of breast cancer. Advanced Functional Materials, 2017, 27: 1604300-1604309.

[47] Luo D, Carter K A, Razi A, et al. Doxorubicin encapsulated in stealth liposomes conferred with light-triggered drug release. Biomaterials, 2016, 75: 193-202.

[48] Ji Y, Yang J, Wu L, et al. Photochemical regulation of gene expression using caged siRNAs with single terminal vitamin E modification. Angewandte Chemie, International Edition, 2016, 55: 2152-2156.

[49] Li D, Ma Y, Du J, et al. Tumor acidity/NIR controlled interaction of transformable nanoparticle with biological systems for cancer therapy. Nano Letters, 2017, 17: 2871-2878.

[50] Yang Y，He P，Wang Y，et al. Supramolecular radical anions triggered by bacteria *in situ* for selective photothermal therapy. Angewandte Chemie，International Edition，2017，56：16239-16242.

[51] Chen C，Song Z，Zheng X，et al. AIEgen-based theranostic system：targeted imaging of cancer cells and adjuvant amplification of antitumor efficacy of paclitaxel. Chemical Science，2017，8：2191-2198.

[52] Zhao X，Yang C，Chen L，et al. Dual-stimuli responsive and reversibly activatable theranostic nanoprobe for precision tumor-targeting and fluorescence-guided photothermal therapy. Nature Communications，2017，8：14998.

[53] Yao C，Wang X，Liu G，et al. Distinct morphological transitions of photoreactive and thermoresponsive vesicles for controlled release and nanoreactors. Macromolecules，2016，49（21）：8282-8295.

[54] Liu Q，Song L，Chen S，et al. A superparamagnetic polymersome with extremely high T_2 relaxivity for MRI and cancer-targeted drug delivery. Biomaterials，2017，114：23-33.

[55] Yang K，Liu Y，Liu Y，et al. Cooperative assembly of magneto-nanovesicles with tunable wall thickness and permeability for MRI-guided drug delivery. Journal of the American Chemical Society，2018，140：4666-4677.

[56] Qiu Y，Tong S，Zhang L，et al. Magnetic forces enable controlled drug delivery by disrupting endothelial cell-cell junctions. Nature Communications，2017，8：15594-15604.

[57] Zhang L，Yin T，Li B，et al. Size-modulable nanoprobe for high-performance ultrasound imaging and drug delivery against cancer. ACS Nano，2018，12：3449-3460.

[58] Zhang Y，Shen T，Kirillov A，et al. NIR light/H_2O_2-triggered nanocomposites for a highly efficient and selective synergistic photodynamic and photothermal therapy against hypoxic tumor cells. Chemical Communications，2016，52：7939-7942.

[59] Kang Y，Ju X，Wang L，et al. pH and glutathione dual-triggered supramolecular assemblies as synergistic and controlled drug release carriers. Polymer Chemistry，2017，8：7260-7270.

[60] Zhuang J，Gordon M R，Ventura J，et al. Multi-stimuli responsive macromolecules and their assemblies. Chemical Society Reviews，2013，42：7421-7435.

[61] Roy B，Reddy M C，Hazra P. Developing the structure-property relationship to design solid state multi-stimuli responsive materials and their potential applications in different fields. Chemical Science，2018，9：3592-3606.

[62] Cheng R，Meng F，Deng C，et al. Dual and multi-stimuli responsive polymeric nanoparticles for programmed site-specific drug delivery. Biomaterials，2013，34：3647-3657.

[63] Rajendrakumar S K，Cherukula K，Park H J，et al. Dual-stimuli-responsive albumin-polyplex nanoassembly for spatially controlled gene release in metastatic breast cancer. Journal of Controlled Release，2018，276：72-83.

[64] Tiwari A P，Hwang T I，Oh J M，et al. pH/NIR-responsive polypyrrole-functionalized fibrous localized drug-delivery platform for synergistic cancer therapy. ACS Applied Materials Interfaces，2018，10：20256-20270.

[65] Ma T，Hou Y，Zeng J，et al. Dual-ratiometric target-triggered fluorescent probe for simultaneous quantitative visualization of tumor microenvironment protease activity and pH *in vivo*. Journal of the American Chemical Society，2018，140：211-218.

[66] Zheng X，Mao H，Huo D，et al. Successively activatable ultrasensitive probe for imaging tumour acidity and hypoxia. Nature Biomedical Engineering，2017，1：57-66.

[67] Zheng T，Li G，Zhou F，et al. Gold-nanosponge-based multistimuli-responsive drug vehicles for targeted chemo-photothermal therapy. Advanced Materials，2016，28：8218-8226.

[68] Wang T，Wang D，Yu H，et al. Intracellularly acid-switchable multifunctional micelles for combinational

photo/chemotherapy of the drug-resistant tumor. ACS Nano，2016，10：3496-3508.

[69] Wang D，Wang T，Liu J，et al. Acid-activatable versatile micelleplexes for PD-L1 blockade-enhanced cancer photodynamic immunotherapy. Nano Letters，2016，16：5503-5513.

[70] Nallamothu R，Wood G C，Pattillo C B，et al. A tumor vasculature targeted liposome delivery system for combretastatin A4：design，characterization，and *in vitro* evaluation. AAPS PharmSciTech，2006，7：E32.

[71] Niu Z，Conejos-Sanchez I，Griffin B T，et al. Lipid-based nanocarriers for oral peptide delivery. Advanced Drug Delivery Reviews，2016，106：337-354.

[72] Feng B，Zhou F，Xu Z，et al. Versatile prodrug nanoparticles for acid-triggered precise imaging and organelle-specific combination cancer therapy. Advanced Functional Materials，2016，26：7431-7442.

[73] Zhou F，Feng B，Wang T，et al. Theranostic prodrug vesicles for reactive oxygen species-triggered ultrafast drug release and local-regional therapy of metastatic triple-negative breast cancer. Advanced Functional Materials，2017，27：1703674.

[74] Zhang P，Zhang L，Qin Z，et al. Genetically engineered liposome-like nanovesicles as active targeted transport platform. Advanced Materials，2018，30：1705350.

[75] Belfiore L，Saunders D N，Ranson M，et al. Towards clinical translation of ligand-functionalized liposomes in targeted cancer therapy：challenges and opportunities. Journal of Controlled Release，2018，277：1-13.

[76] Huo Q，Margolese D I，Stucky G D. Surfactant control of phases in the synthesis of mesoporous silica-based materials. Chemistry of Materials. 1996，8：1147-1160.

[77] Shimojima A，Sugahara Y，Kuroda K. Inorganic-organic layered materials derived via the hydrolysis and polycondensation of trialkoxy（alkyl）silanes. Bulletin of the Chemical Society of Japan，1997，70：2847-2853.

[78] Moreau J J E，Vellutini L，Man M W C，et al. Self-organized hybrid silica with long-range ordered lamellar structure. Journal of the American Chemical Society，2001，123：7957-7958.

[79] Ruiz-Hitzky E，Letaief S，Prévot V. Novel organic-inorganic mesophases：selftemplating synthesis and intratubular swelling. Advanced Materials，2002，14：439-443.

[80] Zhang Q，Ariga K，Okabe A，et al. A condensable amphiphile with a cleavable tail as a "Lizard" template for the sol-gel synthesis of functionalized mesoporous silica. Journal of the American Chemical Society，2004，126：988-989.

[81] Israelachivili J N，Mitchell D J，Ninham B W. Theory of self-assembly of hydrocarbon amphiphiles into micelles and bilayers. Journal of the Chemical Society，Faraday Transactions，1976，72：1525-1568.

[82] Katagiri K，Ariga K，Kikuchi J. Preparation of organic-inorganic hybrid vesicle "Cerasome" derived from artificial lipid with alkoxysilyl head. Chemistry Letters，1999，7：661-662.

[83] Hashizume M，Kawanami S，Iwamoto S，et al. Stable vesicular nanoparticle "Cerasome" as an organic-inorganic hybrid formed with organoalkoxysilane lipids having a hydrogen-bonding unit. Thin Solid Films，2003，438：20-26.

[84] Katagiri K，Hamasaki R，Ariga K，et al. Layered paving of vesicular nanoparticles formed with cerasome as a bioinspired organic-inorganic hybrid. Journal of the American Chemical Society，2002，124：7892-7893.

[85] Sasaki Y，Matsui K，Aoyama Y，et al. Cerasome as an infusible and cell friendly gene carrier：synthesis of cerasome-forming lipids and transfection using cerasome. Nature Protocols，2006，1：1227-1234.

[86] Liang X，Li X，Jing L，et al. Design and synthesis of lipidic organoalkoxysilanes for the self-assembly of liposomal nanohybrid cerasomes with controlled drug release properties. Chemistry-A European Journal，2013，19：

16113-16121.

[87] Katagiri K, Hashizume M, Ariga K, et al. Preparation and characterization of a novel organic-inorganic nanohybrid "Cerasome" formed with a liposomal membrane and silicate surface. Chemistry-A European Journal, 2007, 13: 5272-5281.

[88] Ariga K, Katagiri K, Kikuchi J. Preparation condition of a novel organic-inorganic hybrid vesicle "Cerasome".Kobunshi Ronbunshu, 2000, 57: 251-253.

[89] Katagiri K, Ariga K, Kikuchi J. Novel class of organic-inorganic hybrid vesicle "Cerasome" derived from various amphiphiles with alkoxysilyl head. Studies in Surface Science and Catalysis, 2001, 132: 599-602.

[90] Katagiri K, Hamasaki R, Ariga K, et al. Preparation and surface modification of novel vesicular nano-particle "Cerasome" with liposomal bilayer and silicate surface. Journal of Sol-Gel Science and Technology, 2003, 26: 393-396.

[91] Cao Z, Ma Y, Yue X, et al. Stabilized liposomal nanohybrid cerasomes for drug delivery applications. Chemical Communications, 2010, 46: 5265-5267.

[92] Sasaki Y, Yamada M, Terashima T, et al. Construction of intermolecular communication system on "Cerasome" as an organic-inorganic nanohybrid. Kobunshi Ronbunshu, 2004, 61: 541-546.

[93] Katagiri K, Hamasaki R, Hashizume M, et al. Selective organization of silica and silica-like particles on solid interfaces through layer-by-layer assembly. Journal of Sol-Gel Science and Technology, 2004, 31: 59-62.

[94] Hashizume M, Sasaki Y, Terashima T, et al. Creation of organized assembly of cerasomes on DNA templates. Kobunshi Ronbunshu, 2008, 65: 421-426.

[95] Ma Y, Dai Z, Gao Y, et al. Liposomal architecture boosts biocompatibility of nanohybrid cerasomes. Nanotoxicology, 2011, 5: 622-635.

[96] Li S, Ma Y, Yue X, et al. Encapsulation of quantum dots inside liposomal hybrid cerasome using a one-pot procedure. Journal of Dispersion Science and Technology, 2010, 31: 1727-1731.

[97] Liang X, Yue X, Dai Z, et al. Photoresponsive liposomal nanohybrid cerasomes. Chemical Communications, 2011, 47: 4751-4753.

[98] Liang X, Gao J, Jiang L, et al. Nanohybrid liposomal cerasomes with good physiological stability and rapid temperature responsiveness for high intensity focused ultrasound triggered local chemotherapy of cancer.ACS Nano, 2015, 9: 1280-1293.

[99] Liang X, Li X, Yue X, et al. Conjugation of porphyrin to nanohybrid cerasomes for photodynamic diagnosis and therapy of cancer. Angewandte Chemie International Edition, 2011, 50: 11622-11627.

[100] Hasegawa S, Hirashima N, Nakanishi M. Comparative study of transfection efficiency of cationic cholesterols mediated by liposomes-based gene delivery. Bioorganic & Medicinal Chemistry Letters, 2002, 12: 1299-1302.

[101] Matsui K, Sando S, Sera T, et al. Cerasome as an infusible, cell-friendly, and serum-compatible transfection agent in a viral size. Journal of the American Chemical Society, 2006, 128: 3114-3115.

[102] Matsui K, Sasaki Y, Komatsu T, et al. RNAi gene silencing using cerasome as a vial-size siRNA-carrier free from fusion and crosslinking. Bioorganic & Medicinal Chemistry Letters, 2007, 17: 3935-3938.

[103] Li Y, Zheng S, Liang X, et al. Doping hydroxylated cationic lipid into PEGylated cerasome boosts in vivo siRNA transfection efficacy. Bioconjugate Chemistry, 2014, 25: 2055-2066.

[104] Wi H S, Lee K, Pak H K. Interfacial energy consideration in the organization of a quantum dot-lipid mixed system.Journal of Physics: Condensed Matter, 2008, 20: 494211.

[105] Ma Y, Liang X, Tong S, et al. Gold nanoshell nanomicelles for potential MRI, light-triggered drug release and

photothermal therapy. Advanced Functional Materials，2013，23：815-822.

[106] Jing L，Shi J，Fan D，et al. Labeled cerasomes encapsulating indocyanine green for cancer theranostics. ACS Applied Materials & Interfaces，2015，7：22095-22105.

（中国科学院上海药物研究所 于海军，王伟奇；
北京大学第三医院 梁晓龙；北京大学 戴志飞）

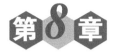

多功能纳米生物材料

8.1 ▶ 绪论

纳米医学是 2003 年时任美国国立卫生研究院（NIH）院长的 Zerhouni 博士在《科学》杂志上撰文提出的，指纳米技术在医学应用，具体涵盖纳米材料、纳米电子学传感器件以及未来的分子纳米技术等在医学领域的应用。纳米医学预测了未来疾病诊疗的理想蓝图：第一步，病灶靶向识别。精心设计的诊疗一体纳米药剂（theranostic nano-medicine）通过静脉给药进入人体血液循环系统。经过伪装后的纳米药剂可以逃避人体免疫系统的捕获，并在增强渗透与滞留（enhanced permeability and retention，EPR）效应以及基于抗体-受体主动靶向的协助下富集于病灶区。第二步，智能药物控释与疗效实时监控。纳米药剂开始响应病灶区内部微环境的变化（或在外界刺激下响应），智能地释放药物分子，杀死癌细胞，有效避免药物对健康器官的损伤。整个过程可以通过临床诊断仪器（例如磁共振成像、发光成像、PET 或者 CT 成像技术）监控，实时快速反映病灶区微观水平的变化。第三步，纳米药剂的排除与降解。当纳米药剂完成诊断和治疗的任务之后，可以安全无滞留地排出人体，或者在人体内自动降解成无害的产物。然而，由于对多种疾病形成认识的缺乏、人体内部环境的复杂性和个体差异性以及目前纳米制备技术不甚成熟等限制，实现理想的疾病诊疗依然极具挑战性。

随着纳米医学的快速发展，已发展形成的或简单或复杂的疾病诊断探针、智能药物控释系统、靶向诊疗一体结构的多功能纳米生物材料为重大疾病的诊疗带来了新的希望。多功能纳米材料因其具有特殊的光、电、磁和抗菌等性能而受到越来越多的重视。本章从多功能纳米材料的制备、性能优化、表面改性，多模式成像和多功能治疗集成纳米系统的构筑方式，具备临床转化潜力的多功能纳米生物材料的结构设计与优化，材料的体内分布、排泄与长期安全性评估，诊疗一体化纳米系统的设计策略及应用，基于新型抗菌策略的多功能纳米生物材料设计与应用等方面，选取近年来具有代表性的研究结果，介绍基于纳米医学领域的多功能生物材料的研究现状和发展趋势。

8.2　纳米金的合成及其生物应用

作为典型的贵金属，宏观块状金具有良好的延展性、高的电导率、优异的抗腐蚀和抗氧化性能。当金的尺寸小至纳米级别时就显示出与块状金显著不同的光学性质。金纳米粒子由于其强烈的着色性能，几千年来一直被人类用于制造产品，如图 8-1 所示。从公元前 8 世纪的古埃及镀金考古象牙到公元 4 世纪的罗马酒杯，再到 1680 年 Johannes Kunckel 获得的茶壶及 19 世纪 Faraday 利用 $HAuCl_4$ 溶液和磷酸盐制备出酒红色的胶体金[1-3]，无一不证明纳米金的存在。然而，纳米金在生物领域的应用在最近几十年才取得突破[4]。

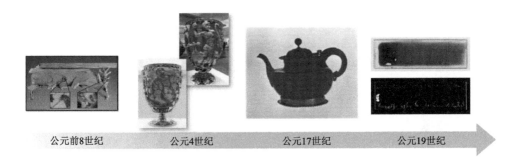

公元前8世纪　　　公元4世纪　　　公元17世纪　　　公元19世纪

图 8-1　不同时期的纳米金应用

8.2.1　不同结构的纳米金

自 19 世纪 Faraday 合成胶体金开始，在生物医学上具有潜在应用前景的形状大小各异的金纳米结构得到了快速发展（图 8-2），其中金纳米簇（GNCs）和金纳米棒（GNRs）因其独特的性质而备受青睐。为此，下文重点对 GNCs 和 GNRs 进行介绍。

1. 金纳米簇

贵金属纳米簇具有纳米材料的小尺寸效应、表面效应、量子尺寸效应及量子隧道效应，表现为超小尺寸、良好发光特性、高水溶性、低毒性等特性。

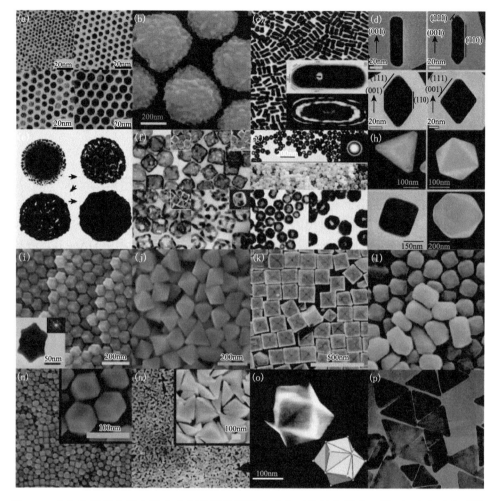

图 8-2 在生物医学上具有潜在应用前景的不同大小和形状的金纳米颗粒：（a）小纳米球[8]；
（b）大纳米球[9]；（c）纳米棒[10]；（d）尖纳米棒[11]；（e）纳米壳[12]；（f）纳米笼及纳米框[13]；
（g）空心纳米球[14]；（h）四方/八方/立方/二十面体[15]；（i）菱形十二面体[16]；（j）八面体[16]；
（k）凹纳米晶[17]；（l）二十四面体[18]；（m）菱形十二面体[19]；（n）圆头三角双锥体；
（o）二十四面体[20]；（p）纳米三角[21]

GNCs 是由几个至几十个金原子组成的分子级聚集体，大小介于金原子与金纳米粒子之间，尺寸一般为亚纳米到 2nm 间。鉴于 GNCs 尺寸与费米波长相近，故其能级会发生分离，在光的作用下发生能级跃迁，从而产生荧光[5]。另外，GNCs的光学性质与其尺寸大小高度相关[6, 7]。因此，如何调控 Au 尺寸和形貌合成具有不同结构和功能的材料是当前的研究热点。

通过还原剂（如硼氢化钠、柠檬酸、抗坏血酸和谷胱甘肽等）[22-24]的作用将

Au³⁺还原为 Au 原子是合成 GNCs 的常规方法，但金原子易倾向聚集导致颗粒过大，为增加稳定性，如蛋白质、多肽、聚合物、DNA 分子和硫醇盐等配体分子常作为保护剂修饰到 GNCs 表面防止其进一步生长[25-28]，如图 8-3 所示。

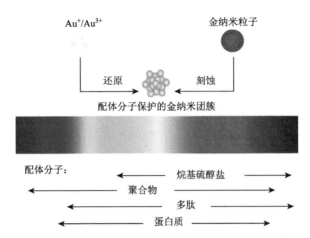

图 8-3　荧光 GNCs 的合成策略简图及配体对其荧光的影响

　　单相（水相）[29]和两相（水相-油相）[30]Brust-Schiffrin 合成法（简称 Brust 法）仍然是制备亲水性/疏水性 GNCs 的主要方法。两相 Brust 法一般用于合成疏水性 GNCs。首先利用季铵盐将三价金前驱体从水相中转移到甲苯中，随后去除水相，在硫醇分子存在的情况下，利用硼氢化钠溶液将三价金前驱体 Au（Ⅲ）还原为 Au（0），通过 X 射线光电子能谱（XPS）中出现的 Au 4f₇/₂（83.8 eV）和 Au 4f₅/₂（87.5eV）来确定 Au（0）的存在，从而证实疏水性 GNCs 的生成。单相 Brust 法主要制备亲水性 GNCs，具体过程如下：首先，为了避免两相法制备过程中硫醇分子在萃取过程中进入水相，直接在极性溶剂（甲醇、乙醇）中加入三价金前驱体 Au（Ⅲ）和硫醇分子，利用硼氢化钠进一步还原得到 GNCs。

　　总的来说，Brust 方法适于合成粒径小于 5nm 的 GNCs，而粒径较大的纳米团簇（尺寸在 5~20nm 之间）的制备一般直接采用烷基硫代磺酸盐在水相体系中进行[31]。

2. 金纳米棒

　　GNRs 是一类被广泛应用于生物领域的材料。GNRs 具有两个局域表面等离激元共振（LSPR）带，故其在紫外-可见光谱中存在横向吸收峰（半径方向）和纵向吸收峰（长度方向），其中前者位于 520nm 左右，后者峰位置取决于 GNRs 的长径比，其光学性质可通过改变其长径比来调节[32]。

GNRs 的合成方法大致分为三种。最早是 Kumar 等[33]以多孔氧化铝薄膜中的孔道为模板利用电化学还原法合成，但产量低、尺寸大（＞100nm）。此后，Wang 等[34]以十六烷基三甲基溴化铵（CTAB）作为电解液和稳定剂，利用电化学氧化金阳极，制备得到小尺寸（直径为 10nm）、高产量的 GNRs，同时显示 GNRs 的等离激元共振来自其横向与纵向的偏振，与 1912 年 Gans 提出的 GNRs 的光学理论相符[35]。Murphy 等[36]首先以种子生长法合成 GNRs，但是其形貌可控性较差且产率较低。此后，Keul 和 Moller 以 CTAB 取代柠檬酸根离子包覆在金种子表面，并进行后续生长，合成的 GNRs 产率高达 99%[37]。种子生长法的大致合成过程及机理如下：首先合成出 2nm 大小的金纳米种子，之后加入 CTAB 和 Ag^+ 来调节各个晶面的表面能，促使其更多地在（001）晶面进行生长[38]，且对金纳米种子与金属盐及加入 CTAB 与 Ag^+ 的相对比例进行调节，得到一系列不同长径比的 GNRs，使其 LSPR 红移至红外区，从而使其光学颜色由蓝色转变为红色，如图 8-4 所示。基于该种子生长法原理，近年来合成出了大量不同结构和形貌的金颗粒，在癌症光热治疗（PTT）、作为药物递送载体进行癌症化疗、表面增强拉曼散射（SERS）成像等生物领域有着广泛应用[39]。

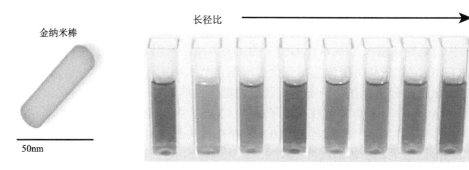

图 8-4　金纳米棒颜色随长径比的变化

采用种子生长法合成的 GNRs 表面通常带有 CTAB，这不仅使材料具有一定的细胞毒性，且 CTAB 析出易致 GNRs 稳定性差。为此，采用二氧化硅层包覆、硫醇修饰及聚电解质包覆对 GNRs 进行表面修饰改性[40-42]。Nooney 等[43]提出介孔硅在纳米金表面形成过程可分为 3 个阶段：①通过硅源[如正硅酸乙酯（TEOS）]的水解缩聚形成二氧化硅低聚物；②二氧化硅/CTAB 初级纳米粒子的形成；③二氧化硅/CTAB 初级纳米粒子在 GNRs 表面的聚集沉积。鉴于 SiO_2 自身与 GNRs 并无直接作用，故第三阶段常需先修饰能与金产生作用的有机硅烷[如氨丙基三乙氧基硅烷（APTES）]，但是氨基与金以静电方式进行连接稳定性差且操作烦琐，故寻找新的介电材料以对 GNRs 进行更简单高效的修饰仍然是一大挑战。

8.2.2　金纳米颗粒的应用

金纳米颗粒具有 LSPR 这一特性，即纳米金与某一特定波长的入射光相互作用时，金颗粒的导带电子会相对于正电核以入射光的频率集体振荡（图 8-5）。凡含有高密度的自由电子的纳米颗粒均具有 LSPR 性质。该过程大致可分成吸收和散射两种作用形式，前者可将光能通过晶格振动的方式转换为热能，而经过散射，入射光仍以相同的波长频率向四周辐射出去。因此，金纳米材料在癌症的诊断[如计算机断层扫描（CT）、光声（PA）成像和 SERS 成像等]及治疗方面[如药物递送、PTT 和光动力学疗法（PDT）等]都具有广阔的应用前景。本节重点介绍其在 SERS 成像诊断及癌症 PTT 方面的应用。

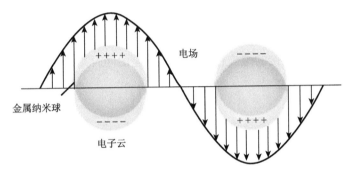

图 8-5　LSPR 示意图

1. SERS 成像

Fleischmann 等[44]将吡啶分子负载于粗糙的 Ag 电极表面，发现吡啶分子的拉曼信号大大增强，首次提出了 SERS 现象。SERS 主要有化学增强（chemical enhancement mechanism，CEM）和电场增强（electromagnetic enhancement mechanism，EEM）两种增强机制。其中，EEM 来自金颗粒间的 LSPR 耦合，对 SERS 的贡献最大[45]。基于 SERS 效应的拉曼成像因其稳定性好、灵敏度优异、谱峰窄、可用近红外光激发、对生物样品损坏小、不受生物样品自身荧光及水的干扰等优点而受到广泛关注[46]。产生 SERS 效应的前提条件包括：①报告分子必须吸附在基底表面或附近；②由基底的等离子体共振产生增强效果；③拉曼光谱提供的是关于分子结构的信息。因此，SERS 探针的制备通常是将拉曼报告分子通过各种方式嫁接在拉曼基底材料上，从而在体外甚至体内肿瘤部位进行拉曼报告分子的检测。

Nie 等[47]采用 PEG 修饰金纳米粒子后表面吸附近红外染料分子 3, 3-二乙基硫代三碳菁（3, 3-diethylthiatricarbocyanine，DTTC）高氯酸盐并进行 ScFv 靶向抗体修饰，在体内肿瘤位点中成功检测到染料分子的拉曼信号，如图 8-6 所示。该工作为肿瘤的早期诊断提供了一种非侵入性的安全灵敏的检测手段，并对于后续基于 SERS 在体内的相关诊断研究具有重大的参考价值。Gambhir 等[48]首次利用基于磁共振成像（MRI）、PA 成像和 SERS 成像结合的三模式探针颗粒（MPRs），在术前和术中对脑瘤进行成像，描绘出肿瘤边缘。SERS 成像可检测出 MRI 和 PA 都无法识别的未切除肿瘤小块，实现高灵敏度、高特异性和高分辨率的脑瘤成像，进而对其完全摘除，如图 8-7 所示。手术过程中恶性脑瘤的可视化程度低是造成患者预后不良的主要原因之一。基于该问题，Kircher 等[49]利用手持式拉曼仪在 SERS 成像引导下进行脑瘤摘除，简易的操作过程大致如图 8-8 所示。该工作以惰性的 Au-Si 纳米颗粒为 SERS 基底，结合在手术室中易操作且可进行肿瘤部位实时跟踪扫描的拉曼仪设备，显示了其在临床转换领域巨大的应用潜力。Zhang 等[50]首次报道了一种具有高密度三维分布热点的仿生双连续螺旋结构金 SERS 衬底的成功制备，结果表明所制备的陀螺仪结构基板增强系数可达 10^9，具有高灵敏度、高重现性和均匀性，且时域有限差分（FDTD）模拟揭示的高增强机理表明陀螺结构中相互连接的螺旋在增加热点密度的同时增加了入射激光的散射截

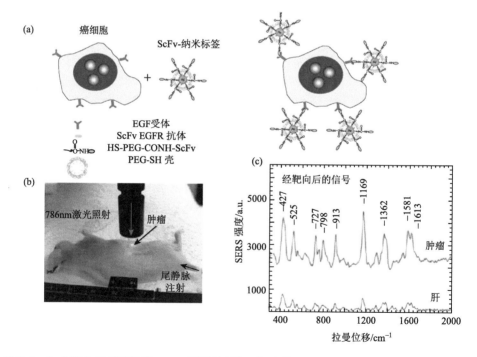

图 8-6　（a）靶向肿瘤部位的 SERS 探针的制备；（b）拉曼检测光学照片；（c）肿瘤部位和肝脏部位的 SERS 图谱

面。Li 等[51]设计了一种多孔 Au-Ag 合金纳米球沉积在 Si 基质上,以其为 SERS 基底检测巯基苯胺(4-ATP),鉴于阵列的周期性结构和丰富的固有热点,其对 4-ATP 的检测限浓度可达 10^{-10} mol/L,且这种高重现性的 SERS 活性对提高便携式拉曼检测设备的实际应用也具有重要意义。

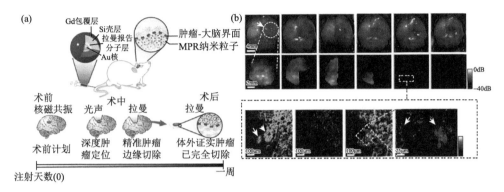

图 8-7　(a)基于 MRI、PA 和 SERS 结合的 MPRs 的脑部肿瘤切除过程;(b)SERS 成像引导手术切除脑部肿瘤过程

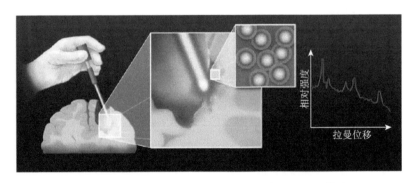

图 8-8　利用手持式拉曼仪进行脑瘤成像及摘除的策略

此外,基于 SERS 的拉曼成像的多组分检测能力是其一大优势。Bhatia 等[52]对 GNRs 进行修饰,制备了多标签近红外 SERS 探针颗粒。体内实验表明,经近红外激光照射,该探针可分辨出三种不同的 SERS 颗粒(DTDC 655,DTTC 765,IR-792),拉曼谱峰宽约为 6nm,而量子点的峰都在 30nm 左右,为 SERS 探针在体内的平行筛选提供了一种新颖的方法。Kircher 等[53]发明了一种将多拉曼报告分子掺杂在金纳米粒子表面的聚合物层。该聚合物层生物相容性良好,且 SERS 基底粒径<20nm,可对体内淋巴进行多标签造影成像。Di 等[54]报道了基于顺铂负载的拉曼引导下的集光热治疗和化学治疗于一体的多功能制剂。通过 SERS 效应

可识别出直径小于 1mm 的微肿瘤，显示出更好的光热和化疗协同治疗效果。

SERS 成像极高的灵敏度赋予其在癌症的早期诊断方面广阔的应用前景[55]，如果将其和癌症治疗相结合则会发挥更好的诊疗效果。纳米金材料因在可见光和近红外光区拥有很强的 LSPR 峰、良好的化学稳定性和生物相容性而备受关注。因此，如何可控设计出不同形状结构的 Au 纳米材料作为 SERS 基底一直是研究的焦点。

2. PTT

PTT 是基于基体材料将吸收的近红外光转换为热能从而实现癌症治疗。PTT 肿瘤分为若干个阶段，如图 8-9 所示[56]，当肿瘤温度在 41～48℃时，细胞蛋白质慢慢失活，最终导致细胞凋亡；当升至 48℃以上近红外激光仅持续几分钟，破坏肿瘤组织的 DNA，造成不可逆的损伤；当温度上升至 60℃以上时，蛋白质瞬间失活，故热疗时间可显著缩短。金纳米颗粒（GNPs）由于在近红外区域（700～1400nm）拥有高吸光效率[消光系数约为 10^9L/(mol·cm)][57]、低毒性、优异的生物安全性及易功能化等优异性质而成为 PTT 的优良载体。

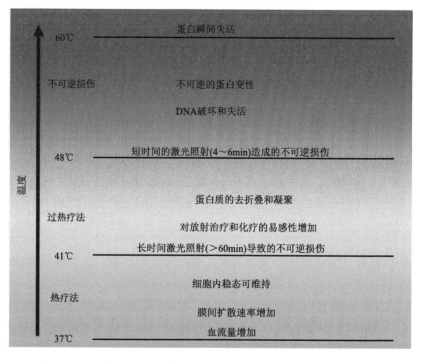

图 8-9　根据热疗过程中产生的相应温度进行分类得到的效果示意图

Hirsch 等[58]通过调节金纳米壳厚度使其在近红外区吸收最强，并首次将该材料用于活体实验，结果显示经低功率的近红外激光（820nm，35W/cm^2）照射 4～6min 后肿瘤组织温度可升高 30℃，并产生不可逆的热损伤。Shen 等[59]制备了核-壳结构的 Au@Cu$_{2-x}$S（$x=1$）纳米粒子，将拉曼报告分子限制在 Au 核和 Cu$_{2-x}$S 壳层之间，并对其修饰叶酸（FA）靶向癌细胞（图 8-10），其光热转换效率达 45%，较其他体系有一定的优势（CuS 为 25.7%[60]；Au/Cu$_9$S$_5$ 为 37%[61]）。Gao 等[62]首次基于"盐诱导的纳米晶团聚策略"，报道了盐诱导的 GNPs 在生物介质中的团聚，从而使相邻 GNPs 之间的等离子体耦合造成较强的近红外吸收，光热转换效率高达 52%，具有良好的抑瘤效果，并以此作为近红外光热转换剂用于癌症的光热/光声（PT/PA）成像和 PTT（图 8-11）。

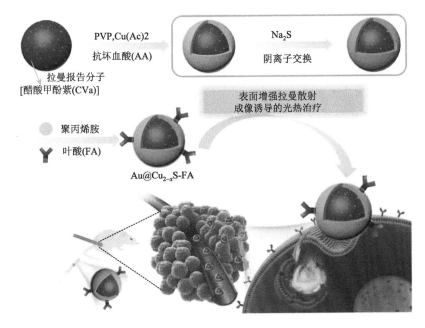

图 8-10　基于核-壳结构的 Au@Cu$_{2-x}$S-FA 粒子在 SERS 成像引导下的 PTT 示意图

　　鉴于 GNRs 的吸收效率（超过 90%）显著超过金纳米壳[63]，以其为 PTT 载体的相关研究报道更是屡见不鲜。Yang 等[64]报道了 LSPR 可调的 GNRs@Gd$_2$O$_2$S 核-壳结构，其拥有较好的 PA 成像及 T$_1$ 型 MRI 造影成像功能和 PTT 效果。Chen 等[65]对 GNRs 包覆牛血清白蛋白（BSA）并负载免疫佐剂（R837）得到 mPEG-GNRs@BSA/R837 纳米载体，其对黑色素瘤具有良好的光热及免疫治疗效果。Wang 等[66]对 GNRs@SiO$_2$ 表面进行碳纳米点生长（GNRs@SiO$_2$-CDs），该纳米载体具有高灵敏度和空间分辨率的 PA 和荧光（FL）成像能力及 PDT 和 PTT 效果。

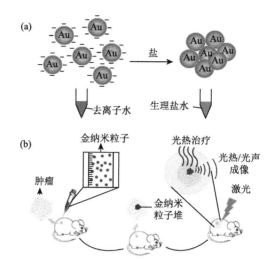

图 8-11 （a）盐诱导的表面带柠檬酸根离子的 GNPs 团聚情况示意图；（b）肿瘤内部经 GNPs 团聚形成的具有超强等离子体耦合效应的 "GNPs 库" 及其对癌症的 PT/PA 成像及 PTT 示意图

鉴于纳米材料介导的 PTT 常受热休克反应（HSR）影响而导致癌细胞的治疗效果下降这一问题，Li 等[67]对 GNRs 进行表面修饰靶向递送到含阻断 HSR 有效基因 BAG3 的 siRNA（GNRs-siRNA），如图 8-12 所示。GNRs-siRNA 纳米复合材料具有优异的递送 siRNA 到癌细胞的能力，GNRs-siRNA 介导的 PTT 通过基因沉寂消除了热休克反应导致的治疗效果下降，在临床癌症治疗中具有很大的潜力。以上均充分说明金纳米棒粒作为良好的光热载体在癌症治疗中的重要作用。浙江大学的何赛灵教授[68]、东南大学崔一平教授[69]及苏州大学的刘庄教授[70]将纳米金材料用于 SERS 检测和 PTT 方面也取得了很好的研究进展。

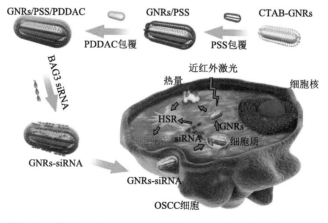

图 8-12 基于 GNRs-siRNA 增强的 PTT 平台的合成示意图

8.3　稀土上转换材料及其在肿瘤诊疗中的应用

众所周知，肿瘤是威胁人类生命健康的重大恶性疾病。由于肿瘤具有无限增殖、易转移和强亲润性等复杂性特点，恶性肿瘤已经超越心脑血管等疾病成为人类的第一大死因。传统的抗肿瘤手段由于在人体内缺乏靶向机制、易被内皮系统或者溶酶体吞噬等原因，在临床应用上遭遇了瓶颈[71]。作为一种新兴的技术，光疗法是以近红外光作为光源，在治疗过程中具有很强的光选择性，而在黑暗条件下不会引起副作用。诊断治疗学是一个集成像和治疗为一体的平台，融合了多种影像诊断和多功能治疗技术，是现代卫生保健的新一代医疗手段。因此，研发多模态影像技术和多模式治疗功能相结合的纳米诊疗试剂，将对临床肿瘤诊疗医学的进步有着举足轻重的作用[72]。

稀土元素由于具有丰富的能级以及 4f 电子层结构的特殊电子排布，几乎可以和所有元素发生反应，形成多价态、多配位数的化合物，具备优异的光、电、磁和核等性质，被称为"现代工业的维生素"及"21 世纪黄金"。与传统的有机染料和半导体量子点等材料体系相比，稀土材料作为新一代理想的发光材料具有自身优异的特性，在科技进步中发挥着重要作用。稀土纳米材料按照发光机制可以分为上转换发光材料和下转换发光材料。稀土下转换发光是指稀土离子吸收一个高能光子后，辐射一个或者多个低能量光子的发光现象。稀土上转换发光是将长寿命的稀土镧系元素嵌入合适的无机晶格中，连续多光子吸收产生高能量的反斯托克斯（anti-Stokes）发光的一种现象。简而言之，就是稀土离子吸收两个或者多个低能光子后，辐射一个高能光子的非线性发光现象。通过不同稀土离子的掺杂，稀土上转换纳米材料将两个或者两个以上的低能量激发态的光子（一般是近红外光）转换成波长更短的光（一般是可见光/紫外光/近红外光）[73]。稀土上转换发光依赖连续阶梯状的稀土掺杂离子不同能级的低能量光子的吸收，其发光过程在效率上要显著高于多光子过程，从而使上转换可以通过低成本的连续波激光的二极管低能激发，在生物标记、荧光探针以及医学诊疗等领域具有广阔的应用潜能，引起了广大研究者的重点关注。

8.3.1　稀土上转换材料的设计与制备

1. 稀土上转换材料的设计

上转换发光过程是通过发光离子吸收两个或者多个低能量的光子跃迁到激发态，不稳定的激发态返回基态释放高能量辐射的过程[74-76]。上转换机理如

图 8-13 所示，主要有以下三种类型：激发态吸收（ESA）、能量传递（ETU）和光子吸收（PA）[76, 77]。激发态吸收上转换，是指处于基态的离子吸收一个低能量光子，被激发到亚稳态 E_1，然后再吸收一个光子被激发到更高的激发态 E_2，最后从 E_2 激发态回到基态的过程中，辐射出高能量光子的过程，这是上转换发光最基本的能量跃迁过程，大多发生在单离子内部。因此，为了减少离子间的能量传递引起不必要的能量损失，要求掺杂的发光中心离子浓度要小。能量传递是指激发光敏化中心离子，电子从基态跃迁至激发态，处于激发态的电子向下跃迁到能量较低的激发态，或者回到基态时释放出来的能量，以非辐射能量转移的形式传递到相邻的激活中心离子，使激活中心离子的电子激发到高能态上，再跃迁回基态时发生的辐射跃迁过程。此过程主要依赖于稀土离子之间的相互作用。为了保证能量传递的效果，掺杂的稀土离子浓度要足够高。光子雪崩是指始于非共振的弱基态吸收，由于共振的激发态跃迁至更高的可见光发射能级 E_2，当亚稳态的跃迁建立后，在激发态离子和相邻的基态离子之间发生交叉弛豫能量转移，然后两个离子都达到中间态能级 E_1，两个离子很容易跃迁至 E_2 能级发生交叉弛豫，同时通过激发态吸收使能级 E_2 上的跃迁成倍增加，这个过程就像雪崩一样会产生很强的上转换发光。简而言之，光子雪崩过程就是激发态吸收过程和能量传递过程的结合，主要是利用离子间的交叉数量传递实现的。因此，为了使中间亚稳态的粒子达到一定数量的积累，掺杂的稀土离子的浓度一定要足够高。

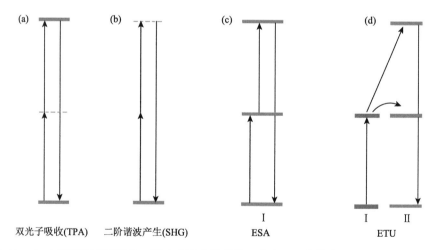

图 8-13　（a）直接双光子吸收：稀土离子直接吸收两个光子，从基态跃迁到终态，最后从终态辐射跃迁至基态产生上转换发光；（b）二次谐波效应：光子的频率翻倍，不需要吸收转化；（c）激发态吸收：一个离子从基态连续吸收多光子达到高能级的激发态；（d）能量传递：光敏化离子受施主离子激发跃迁至激发态，施主离子本身以非辐射跃迁返回基态，位于激发态的离子还可能再一次被激发至更高的能级

稀土上转换纳米材料的发光需要适当波长光的激发，合适的基质和掺杂稀土离子作为敏化剂和活化剂[78]。其中，为了实现最大限度的辐射跃迁，理想的基质应具有低的晶格声子能量、最小化的中间态的非辐射能量损失。到目前为止，被确定为合适的上转换基质材料包括：$NaYF_4$，$NaGdF_4$，$NaLaF_4$，$NaLuF_4$，$LiYF_4$，$LiLuF_4$，LaF_3，YF_3，GdF_3，$GdOF$，La_2O_3，Lu_2O_3，Y_2O_3，Y_2O_2S 等。

$NaYF_4$ 是目前应用最广泛的基质材料。其中，Er^{3+}、Tm^{3+}、Ho^{3+} 通常作为激活剂，Yb^{3+} 通常作为敏化剂，用于提高上转换发光效率。与其他离子相比，敏化剂 Yb^{3+} 具备两个不同的能级，在 980nm 处具有单一的吸收且有更大的吸收截面。六方相 $NaYF_4$：Yb^{3+}/Er^{3+} 和 $NaYF_4$：Yb^{3+}/Tm^{3+} 是上转换发光效率较高的发光材料。图 8-14 为稀土离子 Yb^{3+}/Er^{3+}、Yb^{3+}/Tm^{3+} 共掺杂的发光机理。$NaYF_4$：Yb^{3+}/Er^{3+} 共掺杂的上转换发光纳米材料，在 520nm、540nm 和 654nm 处发射峰，分别对应于 Er^{3+} 的 $^2H_{11/2}$-$^4I_{15/2}$、$^4S_{3/2}$-$^4I_{15/2}$ 和 $^4F_{9/2}$-$^4I_{15/2}$ 跃迁。$NaYF_4$：Yb^{3+}/Tm^{3+} 共掺杂的上转换发光纳米材料，在 365nm、451nm、481nm、646nm 和 800nm 处发射峰，分别对应于 Tm^{3+} 的 $^1D_2$-$^3H_6$、$^1D_2$-$^3F_4$、$^1G_4$-$^3H_6$、$^1G_4$-$^3F_4$ 和 $^3H_4$-$^3H_6$ 跃迁[79]。

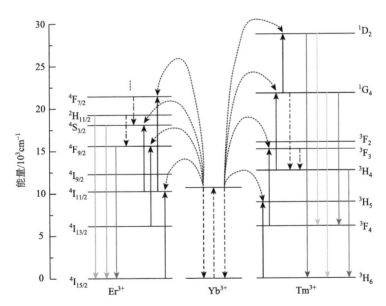

图 8-14　常用敏化离子 Yb^{3+} 敏化的 Er^{3+} 和 Tm^{3+} 稀土上转换纳米材料的激发和可见光发射的发光原理

2. 稀土上转换材料的制备

经过十几年的发展，稀土上转换发光纳米颗粒的制备方法已经趋向成熟[80]，主要包括：络合共沉淀法、水热合成法、高温热解法、溶剂热法、溶胶-凝胶法、微乳液法、燃烧法等。不同的制备方法各有优缺点，下面就目前应用相对广泛的方法做简单介绍。

络合共沉淀法：通过络合反应控制被沉淀组分在溶液中缓慢、均匀地释放，并与沉淀剂发生沉淀反应，使沉淀在溶液中均匀地形成。沉淀法可制备粒径小、尺寸分布窄的稀土纳米粒子。被沉淀组分和络合剂生成的络合物与沉淀剂发生沉淀反应，并让溶液中的沉淀反应处于平衡状态，这样可以避免溶液中前驱体浓度局部过高，造成的非均相成核作用。与其他方法相比，共沉淀法不需要复杂昂贵的设备，反应条件温和、省时，但需热后处理才能得到晶化程度较高的晶态纳米粒子。在共沉淀法的溶剂中，通常会使用聚乙烯吡咯烷酮（PVP）和聚乙烯亚胺（PEI）等表面活性剂来控制粒子生长、稳定纳米粒子以及表面功能化。

水热合成法：指在水、乙醇、油酸/亚油酸或者它们的钠盐混合体系中，加入稀土离子水溶液并搅拌，再加入氟化物水溶液并搅拌均匀，最后水热处理。主要通过调节各种离子浓度、溶液 pH、水热温度和时间等参数控制 UCNPs 的生长。液-固-液相界面（liquid-solid-solution，LSS）诱导的水热合成法与传统的反向微乳法类似，由清华大学的李亚栋等[81]发展起来。采用该法可制备一系列形貌可控（球形、立方块、棒状）、尺寸均一可调（从几纳米到几百纳米）的稀土纳米材料。值得提出的是，该方法具有一定的普适性，原料简单廉价，无须热后处理，已经应用到制备多种纳米晶材料。缺点是对形貌-粒径的影响因素较多，较难控制反应条件，而且反应在密封的反应釜中进行，无法对反应变化过程实时跟踪。

高温热解法：又称金属有机法，通常是在无水无氧条件下，将金属有机化合物前驱体（如三氟乙酸稀土盐）和高沸点的有机溶剂（油酸/1-十八烯、油酸/油胺、纯油胺等体系）混合形成均一溶液，利用高温使前驱体迅速分解并成核生长为纳米粒子[82]。典型的制备过程如下：将事先制备的各种三氟乙酸稀土盐，添加到高沸点有机溶剂中，惰性气氛保护下升温至 250~340℃，用三氟乙酸稀土盐做裂解前驱体，经热分解反应生成稀土氟化物纳米材料；也可先将高沸点有机溶剂升温到 250~340℃，再注入三氟乙酸稀土盐溶液，热分解制备稀土氟化物纳米材料。此方法由北京大学严纯华等发展起来，并制备了单分散 LaF_3 三角纳米盘[83]。高温热解法制备的油溶性纳米粒子粒径均一、可控、单分散，但存在前驱体不稳定且热解副产物有毒等缺点。

在以上合成方法中，高温热解法在制备形貌可控、尺寸均一的稀土纳米材料方面具有独特的优势，已发展为稀土纳米材料的一种通用制备方法。更重要的是，通过高温热解法制备的稀土纳米材料均为六方相结构，具有较高的发光强度，显著提高了发光成像的灵敏度和分辨率。高温热解法适用于制备单一结构或核-壳结构的稀土纳米材料。核-壳结构 UCNPs 不仅可以减少发光颗粒表面的缺陷，显著提高发光效率，发光强度大约是单一结构 UCNPs 的几倍甚至几十倍；同时还可以在不同壳层中选择性掺杂稀土离子，调节发光波长，实现近红外光激发下的多色发光。目前，绝大多数核-壳结构 UCNPs 均采用晶核辅助外延生长法制备，主要合成原理是在单一结构 UCNPs 表面外延均匀生长一层 $NaYF_4$，同时抑制 $NaYF_4$ 小颗粒的均相形核。但是由于热解或水热工艺都需要采用适当的表面活性剂（其中油酸和油胺最为常见）来调控纳米晶的形核生长过程，所获得的纳米晶表面均包裹一层长链有机分子而显示疏水性质。具有水溶液（或生理盐水）稳定性的纳米晶是这些功能纳米颗粒在生物学上的第一步应用。

目前，常用的亲水改性工艺包括：配体交换法、SiO_2 包裹法、配体氧化法、层层组装法、疏水-疏水相互作用法、主客体改性法等。众多亲水改性方法中，SiO_2 包裹法在表面修饰和多功能纳米药物设计中占有重要的地位。SiO_2 是一种生物相容性和水溶性均非常好的无机材料，表面含有大量的硅羟基键，容易对其进行表面功能化修饰；如果在 UCNPs 表面包裹一层 SiO_2，不仅可以提高 UCNPs 在水溶液中的分散性和稳定性，还可嫁接一些功能性生物分子，拓宽其在生物领域中的应用；SiO_2 包裹具有廉价、制备工艺简单、结构和尺寸可控、易于规模化生产、表面修饰工艺成熟、生物相容性及化学稳定性好等优点。目前，有两种方法实现了在 UCNPs 表面包裹实心 $dSiO_2$。一种是 Stöber 法，主要是以 TEOS 为硅源，在水/乙醇/氨水的混合溶剂中对亲水 UCNPs 进行实心 SiO_2 包裹。另一种方法是反微乳液法，主要是以 CO-520 为表面活性剂，氨水为催化剂，在疏水性 UCNPs 表面包裹实心 SiO_2。步文博等在此基础上优化了相关工艺参数，通过改变硅源 TEOS 的添加量，可以精确调控 SiO_2 层厚度；在 SiO_2 表面修饰氨基官能团，用于黏附超小尺寸金纳米颗粒[84]。

除了包裹实心 SiO_2，还可以在 UCNPs 表面包裹一层介孔 SiO_2（$mSiO_2$），便于后续利用介孔孔道装载药物、光敏剂（photosensitizer，PS）等生物分子。此外，UCNPs 与介孔 SiO_2 相结合可制得一种新型无机纳米诊疗剂，其既可以用于上转换发光成像，又可以装载药物用于化疗，从而在同一结构体系中实现诊断与治疗一体化。步文博等以 CTAB 为表面活性剂和造孔剂，发展了超声辅助介孔 SiO_2 包裹工艺，详细研究了温度、超声等工艺参数对介孔 SiO_2 形成的影响，获得了厚度可控、单一颗粒包裹且分散性/稳定性都很好的 UCNPs@$mSiO_2$ 纳米颗粒。在此基础上，完整地评价了 UCNPs@$mSiO_2$ 的细胞生物学效应，并探索了所制备的 UCNPs@$mSiO_2$ 对亲水型药物盐酸阿霉素的包覆能力和针对乳腺癌细胞 MCF-7 的抑制能力等。总之，SiO_2 包裹法不仅可以使 UCNPs 由疏水性向亲水性转变；还可以通过表面修饰或者装载药物分子，构建新型无机纳米诊疗剂。然而，最终的产物无论经过多少次反复清洗，总会残留少量表面活性剂，造成潜在的生物毒性，不利于后续的生物医学应用。因此，亟须探索更为高效的表面改性方法，确保 UCNPs 在生理盐水中具有长期良好的分散性、稳定性和生物相容性。

基于上述方法，步文博等还做了一系列其他工作。其中最具有代表性的如下：通过改进相关工艺参数，成功合成了尺寸均一的核-壳结构 NaYF$_4$：Yb/Er/Tm@NaGdF$_4$ 球形纳米颗粒[85]。通过优化逐层生长工艺，采用高温热解法和外延生长法，制备了 NaYF$_4$：Yb^{3+}/Er^{3+}/Tm^{3+}@NaGdF$_4$ 纳米颗粒，然后通过反微乳液法，将具有良好生物相容性的氧化钽-聚乙二醇（TaO$_x$-PEG，$x\approx1$）包裹在颗粒外表面，最终获得一种集 CT/MRI/UCL 三种成像模式于一体的高性能荔枝状纳米生物探针[86]。该课题组还通过多步化学合成反应，得到尺寸均一、分散性良好的 UCNPs 内核-空腔介孔 SiO$_2$ 纳米颗粒（UCNPs@hmSiO$_2$），空腔结构及介孔孔道可用于化疗药物及光敏剂分子的高效装载，实现了协同的化疗/放疗/光动力学疗法[87]。同时，在上述 UCNPs@hmSiO$_2$ 纳米结构的基础上，还设计了一种基于 UCNPs 的近红外光控药物释放体系，进一步在其介孔孔道中嫁接偶氮苯分子，利用偶氮分子在光照下会发生顺反异构运动的特性，实现了 DOX 的近红外光控响应释放[88]；合成了 NaYF$_4$：18%Yb^{3+}/2%Er^{3+}/1%Tm^{3+}@hmSiO$_2$，有效控制了肿瘤的复发和转移，最终达到高效治疗乏氧肿瘤的目的[89]。此外，步文博等还合成了以 UCNPs 为内核、二羟基硅酞菁（SPCD）嫁接的实心 SiO$_2$ 为内壳层、装载生物还原性药物 TPZ 的介孔 SiO$_2$ 为外壳层的纳米复合材料 TPZ-UC/PS[NaYF$_4$：18%Yb^{3+}/4%Er^{3+}/14%Gd^{3+}@dSiO$_2$（SPCD）@mSiO$_2$]，实现了光动力/生物还原性化疗双模式高效协同治疗实体肿瘤的目的[90]；采用改进的水热工艺，制备了 RGD 多肽修饰的双重金属基稀土纳米探针 BaYbF$_5$：2%Er^{3+}（Tm^{3+}），研究了探针在细胞及活体水平的主动靶向性，成功实现了移植胶质瘤的主动靶向 CT/UCL 双模式成像[91]。

8.3.2 稀土上转换探针的肿瘤影像诊断应用

1. 稀土上转换结构影像探针的设计和应用

磁共振成像（MRI）作为一种非侵入式的成像方式，因具有细腻的软组织区分度、高的空间分辨率、无离子辐射和穿透限制等优点而广泛应用于临床。目前，全世界已有上万台的设备应用于医学影像诊断、医学基础研究，甚至应用于医学治疗（MRI 介入治疗）等，而其中研究较多的便是磁共振结构成像（sMRI）。

近年来，生物医用稀土功能材料已成为材料科学、化学、物理学、生物医学等多学科综合交叉领域的研究热点。稀土元素由于其丰富的电子结构、优异的磁

学和光学性能而备受关注。目前，基于稀土纳米材料的 MRI 影像探针主要应用于
T_1-MRI 和 T_2-MRI。自 2009 年 Kumar 首次报道了 Gd^{3+} 的 T_1-MRI 以来，步文博等
合成了以 UCNPs（$NaYF_4$：$Gd^{3+}/Yb^{3+}/Tm^{3+}$）作为内核[92]，在其外面包裹一层
$NaGdF_4$，其既可以提高发光性能，同时具有良好的 T_1-MRI 结构造影性能；对探
针进行 PEG 表面修饰，提高了血液循环时间，避免被网状内皮系统大量吞噬，具
有良好的生物相容性。在此基础上，该课题组又合成了 $NaGdY_4$：Yb/Er 的上转换
纳米材料[93]，在其外层上包裹 PEG，然后嫁接上单克隆抗体 CEA，其具有优异的
造影性能，实现了结肠癌的早期诊断。针对大多数稀土元素均具有较短的电子横
向弛豫时间影响 T_2-MRI 问题，步文博等成功制备了单分散性的 Ho^{3+} 掺杂的上转
换纳米材料[94]，PEG 修饰后材料具有良好的生物相容性，用于荷瘤鼠的体内成像，
实现了颅腔内胶质瘤的 T_2-MRI 精准诊断。

  CT 成像能够提供较高空间分辨率的三维立体图像，对于密度差别较大的
组织具有很好的区分度。目前小分子碘剂已在临床上广泛使用，可提高病灶区
的亮度，增强与正常组织之间的对比度。但是，由于碘元素原子序数相对较低，
X 射线衰减系数不高，常常需要注入大量的碘剂才能实现造影，这给患者带来潜在
的毒性。稀土基纳米颗粒由于具有较大的原子序数和长的血液循环时间而被广泛关
注。早在 2004 年，Santra 等就报道了一种 CdS：Mn/ZnS 纳米量子点[95]，实现了 Cd
元素在 CT 上的应用，但也存在光毒性、组织穿透深度低的缺陷。步文博等成
功合成了 $NaYF_4$：Yb/Er/Tm@$NaGdF_4$ 的核-壳结构[96]，其具有优异的 CT 性能，
较为准确地反映了纳米材料注射后不同时间点在体内各个脏器的分布和富集
量，从侧面辅助证明了该纳米探针具有优异的肝成像和肝肿瘤成像能力。在诊
疗一体化的研究中，步文博等合成了 UCNPs@SiO_2@CuS-PEG 的多功能"核-
卫星结构"[96]，内核的 UCNPs 赋予了整个材料体系良好的 CT 造影性能，同
时形成了多模态影像介导下的多功能协同的肿瘤治疗技术，为肿瘤的多模态成
像和治疗提供了坚实的基础。

2. 稀土上转换功能影像探针的设计和应用

  功能影像技术是指能够评价器官的功能状态，解释生物体生理学信息的影像
技术。目前，研究较多的功能影像技术主要分为三大类：一是光学功能影像技术；
二是电离辐射功能影像技术；三是磁共振功能影像技术。稀土纳米探针通过组分
调控和结构设计，可以作为功能影像探针，用于肿瘤的精准影像诊断。

  光学功能影像技术，可以借助于 UCNPs 探针实现。UCNPs 探针可以通过不
同激活剂的掺杂，实现多色发光。2009 年，复旦大学李富友等较早研究了 UCNPs
用于活体肿瘤成像[97]。如图 8-15 所示，通过构建 RGD 靶向性的上转换光学影像

探针,成功实现了荷瘤鼠体内成像,瘤区与背景区的信噪比高达 24,展现出 UCNPs 作为光学功能影像探针在肿瘤标记检测等方面的巨大应用潜力。

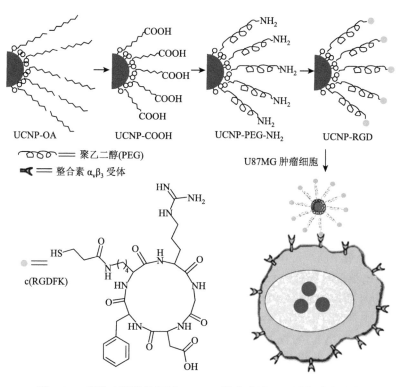

图 8-15　光学功能影像探针 UCNPs 的合成及用于活体肿瘤成像

　　电离辐射功能影像技术,主要包括能谱 CT、正电子发射断层扫描(PET)以及单光子发射计算机断层成像(SPECT)等。能谱 CT 影像技术,是利用物质在不同能量 X 射线辐照下,产生不同的吸收来提供比常规 CT 更多的影像信息。临床应用主要包括:物质分离、单能量成像、能谱曲线以及有效原子序数等。通过组分调控,将高原子序数的稀土元素掺杂在稀土纳米探针中,可以增强探针对 X 射线的吸收,进而用来作为能谱 CT 成像探针。步文博与张家文等合成了镥基稀土上转换发光材料,其中镥元素赋予造影剂极佳的能谱 CT 性能,可实现相似衰减系数物质的分离[98],如图 8-16(a)所示。该稀土功能探针不仅可在高密度物质信号被抑制的单能图像上保持高信号凸显肿瘤的精准定位,并且可在物质分离图的水基图上与周围正常骨组织产生强烈的对比信号,实现骨肿瘤的精确诊断。PET 作为核医学领域较先进的影像技术,广泛用于包括恶性肿瘤在内的多种疾病的诊断和鉴别、疗效评价以及脏器功能研究等方面,见图 8-16(b)。

Song 等构建了 ^{124}I 标记的水溶性多功能稀土纳米探针，可特异性靶向 U87MG 肿瘤，实现肿瘤的多功能靶向诊断[99]。另外一种 CT 技术——SPECT 通过对患者体内发射的 γ 射线成像，主要用于骨骼显像、心脏灌注断层显像、甲状腺显像、局部脑血流断层成像、肾动态显像以及阿尔茨海默病早期诊断等。基于 SPECT 技术，将稀土纳米探针用于肿瘤的检测，引起了学者们广泛的研究兴趣。^{153}Sm 作为 γ 射线的发射剂已经广泛应用于 SPECT 成像。李富友等采用高温热解法，将放射性 ^{153}Sm 离子掺杂到 UCNPs 中，可以作为 SPECT 功能影像的血池影像造影剂[图 8-16（c）][100]。因此，通过组分的调控以及结构的设计，稀土纳米探针可以借助于电离辐射功能影像技术，用于肿瘤的精准影像检测。

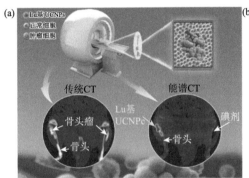

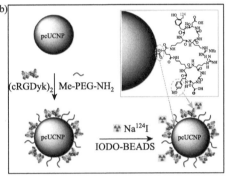

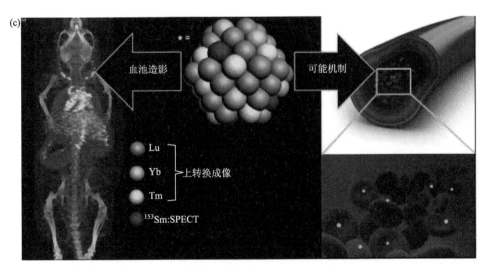

图 8-16　（a）稀土功能纳米探针用于骨肿瘤能谱 CT 成像；（b）稀土纳米探针用于肿瘤 PET 成像；（c）稀土纳米探针用于肿瘤 SPECT 成像

MRI 作为临床上常用的一种影像手段，对软组织成像质量高，可较准确地发现肿瘤等病灶区，具有无辐射、无损伤等优点，在医学影像诊断方面具有重要意义。目前，MRI 主要影像形式为结构影像，包括常规的 T_1 加权成像（T_1WI）与 T_2 加权成像（T_2WI），用来反映研究个体的形态结构与信号强度变化等信息。随着 MRI 技术的发展与进步，以快速成像序列为主，能够揭示生物体生理学信息，评价器官功能状态的磁共振手段，称为功能磁共振成像。其主要包括化学交换饱和位移（CEST）成像、扩散加权成像（DWI）、灌注加权成像（PWI）、磁共振波谱成像（MRS）、脑功能成像以及心脏运动和灌注实时成像等。MRI 由于具有丰富的成像序列，再结合稀土纳米材料易修饰、易改性等优点，可以实现稀土纳米探针在功能磁共振成像的广泛应用，对于疾病的早期诊断与术中、术后实时监控代谢有很重要的意义。步文博等巧妙地设计了一类基于稀土纳米材料的 T_1/CEST 双模态 MRI 成像探针 NaGdF$_4$@PLL（PLL 为聚赖氨酸）[101]，如图 8-17 所示。该纳米探针将 MRI 结构成像（T_1WI）与功能成像（CEST）有机融合，不但实现了脑胶质瘤的精准定位，也实现了肿瘤病灶区 pH 变化的实时监控，为其分级及预后提供相关生理功能信息。稀土纳米材料性质的多样性结合 MRI 丰富的功能影像序列，预计将在多类肿瘤的精准影像诊断中发挥关键性作用。例如，稀土纳米材料与功能磁共振成像结合用于脑神经代谢物的监控（如多巴胺、钙离子、铜离子等）、肿瘤的代谢物监控（pH、谷胱甘肽、过氧化氢以及各种酶如金属基质蛋白酶等）以及肿瘤等病变的检测。

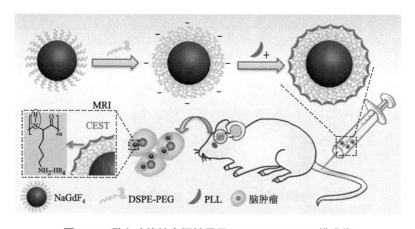

图 8-17　稀土功能纳米探针用于 T_1/CEST-MRI 双模成像

3. 稀土上转换多模态影像探针的设计和应用

通过上转换发光（UCL）成像、PET 成像、CT 成像、MRI、SPECT 等[102]各种影像技术寻找可疑的病灶区，是临床上肿瘤早期筛查和诊断的主要方法。单一影像模式用于肿瘤的诊断存在其固有的缺陷，如 UCL 成像的活体组织穿透性较低、PET 和 CT 的放射性辐射毒害、传统 MRI 较低的时间分辨率问题等。多模态影像技术的联合使用不仅可提高肿瘤早期诊断率和降低临床误诊率，还可以引导一种或多功能治疗肿瘤，实现肿瘤的精准影像诊断和高效治疗一体化策略。

目前，多模态影像的发展趋势为：①结构影像与功能影像的联合发展，如将 MRI 与 PET、CT、UCL 等影像技术相结合，发展基于不同成像技术的多模态影像；②在原有传统结构影像技术的基础上，开发新的功能成像序列与传统的 MRI 结构影像一起使用，赋予病灶区更为丰富的影像信息，为肿瘤的治疗及预后提供重要参考信息；③将多模态影像探针与肿瘤治疗（如化疗、光热疗、放疗等）相结合，实现多模态影像介导下的肿瘤精准治疗。然而，传统的造影剂无法满足临床诊疗发展趋势的要求。稀土元素具有优异的功能性，是构筑多模态影像探针的最佳选项，其在多模态生物影像中的应用已经引起了广泛关注。因此，发展稀土纳米多模态影像造影剂（探针），具有重要的学术意义和临床价值。

基于稀土元素的新型多功能纳米颗粒（探针），是一类具有临床应用潜力的多功能纳米材料。以稀土离子掺杂的上转换纳米发光材料（UCNPs）为例，首先，UCNPs 作为一种反斯托克斯发光探针，可以将低能量的近红外光转换为高能量的紫外光-可见光，实现 UCL 成像[103]。由于是近红外光激发，UCNPs 还可以用于浅表组织的发光成像[104]。其次，通过在 UCNPs 中掺杂多种功能离子（Gd^{3+}，Ba^{2+} 等）或者负载放射性核素（^{18}F，^{131}I 等），可赋予 UCNPs 实现 MRI/UCL/CT/SPECT 等多模态成像模式。李富友等[105]采用高温热解法和晶核辅助外延生长法，合成了一种核-壳结构 $NaLuF_4$：Yb，$Tm@NaGdF_4$-（^{153}Sm）纳米探针。这是一种 UCL/MRI/CT/SPECT 四模态影像探针，可以协同发挥每种成像模式的优势，进一步提高肿瘤诊断的准确度。此外，通过序列和材料的设计，在单一仪器（如 MRI）上实现多模态影像也具有广阔的应用前景。例如，通过将 PLL 组装到超小 $NaGdF_4$ 纳米颗粒表面，可以将传统磁共振 T_1-MRI 和 CEST 高效融为一体，同时对肿瘤病灶区的精准影像定位以及实时监控肿瘤病灶区 pH 变化，获取全面的肿瘤病灶信息[102]。除了 UCNPs 以外，赵宇亮等[106]合成了 Yb/Er/Tm 共掺杂的 Gd_2O_3 纳米颗粒，成功实现 T_1-MRI 和多色 UCL 成像；通过改变掺杂离子的浓度，可以调节发光的颜色。此外，他们还发现，如果将 Mn^{2+} 掺入 UCNPs 的晶格中取代 Gd^{3+}，则可以实现 T_1-MRI 和红色发光双模态成像[107]。

纳米探针辅助的多模态影像不仅可以获取肿瘤组织的相关信息，还能根据影像参数的变化来监控或者指导治疗。通过复杂且精巧的材料设计，步文博等[108]合成了多功能摇铃结构的 $NaYF_4$：Yb，$Tm@NaYF_4@hmSiO_2@MnO_2@DOTA$，可以在肿瘤乏氧区实现 DOX 释放以及 MnO_2 的溶解，通过 UCL 和 MRI 信号的变化来间接说明肿瘤的乏氧情况同时辅助治疗。刘庄等[109]采用层层自组装工艺，合成了一种以 UCNPs 为内核、金纳米颗粒为外壳、中间镶嵌一层超小尺寸超顺磁性氧化铁纳米颗粒的多功能纳米诊疗体系（MFNPs），借助于内核 UCNPs 的 MRI/UCL 影像导航功能，外壳层中金纳米颗粒可以充分吸收近红外光，产生大量的热量，高效杀灭恶性肿瘤，MFNPs 有望用于恶性肿瘤早期的精确诊断以及原位治疗。周晶等[110]采用新型软模板法，合成了具有多孔结构的稀土上转换发光纳米材料，并将其作为小分子光热转换材料 Cypate 和热休克蛋白 siRNA 的载体，通过干扰热休克蛋白的合成，多模态成像的可视化手段可以精准地定位肿瘤，进一步提升光热治疗的有效性和安全性，实现高效的多模态影像指导的光热肿瘤治疗。

8.3.3 稀土上转换材料的肿瘤治疗应用

1. 光控化疗

目前，化疗仍然是临床上最有效的恶性肿瘤治疗手段之一，其主要是通过化学治疗药物破坏细胞 DNA 或者抑制细胞分裂杀死癌细胞，从而达到治愈癌症的目的。然而，在临床治疗中，通过口服或静脉等直接给药方式而导致抗癌药物的非特异性分布，造成严重的全身性毒副作用，从而极大地限制了化疗的应用。而具有药物持续释放特性的药物递送体系，因其可增强化疗治疗效果并减少不良副作用而引起了广泛的关注。其中，可控药物释放体系可在提高药效、降低药物全身毒性的同时，实现直接控制药物释放过程，即可根据疾病进程或机体某些特定功能需求，可控地在生物体适当的位置以合适的速率释放活性药物分子。控制药物释放能够在肿瘤区释放合适数量的药物，避免在正常器官中自发释放或泄漏，从而为实现按需化疗和最小化系统毒性提供了可能。其中，光作为一种简便的、非侵入式外源刺激方式，可以随需应变地实现实时控制药物释放，光控药物释放的方式甚至可以保证药物在非靶区的零释放。因此，光响应的药物控释体系被认为是最有效的策略之一[111]。常见的光响应基团均需要紫外光或可见光激发，而紫外可见光在活体组织穿透深度有限，无法到达深层肿瘤，具有潜在的光毒性。而 UCNPs 具有近红外光（NIR）激发、紫外到近红外光发射的特点，因此利用活体组织穿透深度更深的近红外光作为激发源，激发 UCNPs 可以有效地避免紫外光和可见光在活体组织中穿透深度的限制和光毒性问题。基于 UCNPs 的药物递送系统为近红外光控化疗提供了便利。

通过微结构功能化设计，步文博等构建了一种以 UCNPs 为功能内核、空腔介孔氧化硅为外壳层的"摇铃状"结构多功能诊疗体系：将光敏剂偶氮苯以—Si—O—键固定于介孔壁，同时将化疗药物 DOX 高效装载于空腔及介孔孔道中。当用 980nm 近红外光激发时，功能内核 UCNPs 的发光激发嫁接于介孔孔道中的光敏剂偶氮苯分子，产生连续、可逆的顺反异构化运动，为孔道中抗癌药物的释放提供内在动力，实现了近红外光控药物 DOX 释放目的[88]。更重要的是，在近红外光照射下，DOX 被释放并且释放量高度依赖于近红外光的能量密度和照射时间。这种高效的控释技术也被赵东元等所采用，他们利用 UCNPs@SiO$_2$@mSiO$_2$&PMO 多功能不对称双室纳米复合材料集亲水性复合材料（UCNPs@SiO$_2$@mSiO$_2$）和疏水性成分（PMO）为一体，用于担载亲水性化疗药物 DOX 和疏水药物 PTX，并分别修饰光敏偶氮分子和热敏相变材料（PCM），用于近红外光和热引发的双药物可控释放，实现了高效的癌细胞杀死功能，杀死效率显著高于单一触发的药物输送系统[112]。林君等则构建了一类温度和 pH 敏感的聚合物修饰的 UNCPs@SiO$_2$ 结构，巧妙地利用近红外光诱发的热积累和肿瘤微环境的低 pH 触发药物释放[113]，可对恶性肿瘤和健康组织之间细微的温度/pH 差异作出反应，以剂量可控的方式实时释放药物。2014 年，李富友等在活体动物模型中，应用基于上转换发光的近红外光触发的药物可控释放技术[114]制备了以 UCNPs 为内核、SiO$_2$ 为外壳的中空核-壳结构，担载了光触发剂氨基香豆素和苯丁酸氮芥抗癌药，近红外光作为药物释放开关，该研究为未来生物医学领域的近红外光触发药物释放的实际应用奠定了基础。

除了控释化疗药物的剂量外，药物毒性的控制对实现按需化疗也非常重要，选择性地在肿瘤中激活无毒的药物，可以有效地减少药物对周围正常组织和器官的毒副作用。光由于定位精确且操作简单，光控制药物毒性的激活研究引起人们的重视。铂（Pt）药物的毒性取决于 Pt 的价态。例如，Pt（IV）药物的毒性远小于 Pt（II）药物，因此光可以作为一种远程控制开关选择性地激活 Pt（IV）药物到 Pt（II）药物的转变。邢本刚等开发了一种新型的近红外光控药物激活，通过在二氧化硅包裹的 UCNPs 材料外表面嫁接 Pt（IV）前药，利用 UCNPs 在近红外光激发下发出的紫外光，触发 Pt（IV）药物在局部激活，使其成为毒性更强的 Pt（II）药物[115]。林君等在荷瘤鼠上采用近红外光控药物激活的策略，通过制备多功能纳米药物 UCNPs-DPP-PEG，用于同步 UCL/MRI/CT 三模态成像和由近红外光控药物激活的按需化疗[116]。由近红外光激发 UCNPs 发出的紫外光，可以有效地激活 Pt（IV）前体药物转变为毒性更强的 Pt（II）配合物，比直接紫外光辐照有更好的抑制肿瘤效果。近红外光控药物激活技术因其具有较深的组织穿透深度和较低的光毒性，将在光控化疗的临床应用中具有潜在的实用价值。

靶向药物输送可以选择性地增强肿瘤中药物的累积，提高化疗效果、降低系统毒性，从而实现在相对较低的用药剂量下具有较高的抗癌效果。由于特定的靶向配体可以靶向癌细胞表面过度表达的一些特殊受体并与之结合。因此，通过材料表面修饰主动靶向配体，构建智能的药物递送系统，实现高效的靶向药物输送。然而，某些受体（例如叶酸受体 FR）在正常细胞的表面也同样过表达。因此，迫切需要设计一种刺激-响应性的靶向药物递送系统。叶晨圣等根据光笼技术设计了一种装载阿霉素的 $UCNPs@SiO_2$ 纳米颗粒，并利用近红外光在目标靶区触发阿霉素药物释放[117]。在近红外光激发下，UCNPs 发射的紫外光可以打断邻硝基苄基（ONB），释放笼中药物分子，增强叶酸引导的药物递送。在叶酸过表达的 HeLa 肿瘤中，近红外光靶向治疗一周后，彻底抑制了 HeLa 肿瘤的生长。基于 UCNPs 的近红外光控靶向技术，将有望在未来选择性地控制靶向药物输送到深层肿瘤。

实时监测药物释放过程可以有助于控制释放的药物数量，避免过度用药。近几年，研究人员已经尝试了诸多方法来监测药物的释放。例如，林君等合成了核-壳结构 $NaYF_4$：$Yb^{3+}/Er^{3+}@nSiO_2@$ $mSiO_2$ 纳米球体，利用 UCL 成像的方法监测 IBU 的释放[118]，结果显示，随着 IBU 释放量的累积，近红外光刺激发射的绿色荧光强度逐渐增强。因此，根据获得的绿色发光强度的变化，即可估算出 IBU 的释放量。然而，上述荧光成像监控药物释放的方法受组织穿透深度和空间分辨率的限制。MRI 作为一种更敏感的非侵入性成像工具，尤其是可以在深层肿瘤中实时监控药物释放情况。2014 年，步文博等设计了一种基于铃铛型结构的 $NaYF_4$：$Yb/Tm@NaGdF_4@mSiO_2$ 新型纳米传感器，利用 UCL/T_1-MRI 双模态成像监测药物释放，该方法结合了 UCL 的高灵敏度和 MRI 的高空间分辨率/活体组织穿透深度[119]，该纳米传感器不仅可以在体外实验利用 UCL/T_1-MRI 定量监测释放阿霉素，而且在斑马鱼胚胎和 SD 荷瘤鼠模型上，也成功实现了双模态成像实时监测药物释放，该研究有助于实时监测药物释放量和肿瘤内残存的药物量，为临床化疗的用药方案提供理论指导。

2. 放疗增敏

放疗（radio therapy，RT）是一类利用高能射线治疗肿瘤的办法，临床上主要采用 X 射线治疗肿瘤。X 射线辐照生物组织产生羟基自由基，强氧化性的羟基自由基可以造成不可修复的 DNA 双链断裂，进而导致癌细胞产生凋亡和增殖性损伤[120]。X 射线穿透能力强、聚焦精准，可以抵达人体内部很深的癌症病灶并且无须开刀，因而放疗具有其他疗法无法比拟的优势。尽管如此，放疗也有自身缺陷。首先，放疗 X 射线穿透力太强，导致肿瘤区域的 X 射线剂量沉积不足；临床上增加 X 射线的剂量可以增强治疗效果，但会对组织造成难以修复的损伤，影响患者的生活质量。其次，大部分肿瘤组织都存在乏氧区，而乏氧肿瘤细胞对 X 射线不敏感，导致大剂量放疗仍然无法根治癌症[121]。因此，提高放疗效果可以从增加肿瘤区 X 射线剂量沉积和增强乏氧细胞的放疗敏感性入手。

　　自从发现重元素可以通过康普顿散射提高 X 射线剂量沉积以来，已经有诸多报道利用含重元素的纳米颗粒对放疗 X 射线进行增敏[122]。遗憾的是，这些纳米材料仅有放疗增敏的治疗功能，缺乏影像功能。而一些稀土元素，如钆、铈、镥、铽、铒等，既是重元素，同时具有优异的光/磁学特性，可以实现放疗增敏和影像功能。2013 年，步文博等率先利用 UCNPs 进行肿瘤放疗增敏和多模态影像的研究，合成的含有重金属钡和镱的 $BaYbF_5$：Er 纳米颗粒，具有高效的放疗增敏效果和极佳的 CT 成像功能，实现了肿瘤影像诊断和放疗一体化[91]。随后在掺杂钆元素的 UCNPs 表面包裹了空心介孔氧化硅，实现了化疗药物的高效负载及放疗和化疗的协同治疗。由于 UCNPs 含有钆元素，这类材料也同时具有磁共振/荧光双模态影像功能[123]。利用空腔介孔氧化硅包裹的 UCNPs 同时负载化疗药物和光敏剂，实现了放疗/化疗/光动力学疗法三模式协同高效治疗[87]。考虑到放疗的主要靶点是损伤肿瘤细胞核内 DNA，进一步制备了细胞核靶向的纳米诊疗材料用于肿瘤细胞核内的放疗增敏，放疗效果好[124]。同时，在乏氧肿瘤的放疗上：步文博等制备了 UCNPs@CuS 复合材料，利用硫化铜的光热效应，不仅实现肿瘤的光热治疗，而且同时利用温度升高加速血管内氧气供应，显著改善了肿瘤乏氧状态，进而增强了肿瘤的放疗敏感性[96]。他们制备了 UCNPs@介孔氧化硅负载一氧化氮供体的复合功能材料，实现了一氧化氮的 X 射线控释，同时利用一氧化氮协同 X 射线在细胞上的旁路效应，显著增强了乏氧肿瘤的放疗敏感性[125]。

　　X 射线虽然是高能射线，但本质是波长极短的光，再加上 X 射线的强穿透性，因而可以利用 X 射线进行无穿透深度限制的 X 射线光动力学疗法（X-PDT），然而遗憾的是，使光敏剂高效利用高能量 X 射线依然存在较大困难。2008 年，美国得克萨斯大学阿灵顿分校的陈伟等率先通过纳米稀土闪烁晶体解决了这个问题[126]，稀土闪烁晶体可以吸收 X 射线发射荧光，他们制备了一种 LaF_3：Tb 稀土闪烁纳米颗粒，并在其外表面修饰卟啉类光敏剂。在放疗 X 射线辐照下，材料可以发出绿光，进而激发光敏剂产生单线态氧，实现了 X-PDT。然而上述研究中，氧气是产生单线态氧的来源，由于在乏氧肿瘤中氧气含量很低，导致单线态氧的产量不足。因此，上述研究策略不适合乏氧肿瘤治疗。步文博等巧妙地把稀土闪烁纳米晶（$LiYF_4$：Ce）与宽禁带半导体量子点 ZnO 融合一体[127]，借助于稀土闪烁纳米晶的能量转换特性（放疗高能射线转换为低能量紫外光），激发 ZnO 发生 I 型 PDT 疗法，实现了激发水分子产生极强氧化性羟基自由基诱导乏氧癌细胞死亡，这种新型 X 射线诱导 X-PDT/放疗双模式协同增强的治疗效果不依赖于病灶区氧含量，对临床乏氧肿瘤治疗具有借鉴意义。

　　综上所述，以 UCNPs 和稀土闪烁晶体为代表的稀土材料，可以有效地提高肿瘤的放疗敏感性。然而，这类稀土材料用于临床还要面临诸多问题：首先，稀土纳米材料的生物安全性研究还不充分，这类纳米材料在生物体内的分布和代谢途径还不清楚。其次，这类材料在荷瘤鼠上展现出较好的治疗效果，由于物种和肿瘤模型的不同，还无法直接推广到人体。因此，稀土纳米材料临床化还需要很长的研究历程。

3. 光动力学疗法

光动力学疗法（photodynamic therapy，PDT），是一类利用一定波长的光进行肿瘤治疗的新型技术，对某些肿瘤的治疗效果不亚于手术、化疗或放疗，甚至可完全治愈某些早期肿瘤[128, 129]。PDT 具有以下优点：①聚焦精准，主要破坏癌细胞，不损伤正常细胞；②光敏剂不会抑制免疫功能或抑制骨髓而引起白细胞、红细胞和血小板减少等；③与手术、放疗和化疗有相辅相成作用，可同时应用；④可用作多疗程且不会产生耐药性；⑤治疗时间短，一般 48～72h 后即可产生疗效。然而，作为一种冷光化学反应，PDT 的作用效果很大程度上依赖于光敏反应的三要素：氧气、光敏剂和激发光。PDT 作用过程中，肿瘤组织需先摄取足量的光敏剂并储于瘤内，适当波长的激发光照射局部后，光敏剂分子被激活，将能量转移至周围氧气，产生活性氧（ROS）[130, 131]。ROS 可与肿瘤区的生物大分子发生氧化反应，导致肿瘤细胞受损及死亡[132]。根据 ROS 作用靶位不同，PDT 作用机制大致可分为三种：破坏血管、杀伤肿瘤组织（细胞）、诱发机体免疫应答。当光敏剂滞留在血管内时，光化学反应后产生的 ROS 主要作用于血管，导致肿瘤病灶区的血供不足，造成组织区域乏氧，引发肿瘤细胞的死亡。当光敏剂富集于肿瘤细胞内时，PDT 以细胞为治疗靶标，ROS 可直接导致细胞凋亡、坏死和自体吞噬等。PDT 作用于肿瘤组织和细胞后，可以释放免疫因子，从而激活机体的免疫疗法。

近年来，纳米科技的不断发展和新材料的不断涌现，使 PDT 作用的限制因素不断被克服或规避。首先，由于传统 PDT 的激发光一般多为紫外光或可见光，其活体组织穿透深度较低，仅适用于浅表肿瘤的治疗。借助于 UCNPs 上转换发光特性，利用 980nm 近红外光激发后，UCNPs 产生的紫外和可见光，进一步激活光敏剂分子，提高了光源在人体组织中的穿透深度，将 PDT 的适用范围扩展到某些较深部肿瘤区或尺寸较大实体瘤，实现上转换基 PDT（UC-PDT）。2009 年，张勇等首次将光敏剂——锌酞菁（ZnPc）载入 UCNPs 表面包裹的介孔氧化硅中，合成了近红外光激发的 PDT 体系[133]。实验结果表明，在近红外光的照射下，ZnPc 可以充分吸收 UCNPs 发射的红光，生成单线态氧（$^1O_2$），高效杀死癌细胞。Hyeon 等合成了负载光敏剂-二氢卟吩 e6（Ce6）的核-壳结构 UCNPs（$NaYF_4$：Yb/Er@$NaGdF_4$），用于 MRI/UCL 双模态成像和近红外光激发的 PDT

（图 8-18）[134]；通过尾静脉注射 UCNPs-Ce6，实现了影像引导的 PDT，显著抑制肿瘤的生长。Gu 等将靶向配体叶酸（FA）嫁接到担载了 ZnPc 的 UCNPs 表面，成功构建了一种全新的近红外光激发的靶向 PDT 诊疗剂[135]，可以高效富集于叶酸受体高表达的 Bel-7402 肿瘤部位，对深部肿瘤生长的抑制率高达 50%，而传统的可见光激发 PDT 的抑制率仅达到 18%，体现了基于 UCNPs 的 PDT 诊疗剂在深部原位瘤的治疗优势。为了进一步增强 PDT 的疗效，张勇等首次将两种光敏剂分子（MC540 和 ZnPc）同时装载于 UCNPs 表面的介孔氧化硅的孔道中（图 8-19）；在近红外光的激发下[136]，UCNPs 发射的绿光和红光分别被 M540 和 ZnPc 吸收，显著提高了 $^1O_2$ 的产量，进一步提高 PDT 的效果。结果显示，双光敏剂共担载可以充分吸收并利用 UCNPs 发射的可见光，$^1O_2$ 产量和治疗效果均高于单一光敏剂。更重要的是，介孔氧化硅表面链接 PEG 和靶向配体 FA，可以实现近红外光激发的靶向 PDT，显著抑制叶酸受体高表达的 B16-F0 黑色素瘤的生长。

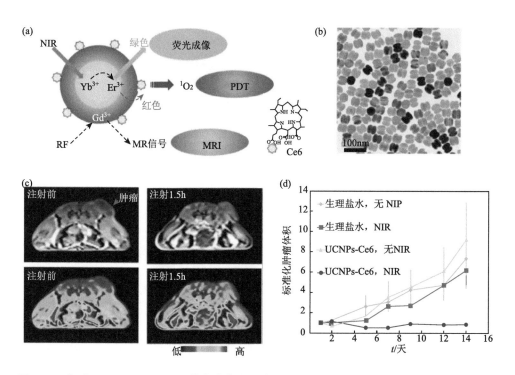

图 8-18 （a）UCNPs-Ce6 用于双模态成像和光动力学治疗的示意图；（b）UCNPs 的 TEM 图；（c）UCNPs-Ce6 注射前后的肿瘤 MRI 图；（d）经过相应模式治疗后，肿瘤的生长曲线[134]

RF.类风湿因子

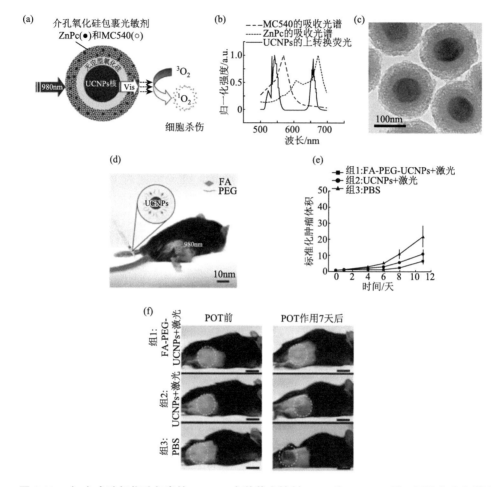

图 8-19 （a）介孔氧化硅包裹的 UCNPs 在装载光敏剂 ZnPc 和 MC540 后，用于光动力学治疗的示意图；（b）UCNPs 在 980nm 近红外光激发下的发射光谱以及光敏剂 ZnPc 和 MC540 的吸收光谱；（c）介孔氧化硅包裹的 UCNPs 的 TEM 图；（d，e）荷瘤小鼠尾静脉注射 FA-PEG-UCNPs 后，肿瘤体积随时间的变化曲线，评价 UCNPs 用于靶向光动力学治疗的效果；（f）在尾静脉注射 FA-PEG-UCNPs、无修饰的 UCNPs 或 PBS 后，小鼠经过光动力学治疗前和 7 天后的数码照片[136]

　　由于传统 PDT 的光敏剂分子多为有机大分子，其水溶性较差，不适用于血液输运，且光敏剂分子滞留于浅表组织后，可引发皮肤光敏毒性反应，在日光或强光照射后可发生日光性皮炎。基于此，步文博等采用精细的纳米合成技术，将疏水的光敏剂分子二羟基硅酞菁（SPCD）嫁接于无机氧化硅的骨架内部，提高了光敏剂分子的装载效率，并有效防止了光敏剂分子的泄漏。更重要的是，嫁接有

SPCD 的氧化硅纳米层包覆于 UCNPs 外表面,光敏剂分子紧邻 UCNPs 内核,可充分吸收 UCNPs 的发射荧光,提高 UC-PDT 的光能利用率。PDT 产生的部分 ROS 可以作用于瘤区脉管系统,加剧瘤内乏氧程度,而某些乏氧选择性疗法(如生物还原性药物)可以巧妙地借助于乏氧微环境,充分发挥其细胞毒性,协同增强 UC-PDT 癌症的治疗效果[图 8-20(a)][90]。

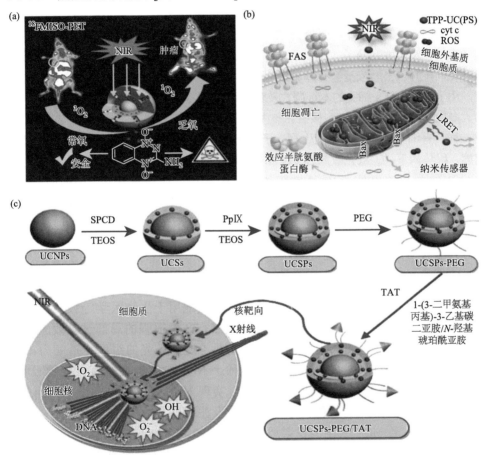

图 8-20 (a)氧化硅包裹的 UCNP 在装载光敏剂 SPCD 及生物还原性药物后,用于光动力增强生物还原性疗法的示意图[90];(b)TPP-UC(PS)靶向线粒体内,在 980nm 近红外光激发下产生 ROS,进而有效诱导细胞凋亡的示意图[137];(c)具有细胞核靶向功能的 UCNPs 基生物光子诊疗剂,用于高效治疗耐放射性的人类纤维肉瘤的示意图[138]

  PDT 的肿瘤治疗效果受光敏剂种类、激发光波长及细胞类型等多种因素影响。PDT 对肿瘤细胞的损伤是由 ROS 完成的,而 ROS 的寿命较短(不高于 3.5μs),自由程不超过 40nm,所以光敏剂在肿瘤细胞内的定位决定了光化学损伤的原始位点，这是影响 PDT 效率的一个重要因素。当光敏剂在细胞内与不同的亚细胞器相结合时，PDT 作用就会损伤不同的亚细胞结构，造成不同程度的细胞损伤或杀灭。对于单个细胞而言，具有膜结构的细胞器主要包括：细胞膜、溶酶体、高尔基体、线粒体、内质网等，靶向于各种亚细胞器的光敏剂分子也在不断地被研发出。已有研究表明，靶向定位在线粒体的光敏剂，对肿瘤细胞的杀伤效果最为显著，这使得线粒体成为 PDT 作用非常重要的敏感靶标。基于此，步文博等利用硅纳米材料表面修饰技术，成功构建了一种具有线粒体靶向功能的集 UCNPs 及光敏剂分子（PS）于一体的纳米复合材料 TPP-UC（PS），通过连接线粒体靶向配体（3-丙羧基）三苯基溴化膦（TPP），纳米颗粒可靶向并进入线粒体内部，用于诱导 HeLa 细胞的本征凋亡及荧光示踪[图 8-20（b）]。鉴于传统 PDT 产生的大多数 ROS 无法触及细胞核破坏核内 DNA 导致治疗效果差[137]，他们又成功构建了一种具有细胞核靶向功能的生物光子诊疗剂，用于高效治疗耐放射性的人类纤维肉瘤，优势如下：①双光敏剂 SPCD 和原卟啉（Pp）IX 与 UCNPs 相结合，可同时吸收 UCNPs 发出的可见光，显著提高 $^1O_2$ 产率，实现近红外光激发的增强型 PDT；②PpIX 作为放疗增敏剂，可以显著增强放疗 X 射线辐射分解水的能力，生成羟基自由基和超氧阴离子，实现 X 射线激发的增强型 RT；③材料表面嫁接细胞核靶向配体 TAT，可以显著增强生物光子诊疗剂靶向肿瘤细胞核的能力，实现细胞核内 PDT/RT 协同治疗，显著提高了协同治疗效果，克服了纤维肉瘤的耐放射性[图 8-20（c）][138]。

980nm 近红外光激发的 UCNPs 越来越广泛地用于生物医学等领域，然而，生物组织中的水分子吸收 980nm 光转化成热，产生很强的局部过热效应，从而导致局域生物组织的热损伤，同时也降低了近红外光的组织穿透能力。考虑到水分子在 808nm 处的吸收很弱，而稀土 Nd^{3+} 在 808nm 处有很强的吸收，可以通过无辐射共振将能量传递给 Yb^{3+}，实现 Nd^{3+} 与 Yb^{3+} 协同敏化。因此，基于 808nm 激发的上转换纳米粒子的合成及生物应用得到了广泛关注。林君等设计并制备出 Nd^{3+} 敏化的发射蓝光的 UCNPs（$NaYF_4$：Yb/Tm@$NaYF_4$：Yb@ $NaNdF_4$：Yb@ $NaYF_4$），同时结合两种蓝光激发的光敏剂 TiO_2 和竹红菌素（HA），在 808nm 激发光照射下可高效产出大量单线态氧[139]；之后，Zhu 等合成了 $NaYF_4$：Nd@$NaGdF_4$：Yb/Er@ $NaGdF_4$ 核-壳-壳结构纳米颗粒，光敏剂鲍光过敏素 a 被生物相容性良好的 PEG 类聚合物包封在 UCNPs 颗粒外部，该体系用转录激活因子功能化作为线粒体靶向配体，808nm 光照激活 PDT 过程，进而高效杀死癌细胞[140]。

4. 多模式协同疗法

上述三种治疗手段虽在临床上使用且得到了优化，但由于其固有的缺点，无法彻底根除恶性肿瘤。例如，化疗往往会对正常组织和器官造成毒副作用，放疗通常对肿瘤区的乏氧组织不敏感，而光动力学治疗无法适用于深部原位肿瘤。因此，亟须开发一种集多种治疗手段于一体的多模式协同治疗手段，避免单一治疗技术的缺点，多模式协同治疗技术将可以显著提高抗癌效果。借助先进的纳米技术，稀土纳米材料为高效的多模式协同治疗提供了可能。

近年来，通过表面靶向配体修饰和多种药物分子的共装载，实现了双模式协同治疗、三模式协同治疗以及细胞核靶向多模式协同治疗等。设计合成了一种基于钆掺杂上转换发光功能内核的空腔氧化硅结构（UCSNs），通过在空腔中装载放疗增敏药物顺铂（CDDP），获得新型多功能诊疗剂 UCSNs-CDDP[图 8-21（a）][127]，具有MRI/UCL 双模态影像诊断功能，空腔中的顺铂具有化疗/放疗高效协同治疗功能，可以高效杀死肿瘤细胞，显著抑制肿瘤的生长，双模式协同治疗的效果明显优于单一治疗模式。然而基于高剂量放疗会损伤正常组织器官并产生严重的放疗并发症，在临床上希望增强型的低剂量放疗技术提高肿瘤治疗效果。研究表明，热疗可以作为放疗敏化的一种有效策略，具有很强的协同效应，有望解决热疗在深部肿瘤治疗上组织穿透深度受限的难题[141-143]。他们制备了一种以二氧化硅包裹稀土上转换纳米颗粒（$NaYbF_4$: $2\%Er^{3+}/20\%Gd^{3+}@SiO_2-NH_2$）为核心，外层点缀 CuS 纳米颗粒[图 8-21（c）]的新型"核-卫星"结构的多功能上转换纳米材料（CSNT）[96]。其中，上转换发光颗粒内核不仅具有 CT/MRI/UCL 三模式成像功能，而且富含高原子序数的稀土元素，经 X 射线照射可以产生放大的局部放射剂量沉积，有利于提高放疗效率；同时 CuS 纳米颗粒可以吸收近红外光，并将其转化为大量热能，从而提高局部温度，实现对肿瘤细胞的"光热灼烧"，协助放疗实现热疗和放疗的协同治疗。该纳米材料克服单一放疗模式的缺点，在荷瘤鼠上获得较好的协同治疗效果。

单一化疗面临着疗效差、肿瘤耐药等瓶颈问题，因此设计材料巧妙地把化疗与其他治疗技术相结合，达到高效的肿瘤治疗目的，是亟待解决的问题。在上述双模式协同治疗的基础上，通过近红外光/放疗 X 射线共照射药物/光敏剂，可以实现协同三模式治疗（化疗/放疗/光动力学疗法）。步文博等报道了一种新型多功能稀土纳米诊疗剂（UCMSNs-HP-Dtxl）[87]，该纳米诊疗剂是以钆掺杂上转换发光纳米颗粒为内核，介孔氧化硅为外壳，中间为空腔的纳米复合结构（UCMSNs）（图 8-22）；其中，在介孔氧化硅孔道内共价键嫁接血卟啉（HP）作为光敏剂/放疗增敏剂，用于放疗/光动力学疗法协同治疗；在内腔中装载放疗增敏剂/抗癌药物多西紫杉醇（Dtxl），用于化疗/放疗协同治疗。在近红外光和放疗 X 射线的共同照射下，实现了 MRI/UCL 双模态成像以及化疗/放疗/光动力学疗法三模式协同治疗，显示出比任何单一模式或双模式处理更好的效果。重要的是，这三种治疗方法之间存在着显著的协同作用，最终达到了理想的彻底消除肿瘤的治疗效果。

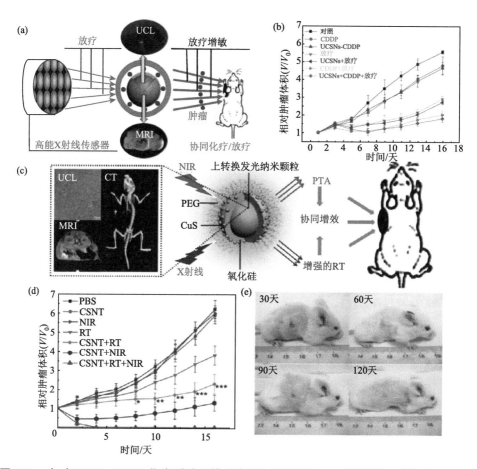

图 8-21 （a）UCSNs-CDDP 化疗/放疗双模式协同治疗原理图；（b）不同处理后的肿瘤生长曲线；（c）CSNT 增强放疗/热疗协同治疗原理图；（d）不同治疗组小鼠肿瘤生长曲线；（e）治疗 30 天、60 天、90 天和 120 天的小鼠照片

　　众所周知，部分化疗药物杀伤肿瘤细胞的攻击靶点为细胞核内的 DNA，同时，肿瘤也容易产生多药耐药性[144]和耐放射性[145]。因此，进一步联合多种治疗技术，彻底摧毁肿瘤细胞核内 DNA，造成肿瘤细胞"永久性死亡"，成为一个亟待解决的难题。为了解决肿瘤多药耐药性的瓶颈问题，步文博等将细胞核靶向多肽 TAT 修饰到包裹空腔介孔氧化硅的钆掺杂上转换纳米颗粒表面，空腔中装载具有放疗增敏功效的药物丝裂霉素（MMC），成功构建了一种细胞核靶向的化疗/放疗增敏剂（RUMSNs-TAT-MMC）[129]。在放疗 X 射

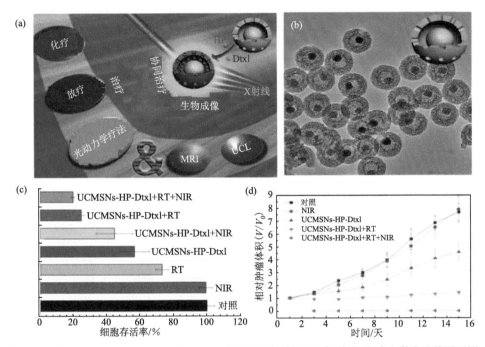

图 8-22 （a）UCMSNs-HP-Dtxl 在 NIR/X 射线照射下协同化疗/放疗/光动力学疗法的原理图；（b）UCMSNs 的 TEM 图；（c）体外评价 UCMSNs-HP-Dtxl 在 HeLa 细胞中协同化疗/放疗/光动力治疗效果；（d）荷瘤小鼠瘤内注射不同材料半个月后肿瘤生长曲线

线的照射下，可以实现 MRI/UCL 双模态影像介导下的细胞核内化疗/放疗增敏，其放射增敏效率远高于细胞外放射增敏（无药物和 X 射线辐射）和细胞质内放射增敏（胞质内药物和 X 射线辐射）（图 8-23）；值得一提的是，核内放射增敏可以显著减少多药耐药肿瘤的体积，从而为克服多药耐药提供了一个借鉴性研究思路。细胞核内化疗/放疗增敏技术，可以高效治疗多药耐药肿瘤，但是对耐放射性肿瘤（如人类纤维肉瘤等）的治疗效果较差。通过光敏剂和放疗增敏剂的核内共传递，可以获得核内 PDT/RT 协同治疗，产生大量的核内活性氧自由基，更有效地破坏细胞核 DNA，从而获得更高的抗肿瘤效果。基于此，步文博等构建一种基于钆掺杂上转换发光功能内核的双层氧化硅复合结构的细胞核靶向生物光敏诊疗剂[145]，通过共价键作用，将光敏剂 SPCD 和放疗增敏剂 PpIX 分别高效嫁接于实心氧化硅中，进一步修饰聚合物 PEG 以及细胞核靶向配体 TAT。通过将 SPCD 和 PpIX 高效运输至细胞核内，在近红外光和放疗 X 射线的共同照射下，实现了细胞核内 PDT/RT 双模式协同高效治疗，直接在细胞核内生成大量的活性氧自由基，高效杀死耐放射性肿瘤细胞，为耐放射性实体瘤的高效治疗提供借鉴性思路。

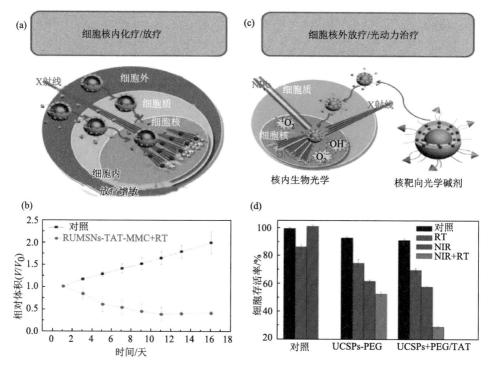

图 8-23 （a）核内传递 RUMSNs-TAT-MMC 进行化疗/放疗的原理图；（b）MCF-7/Adr 荷瘤小鼠经核内放射增敏治疗后半个月的肿瘤生长曲线；（c）细胞核靶向的 UCSPs-PEG/TAT 共担载 SPCD/PpIX 进行 PDT/RT 双模式协同治疗的原理图；（d）HT-1080 细胞经 NIR/X 射线照射后进行不同处理的存活率

8.4 ▶ 功能纳米材料的实体肿瘤诊疗应用

8.4.1 功能纳米材料的乏氧肿瘤高效治疗应用

正常组织中氧分压约在 40mmHg 以上，而肿瘤细胞周围氧分压甚至低于 7.5mmHg[146]，肿瘤组织中普遍存在氧气不足的区域。因此，乏氧微环境是实体肿瘤的重要特征，肿瘤微环境在氧分压低于正常生理水平时，呈现乏氧状态。

导致肿瘤微环境乏氧的主要原因有：①肿瘤细胞的高代谢和快速增殖，使得氧气消耗量远高于供应量；②肿瘤增长过快，导致肿瘤内部微血管受到挤压，加上肿瘤细胞大量分泌血管内皮生长因子（VEGF），使得结构异常的微血管密度进一步增大，同时由于肿瘤内血管分布不均匀，微血管无法对血流进行调节，引起过度灌注性缺氧[147]；③部分肿瘤会引发机体贫血，使患者体内血红素降低，导致肿瘤区氧气供应进一步减少[148]。肿瘤细胞在乏氧条件下，会上调自身乏氧诱导因子（HIFs）的表达，进而激活一系列适应性基因确保自身存活：如上调葡萄糖转运蛋白 1（GLUT1）和 3（GLUT3）的表达，增加细胞内葡萄糖的摄入，保证正常供能[149]；上调碳酸酐酶 9 的表达，增加细胞内氢离子的外排，保证细胞内稳定的 pH[150]；上调 VEGF 的表达，进一步增加微血管的生成[151, 152]，为肿瘤转移提供了可能（图 8-24）。

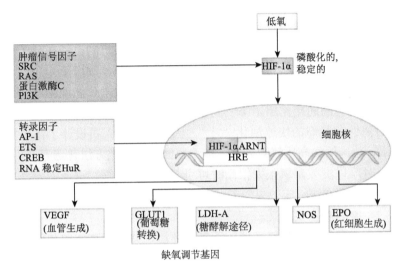

图 8-24 激活乏氧因子 HIF-1 的各种因素

乏氧对肿瘤微环境的构成起到至关重要的作用。第一，乏氧诱导产生的基质金属蛋白酶（MMPs），可以将肿瘤细胞外基质改造为适合肿瘤转移的微环境[153]；同时，刺激分泌多种生长因子，使肿瘤微环境富集巨噬细胞，加速肿瘤细胞向血管内的渗透[154]。第二，乏氧状态下的肿瘤细胞可以分泌免疫抑制因子，如转化生长因子-β（TGF-β），通过抑制细胞毒性 T 细胞的细胞毒素基因[155]、抑制树突状细胞表面的抗原递呈分子[156]和阻碍自然杀伤（NK）细胞的激活[157]，使肿瘤细胞获得免疫逃逸功能。另有研究表明，肿瘤细胞在乏氧状态下，可以合成一些免疫抑制酶，如环氧合酶-2（COX-2），通过抑制 T 细胞增殖起到免疫逃避的作用[158]。第三，肿瘤的新陈代谢也会由于乏氧而改变，如乏氧会提高肿瘤细胞糖酵解，进而加剧肿瘤酸性微环境。第四，乏氧可能会对肿瘤干细胞的分化和增殖产生调控作用[159-161]。

乏氧是绝大多数恶性肿瘤的固有特征之一。已有研究表明，百万个有氧细胞中即使有一个乏氧细胞，也会导致肿瘤的局部复发，最终使治疗失败。即使治疗后肿瘤体积缩小了 99%，也不能最终控制肿瘤，肿瘤体积的缩小仅表明有氧细胞的大量死亡，而遗留的正是少量的乏氧细胞群。不仅如此，乏氧还使得癌细胞对于大多数常规治疗手段（如 RT、化疗和 PDT）具有抵抗性。因此，针对乏氧细胞的特异性疗法在癌症治疗中极为重要。幸运的是，功能纳米材料已经被用作常规治疗手段的辅助"药物"和实体肿瘤新疗法的乏氧引发剂，这对于乏氧肿瘤的高效治疗具有重要临床指导意义。

1. 功能纳米材料的克服乏氧疗法

为了在乏氧条件下存活，细胞通常使用糖酵解来获得能量，尽管这是一种有效的抗乏氧途径，但仍然会导致代谢和生物能量状态的显著变化，乳酸水平和还原酶的增加以及乏氧诱导基因的过度表达。乏氧的深层机制已经在分子水平下被阐明，并被视为当前常规肿瘤治疗的一个重大缺陷。具体如下：①由于缺乏 O_2 的直接影响，氧气依赖性 RT、化疗和 PDT，无法高效杀死癌细胞；②乏氧环境通过改变细胞代谢的间接作用，降低药物的细胞毒性；③增强的遗传不稳定性，赋予药物耐药性和肿瘤的快速演化[162-165]。因此，研究人员设计了诸多实验用于克服乏氧[166,167]，例如高压氧吸入法，但遗憾的是，该类方法普遍存在一些问题，如血管阻塞时难以奏效，氧张力很高时可引起小血管收缩，进而诱发高血压、心脏病等，导致该类方法临床效果较差[168]。因此，开发更为先进的高效治疗手段对于肿瘤学的发展具有重要意义。

设计和合成智能纳米材料，调控乏氧微环境，并进行高效的肿瘤治疗是我们研究的目标。考虑到 O_2 的缺乏是治疗肿瘤的主要障碍，最初的解决方法是常规治疗手段期间在肿瘤中供应 O_2；事实上，功能性纳米试剂可作为 O_2 的替代物，其中，纳米试剂可作为促进剂。此外，由于乏氧细胞与常氧细胞存在特异性差异，因此，其可以作为选择性癌症治疗的靶点，或作为内源性刺激激活细胞毒性，以克服肿瘤乏氧对治疗的抵抗力[169]。

O_2 在参与组织和细胞中化学反应的过程中，会对生物反应产生强烈的影响。因此，针对具有氧气依赖性的常规治疗手段（如 RT、PDT），增加氧合作用将显著提高抗肿瘤效果。RT 的作用机制主要为：X 射线引发水的电离，形成强氧化性的氧自由基，可以损伤细胞 DNA，导致肿瘤细胞死亡；同时，O_2 也可能进一步与 DNA 的断端反应形成稳定的有机过氧化物，确保受损的 DNA 不易修复，这一过程能够提高 RT 诱导的细胞损伤程度[170]。研究表明，进行 RT 时，相比于含氧量较低的肿瘤细胞，常氧肿瘤细胞对 X 射线的敏感性是前者的 3 倍。PDT 的作用机制是消耗大量的组织氧，产生 ROS，ROS 攻击癌细胞以及肿瘤内血管壁的内皮细胞，在此过程中会导致肿瘤严重乏氧，从而使该疗法的疗效极大降低[171]。在临床应用中，氧气吸入和全氟化乳剂已与 RT 联合应用于实体肿瘤模型中。这些方法虽然已经取得了一定的成果，但仍然存在明显的副作用，如高氧癫痫发作和气压伤等。因此，针对乏氧肿瘤的治疗，聚焦于开发具有促进氧合作用的功能性纳米材料，并利用材料的一系列特性抵抗乏氧，进而改善乏氧区环境，实现肿瘤高效治疗的目的。

目前，克服乏氧策略主要集中在氧升高疗法（oxygen-elevated therapy）。氧升高疗法是通过在乏氧部位直接引入纳米材料，利用一系列化学反应产生氧气，从而提高乏氧区氧气含量、改善乏氧。步文博等开发了一种智能型纳米诊疗材料，该材料将二维纳米片 MnO_2 与上转换纳米探针（UCSM）复合于一体，用于肿瘤响应性成像和氧升高治疗；肿瘤微环境呈现偏酸性和过量 H_2O_2，该材料体系具备酸和氧化还原的响应功能，UCSM 中的无定形 MnO_2 可以通过肿瘤中的酸性 H_2O_2 还原为 Mn^{2+}，同时释放出 O_2（$MnO_2 + 2H^+ + H_2O_2 \longrightarrow Mn^{2+} + 2H_2O + O_2$），显著增加了血管内的饱和氧（图 8-25），同时增加了 RT 和 PDT 的治疗效果。此外，随着 MnO_2 和 H_2O_2 持续发生氧化还原反应，MnO_2 的 UCL 逐渐恢复，可对 RT/PDT 治疗的实体瘤进行同步 UCL 成像[172]。在这个工作基础上，更多基于 MnO_2 的智能纳米系统相继被开发出来，用于增强 RT[173]、PDT[174]和免疫疗法[175]的治疗效果，这些纳米材料体系均利用了在肿瘤内原位产生 O_2 这一特性。

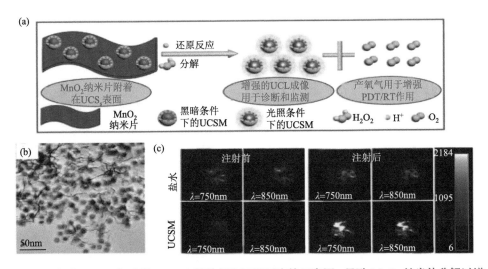

图 8-25　（a）UCSM 与酸性 H_2O_2 之间的氧化还原反应的示意图，导致 MnO_2 纳米片分解以增强 UCL 成像，以及大量生成 O_2 以改善 RT/PDT 效应；（b）UCSM 的 TEM 图像；（c）通过在注射盐水/UCSM 之前/之后测量脱氧血红蛋白（$\lambda = 750nm$）和氧合血红蛋白（$\lambda = 850nm$）来获得实体瘤的代表性 2D 光声图像

在临床应用中，氧气的实时供应非常重要，特别是与 RT/PDT 联合使用时。基于分子的热运动理论，步文博等利用光热消融（PTA）的温度增加肿瘤血管内血流量和速度，进而增强肿瘤区的氧合状态，有效地改善了辐射损伤[96]；在二氧化硅包覆的稀土上转换纳米粒子[CSNT，图 8-26（a，b）]的表面，修饰了近红外光热 CuS 纳米粒子，随着近红外光和 X 射线的顺序照射，高热可以杀

死部分浅表癌细胞和部分放射抗性乏氧细胞，同时增加了残留细胞的氧合状态，改善其对 RT 的敏感性。随后，刘庄等开发了 MnSe@Bi$_2$Se$_3$ 核-壳纳米晶体，而 Bi$_2$Se$_3$ 壳体赋予这种纳米系统对近红外光和 X 射线的强吸收，用于协同 RT/PTT[176]。为了进一步增强氧气向肿瘤区的输送，胡俊青等通过将光敏剂分子装载到富氧溶解的全氟化碳（PFC）纳米液滴中，创造了一种氧自富集光动力学疗法，使得光动力效应显著增强[177]，然而，氧气的释放是不受控制的。随后，刘庄等巧妙地将这些富含氧的 PFC 装载到空心 PEG-Bi$_2$Se$_3$ 纳米颗粒（PEG-Bi$_2$Se$_3$@PFC@O$_2$）中，利用 Bi$_2$Se$_3$ 的近红外热效应触发氧气的爆发释放，确保及时供应 O$_2$ 以增强 RT[图 8-26（c～e）][178]。

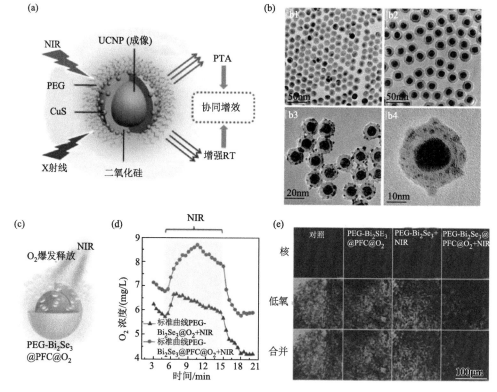

图 8-26　（a）用于协同 RT/PTA 治疗的 CSNT 的示意图，上转换纳米颗粒（UCNP）核心用于扩大增强 RT 的局部辐射剂量，CuS 卫星负责将 NIR 转换为热量用于 PTA；（b）不同放大倍数下（b1）UCNP、（b2）UCNP@SiO$_2$-NH$_2$ 和（b3、b4）CSNT 的 TEM 图像；（c）PEG-Bi$_2$Se$_3$@PFC@O$_2$ 的示意图，用于通过局部浓缩物辐射能量和 NIR 触发的氧气爆发释放来增强 RT；（d）在 808nm 激光照射下各种溶液中 O$_2$ 浓度的变化；（e）用预注射的 PEG-Bi$_2$Se$_3$@PFC@O$_2$ 显著增强肿瘤中的 O$_2$ 水平并用 NIR 照射

2. 功能纳米材料的利用乏氧疗法

乏氧的治疗策略，其主旨是阻断肿瘤供氧、加剧肿瘤乏氧。由于肿瘤生长需要微血管供氧，因此抗血管生成类药物成为该治疗思路的首选[179]，其中最具有代表性的是阿帕替尼。阿帕替尼是一种血管内皮生长因子受体（VEGFR-2）的小分子酪氨酸激酶抑制剂，其通过高度选择性竞争细胞内 VEGFR-2 的 ATP 结合位点，阻断下游信号传导，抑制酪氨酸激酶的生成，从而抑制肿瘤组织新血管的生成，最终达到"饿死"肿瘤的目的。阿帕替尼是目前晚期胃肿瘤标准化疗失败后，唯一被证实有效的小分子靶向药物，能显著延长晚期胃肿瘤患者的生存时间。另外，临床手术中的栓塞术，也是遵循闭塞血管、中断血供的思路，经动脉或静脉内导管，将栓塞物有控制地注入病变器官的供应血管内，以达到治疗肿瘤的目的[180]。近期，研究人员将功能纳米颗粒与利用乏氧的治疗策略相结合，开拓了一系列纳米材料用于乏氧肿瘤高效治疗的新应用。步文博等借助放疗增敏型上转换纳米颗粒 UCHM，装载生物还原性药物 TPZ，利用放疗强化肿瘤乏氧激活 TPZ 的毒性（图 8-27），达到治疗乏氧的目的[181]。然而，如何进一步提高肿瘤细胞对无氧环境的敏感性，仍然是肿瘤治疗的关键。

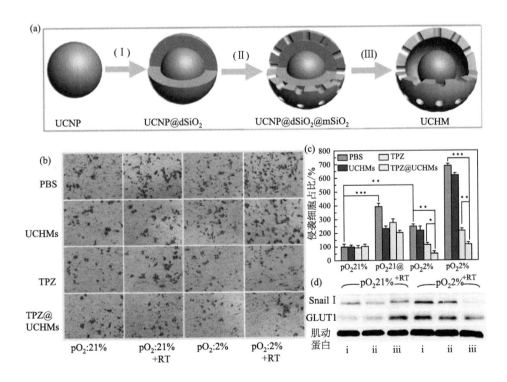

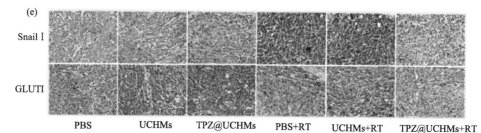

(e)

Snail I

GLUTI

| PBS | UCHMs | TPZ@UCHMs | PBS+RT | UCHMs+RT | TPZ@UCHMs+RT |

图 8-27　TPZ@UCHM 乏氧肿瘤放/化疗治疗策略示意图以及细胞/活体治疗效果：（a）使用外壳结构的中空介孔二氧化硅合成上转换纳米粒子（UCNPs）示意图；（b，c）在 ECMatrix 凝胶包裹下进入下腔室的体外 Helza 细胞；（d）Snail I 转录因子和 GLUT1 葡萄糖转还蛋白在体外 Hela 细胞中表达的蛋白印迹分析；（e）治疗 3 天后，人体宫颈异种移植肿瘤中 Snail I 和 GLUT1 蛋白的免疫组化分析

3. 功能纳米材料的规避乏氧疗法

肿瘤组织的生长必须依赖于其新生血管的营养供应，然而在局部乏氧时，其形成的新生血管往往是不正常的[166]，这些畸变的脉管系统形状高度扭曲和不规则，容易造成动静脉短路灌注并增加血管通透性，从而导致肿瘤局部无法获得足够的氧气供应，导致乏氧循环。更重要的是，在新形成的血管内，血液会出现间歇性流动停止，这种不定期的血流波动使得肿瘤乏氧微环境更加难以预测与纠正[182]。这意味着采用克服乏氧、利用乏氧等抗癌手段，无法在所有肿瘤细胞上取得较好疗效。最近出现的一些新型治疗方法可以忽略肿瘤乏氧微环境，通过减少或消除对氧气的依赖来改善整体的抗肿瘤功效。

PDT 作为一种非侵入性的肿瘤治疗手段，具有许多独特的优点，如杀伤范围精确、毒副作用较小以及特定的免疫激活等，但是传统光敏剂强烈的氧依赖性和有限的激发光穿透深度，导致 PDT 无法高效治疗深部肿瘤。步文博等开发了一种新型的无机光敏剂 $SnWO_4$，它是基于 I 型 PDT 作用机理，利用水分子而不是氧分子为原料，可以产生具有强氧化性的羟基自由基和长寿命的超氧自由基，从而实现最小程度的氧气依赖[183]。值得一提的是，这种光敏剂具有很宽的光吸收范围，可以吸收上转换发光材料发出的可见光和紫外光，用于产生细胞毒性物质，因此具有更高的抗肿瘤效果。张先正等提出了一种全新的、完全不依赖氧分子的 PDT 策略[184]，将 AZO 热引发剂装载到 Au 纳米笼（AuNC），在近红外光辐照下，AuNC 等离子体共振的热效应导致引发剂的热分解，产生的 R·自由基可以导致细胞的氧化应激和 DNA 损伤诱导凋亡。该策略中的细胞毒性物质的产生与氧分子无关。因此，针对各种氧分压的肿瘤局部均有较好的疗效。然而遗憾的是，近红外光的穿透深度（5～10mm）仍然不能满足实际临床需求。基于此，步文博等利用稀土掺杂的 $LiYF_4$ 纳米闪烁体作为一种能量转换器，将高能量 X 射线转化成低能量的紫外光，紫外光激发 ZnO 半导体光敏剂，产生 I 型 PDT 生成强氧化性的羟基自由基，从而高效杀死深部原位肿瘤[185]。

近期，研究人员也提出了与组织氧浓度无关的其他治疗策略。例如，利用"沸泡合成法"，制备了一种新型软铁磁性非晶铁纳米颗粒，受启发于环境科学的"芬顿反应"原理，提出了基于非晶铁的"化学动力学疗法"（chemodynamic therapy，CDT）新概念[186]，某些气体（NO，CO，H_2S，H_2 等）也具有抑制肿瘤生长的作用[187]，基于此，步文博等设计了一种 X 射线诱导的 NO 气体可控释放的纳米复合物，通过原位装载硫醇（R-SNO），实现了高能射线下 NO 的快速响应释放，起到了协同放疗的作用[188]；何前军等也提出了 H_2 治疗肿瘤的思路，他们将氨硼烷负载在中空介孔氧化硅表面，在肿瘤酸性环境刺激下释放出 H_2 抑制肿瘤生长[189]。免疫疗法是一类极具发展前景的肿瘤治疗方式，最新研究发现，纳米粒子介导的肿瘤细胞死亡（放疗、化疗、热疗等）能够引发甚至加强肿瘤的免疫反应[190]。例如，将纳米级金属有机骨架与 anti-PD-L1 抗体结合后，利用极低剂量的 X 射线就可以引发肿瘤局部的免疫反应，这种免疫抑制还可以通过远端效应扩展到其他部位的肿瘤[191]。该工作验证了纳米粒子与免疫检查点封锁相结合的可行性，大大扩展了传统免疫疗法的应用领域。

8.4.2 功能纳米材料用于肿瘤微环境特异性诱导激活的新型疗法应用

1. 基于肿瘤还原性自反馈调控的近红外光热治疗

肿瘤微环境（tumor microenvironment，TME），是由肿瘤组织、免疫细胞、肿瘤细胞自身代谢及其分泌的活性物质等构成的肿瘤生存环境，其对于肿瘤的发展、转移、药物耐受等具有重要影响。其中，从物理化学角度看，恶性肿瘤的特殊代谢方式和组织结构，使其具有微酸性、还原性、过氧化氢（H_2O_2）过量、乏氧等迥异于正常组织的特点[192]。相较于传统小分子化疗药物无特异性、高副作用的肿瘤杀伤作用[193]，功能纳米材料可以通过响应肿瘤特殊的微环境，自身发生结构、组成、功能等物理化学变化，实现更高效、精准、低正常组织毒性的特异性肿瘤治疗，是极具潜力的未来肿瘤治疗剂[194]。

光热治疗（photothermal therapy，PTT），是近年来兴起的一类新型肿瘤治疗技术。该技术采用对组织高穿透深度的近红外光作为激发源，辐照含有高光热转化效率纳米材料的肿瘤区域，使肿瘤局部温度快速升高，引起肿瘤细胞蛋白质变性、热凋亡通路开启，最终导致肿瘤细胞死亡[195]。该方法对肿瘤杀伤效果强、对正常组织毒副作用小、具有无创性且预后良好等优点，极具临床转化价值。然而，常规的纳米光热材料仅能依靠肿瘤组织的高血管渗透性被动富集于肿瘤区，静脉注射后肿瘤区对材料的摄取量很低。此外，实体瘤组织具有致密的细胞排布和较高的内压，限制了普通纳米材料向肿瘤深部渗透，而仅能在肿瘤表面滞留，直接导致光热材料从肿瘤区脱落，对正常组织产生严重的热辐射损伤[196]。若能构建一种增强肿瘤区内部渗透性和滞留性，同时仅在肿瘤区体现光热转换活性的新型纳米光热治疗剂，将对肿瘤光热治疗的研究和应用有重大意义。

基于以上考虑，2016 年，步文博等构建了一种基于肿瘤还原性自反馈调控的近红外新型纳米光热治疗剂[197]。该光热治疗剂是一种钼（Mo）基的多金属氧酸盐（polyoxometallate，POM）团簇（Mo_3O_{13}），经静脉注射后具有极长的体内循环时间，单个颗粒直径仅为 1nm，可以轻易穿过肿瘤区域毛细血管进入深层次肿瘤区；进入肿瘤组织后，可以响应微酸性的肿瘤微环境，在质子化作用下发生氢键引导的自组装，多个颗粒组合为一个较大整体，显著增强了 POM 的肿瘤滞留能力。此外，酸性引起的自组装使 POM 的吸收光谱明显蓝移，最终在 800~900nm 波段形成明显的吸收峰。同时，响应肿瘤区还原性微环境，POM 中的 Mo 离子从 + 6 价被还原到 + 5 价，材料从氧化态到还原态转变，随着还原性微环境的增强，POM 被还原程度加深，离域电子密度逐渐增大，在外场（光）激发下离域电子共振能力增强，即光热转化效率升高。材料经静脉注射后，采用 808nm 激光器对肿瘤组织进行辐照，肿瘤消融效果好，并对周围正常组织没有产生热辐射损伤。该 POM 基的治疗剂克服了传统纳米光热材料易被血液清除、难进入肿瘤深部区域、滞留时间短、光热损伤周围正常组织等缺点，通过巧妙的化学设计，实现了肿瘤酸性/还原性自反馈调控的智能光热治疗，在正常组织中不聚集，无光热活性，易经肾脏代谢清除，有极高的临床转化潜力。这项研究打破了生物医学中"分子"和"纳米"的概念界限，为肿瘤诊疗剂提供了全新的材料体系和设计思路（图 8-28）。

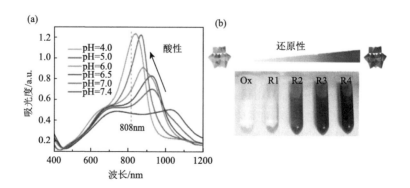

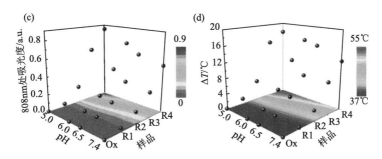

图 8-28　POM 响应（a）酸性的吸光度变化；（b）还原性的颜色改变；（c）pH、还原程度对 POM 吸光度的影响；（d）pH、还原程度对 POM 光热性能的影响

2. 基于肿瘤微酸性调控 MgSi₂ 耗氧功能的"饥饿"疗法

目前，放疗、化疗、手术切除仍存在诸如并发症、毒副反应、术后炎症等缺陷[198]。1971 年，Folkman[199]首次提出肿瘤"饥饿"疗法，通过抑制肿瘤血管生成，切断肿瘤细胞的氧气以及营养供应，达到"饿死"肿瘤细胞的目的。血管介入式治疗[200]，作为"饥饿"疗法临床应用的重要方式，可通过栓塞方式堵住肿瘤供血动脉，使肿瘤体积减小。然而，该疗法常用的栓塞材料使用时会导致瘤区快速恢复供血[201]。因此"饥饿"疗法对于新材料的需求非常迫切。

除氧剂或脱氧剂（deoxygenation agent，DOA），指的是能够快速吸收分子氧的材料[202]。值得一提的是，在癌症治疗领域，氧气对于肿瘤生长至关重要，通过脱氧剂消耗瘤内氧气进行治疗的"饥饿"疗法是极具前景的治癌策略。由于成瘤过程中癌细胞糖酵解代谢上调，实体瘤产生的大量乳酸导致肿瘤微环境呈微酸性[203]。如果能构建一种具有良好生物相容性和可注射性的材料体系，利用肿瘤微酸性特异性作用于瘤区，强烈且持续耗氧的同时高效阻塞肿瘤周边毛细血管，对于"饥饿"疗法具有重大意义。2017 年，步文博等采用改进的自蔓延燃烧法，制备了单分散、直径 80～100nm 硅化镁（Mg₂Si）纳米脱氧剂[204]，经聚乙烯吡咯烷酮（PVP）表面改性后，形成稳定的溶胶，赋予其良好的可注射性。研究结果表明，该新型脱氧剂在酸性肿瘤微环境下，可被特异性激活，缓慢释放硅烷（SiH₄），硅烷可以长时间消耗肿瘤组织及周边毛细血管中的溶解氧和血红蛋白结合氧。同时，SiH₄ 的分解产物二氧化硅（SiO₂），在肿瘤毛细血管中可原位自聚集形成微米级絮状物，高效阻塞瘤区血管，切断肿瘤通过血管途径的氧气与营养供给；瘤内注射材料后，观察到癌细胞发生明显的因乏氧诱导的线粒体损伤，最终导致细胞凋亡和坏死，达到"饥饿"疗法的治疗效果（图 8-29）。该类新型耗氧剂可以采用自蔓延燃烧工艺批量化、低成本制备，不含有重金属离子，生物相容性高，其分解产物（Mg²⁺ 和 SiO₂）无毒无害，可被安全代谢，并仅能在肿瘤病灶区特异性激活其耗氧功能，正常组织和器官中无法激活。该材料体系同时实现了耗氧、切断瘤区血液供应、阻止瘤区再氧化的功能，巧妙克服了无机生物材料难降解、活体内滞留时间过长、生物毒性大等难题，为肿瘤"饥饿"疗法提供了新的思路。

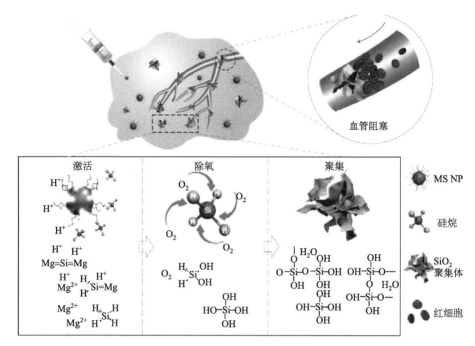

图 8-29 Mg₂Si 纳米颗粒作为瘤内耗氧剂用于肿瘤"饥饿"疗法

3. 基于肿瘤酸解离/过氧化氢歧化调控的化学动力学疗法

由于较高的特异性，利用肿瘤微环境的癌症治疗策略受到了研究人员的青睐。肿瘤微环境主要包括：①由于活跃的无氧糖酵解产生大量酸性物质而导致的微酸性[205]；②过氧化氢酶表达受抑制而导致的过氧化氢大量累积[206]。一种广泛研究的策略是将肿瘤的微酸性或过表达的过氧化氢，作为纳米药物输运系统的刺激开关，以此达到化疗药物瘤内可控释放的目的。但这种彼此间缺乏逻辑关系的单重或多重刺激响应策略，往往会造成药物的过早或错误释放。另一种策略是将过量堆积的过氧化氢作为供氧剂，以此提高肿瘤 PDT 效率，其主要原理是利用催化剂将过氧化氢分解为氧气，通过特定波长的光激活光敏剂将其转化为单线态氧（$^1O_2$），从而选择性地杀伤快速增殖的细胞。然而，首先从电化学的观点来看，过氧化氢能量位于单线态氧与氧气之间，这种先经能量下调再经上转换的方法不仅能量转换效率较低，且过程较为烦琐。其次，由于激发光源组织穿透深度浅，该方法对深部原位瘤无能为力。因此，设计开发一种具有逻辑关系响应的内源性治疗策略，高效利用肿瘤微环境，将具有实际的临床应用价值。

基于环境科学上的芬顿反应，利用亚铁离子歧化过氧化氢，产生高反应活性的羟基自由基来降解有机污染物。受此启发，步文博等首次提出了基于非晶铁的"化学动力学疗法"（chemodynamic therapy，CDT）新概念[186]。该策略基于非晶铁纳米颗粒在肿瘤微环境先酸解离、再过氧化氢歧化的逻辑响应关系，显著提高了肿瘤治疗的特异性；CDT 在瘤内原位产生羟基自由基，导致不可逆的线粒体破坏、DNA 链断裂以及蛋白质和膜的氧化，无须施加外源性能量场，避免了光源组织穿透深度限制和放疗 X 射线所引起的副作用。值得一提的是，这类具有逻辑关系响应的内源性治疗策略，高效利用肿瘤微环境，最终产物为生物安全的铁离子，避免了传统药物载体活体内长期滞留的潜在毒性（图 8-30）。2017 年，他们又利用兼具光热治疗及 CDT 功能的 FeS_2 铁基纳米材料，构建了一种光热治疗促进芬顿反应的协同治疗方法[207]，对于优化 CDT 具有指导意义和借鉴价值（图 8-31）。随着研究工作的深入，如何进一步提升 CDT 的疗效成为一个重要问题。

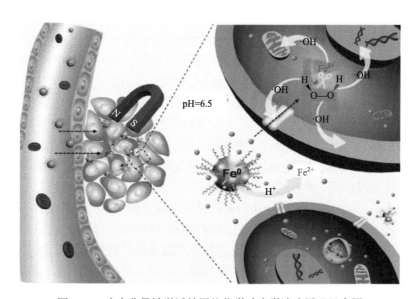

图 8-30　瘤内非晶铁激活的原位化学动力学治疗原理示意图

立足于化学动力学原理，步文博等从功能材料的选择（铁基材料、非铁基及金属有机骨架材料）、肿瘤微环境的调控（降低 pH、消耗谷胱甘肽和提高过氧化氢含量）、外界能量场的调控（光、电、磁、超声和温度）等三方面，全

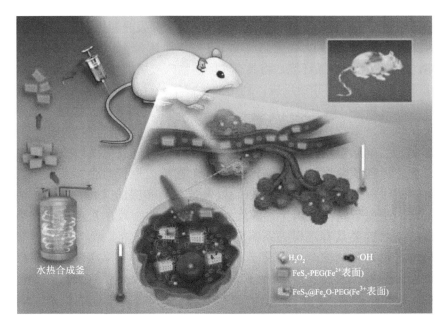

图 8-31 FeS$_2$ 铁基纳米材料用于肿瘤微环境响应的自增强成像及治疗

面评述了近期有关肿瘤 CDT 的最新进展、存在问题和发展趋势[208]。第一方面，用于 CDT 的材料选择。在芬顿反应中，亚铁离子作为催化剂起到核心作用。可见，提高亚铁离子在材料中的释放量及速率是至关重要的，相比于晶化单质铁，非晶铁更易在微酸性环境下快速释放大量的亚铁离子，因此非晶铁可以用于高效的 CDT。除了铁基纳米材料，二氧化锰同样可以在肿瘤特定微环境下激发类芬顿反应，进而达到肿瘤治疗的目的。同样，金属有机骨架材料也是用于 CDT 的一类重要的材料。第二方面，肿瘤微环境的调控。因为从芬顿反应的反应条件角度考虑，如何降低肿瘤微环境 pH、提高过氧化氢量以及消耗谷胱甘肽至关重要。从肿瘤细胞的内源性角度出发，可以运用 RNA 等基因调控技术调节肿瘤细胞内的 pH 及过氧化氢的表达，同时实现降低 pH 与提高过氧化氢含量的目的，进而提升 CDT 效果。从外源性角度出发，可以利用自组装的纳米材料与肿瘤病灶区抗坏血酸之间的化学反应，高效产生过氧化氢，进而显著增强芬顿反应效率。此外，利用树枝状有机硅负载葡萄糖氧化酶与肿瘤区葡萄糖反应产生过氧化氢，可起到促进芬顿反应进而提高产生羟基自由基含量的目的。第三方面，外源能量场的调控。借鉴催化领域的光芬顿反应，可以将上转换发光材料与近红外光相结合，既解决了紫外光穿透深度的限制，同时利用近红外光实现了光促进芬顿反应的产生，进而提高 CDT 的效果。此外，肿瘤病灶区温度提升也可以促进芬顿反应，如将近红外光热治疗与 CDT 相结合，实现了肿瘤微环境自增强的协同治疗。虽然引用外界能量场对于 CDT 来说存在一定的弊端，如存在激发光源穿透深度限制等，但是从现有的临床诊断及治疗手段来看，引入其他能量场（例如超声、磁场等）同样也能提高 CDT 的效果。

虽然近两年 CDT 领域得到快速的发展，但是也存在关键的瓶颈问题亟待解决。第一，需要从分子层面上深入探索高效的 CDT 途径，为进一步提升 CDT 疗效提供指导。第二，必须进一步改善 CDT 针对肿瘤微环境的特异性，避免对正常组织的潜在毒副作用。第三，如何进一步提高用于 CDT 的功能材料在肿瘤病灶区的富集量，即对病灶区的主动靶向效率，同时迫切需要引入先进的影像诊断技术，期望实现对肿瘤病灶区实时监测和评估 CDT 效果。第四，最关键的问题是如何原位增加肿瘤区域内羟基自由基的量。

在如何提高 CDT 效果方面，催化领域的知识可以为 CDT 研究策略提供借鉴性研究思路。例如，在材料设计方面，某些多金属氧酸盐可作为代表性的 pH 非依赖性催化剂，高效诱导类芬顿反应的发生；在肿瘤微环境调控方面，通过降低肿瘤病灶区氧含量，可以调控 pH、酸敏感性金属基过氧化物也可以显著提升肿瘤区 H_2O_2 含量；在引入外源能量场方面，磁热和光热引发的肿瘤区温度上升，以及含有过氧桥的不稳定分子在超声作用下引发的肿瘤区 H_2O_2 含量增加，均可以显著提升 CDT 效率。值得一提的是，若与临床射频消融技术结合时，CDT 必将充分发挥其治疗潜力（图 8-32）。

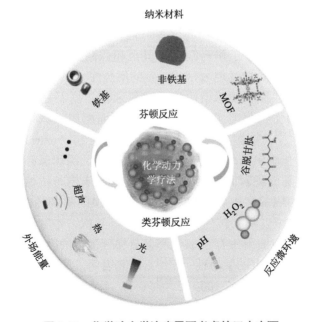

图 8-32 化学动力学治疗需要考虑的三大方面

这种新型的 CDT 策略可以在肿瘤内原位特异性激活羟基自由基的产生。用于癌细胞杀伤的是羟基自由基,在活性氧族中活性最高,其导致的线粒体破坏、DNA 链断裂以及蛋白质和膜的氧化均不可逆,较基于单线态氧的传统 PDT 疗效更显著。这一新型治疗方式拓展了无机功能材料用于 CDT 的新思路,实现了基于肿瘤微环境特异性诱导激活的高效治疗。该系列研究为解决常规医学影像探针性能低、常规肿瘤治疗技术(化疗、放疗)固有缺陷等临床医学瓶颈问题提供了新的研究思路。

8.5 纳米抗菌生物材料

细菌感染一直以来都是引起疾病和死亡的重要原因。特别是随着耐药性细菌的出现,传统的抗菌手段面临着十分严峻的挑战。据统计,仅在美国,感染性疾病的治疗费用支出每年高达 1200 亿美元,其中由耐药菌引起的治疗支出约占 50 亿美元[209]。根据美国国家疾病防控中心的统计,每年约有 200 万例由耐药菌引起的感染,直接导致超过 23000 人死亡[210]。在欧盟,每年因耐药菌感染造成的死亡案例亦超过 25000 例[211]。就细菌本身而言,革兰氏阳性菌(包括耐药金黄色葡萄球菌、耐药肠球菌、耐药肺炎双球菌)和革兰氏阴性菌(包括耐药鲍曼不动杆菌、耐药肠杆菌和耐药绿脓杆菌)都表现出对多种药物的耐药性[212]。细菌耐药性的出现主要归因于抗生素的滥用。自然界中,耐药基因的形成和筛选是一个缓慢进化的过程,但抗生素的滥用则明显加速了细菌的选择性进化,进而导致了耐药细菌,甚至超强耐药细菌的出现[213]。目前,大约有 70%的细菌不同程度地表现出一定的耐药性[214]。

此外,生物膜的形成使感染治疗更为复杂化。据不完全统计,约有 80%的人类感染病例为生物膜型感染,包括慢性创面感染、尿道感染、囊性纤维化肺炎感染等[215-217]。细菌生物膜是嵌入胞外聚合物(extracellular polymeric substance,EPS)基质中的细菌结构化群落,可在组织和医疗器械等多种表面形成[218]。生物膜是一种瞬时表型,可以显著降低未携带抗性基因的细菌对抗生素的敏感性及相应的宿主免疫反应[219]。生物膜的耐药性来源于多种因素。首先,生物膜机制可以限制抗生素的渗透[220]。其次,生物膜中包含非均一群体,不同生理状态的细菌生存于氧气和养分梯度变化的膜表面和膜深层,因而对抗生素表现出不同程度的敏感性[221, 222]。研究表明,同种细菌在生物膜中的耐药性可达游离态细菌耐药性的 1000 倍[223]。

因此,随着耐药性细菌和生物膜感染的出现,开发新型抗菌材料和抗菌手段已成为当务之急。传统的注射疗法存在药物靶向能力差,药物利用率低等诸多缺点，同时，单一的治疗方式对耐药性细菌的作用也十分有限。寻找更为高效的抗菌体系，尤其是新型抗菌药物递送材料和新型抗菌活性材料，已成为抗菌抗感染研究的重要议题。

新兴纳米技术的出现为开发高效抗菌体系提供了新的思路。纳米材料拥有特殊的理化性质，不仅可作为优良的药物载体[224]，而且本身也能够被赋予一定的抗菌功能[225]，在抗菌领域表现出巨大的潜力和应用前景。此类材料统称为"纳米抗菌生物材料"。本节将聚焦纳米抗菌生物材料的制备及其在抗菌治疗中的最新应用，并介绍和讨论纳米抗菌生物材料的主要抗菌作用机理及其生物安全性，以及目前纳米抗菌生物材料研究领域所面临的瓶颈与挑战。

8.5.1　纳米自体抗菌体系

几个世纪以来，人们已发现和使用各种类型的无机、有机纳米粒子作为抗菌剂。特别是一些金属和金属氧化物，它们都表现出良好的抗菌功能。金属和金属氧化物纳米粒子用于抗菌治疗的优势在于它们存在着多种抗菌作用方式（包括破坏细菌细胞膜，干扰蛋白质合成，释放活性氧类物质等），而使细菌很难对其产生耐药性。其中，银纳米粒子具有优异的广谱抗菌功能，能够有效杀死多种耐药性细菌，同时其生物毒性较低，材料方便易得，因而其应用研究也最为广泛和深入[226]。除了银纳米粒子，其他金属、类金属纳米粒子也常被应用于抗菌领域，包括金[227]、铜[228, 229]、碲[230, 231]和铋[232]。此外，诸多研究也揭示了金属氧化物纳米粒子的抗菌活性，如氧化锌（ZnO）[233]、氧化铜（CuO）[234, 235]、氧化镁（MgO）[236]、二氧化钛（TiO$_2$）[237]、氧化铝（Al$_2$O$_3$）[238]等。目前普遍认为，金属和金属氧化物纳米粒子的抗菌作用行为主要与细胞膜的破坏和活性氧簇的产生有关[239]。

阳离子聚合物纳米粒子被视为一种高效的有机抗菌纳米粒子，一般由天然或人工合成的阳离子聚合物组成。其接触细菌细胞时，带正电的聚合物链段与带负电的细胞膜产生强烈的相互作用而达到杀死细菌的效果[240]。同时，部分聚合物侧链上的疏水链可以破坏和穿透细菌细胞膜，起到切割和瓦解细胞的作用。另外，自组装多肽类[241]、壳聚糖类[242]、季铵盐类[243, 244]纳米粒子等，具有长效抗菌活性、高化学稳定性的新型抗菌聚合物纳米粒子也多有报道。

除上述金属和聚合物纳米粒子外，碳基纳米材料[245]也常被用于抗菌治疗研究中。其中以石墨烯类材料[246]、富勒烯类材料[247]和碳纳米管类材料[248]的研究最为瞩目。碳基纳米材料具有优良的力学、光学和热学性能，并可通过多种工程化改性，设计成高效的抗菌材料。相比于传统的抗菌药物，碳基纳米材料表现出良好的广谱抗菌作用，并且其作用具有高效性、长期性等特点。但目前，碳基纳米材料的抗菌机理依然存在争议，其在水中的分散性问题[249]及体内代谢和生物分布问题依然限制着碳基纳米抗菌材料的发展。

1. 金属及金属氧化物自体抗菌

区别于块体材料，金属和金属氧化物纳米粒子表现出截然不同的物理化学性质和生物学特性，如光催化特性、光热效应和活性氧-刺激响应等。此外，这些纳米粒子具有超大的比表面积，为更多的材料改性和功能开发提供了充足的空间。银纳米粒子是最古老的金属纳米粒子之一[250]。尽管人们进行了诸多尝试以阐述银纳米粒子的抗菌机理，但目前的认识仍不够完整。其可能涉及的抗菌机制有多种，包括银化合物与细菌细胞膜、DNA、酶或蛋白质合成过程的直接作用[251]和以活性氧氧化功能为介导的间接作用[252]。银纳米粒子的抗菌作用很大程度上取决于银离子的有效形成，而银离子主要通过银纳米粒子经氧化后溶解于水溶液得到。因此，调控银纳米粒子尺寸可以控制银离子的释放速率，进而影响银纳米粒子的抗菌活性[253, 254]。另外，表面粗糙度、亲疏水性、氧化状态和表面官能化状态等因素也会对银纳米粒子的抗菌功能产生影响[255]。例如，在银纳米粒子表面接枝葡萄糖胺可以显著增强其广谱抗菌活性，因为葡萄糖胺修饰的银纳米粒子可以更高效地穿透细胞膜[256]。

2. 阳离子多肽和聚合物纳米粒子自体抗菌

阳离子多肽和阳离子聚合物纳米粒子是两类重要的抗菌大分子。阳离子抗菌多肽是短链的两亲性多肽，对多种微生物和耐药性细菌都具有较强的杀伤作用，常作为天然抗生素而广泛存在于各种生命形式中[257]。事实上，阳离子抗菌多肽是高级多细胞生物应对微生物感染的防御系统的组成部分[258]。阳离子抗菌多肽的作用机理如图 8-33 所示，主要是通过阳离子电荷促进多肽段与细菌细胞表面相互作用，其中的疏水片段则起到切割细胞膜的作用，最终引起细胞膜破裂。此外，跨膜电位的扰动也会导致细胞溶质的泄漏，进而诱导细胞死亡。

尽管目前人们已经鉴定了数百种阳离子抗菌多肽序列，但其抗菌应用依然受到了固有缺陷的限制，包括较高的细胞毒性（例如溶血作用），酶不稳定性和易受免疫监视[259]等。因此，阳离子抗菌多肽递送方案应运而生。例如，将阳离子抗菌多肽负载至二氧化硅或顺磁纳米粒子上以减缓多肽的水解和免疫识别作用[260]。

阳离子聚合物纳米粒子因其较低的成本和更好的酶稳定性而成为探索新型抗菌治疗手段的另一种选择[261]。季铵盐和季磷盐类聚合物在结构上与阳离子抗菌多肽相仿，也具有类似的抗菌特性。这些聚合物纳米粒子一般可在水性条件下进行自组装，并通过与细菌细胞壁的有效作用而获得生物活性，故常被用于制备消毒剂和抗菌剂。阳离子聚合物纳米粒子的抗菌机理与阳离子抗菌多肽基本相似，即可通过静电作用和疏水作用破坏细菌细胞膜，从而引起细胞死亡。

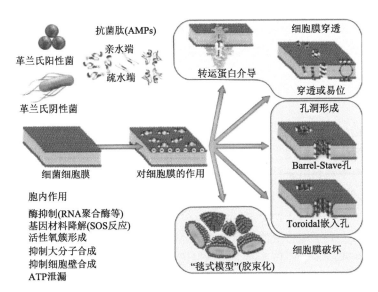

图 8-33　阳离子抗菌多肽作用机理

　　壳聚糖是另一种天然阳离子抗菌材料。壳聚糖及其衍生物的抗菌特性主要来自其多阳离子特征。目前，壳聚糖抗菌机理已有多种解释，包括通过静电作用提高细菌膜的渗透性，或通过螯合痕量金属离子抑制细胞内的酶反应[262]等。值得注意的是，纳米尺度壳聚糖比溶液状态的壳聚糖具有更高效的抗菌效果，可能是因为纳米壳聚糖拥有更高的比表面积和更强的微生物亲和性[242]。事实上，纳米壳聚糖对大肠杆菌和金黄色葡萄球菌的最低抑菌浓度（MIC）低于 $0.25\mu g/mL$，而传统壳聚糖溶液的最低抑菌浓度为 $20\mu g/mL$。相较于革兰氏阴性菌，纳米壳聚糖对革兰氏阳性菌有更强的杀伤效果，并对真菌亦有很好的抑制作用[263]。此外，壳聚糖的亲水性和多阳离子特性允许其成为抗菌药物载体和稳定其他纳米抗菌材料的涂层支架，这为设计更为精细的协同抗菌体系提供了有益的材料选择。

3. 碳基纳米材料自体抗菌

　　尽管碳基纳米材料的研究尚处于早期发展阶段，但以石墨烯[264, 265]、富勒烯[266, 267]、碳纳米管材料[268]为代表的碳基纳米材料已应用于抗菌领域。这些纳米材料可直接作用于细胞膜，或通过光热/光动力学作用发挥抗菌活性。单壁碳纳米管对革兰氏阳性菌和革兰氏阴性菌都具有较强的抗菌活性，其可通过氧化应激作用破坏细胞膜的完整性和细菌代谢活性[269]。富勒烯对多种微生物具有很强的抗菌活性，但其抗菌机理一直存在争议。部分研究表明，富勒烯的抗菌活性可能归因于制备过程中产生的氧化副产物[270]。另外，亲水性富勒烯衍生物具有高效的活性氧释放能力，因而常作为光敏材料应用于光动力学抗菌治疗。特别地，碳纳米材料的光动力学抗菌治疗能够实现良好的广谱抗菌效果，且重复使用也不会引起细菌耐药性的形成[271]。

8.5.2　纳米抗菌生物材料的制备

纳米抗菌生物材料的制备是其发挥功能特性的基础。正是多种多样的制备方法，赋予纳米抗菌生物材料在光学、热学、电学上区别于块体材料的独特性质。随着人们对纳米抗菌生物材料研究的深入，各种制备方法层出不穷，同时制备工艺日益得到优化和完善。目前，纳米抗菌生物材料的制备思路可大致分为：自上而下（top-down）[272,273]和自下而上（bottom-up）[274-276]两种方案。自上而下是指通过微加工等技术自上而下地将块体材料加工成具有功能特性的微纳米材料，包括干式粉碎法和湿式粉碎法等。而自下而上是指以原子、分子为基本单元，自下而上地构筑具有特定功能的微纳米材料，包括溅射法和气体冷凝法等。自上而下和自下而上方案虽然设计思路上截然相反，但都已成为纳米抗菌生物材料制备的有效途径。

一般地，根据纳米抗菌生物材料的加工状态不同，其制备方法主要可分为：气相法、液相法和固相法。

1. 气相法

气相法是指直接利用气体或者通过各种手段将物质变成气态，使之在气体状态下发生物理或化学反应，最终在冷却过程中凝聚长大，形成纳米颗粒。其优缺点包括：颗粒细小[277,278]，团聚少，可以制备出金属碳化物、氮化物等非氧化物超细粉末，但此方法生产成本较高，且对生产设备要求严格。气相法可根据沉积过程中的物理或化学反应细分为物理气相沉积法（PVD）[279]和化学气相沉积法（CVD）[280]。通常，气相法是制备纳米抗菌生物涂层的有效途径。以钛种植体表面载银抗菌涂层修饰为例，目前较为成熟的制备方法有等离子喷涂法、热喷涂法、磁控溅射法[281]等。特别是微弧氧化法，其制备的氧化膜结构致密，组分均一，结合强度高，具有良好的综合力学性能，是目前制备无机抗菌涂层的一种理想方法。

2. 液相法

液相法是指将均相溶液通过各种途径使溶质和溶剂分离，溶质形成一定形状和大小的颗粒，得到所需粉末的前驱体材料，热解后得到纳米微粒的方法。其显著特点是：设备简单，原料易得，产物纯度高，均匀性好，化学组成精确可控等，主要用于氧化物系超细粉体的制备。液相法根据前驱体材料的获得方式不同，可分为沉淀法、水热法、冷冻干燥法、喷雾法和溶胶-凝胶法等。其中，溶胶-凝胶法因其简单可控、反应条件温和、均匀性好等特点而得到广泛应用，是制备纳米结构抗菌薄膜和超细抗菌粉末材料的主要方法[282]。溶胶-凝胶法是指金属有机和无机化合物经过溶液、溶胶、凝胶过程而固化，再经热处理形成氧化物或其他化合物纳米材料的方法。纳米抗菌二氧化钛粉末的制备是溶胶-凝胶法最为典型的用例[283, 284]。以钛酸四丁酯为钛源，通过添加一定量的无水乙醇、冰醋酸及水等，可得到纳米二氧化钛湿溶胶，再将所得的纳米二氧化钛干凝胶焙烧，即可得到颗粒细小、均一的纳米二氧化钛粉体。这种二氧化钛粉体在一定波长的光激发下，可产生活性氧物质，从而发挥抗菌作用。

3. 固相法

固相法是指通过从固相到固相的变化来制造粉体。固相法中物质微粉化机制主要为：将大块物质精细分割（粉碎过程），或者将最小单位（原子或分子）重新组合（构筑过程）。其中，球磨法是一种代表性的固相制备法，可以制备许多常规条件下难以合成的新型材料，包括非晶、准晶及纳米晶材料。球磨法是利用球磨机的转动或振动，使硬球对原料进行强烈的撞击、研磨和搅拌，把粉末粉碎为纳米级微粒。这种方法设备相对廉价，工艺简单，易于实现大规模工业化生产。

8.5.3　纳米抗菌生物材料的抗菌机理

纳米粒子对耐药菌及生物膜的抑制作用取决于诸多因素，如静电作用、范德华力和亲疏水作用，纳米粒子的尺寸和稳定性以及药物浓度等。纳米粒子与细菌细胞的相互作用通常会诱导氧化应激作用，并伴随酶抑制、蛋白质失活和基因表达异常。如图 8-34 所示，纳米粒子的抗菌方式主要包括：细胞膜破坏、毒性离子释放、电子传递和蛋白质合成过程的干扰，以及活性氧簇的产生。

1. 破坏细胞膜

纳米粒子对细菌细胞膜的破坏是典型的非氧化抗菌过程。在细菌中，细胞壁和细胞膜可以有效抵御环境变化带来的有害扰动。革兰氏阳性菌的细胞壁主要由一层较薄的肽聚糖组成，并存在大量的孔洞和通道，其允许部分外源性的分子进入。此外，革兰氏阳性菌细胞壁表面带较强的负电荷。革兰氏阴性菌的细胞壁成分较为复杂，主要由磷脂、脂蛋白和脂多糖组成，只能允许特定结构的生物大分子进出。通常，纳米粒子在细菌细胞膜上的作用多为非选择性作用，一般可造成细菌细胞表面的凹陷和穿孔，并引起后续的代谢紊乱[285]。实验表明，细胞膜上"孔"或"洞"的形成是细胞膜破坏的一种重要途径。虽然这里的"孔"或"洞"的具体定义尚待解释，但细胞损伤的电镜图像已明确证明了这种破坏的存在。在更为极端的情况下，细胞膜上的"孔"或"洞"直接导致了质膜的损失和细胞溶质的泄漏[286]。另外，纳米粒子与细胞作用时会改变细胞渗透性，并引起细胞渗透压失衡，致使细菌细胞体积膨大而破裂死亡[287]。

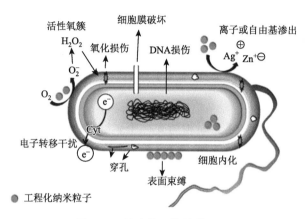

图 8-34　纳米粒子的抗菌机理

2. 释放毒性离子

相关研究表明，Cd^{2+}、Zn^{2+}、Ag^+等能与细菌中特定的蛋白质组或离子结合而产生抗菌作用。其中，Ag^+抗菌机理之一就是通过形成微溶盐抗菌，主要表现为当细胞质中的氯离子以氯化银形式沉淀时，细胞的呼吸作用就会受到抑制。因此，银纳米粒子可通过释放 Ag^+，引起细菌细胞代谢紊乱而获得高效抗菌功能。另外，Ag^+可以抑制 DNA 复制而破坏细菌细胞增殖过程[288]。

此外，其他金属离子也具有十分优良的抗菌作用。例如，Cd^{2+}、Zn^{2+}可以结合细胞膜表面的含硫蛋白质，从而改变细胞膜的渗透性。值得一提的是，金属离子最低抑菌浓度可达 nmol/L 级[288]，故药物本身的副作用能够被有效控制。

3. 干扰电子传递和蛋白质合成过程

纳米粒子的带电性对材料的抗菌活性有着至关重要的影响。带正电的纳米粒子可以有效作用于带负电的细胞膜表面，并且某些带电离子（如金属离子）可以直接影响膜表面的呼吸酶活性及膜上离子交换而导致细胞死亡[289]。一般认为，纳米粒子与细菌接触后的级联反应可能是从呼吸酶的氧化开始，并逐步促进活性氧簇和相关自由基的产生，最终导致细菌生理调节的失控和DNA 的损伤与降解[290, 291]。

4. 产生活性氧簇

氧气是一种较强的氧化剂，是呼吸作用中电子的最佳受体。活性氧（ROS）簇是细胞氧化和代谢调节中的副产物，在细胞分化、信号传导和细胞凋亡过程中起到重要作用。在细菌细胞中，ROS 的产生主要来源于呼吸作用，而细胞自体抗氧化机制可以精确调控 ROS 的含量。微量的 ROS 可促进细胞内的"垃圾"分解和排出，进而调节细胞代谢活动，但过量的 ROS 则会造成 DNA 和蛋白质等生物分子的降解和细胞组分的破坏，最终导致严重的细胞损伤[292]。

不同的氧化还原环境产生不同类型的 ROS，包括单线态氧（$^1[O_2]$）、超氧阴离子（$\cdot O_2^-$）、羟基自由基（$\cdot OH$）和过氧化氢（H_2O_2）[294]。在许多氧化还原过程中，H_2O_2 是呼吸作用消耗氧气的产物，并可转化为强氧化性的羟基自由基。因此，羟基自由基的存在是 H_2O_2 作用的基础，也是其氧化 DNA、蛋白质和细胞磷脂的直接证据[295]。三线态氧（$^3O_2$）是氧分子的基态，但激发态的单线态氧（$^1[O_2]$）更为活泼，是一种典型的 ROS 因子。单线态氧产生的强烈氧化作用可直接导致细胞成分，如蛋白质和脂质的过度氧化[293]。在 ROS 作用过程中，受 ROS 影响的细菌会逐渐失去膜的完整性和本身的黏附性，并最终失去细胞活性。

诸多解释纳米粒子作用机理的理论都涉及 ROS 的释放和细胞黏附性的抑制。因此，ROS 的产生和释放对细菌活性起着极为重要的调节作用。一些微生物甚至还发展出了"ROS 响应"的保护机制，最为人熟知的就是超氧化物歧化酶[296]。这种酶可以中和 ROS 产生的氧化应激作用。此外，为了应对极端情况下的氧化应激作用，部分细菌还发展出两种重要的系统：SoxRS（超氧化物响应）[297]和 OxyRS（过氧化氢响应）[298]。它们可以修复部分受损的细胞成分并一定程度地调节细胞微环境。但是，就总体而言，ROS 介导的氧化应激作用具有高效、快速清洁、广谱抗菌等特点，是纳米粒子抗菌作用实现的重要途径之一。

8.5.4 纳米抗菌生物材料的应用

由于其良好的抗菌性能和优越的理化性质，纳米抗菌生物材料作为一种新型、绿色抗菌材料而广泛应用于伤口敷料、牙科保健、人造导管和植入体修饰等领域。这里将概述纳米抗菌生物材料目前的主要应用及推广纳米抗菌生物材料应用所面临的挑战。

1. 口腔医学

维持口腔健康是牙科医学的一项重大挑战。尽管此前已有多种材料用于治疗各种牙科疾病，但其效果依然受到材料本身性能的限制。特别是，口腔中生物膜的存在，可导致牙齿感染和脆弱，进而引发一系列炎症反应。传统的预防措施主要通过机械手段去除牙齿表面的生物膜，并辅以一定的抗菌药物。但是，处理结果往往不尽如人意，细菌生物膜依然能保持较好的结构和功能完整性，并会对抗菌药物逐渐产生耐药性。因此，治疗口腔中生物膜感染依然是口腔医学的一个重大议题。目前，纳米抗菌生物材料的出现，为口腔治疗提供了新的方案，也日益获得更多研究人员的关注[299]。纳米抗菌生物材料以其独特的性能，诸如大比表面积，多种抗菌机制，物理、机械性能优异，生物特性等，为口腔治疗提供着源源不断的新思路。

银纳米粒子（AgNPs）是一种广为人知的生物医用抗菌材料。AgNPs 可有效穿透细菌细胞壁，并直接作用于细菌胞内蛋白质或 DNA，诱导细菌细胞失活及凋亡。此外，AgNPs 也可与细菌细胞膜表面的糖蛋白结合，引起膜结构变化而改变细胞膜的通透性，最终引起细菌细胞死亡。值得注意的是，AgNPs 可与不同的抗菌活性材料组合使用，从而实现更好的协同抗菌效果，有效抑制口腔周围生物膜的形成。与之类似的还有纳米氧化铜[300]、纳米二氧化钛[301]等新型纳米抗菌生物材料，它们不仅具备优良的抗菌效果，同时还在治疗牙周炎症、牙齿过敏、口腔异味等口腔疾病方面展现出独特的优势。尽管纳米抗菌生物材料的临床研究尚未完善，但其在牙科医学领域的应用前景依然十分光明。

2. 导管改性

导管感染是最常见的生物材料植入引起的感染之一，也是最为棘手的细菌感染[302]。导管感染是导管长期服役后难以避免的结果，通常还伴随着导管结痂和堵塞现象。人造导管常用于提供血液输送、血流监测、营养和药物输送以及废物排出等功能。因此，导管的抗菌修饰是导管结构和功能设计的重要方面。以导尿管为例，尿管伴随性尿路感染（catheter-associated urinary tract infections，CAUTI）是最常见的感染类型，约占据 40%的导管感染病例[303]。先前的研究表明，CAUTI 中细菌通常生长于由多糖-蛋白质复合物构成的生物微菌落中，随后成长为致密的生物膜结构。

以纳米抗菌生物材料为基础的新型导管涂层可以有效抑制和破坏生物膜的形成。Akiyama 和 Okamoto[304]等首次将涂覆纳米银的导尿管用于临床试验，结果显示所有 102 个实验组病例无一发生细菌感染。近期研究也表明，使用纳米银或银合金改性导尿管的患者，相比于使用标准设备的患者，细菌感染发生率有明显的降低[305]。此外，抗菌水凝胶修饰的导管也具有良好的抗菌特性[306]。一方面，抗菌水凝胶可在导管管壁上形成超薄的润滑层，以减少管壁的磨损；另一方面，水凝胶本身可作为物理和化学屏障阻止细菌在管壁的黏附和增殖。同时，以水凝胶为载体的抗菌药物，可通过技术手段缓慢释放至感染部位，从而达到协同抗菌效果。

3. 创面敷料

创面感染一直以来都是临床医学面临的关键难题，其对患者的致病率和存活率都有着重大影响。预防创面开裂和感染在当前临床实践中依然极具挑战性。皮肤覆盖人体表面，是人体最大、最复杂的器官之一，但也容易受到各种外部有害因素的侵扰[307]。其中，以细菌感染最为常见。细菌感染可在皮肤愈合的不同阶段破坏皮肤的结构和功能完整性，导致创面溃烂或者肢体残疾，甚至病例的死亡[308]。一般地，创面感染治疗最终目标和理想结果表现为：组织的快速恢复，皮肤最大限度的功能恢复和最小的疤痕组织形成[309]。

创面敷料是纳米抗菌生物材料典型的应用领域[310]。目前，利用电纺丝技术制备的纳米纤维基体，能完整覆盖伤口，并保持一定的透气性[311]。同时，掺入纳米金属粒子或庆大霉素等抗菌材料可有效提高其抗菌抑菌功能。水凝胶材料也是制备创面敷料的理想材料之一[312]。一方面，水凝胶材料可作为良好的药物载体，负载纳米金属粒子等抗菌药物以及其他促细胞生长因子，在创面部位实现释放抗菌药物及促进组织再生；另一方面，季铵盐等具有抗菌活性的分子可通过物理或化学交联形成具有自体抗菌功能的可降解水凝胶，实现了抗菌敷料的多功能和复合化[313]。

4. 植入体改性

人口老龄化问题的出现，加剧了人们对骨科设备和植入体材料的需求。仅在中国，约有 6940 万 50 岁以上的中老年人患有骨质疏松症[314]。自 20 世纪 30 年代纯钛作为植入体应用于临床以来，人们已经开发出两种不同的钛基合金，包括第一代的纯钛产品和新一代的 Ti6Al4V 合金，用于修复或替代受损的硬组织。钛基材料具有良好的生物相容性、耐腐蚀性、耐磨性以及较好的综合力学性能。然而，细菌感染问题仍然是植入体手术最大的威胁[315]。细菌感染可导致严重的并发症，直接影响植入体材料的功能作用，并最终可能导致植入失败。因此，赋予植入体必要的抗菌性能至关重要。

纳米抗菌生物材料的出现，为植入体的表面改性和修饰提供了新的思路和启发。涂层修饰已被证明是提高钛基植入体抗菌性能的有效方法之一，目前已开发的抗菌涂层包括：负载抗生素的抗菌涂层、修饰无机杀菌剂的抗菌涂层、生物活性聚合的抗菌涂层、有机杀菌剂改性的抗菌涂层和抗黏附的抗菌涂层[316-319]。基于纳米抗菌生物材料的涂层修饰拥有物理化学性质可控，易于功能化，结构简单，制备方便等特点。以纳米金属及金属氧化物、季铵盐类阳离子、碳基纳米材料为代表的纳米抗菌生物材料可以高效、稳定地整合至植入体材料表面，并提供优良的抗菌及抗生物膜效果。同时，这些纳米抗菌生物材料还可兼具促进细胞增殖、分化等功能特性。此外，植入体自身拓扑结构也可进行微纳化改造，形成具有一定微纳结构（如纳米管结构、纳米线结构）的植入体材料[320]。微纳化改造后的植入体材料在特定尺寸和拓扑结构时能够表现出良好的抗菌性能，并保留较好的细胞相容性，可作为抗菌植入体材料功能化设计的一条思路。

尽管纳米抗菌生物材料在抗细菌感染及抑制生物膜形成方面具有重要的应用前景，但大多数应用仅停留在实验阶段，距离临床使用还存在较大的差距。纳米抗菌生物材料要实现更广泛的应用，就必须解决技术障碍、成本效益和潜在的环境和人类风险等诸多挑战。

目前，大多数纳米抗菌生物材料的抗菌实验都是在相对简单和清洁的实验室环境中进行，但在自然条件或生物体内等复杂环境中，纳米抗菌生物材料的抗菌效果却不甚明确。此外，纳米抗菌生物材料的抗菌效果也十分依赖材料本身的分散性。如何在体内复杂环境中保持良好的分散性，依然是纳米抗菌生物材料的一个重大课题。另外，纳米抗菌生物材料的成本效益也是一个值得考虑的因素。时至今日，纳米抗菌生物材料的生产成本一直居高不下，寻找一套简单高效、廉价可行的生产方案已成为工业化生产的重要诉求。纳米抗菌生物材料的生物安全性及毒性研究也是悬在其规模化应用之上的"达摩克利斯之剑"。

8.5.5 纳米抗菌生物材料的生物安全性及毒性

纳米抗菌生物材料因其独特的理化性能和多样的功能应用深深吸引着全世界的注意。然而，纳米抗菌生物材料的应用仍存在诸多挑战，其中之一即是纳米抗菌生物材料的生物安全性及毒性问题。

通常，生物安全性是指由现代生物技术开发和应用对生态环境和人体健康造成的潜在威胁，以及对其所采取的一系列有效预防和控制措施。自 2003 年，*Science* 杂志首次发表有关纳米材料与生物、环境相互作用可能产生生物安全性问题的文章以来，纳米材料的生物安全性和毒性问题日益得到重视[321]。区别于常规尺寸材料，纳米材料独特的理化性质决定了其生物安全性及毒性研究的特点。诸多研究表明，纳米物质可能具有与同类常规尺寸物质不同的毒性。首先，纳米材料尺寸较小，能够轻易通过表皮系统、呼吸系统等进入机体，甚至可能穿透细胞膜，引起类似环境超微颗粒所导致的炎症反应。其次，纳米材料比表面积巨大，反应活性高。这一特点一方面可以用于对抗细菌（通过产生活性氧等途径），另一方面也可能导致对生物体本身的毒性效应。最后，纳米材料，特别是纳米抗菌生物材料的使用通常需要一定的化学修饰和表面改性，又会带来新化学物质的缓慢释放。

事实上，纳米材料在体内的积累现象已见诸报端，但纳米材料在人体的生理作用及影响却鲜有报道。特别是，纳米材料的吸收、分布、代谢、排出（absorption，distribution，metabolism and excretion，ADME）及其机制尚不明确[322]。考虑到多数纳米材料可被柔性亲水聚合物包裹和负载，我们有理由推测，这些纳米材料在体内循环时间要比预期长得多。然而，也有一些研究结果表明，二氧化硅等纳米生物材料可以相对安全地用于体内实验[323]。此外，银纳米颗粒对某些细菌的最低抑菌浓度可能远低于人体成纤维细胞的耐受浓度[324]。但此类结果只是根据现有数据进行的初步判断，纳米材料生物安全性及毒性的研究仍需要更严谨和系统的方法和策略。

虽然纳米材料产生毒性效应的机理并未明确，但主流的观点认为，纳米材料的主要作用机制包括自由基机制和分子机制。自由基机制指纳米材料如碳纳米材料、金属纳米粒子等，可在体内环境中产生活性氧自由基，进而干扰体内正常细胞的代谢过程。分子机制指纳米材料在体内沉积后，可能破坏细胞膜或直接通过细胞膜进入细胞内部，并与脂质、蛋白质、核酸等生物大分子发生相互作用，改变生物大分子的构型或构象，从而影响其在细胞内的相应功能。目前，关于纳米材料毒理学机制的理论较多，却依然很不完善，甚至存在彼此相互冲突的理论。但一般而言，纳米材料的生物安全性及毒性效应主要与纳米材料本身性质（质量、粒径、比表面积等）和表面修饰（带电性、键合、负载物质等）有关。

目前，人们对纳米材料的生物安全性和毒性认识尚较为浅显和片面。纳米材料生物安全性及毒性的系统化研究是纳米材料，尤其是纳米抗菌生物材料研究的一个重要方向。

自体抗菌纳米材料具有多种抗菌作用机制，可有效作用于耐药性细菌和生物膜，特别是抗耐药菌方面表现出优异的性能，因而获得广泛关注，但是其临床和工业化转化依然存在诸多挑战。一方面，人们对纳米抗菌生物材料的抗菌机理尚存疑问，相关探究仍需深入。另一方面，纳米材料的生物安全性及毒性影响需要重新评估，包括纳米材料的尺寸、形貌以及表面改性对细胞、组织和器官的作用与影响[325]，特别是其对生物体的长期影响[326]。通常，纳米材料的生物相容性主要通过体外细胞实验验证，但事实上，抗菌纳米材料可通过皮肤接触、摄入、吸入和注射等方式进入人体，故体内实验更有助于了解和认识纳米粒子的潜在毒性、体内代谢及清除过程[327]。更为重要的是，共同标准下的药理和毒性评估应成为对纳米材料分类和构建纳米材料数据库的主要依据，也应是选择合适的给药剂量及给药途径的重要参考。因此，纳米粒子毒性研究的实验模型和实验数据的标准化势在必行[328, 329]。

尽管存在各种限制和挑战，但纳米抗菌材料依然代表着一种新型的抗菌策略。基于纳米材料的抗菌治疗，可以有效避免传统抗菌手段所带来的问题，减少副作用的产生。自体抗菌纳米材料还呈现出多种方式协同抗菌过程，包括：细胞膜破坏、毒性离子释放、电子传递和蛋白质合成过程的干扰，以及活性氧簇的产生等。这些作用可有效突破细菌耐药性的封锁，直接或间接作用于细菌细胞膜及膜内基质。然而，由于对纳米材料毒性的研究缺乏标准化模型，纳米抗菌材料的生物安全性及毒性影响一直是其走向临床应用的主要障碍。因此，通过制定相关的国际标准，完善相应的生物评估是纳米抗菌材料正式迈向临床应用的重要保障。

8.6　纳米氧化铁及其生物医学应用

以纳米氧化铁为代表的铁基纳米材料在电子信息、航空航天以及交通运输等许多领域都有着重要的运用，在生物医学等方面也显示出广阔的应用前景。纳米氧化铁主要包括纳米尺度的三氧化二铁、四氧化三铁以及一些其他金属掺杂的铁基氧化物或铁氧体。它们在生物医药以及健康方面的应用主要包括静脉补铁、磁共振成像造影剂、肿瘤热疗发热剂、构建药物靶向递送系统的载体、生物传感与分析材料、生物分离材料等。以下针对生物医用的需求特别是在人体内的应用，从纳米氧化铁的设计与制备、医学应用以及生物分离等方面，介绍相关的研究进展以及亟须深入研究的一些问题。

8.6.1　纳米氧化铁的设计与制备

迄今为止，已经发展了多种水相与非水相的方法来制备纳米氧化铁，前者主要为共沉淀法、水热法与溶胶-凝胶法等，后者包括高温热解法、溶剂热法、微乳液法、超声法和生物合成法等。非水相法制备的纳米氧化铁通常只溶解在非极性溶剂中，水相法的优势是低成本和高生物相容性，但很难直接获得单分散的纳米氧化铁。

1. 共沉淀法

共沉淀法是由 Massart[330]等提出，最初是在酸性和碱性介质中合成水溶性的纳米氧化铁，是合成纳米氧化铁的传统方法。Petcharoen 与 Sirivat[331]用氢氧化铵作为沉淀剂利用共沉淀法制备 Fe_3O_4 纳米颗粒,通过改变反应温度和表面改性精确控制颗粒的粒径。Roth 等[332]研究了共沉淀法的影响因素,通过改变铁盐浓度、反应温度、氢氧根离子与铁离子的比例以及 Fe^{3+}/Fe^{2+} 的比例,可以获得粒径在 $3\sim$ 17nm,饱和磁化率在 $26\sim89A/m$ 之间的超顺磁纳米氧化铁。

共沉淀法的优势是操作简便、可大规模制备,且有良好的水溶性和生物相容性,但其反应路径与机理尚不完全清楚,此方法制备的纳米氧化铁粒径分布范围广且结晶度较低。

2. 高温热解法

高温热解法是在表面活性剂的作用下,通过在高沸点溶剂中热解 Fe 的有机金属前驱体制备纳米氧化铁。Park 等[333]使用热分解方法,通过使用油酸铁作为前驱体,$240\sim320℃$的温度下在不同的有机溶剂中制备氧化铁纳米颗粒。许多研究表明油酸铁是制备氧化铁纳米颗粒的关键反应中间体,其在热分解中具有窄的尺寸分布[334]。Xie 等[335,336]优化高温热解法,系统研究了由一维纳米晶向三维纳米簇演变的成核生长机制,制备出类似于"魔方"结构的"尖角"和"钝角"锰锌铁氧体磁性纳米团簇,通过 PEG 修饰得到具有良好生物相容性与被动靶向功能的高性能纳米晶,可应用于介导肿瘤热疗和 MRI 诊断,实现实时监控肿瘤生长和治疗的初步效果。

相比于共沉淀法,高温热解法制备的纳米氧化铁避免了复杂的水解反应和生长过程,表现出优越的单分散性和结晶度,但尺寸分布只能在很小程度上控制(小于 30nm)且用于各种生物应用之前需要多步处理。

3. 溶剂热法

溶剂热法是在密闭体系中以水或非水溶媒为溶剂,在一定的温度和压力下进行反应的一种合成方法。利用此方法所获得的纳米氧化铁的形貌和尺寸通常取决于反应时间、温度、铁前驱体和其他添加物。Li 等[337]开发了一种水热合成方法,在 4-羟乙基哌嗪乙磺酸(HEPES)缓冲溶液中可控地合成具有不同形貌和尺寸的 $\alpha\text{-}Fe_2O_3$ 纳米结构。

水热法的优点在于简单、易于实现,能够精确控制纳米氧化铁的形貌、尺寸分布和结晶度,也是合成尺寸>80nm 的球形空心氧化铁纳米颗粒的常用途径。

4. 溶胶-凝胶法与多元醇法

溶胶-凝胶法是将含高化学活性组分的化合物经过溶液、溶胶、凝胶固化,再经热处理形成氧化物晶体的方法。用于合成纳米氧化铁的典型前驱体是铁醇盐和铁盐,其经历各种形式的水解和缩聚反应[338],不同的前驱体是控制其形貌和晶体结构的关键因素。

多元醇方法被理解为反向凝胶法（溶胶-凝胶法使用氧化反应，但多元醇合成使用还原反应），此方法以多元醇作溶剂与还原剂，控制颗粒生长并防止颗粒间聚集，非常适合制备各种形状和尺寸的纳米氧化铁，且多元醇在决定所得颗粒的尺寸和磁性方面起着至关重要的作用[339, 340]。

溶胶-凝胶法和多元醇法制备的纳米氧化铁表面含有许多亲水性配体，可以容易地分散在水性介质和其他极性溶剂中，且相对高的反应温度会使其有更好的结晶性和磁性。但溶胶-凝胶法成本相对较高，且在煅烧步骤期间释放大量的醇，有一定危险性。

5. 微乳液法

微乳液法是水油在表面活性剂的作用下形成乳液，在微泡内完成纳米颗粒的制备过程。乳液分为三种类型：正相（油分散在水中）、反相（水分散在油中）和双连续相。Liang 等[341]采用两步低压结构发泡注塑（ME）法制备立方 Fe_3O_4 纳米结构，产品的形貌和尺寸随水/表面活性剂 NP-5 值、碱浓度、初始总铁浓度和温度而变化。

改变如微泡尺寸、反应物的初始浓度和表面活性剂的性质等，可以实现对纳米氧化铁尺寸和形貌的控制。但此方法难以用于制备单分散氧化铁纳米颗粒，并且在生物应用前产品需经过多步的洗涤与处理。

6. 超声法

超声法是利用超声空化产生局部瞬态加热作用（有效温度为 5000K，压力为 1800atm[①]，加热和冷却速率超过 10^{10}K/ s），通过铁盐与亚铁盐水溶液制备各种形式的裸态与功能化的纳米氧化铁，这些极端条件有利于非晶相的形成。超声的处理时间、频率和功率在最终产品的尺寸和形貌方面起着关键作用，Hassanjani-Roshan 等[342]通过超声处理，在含有 $FeCl_3 \cdot 6H_2O$ 和 NaOH 水溶液的悬浮液中制备中值尺寸约为 19nm 的纳米氧化铁（α-Fe_2O_3），不同温度下合成样品的微晶尺寸在 5～7.5nm 之间变化。

超声法因为其有效无害、混合均匀性和晶体生长减少导致的化学动力学和反应速率的加速效应，多用于合成生物相容的纳米氧化铁。然而此方法很难实现形状和分散性的可控，还存在能效低和难以扩大规模等问题。

7. 微波合成法

微波合成法是通过微波辐射激活具有偶极子或离子的分子，类似于超声合成

---

① 1atm = 1.01325×10^5Pa。

使其处于非平衡状态从而导致分子温度迅速升高。Pascu 等[343]分析了微波辅助合成与高温热解制备的纳米氧化铁的性能，微波合成的产品表现出明显更小的表面反应性，揭示了微波合成的成本效益正平衡。Liang 等[344, 345]运用微波辅助高温热解法，在低能耗状态下快速稳定制备出单分散强的氧化铁纳米颗粒，通过电磁性能分析结合微磁学模拟不同尺寸的氧化铁颗粒，发现场耦合效应以及颗粒间的磁偶极相互作用可有效影响其吸波行为。

与热分解方法相比，通过微波辅助合成路线在有机溶剂中制备的纳米氧化铁无需过于复杂的配体交换和纯化步骤就可以更容易地分散在水中，并且其耗能低且绿色环保，这些特性使大规模制备高性能纳米氧化铁成为可能[344]。

8. 生物合成法

生物合成法是利用某些微生物自身发生氧化还原反应产生纳米颗粒，使用 *Geobacter metallireducens*、*M. gryphiswaldense* 等趋磁细菌和铁还原细菌是生物合成磁性纳米氧化铁的传统方式[346]。Bharde 等[347]报道了细菌 *Actinobacter* sp. 利用氯化铁前驱体能够在需氧条件下合成磁赤铁矿纳米颗粒，其颗粒表现出超预期的超顺磁特性。

与通过传统化学合成制备的方法相比，生物合成法绿色环保，获得的产品生物相容性良好。但如何在生物合成过程中控制纳米氧化铁的大小和形状，以及阐明其生物过程的确切机制，还需要更多的研究。

目前纳米氧化铁合成的主要困难是控制纳米级的尺寸、形状、组成和精确的尺寸分布，亟须开发新的方便、大规模的合成方法。在上述合成方法中，共沉淀法因为其低成本、高产率、制备的简便性和产品良好的生物相容性在临床应用中表现出良好的前景。Chen 等[348]基于纳米氧化铁在时变磁场内可通过奈尔弛豫及磁致效应产热的机制，结合化学共沉淀法在交变磁场中合成了纳米氧化铁，研制出更高性能的纳米药物 Ferumoxytol，无论在尺寸形貌还是磁学性质方面均比普通共沉淀法制备的产品性能更为优良（图 8-35）。Chen 等提出的这个改进的共沉淀法，也被称为磁致内热共沉淀法。尽管共沉淀方法的原理简单，但由于中间过程中的羟基氧化铁种类繁多，仍需要进一步控制过程以最大限度地提高性能。

8.6.2　纳米氧化铁的医学应用

磁性氧化铁纳米颗粒除具有表面效应、小尺寸效应、量子效应、宏观量子隧道效应等纳米颗粒基本特性外，还具有超顺磁性、类酶催化性和生物相容性等特性，在医学和生物技术领域引起了人们的广泛关注（图 8-36）。在美国与欧洲，纳米氧化铁已被批准用于治疗肾病性贫血等疾病[350]，如纳米氧化铁药物 Feraheme® 被批准作为静脉补铁剂，Resovist®和 Feridex®曾被 FDA 批准用于肝脏肿瘤的磁共振成像等[351]。

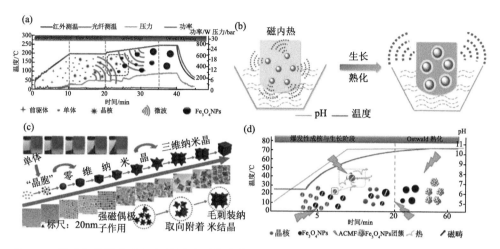

图 8-35　纳米氧化铁合成研究进展：（a）微波辅助热解法高产率制备单分散纳米氧化铁[344]；（b）水冷磁致内热法制备高性能纳米氧化铁[348]；（c）高温热解制备各种形态的单分散磁性 Mn-Zn 铁氧体纳米颗粒[335]；（d）交变磁场诱导的共沉淀法制备 Fe₃O₄ 纳米颗粒团簇[349]

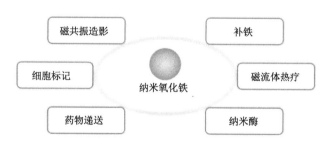

图 8-36　纳米氧化铁的医学应用

1. 磁共振成像造影剂

磁共振成像因其无辐射、全方位扫描、高成像分辨率与对比度、成像有优异的解剖学细节等特点，已成为临床疾病诊断中不可或缺的检测手段。纳米氧化铁独特的磁学性质可影响靶组织的水质子弛豫，发挥磁共振成像增强效果，分为 T_1 加权与 T_2 加权两种。T_1 弛豫时间表示纵向磁化从零恢复到原始状态的 63%所需的时间，T_1 加权是由质子和附近的顺磁离子之间的相互作用引起的，其磁共振图像中看起来明亮；T_2 弛豫时间表示横向磁化从最大值到 37%的激发态的时间，T_2 加权是颗粒内部固有磁矩的作用，其磁共振图像中看起来暗。

为了在临床使用中便于观察与诊断，通常会选用 T_1 造影剂。目前临床中的 T_1 造影剂多为 Gd 螯合物，其游离出的 Gd^{3+} 会表现出很强的毒性，因此较小粒径（＜5nm）的纳米氧化铁因为其良好的生物相容性且可在体内稳定存在受到了关注，可作为 T_1 造影剂，在体内降解后参与铁代谢的生命过程[352]。但是常规氧化铁纳米颗粒强磁化引起的过高的 r_2 值影响了其 T_1 造影增强效果，其对 T_2 弛豫的影响远大于 T_1 弛豫，它的强磁场使核快速去相位，导致明显的信号衰减，因此通常是作为 T_2 造影剂[353]。开发安全、稳定、高效的铁基磁共振造影剂，稳定其工业化制备流程，对临床诊疗有重要意义。

2. 静脉补铁剂

临床上主要通过口服或静脉注射补铁剂的方式治疗缺铁性贫血，相比于传统补铁剂，纳米氧化铁的晶体结构相比铁离子络合物更加稳定，自由铁离子不易泄漏，对人体有更小的毒副作用，同时有更高的吸收率，其作为补铁药物有如下三个发展历程：第一代药物以右旋糖酐铁为代表，由于铁离子渗漏量大，速发型过敏风险高且偶有致死案例等而逐渐弃用；第二代是蔗糖铁、葡萄糖酸铁及异麦芽糖酐铁等水铁矿类铁剂，虽降低了由于右旋糖酐类物质导致的超敏反应风险，但仍存在体内游离铁离子过多的问题，必须低剂量长期用药；第三代为经过改性的右旋糖酐稳定的氧化铁晶体药物，即 Ferumoxytol，其晶体结构能最大程度地避免铁离子的泄漏，体内应用安全性进一步提高且能够单次大剂量快速注射实现短期补铁治疗。

Hetzel 等[354]对比了 Ferumoxytol 与蔗糖铁在口服不耐受缺铁性贫血患者中的安全性与有效性，Ferumoxytol 治疗组有更显著的血红蛋白水平增长，且相关不良反应率较低，证明了新型补铁剂的优越性。

3. 磁流体热疗

磁流体热疗（MFH）是利用纳米氧化铁的磁热效应将肿瘤局部加热到 42～46℃从而杀死或损伤肿瘤细胞的治疗方法。相较于传统的热疗方法，其精准的区域升温与高效的治疗效率能够实现对肿瘤的有效杀伤而不损伤正常体细胞。Zhao 等[355]将纳米氧化铁溶液直接注入小鼠的头颈部肿瘤部位，在交变磁场作用下肿瘤细胞可以在半小时内被杀死而不伤害正常细胞。

磁流体热疗在癌症治疗领域有光明的前景，在最近的研究中也取得了可观的成果，未来的研究需要着眼于以下两点：确定一种靶向递送纳米氧化铁到肿瘤区域安全高效的方法，且避免其在体内形成栓塞而限制应用；进一步提升纳米氧化铁的磁热性能，研究其对肿瘤热疗的最小剂量和最适治疗温度。

4. 纳米酶

随着纳米技术的不断进步，越来越多能够模拟天然抗氧化酶催化活性的无机纳米材料被开发出来，这些纳米材料能够模拟多种酶的催化过程从而调控细胞的氧化还原水平。Gao 等[356]首次发现 Fe_3O_4 磁性纳米颗粒具有类似于天然辣根过氧化物酶的催化活性，并提出了"纳米酶"这一概念。纳米氧化铁是目前研究最多的金属氧化物纳米酶，已被证明有多种酶活性。Chen 等[357]发现纳米氧化铁具有 pH 依赖的类双酶活性，即酸性条件下表现出类过氧化物酶活性，中性条件下表现出类过氧化氢酶活性。

相比于天然酶，纳米酶活性不受 pH、温度以及底物浓度控制，同时又与纳米材料自身的独特性质有关，如不同尺寸、形状、表面修饰或者晶面等都会影响它们的催化效果，不同种类酶的催化机理也不尽相同。纳米酶因为其可设计性、多功能性、可操作性及可应用性等优越性能，在未来有望代替天然酶开发出新的疾病诊疗技术，并作为精准高效的新型纳米药物应用于生物医学领域。

5. 细胞标记

随着组织修复和再生医学的不断发展，干细胞的研究和应用广受关注，为了更好地研究细胞移植后的分布、活性、作用机制及评估其治疗效果，需要发展长期有效的干细胞体内示踪技术。纳米氧化铁因其良好的生物相容性、可降解性，可在体内稳定存在并发挥磁共振造影对比增强的功能，在干细胞示踪相关研究上表现出巨大的潜力。纳米氧化铁标记细胞的方式有与细胞膜接触和穿膜向细胞内转运两种方式，与细胞膜接触标记的氧化铁通常会被网状内皮系统识别并清除，通过跨膜运输到胞质内的标记方法更为广泛和适用，其标记的效率受细胞的特性（细胞大小及细胞膜性质）与颗粒性质（尺寸、形状、分散性、表面电荷）的影响[358]。Scharf 等[359]将不同浓度的纳米氧化铁和荧光蛋白双重标记骨髓间充质干细胞并移植入肌腱损伤的动物模型体内，证明纳米氧化铁标记细胞是在大型动物体内示踪细胞的有效途径。

纳米氧化铁作为细胞的外源物，进入细胞后参与细胞正常的生长代谢，可能会对细胞活性、分化和迁移造成影响，Costa 等[360]指出，部分纳米氧化铁会对神经元细胞、胶质细胞产生细胞毒性。进一步研究纳米氧化铁对正常细胞生理活动的影响，提高细胞标记的效率，减少其在细胞内的降解，以实现安全、稳定、高效标记细胞的目的，是目前研究的重点。

6. 靶向药物递送

基于磁性氧化铁纳米颗粒的药物递送平台是将纳米氧化铁结合治疗药物以及

靶向分子，将药物靶向运输至人体的特定部位并使药物达到有效浓度，从而尽量避免这些药物与血液、细胞、蛋白质的相互作用，还能经密封材料的修饰来进行药物的可控性释放。药物一般是通过共价键或离子键结合到磁性纳米颗粒表面，在药物递送系统到达靶标时，这些共价键或离子键的断裂可通过外部刺激方式如 pH、温度、酶活性和渗透压变化断裂，完成药物在病灶处的精准释放。

目前已有许多关于以纳米氧化铁为基础的药物递送系统的文献报道。Widder 等[361]设计了首个磁性敏感的纳米微球并将其用于给药体系，他们将阿霉素封装于白蛋白功能化的纳米颗粒中。磁共振成像、药代动力学研究和组织学检查结果显示，50%患者体内的纳米氧化铁可直接到达病灶处。Kong 等[362]将磁性 Fe_3O_4 纳米颗粒嵌入中空 SiO_2 的载药纳米微囊，同时将喜树碱封装于纳米微囊内，用于 MT2 小鼠乳腺癌细胞和 B16 小鼠黑色素瘤细胞的体外实验，并通过远程高频磁场升高纳米微囊内部的温度来实现喜树碱的可控释放，结果证明纳米微囊可有效抑制肿瘤细胞的生长（图 8-37）。

相比其他纳米载药系统，纳米氧化铁因为其良好的生物相容性在多种疾病的治疗上表现出巨大的潜力，未来的研究应着眼于对纳米氧化铁制备和表面特异性修饰的优化，根据不同疾病开发高效的个性化载药系统。

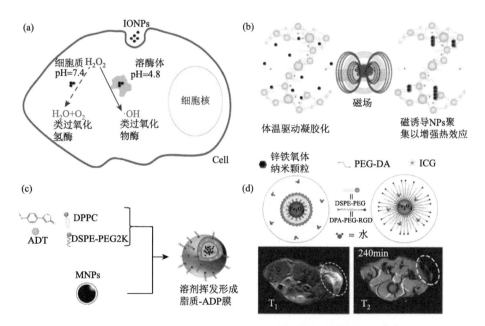

图 8-37 纳米氧化铁生物应用进展：（a）纳米氧化铁具有 pH 依赖的过氧化物酶与过氧化氢酶活性[357]；（b）磁性纳米水凝胶用于肿瘤热疗[363]；（c）磁性纳米脂质体的瘤内多模态成像[364]；（d）纳米氧化铁作有时间动态特性的 T_1-T_2 磁共振造影剂[365]

8.6.3 基于纳米氧化铁的生物分离技术

磁性分离技术是以纳米或微粒级的磁性微粒为载体，利用结合于磁性微粒表面的蛋白质所提供的特异的亲和特性，在加磁场的定向控制下，通过亲和吸附、清洗、解吸操作，一步从复杂的生物体系中分离到目标物分子，具有磁性分离简单方便、亲和吸附高特异性及高敏感性等众多优点。

1. 细胞分离

传统细胞分离技术主要是根据细胞的大小、形态和密度等物理差异，采用超滤、离心等方法对细胞进行分离，存在特异性差、分离纯度低和影响细胞活性等问题。将磁性纳米颗粒表面修饰具有生物活性的吸附剂或配体（抗体、荧光物质、外源凝结素等），在纳米颗粒与目标细胞特异性结合后，通过外加磁场可以完成对细胞的分离和分类，并可进行种类、数量分布统计研究。

1983 年，Ugelstad 等[366]提出磁性微粒可进行细胞分离。1995 年，Griwatz 等[367]首次报道了应用磁激活细胞分选（magnetically-activated cell sorting，MACS）技术从恶性肿瘤患者的外周血中分离出单个肿瘤细胞，认为该技术是较好分离靶细胞的分选方法。张春明等[368]将单克隆抗体 CD133 接到 SiO_2 / Fe_3O_4 复合粒子的表面得到免疫磁性 Fe_3O_4 纳米颗粒，利用它分离出单核细胞和 CD133 细胞。经培养后可以看出，分离出来的 CD133 细胞与单核细胞一样具有很好的活性，能够正常增殖形成集落，并且在整个分离过程中对细胞的形态以及活性无明显的毒副作用。Chatterjee 等[369]采用外源凝结素分别修饰聚苯乙烯包被的磁性 Fe_3O_4 微球和白蛋白磁性微球，利用凝结素与红细胞良好的结合能力，快速、高效地分离了红细胞。此外，磁性粒子在分离癌细胞和正常细胞方面的动物实验也已获得成功。

2. 蛋白质和核酸的分离

传统生物学技术分离蛋白质和核酸程序非常繁杂，通过在磁性纳米颗粒上修饰与目标分子高亲和力的配体，在外磁场作用下纳米氧化铁已经广泛应用于蛋白质、核酸及其他生物分子的分离，在发现新的催化酶、人类疾病诊断学、基因表达研究方面有重要作用。

Liu 等[370]在聚乙烯醇等表面活性剂存在下制备出共聚磁性高分子微球，表面用乙二胺修饰后用于分离小鼠腹水抗体，得到很好的分离效果。Xu 等[371]在磁性氧化铁纳米粒子表面偶联多巴胺分子，多巴胺的二齿烯二醇配体可以与氧化铁纳米颗粒表面配位不饱和的 Fe 原子形成复合物，此复合物可以进一步偶联氨基三乙酸分子（NTA）特异性螯合 Ni^+，在具有 6×His 标签的蛋白质的分离纯化方面表现出很高的专一性，成功实现了多种蛋白质的分离纯化。

磁分离技术的核心是通过外加磁场对纳米氧化铁行为的调控，改进材料制备方法从而增强颗粒的磁响应能力是提高磁分离效率的关键。然而当颗粒粒径减小时布朗运动增强，受到的磁力减弱，这就影响了外磁场对颗粒的调控能力，因此研究纳米氧化铁小颗粒稳定、高效磁分离的方法是未来发展的重要方向。

8.7 本章小结

基于纳米技术的多功能纳米生物材料的设计、制备及应用是纳米医学的基础之一，有望在未来人类对抗癌症等重大恶性疾病中发挥重要的作用。本章围绕纳米金的合成及其生物应用、稀土上转换材料及其在肿瘤诊疗中的应用、功能纳米材料的实体肿瘤诊疗应用、纳米抗菌生物材料、纳米氧化铁及其生物医学应用等内容而展开。

在纳米金的合成及其生物应用部分，系统总结了金纳米簇和金纳米棒的尺寸和形貌的调节合成，并重点介绍了金纳米颗粒在表面增强拉曼散射成像诊断及癌症光热治疗方面的进展。在稀土上转换材料及其在肿瘤诊疗中的应用部分，系统介绍了稀土上转换材料的设计原则与多种不同的制备方法，稀土上转换探针在肿瘤结构影像、功能影像及多模态影像中的应用进展，稀土上转换多功能治疗材料在光控化疗、放疗增敏、光动力学疗法及多模式协同疗法的研究进展。在功能纳米材料的实体肿瘤诊疗应用部分，重点介绍了功能纳米材料在乏氧肿瘤中的高效治疗应用，提出了基于功能纳米材料的克服乏氧、规避乏氧和利用乏氧等三类新策略；并重点介绍了功能纳米材料用于肿瘤微环境特异性诱导激活的三类新型疗法：基于肿瘤还原性自反馈调控的近红外光热治疗、基于肿瘤微酸性调控 $MgSi_2$ 耗氧功能的"饥饿"疗法、基于肿瘤酸解离/过氧化氢歧化调控的化学动力学疗法。在纳米抗菌生物材料部分，介绍了纳米抗菌生物材料的制备方法及其在抗菌治疗中的最新应用，并讨论了纳米抗菌生物材料的主要抗菌作用机理及其生物安全性与毒性。在纳米氧化铁及其生物医学应用部分，较系统介绍了纳米氧化铁的设计与制备、医学应用以及生物分离技术等，包括静脉补铁剂、磁共振成像造影剂、肿瘤热疗发热剂、构建药物靶向递送系统的载体等。

目前，多功能纳米生物材料的研究如火如荼，不但设计制备了多种多样的纳米材料体系，同时还开展了详细的细胞水平和活体水平的生物学效应研究，期望在未来临床重大疾病的诊断和治疗中发挥重要作用。然而，要实现多功能纳米生物材料在生物医学领域的真正应用，依然还面临着种种困难和挑战：①纳米材料的生物安全性问题，仍然是困扰其走向临床应用的瓶颈问题，尽管许多研究结果初步表明，纳米材料经过各种表面修饰后，具有良好的生物相容性，短期内不会对小鼠的血液循环系统和主要器官造成明显的毒副作用，但是仍然需要进一步详细研究纳米材料的长期（超过一年）慢性毒性及其新陈代谢、药代动力学等其他重要指标；②纳米生物材料很容易被免疫系统吞噬，靶向富集于肿瘤部位的效率很低，如何大幅度提高纳米生物材料的主动/被动靶向效率，将直接影响到肿瘤诊断与治疗的效果，因此后续研究仍然需要聚焦于纳米生物材料的表面修饰以及研发更为高效的肿瘤靶向配体；③超小尺寸（5nm以下）的纳米生物材料有助于大幅度提高被动靶向效率，同时可以通过尿液排出体外，避免了因在活体内长期滞留而造成的潜在生物毒性；④尽管某些纳米生物材料可以用于肿瘤的多模态成像，同时具有较高的空间分辨率和灵敏度，有助于提高癌症早期的诊断效率，但是目前缺乏商用的多模态影像联用设备，因此加速多模态成像仪器的开发亦是未来研究的重点；⑤肿瘤的实时可控化治疗是未来临床医学发展的趋势，特殊类型的纳米生物材料（如稀土材料），具有独特的光、磁、热等性质，因此研发新型"智能"的多功能纳米生物材料亦是未来临床医学实现肿瘤可控治疗的新途径；⑥通过抽取患者的血液，用患者的红细胞膜修饰集肿瘤诊断与治疗功能于一体的纳米生物材料，可以合成出"个性化"诊疗剂，有效避免人体免疫系统的排斥，达到理想的治疗目标，因此研发基于多功能纳米生物材料的"个性化"诊疗剂，有助于实施有针对性的治疗。

在生命医学研究领域，一种新材料、药物的研发都要经历长期不懈的探索及实践验证。本章介绍的多种纳米生物材料体系已在生物医学领域应用中表现出独特的优势。相信在材料、化学、物理、生物、医学等多领域科学家的共同努力下，这些多功能纳米生物材料未来必定可以在生物医学领域大放异彩、造福人类。

参 考 文 献

[1] Spadavecchia J，Apchain E，Albéric M，et al. One-step synthesis of collagen hybrid gold nanoparticles and formation on Egyptian-like gold-plated archaeological ivory. Angewandte Chemie International Edition，2014，53：8363-8366.

[2] Hunt L B. The true story of purple of Cassius. Gold Bull，1976，9：134-139.

[3] Faraday M. LIX. Experimental relations of gold（and other metals）to light.——The bakerian lecture. The London，Edinburgh，and Dublin Philosophical Magazine and Journal of Science，1857，14：512-539.

[4] Sperling R A，Rivera Gil P，Zhang F，et al. Biological applications of gold nanoparticles. Chemical Society Reviews，2008，3：1896-1908.

[5] Murray R W. Nanoelectrochemistry: metal nanoparticles, nanoelectrodes, and nanopores.Chemical Reviews, 2008, 108: 2688-2720.

[6] Zheng J, Zhang C, Dickson R M. Highly fluorescent, water-soluble, size-tunable gold quantum dots. Physical Review Letters, 2004, 93: 077402-007405.

[7] Zhu M, Aikens C M, Hollander F J, et al. Correlating the crystal structure of a thiol-protected Au_{25} cluster and optical properties. Journal of the American Chemical Society, 2008, 130: 5883-5885.

[8] Shimizu T, Teranishi T, Hasegawa S, et al. Size evolution of alkanethiol-protected gold nanoparticles by heat treatment in the solid state. The Journal of Physical Chemistry B, 2003, 107: 2719-2724.

[9] Pong B K, Elim H I, Chong J X, et al. New insights on the nanoparticle growth mechanism in the citrate reduction of gold (III) salt: formation of the Au nanowire intermediate and its nonlinear optical properties. The Journal of Physical Chemistry C, 2007, 111: 6281-6287.

[10] Sau T K, Murphy C J. Seeded high yield synthesis of short Au nanorods in aqueous solution. Langmuir, 2004, 20: 6414-6420.

[11] Carbó-Argibay E, Rodríguez-González B, Pacifico J, et al. Chemical sharpening of gold nanorods: the rod-to-octahedron transition. Angewandte Chemie International Edition, 2007, 46: 8983-8987.

[12] Oldenburg S J, Averitt R D, Westcott S L, et al. Nanoengineering of optical resonances. Chemical Physics Letters, 1998, 288: 243-247.

[13] Lu X, Au L, McLellan J, et al. Fabrication of cubic nanocages and nanoframes by dealloying Au/Ag alloy nanoboxes with an aqueous etchant based on $Fe(NO_3)_3$ or NH_4OH.Nano Letters, 2007, 7: 1764-1769.

[14] Liang H P, Wan L J, Bai C L, et al. Gold hollow nanospheres: tunable surface plasmon resonance controlled by interior-cavity sizes . The Journal of Physical Chemistry B, 2005, 109: 7795-7800.

[15] Kim F, Connor S, Song H, et al. Platonic gold nanocrystals. Angewandte Chemie International Edition, 2004, 43: 3673-3677.

[16] Niu W, Zheng S, Wang D, et al. Selective synthesis of single-crystalline rhombic dodecahedral, octahedral, and cubic gold nanocrystals. Journal of the American Chemical Society, 2009, 131: 697-703.

[17] Zhang J, Langille M R, Personick M L, et al. Concave cubic gold nanocrystals with high-index facets. Journal of the American Chemical Society, 2010, 132: 14012-14014.

[18] Ming T, Feng W, Tang Q, et al. Growth of tetrahexahedral gold nanocrystals with high-index facets. Journal of the American Chemical Society, 2009, 131: 16350-16351.

[19] Personick M L, Langille M R, Zhang J, et al. Synthesis and isolation of {110}-faceted gold bipyramids and rhombic dodecahedra. Journal of the American Chemical Society, 2011, 133: 6170-6173.

[20] Ma Y, Kuang Q, Jiang Z, et al. Synthesis of trisoctahedral gold nanocrystals with exposed high-index facets by a facile chemical method. Angewandte Chemie International Edition, 2008, 47: 8901-8904.

[21] Millstone J E, Park S, Shuford K L, et al. Observation of a quadrupole plasmon mode for a colloidal solution of gold nanoprisms. Journal of the American Chemical Society, 2005, 127 (15) : 5312-5313.

[22] Gröhn F, Bauer B J, Akpalu Y A, et al. Dendrimer templates for the formation of gold nanoclusters. Macromolecules, 2000, 33: 6042-6050.

[23] Liu J J, Zhang X L, Cong Z X, et al. Glutathione-functionalized graphene quantum dots as selective fluorescent probes for phosphate-containing metabolites. Nanoscale, 2013, 5: 1810-1815.

[24] Tian D, Qian Z, Xia Y, et al. Gold nanocluster-based fluorescent probes for near-infrared and turn-on sensing of glutathione in living cells. Langmuir, 2012, 28: 3945-3951.

[25] An D, Su J, Weber J K, et al. A peptide-coated gold nanocluster exhibits unique behavior in protein activity inhibition. Journal of the American Chemical Society, 2015, 137: 8412-8418.

[26] Chen T, Xu S, Zhao T, et al. Gold nanocluster-conjugated amphiphilic block copolymer for tumor-targeted drug delivery. ACS Applied Materials & Interfaces, 2012, 4: 5766-5774.

[27] Niemeyer C M, Ceyhan B. DNA-directed functionalization of colloidal gold with proteins. Angewandte Chemie International Edition, 2001, 40: 3685-3688.

[28] Salorinne K, Lahtinen T, Malola S, et al. Solvation chemistry of water-soluble thiol-protected gold nanocluster Au$_{102}$ from DOSY NMR spectroscopy and DFT calculations. Nanoscale, 2014, 6: 7823-7826.

[29] Huang Y N, Zhao X H, Zu Y G, et al. Enhanced solubility and bioavailabity of apigenin via preparation of solid dispersions of mesoporous silica nanoparticles. Iranian Journal of Pharmaceutical Research, 2019, 18: 168-182.

[30] Janssen S E, Lepak R F, Tate M T, et al. Rapid pre-concentration of mercury in solids and water for isotopic analysis. Analytica Chimica Acta, 2019, 1054: 95-103.

[31] Mari A, Imperatori P, Marchegiani G, et al. High yield synthesis of pure alkanethiolate-capped silver nanoparticles. Langmuir, 2010, 26: 15561-15566.

[32] Murphy C J, San T K, Gole A M, et al. Anisotropic metal nanoparticles: synthesis, assembly, and optical applications. The Journal of Physical Chemistry B, 2005, 109: 13857-13870.

[33] Kumar R, Chakarvarti S K. Optical properties of template synthesized nanowalled ZnS microtubules. Device and Process Technologies for Microelectronics, MEMS, Photonics, and Nanotechnology IV. International Society for Optics and Photonics, 2008, 6800: 759814-759819.

[34] Sanchooli A, Karimipour M, Molaei M. Room temperature synthesis of Au NR@Ag$_2$S and Au NR@Ag$_2$S/CdS core-shells using a facile photochemical approach. Physica E: Low-dimensional Systems and Nanostructures, 2019, 109: 133-139.

[35] Gans R. Über die Form ultramikroskopischer Goldteilchen. Annalen der Physik, 1912, 342: 881-900.

[36] Jana N R, Gearheart L, Murphy C J. Wet chemical synthesis of high aspect ratio cylindrical gold nanorods. The Journal of Physical Chemistry B, 2001, 105: 4065-4067.

[37] Keul H A, Moller M, Bockstaller M R. Structural evolution of gold nanorods during controlled secondary growth. Langmuir, 2007, 23: 10307-10315.

[38] Wang Z L, Mohamed M B, Link S, et al. Crystallographic facets and shapes of gold nanorods of different aspect ratios. Surface Science, 1999, 440: L809-L814.

[39] Dreaden E C, Alkilany A M, Huang X H, et al. The golden age: gold nanoparticles for biomedicine. Chemical Society Reviews, 2012, 41: 2740-2779.

[40] Liz-Marzán L M, Giersig M, Mulvaney P. Synthesis of nanosized gold-silica core-shell particles. Langmuir, 1996, 12: 4329-4335.

[41] Wijaya A, Hamad-Schifferli K. Ligand customization and DNA functionalization of gold nanorods via round-trip phase transfer ligand exchange. Langmuir, 2008, 24: 9966-9969.

[42] Gole A, Murphy C J. Polyelectrolyte-coated gold nanorods: synthesis, characterization and immobilization. Chemistry of Materials, 2005, 17: 1325-1330.

[43] Nooney R I, Thirunavukkarasu D, Chen Y, et al. Self-assembly of mesoporous nanoscale silica/gold composites. Langmuir, 2003, 19: 7628-7637.

[44] Fleischmann M, Hendra P J, Mcquillan A J. Raman spectra of pyridine adsorbed at a silver electrode. Chemical

Physics Letters，1974，26：163-166.

[45] Stöckle R M，Suh Y D，Deckert V，et al. Nanoscale chemical analysis by tip-enhanced Raman spectroscopy. Chemical Physics Letters，2000，318：131-136.

[46] Zhang Y，Hong H，Myklejord D V，et al. Molecular imaging with SERS-active nanoparticles. Small，2011，7：3261-3269.

[47] Qian X，Peng X，Ansari D O，et al. *In vivo* tumor targeting and spectroscopic detection with surface-enhanced Raman nanoparticle tags. Nature Biotechnology，2008，26：83-90.

[48] Kircher M F，Adam D L Z，Jokerst J V，et al. A brain tumor molecular imaging strategy using a new triple-modality MRI-photoacoustic-Raman nanoparticle. Nature Medicine，2012，18：829-834.

[49] Karabeber H，Huang R，Iacono P，et al. Guiding brain tumor resection using surface-enhanced Raman scattering nanoparticles and a hand-held Raman scanner. ACS Nano，2014，8：9755-9766.

[50] Wu L，Wang W，Wang Z，et al. Highly sensitive，reproducible and uniform SERS substrates with a high density of three-dimensionally distributed hotspots：gyroid-structured Au periodic metallic materials. NPG Asia Materials，2018，10：e462.

[51] Zhang T，Sun Y，Hang L，et al. Periodic porous alloyed Au-Ag nanosphere arrays and their highly sensitive SERS performance with good reproducibility and high density of hotspots. ACS Applied Materials & Interfaces，2018，10：9792-9801.

[52] von Maltzahn G，Centrone A，Park J H，et al. SERS-coded gold nanorods as a multifunctional platform for densely multiplexed near-infrared imaging and photothermal heating. Advanced Materials，2010，21：3175-3180.

[53] Pasquale I，Hazem K，Kircher M F. Frontispiece：a "schizophotonic" all-in-one nanoparticle coating for multiplexed SE（R）RS biomedical imaging. Angewandte Chemie，2015，126：11950-11955.

[54] Zhang Y，Liu Z，Thackray B D，et al. Intraoperative Raman-guided chemo-photothermal synergistic therapy of advanced disseminated ovarian cancers. Small，2018，14：1801022-1801027.

[55] Ma S，Li Q，Yin Y，et al. Interference-free surface-enhanced Raman scattering tags for single-cell molecular imaging with a high signal-to-background ratio. Small，2017，13：1603340-1603345.

[56] Jaque D，Martínez L M，Del B R，et al. Nanoparticles for photothermal therapies. Nanoscale，2014，6：9494-9530.

[57] Orendorff C J，Sau T K，Murphy C J. Shape-dependent plasmon-resonant gold nanoparticles. Small，2010，2：636-639.

[58] Hirsch L R，Stafford R J，Bankson J A，et al. Nanoshell-mediated near-infrared thermal therapy of tumors under magnetic resonance guidance. Proceedings of the National Academy of Sciences of the United States of America，2003，100：13549-13554.

[59] Ji M，Xu M，Zhang W，et al. Structurally well‐defined Au@Cu$_{2-x}$S core-shell nanocrystals for improved cancer treatment based on enhanced photothermal efficiency. Advanced Materials，2016，28：3094-3101.

[60] Tian Q，Jiang F，Zou R，et al. Hydrophilic Cu$_9$S$_5$ nanocrystals：a photothermal agent with a 25.7% heat conversion efficiency for photothermal ablation of cancer cells *in vivo*. Acs Nano，2011，5：9761-9771.

[61] Xianguang D，Hao L C，Mengxin Z，et al. Surface plasmon resonance enhanced light absorption and photothermal therapy in the second near-infrared window. Journal of the American Chemical Society，2014，136：15684-15693.

[62] Sun M，Liu F，Zhu Y，et al. Salt-induced aggregation of gold nanoparticles for photoacoustic imaging and

photothermal therapy of cancer. Nanoscale，2016，8：4452-4457.

[63] Cole J R，Mirin N A，Knight M W，et al. Photothermal efficiencies of nanoshells and nanorods for clinical therapeutic applications. The Journal of Physical Chemistry C，2009，113：12090-12094.

[64] Guo T，Lin Y，Li Z，et al. Gadolinium oxysulfide-coated gold nanorods with improved stability and dual-modal magnetic resonance/photoacoustic imaging contrast enhancement for cancer theranostics. Nanoscale，2017，9：56-61.

[65] Zhou B，Song J，Wang M，et al. BSA-bioinspired gold nanorods loaded with immunoadjuvant for the treatment of melanoma by combined photothermal therapy and immunotherapy. Nanoscale，2018，10：21640-21647.

[66] Jia Q，Ge J，Liu W，et al. Gold nanorod@silica-carbon dots as multifunctional phototheranostics for fluorescence and photoacoustic imaging-guided synergistic photodynamic/photothermal therapy. Nanoscale，2016，8：13067-13077.

[67] Wang B K，Yu X F，Wang J H，et al. Gold-nanorods-siRNA nanoplex for improved photothermal therapy by gene silencing. Biomaterials，2016，78：27-39.

[68] Zhang Y，Qian J，Wang D，et al. Multifunctional gold nanorods with ultrahigh stability and tunability for *in vivo* fluorescence imaging，SERS detection，and photodynamic therapy. Angewandte Chemie International Edition，2013，52：1148-1151.

[69] Zong S，Wang Z，Chen H，et al. Surface enhanced Raman scattering traceable and glutathione responsive nanocarrier for the intracellular drug delivery. Analytical Chemistry，2013，85：2223-2230.

[70] Wang X，Wang C，Cheng L，et al. Noble metal coated single-walled carbon nanotubes for applications in surface enhanced Raman scattering imaging and photothermal therapy. Journal of the American Chemical Society，2012，134：7414-7422.

[71] Hisataka K，Mikako O，Raphael A，et al. New strategies for fluorescent probe design in medical diagnostic imaging. Chemical Reviews，2010，110：2620-2640.

[72] Weissleder R，Pittet M J. Imaging in the era of molecular oncology. Nature，2008，452：580-589.

[73] Auzel F. Upconversion and anti-stokes processes with f and d ions in solids. Chemical Reviews，2004，104：139-174.

[74] Wang L，Yan R，Huo Z，et al. Fluorescence resonant energy transfer biosensor based on upconversion-luminescent nanoparticles. Angewandte Chemie International Edition，2005，44：6054-6057.

[75] Benoit D，Michel C，Albert J L. Single-mismatch detection using gold-quenched fluorescent oligonucleotides. Nature Biotechnology，2001，19：365-370.

[76] Shih J C，Huan C. Nile red-adsorbed gold nanoparticles for selective determination of thiols based on energy transfer and aggregation. Analytical Chemistry，2004，76：3727-3734.

[77] Wang F，Deng R，Wang J，et al. Tuning upconversion through energy migration in core-shell nanoparticles. Nature Materials，2011，10：968-973.

[78] Haase M，Schafer H. Upconverting nanoparticles. Angewandte Chemie International Edition，2011，50：5808-5829.

[79] Zhou J，Liu Z，Li F. Upconversion nanophosphors for small-animal imaging. Chemical Society Reviews，2012，41：1323-1349.

[80] Wei Y，Lu F，Zhang X，et al. Synthesis of oicpersible hexagonal-phase and hexagonal-shaped $NaYF_4$：Yb，Er nanoplates. Chemistry of Materials，2006，18：5733-5737.

[81] Wang X，Zhuang J，Peng Q，et al. A general strategy for nanocrystal synthesis. Nature，2005，437：121-124.

[82] Jun Y W, Lee J H, Choi J S, et al. Symmetry-controlled colloidal nanocrystals: nonhydrolytic chemical synthesis and shape determining parameters. Jonrnal of Physical Chemistry B, 2005, 109: 14795-14806.

[83] Zhang Y W, Sun X, Si R, et al. Single-crystalline and monodisperse LaF₃ triangular nanoplates from a single-source precursor. Journal of the American Chemical Society, 2005, 127: 3260-3261.

[84] Xing H, Bu W, Zhang S, et al. Multifunctional nanoprobes for upconversion fluorescence, MR and CT trimodal imaging. Biomaterials, 2012, 33: 1079-1089.

[85] Chen F, Bu W, Zhang S, et al. Positive and negative lattice shielding effects co-existing in Gd (III) ion doped bifunctional upconversion nanoprobes. Advanced Functional Materials, 2011, 21: 4285-4294.

[86] Xiao Q, Bu W, Ren Q, et al. Radiopaque fluorescence-transparent TaOₓ decorated upconversion nanophosphors for in vivo CT/MR/UCL trimodal imaging. Biomaterials, 2012, 33: 7530-7539.

[87] Fan W, Shen B, Bu W, et al. A smart upconversion-based mesoporos silica nanotheranostic system for synergetiuc chemo-/radio-/photodynamic therapy and simultaneous MR/UCL imaging. Biomaterials, 2014, 35: 8992-9002.

[88] Liu J, Bu W, Pan L, et al. NIR-triggered anticancer drug delivery by upconverting nanoparticles with integrated azobenzene-modified mesoporous silica. Angewandte Chemie International Edition, 2013, 52: 4375-4379.

[89] Liu Y, Liu Y, Bu W, et al. Radiation-/hypoxia-induced solid tumor metastasis and regrowth inhibited by hypoxia-specific upconversion nanoradiosensitizer. Biomaterials, 2015, 49: 1-8.

[90] Liu Y, Liu Y, Bu W, et al. Hypoxia induced by upconversion-based photodynamic therapy: towards highly effective synergistic bioreductive therapy in tumors. Angewandte Chemie International Edition, 2015, 54: 8105-8109.

[91] Xing H, Zheng X, Ren Q, et al. Computed tomography imaging-guided radiotherapy by targeting upconversion nanocubes with significant imaging and radiosensitization enhancements. Scientific Reports, 2013, 3: 1751.

[92] Ni D, Zhang J, Bu W, et al. Dual-targeting upconversion nanoprobes across the blood brain barrier for magnetic resonance/fluorescence imaging of intracranial glioblastoma. ACS Nano, 2014, 8: 1231-1242.

[93] Jin Y, Ni D, Zhang J, et al. Targeting upconversion nanoprobes for magnetic resonance imaging of early colon cancer. Particle & Particle Systems Characterization, 2017, 34: 1600393.

[94] Ni D, Bu W, Zhang S, et al. Single Ho³⁺-doped upconversion nanoparticles for high-performance T2-weighted brain tumor diagnosis and MR/UCL/CT multimodal imaging. Advanced Functional Materials, 2014, 24: 6613-6620.

[95] Santra S, Yang H, Holloway P H, et al. Synthesis of water-dispersible fluorescent, radio-opaque, and paramagnetic CdS: Mn/ZnS Quantum dots: a multifunctional probe for bioimaging. Journal of the American Chemical Society, 2004, 127: 1656-1657.

[96] Xiao Q, Zheng X, Bu W, et al. A core/satellite multifunctional nanotheranostic for in vivo imaging and tumor eradication by radiation/photothermal synergistic therapy. Journal of the American Chemical Society, 2013, 135: 13041-13048.

[97] Xiong L, Chen Z, Tian Q, et al. High contrast upconversion luminescence targeted imaging in vivo using peptide-labeled nanophosphors. Analytical Chemistry, 2009, 81: 8687-8694.

[98] Jin Y, Ni D, Gao L, et al. Harness the power of upconversion nanoparticles for spectral computed tomography diagnosis of osteosarcoma. Advanced Functional Materials, 2018, 28 (33): 1802656.

[99] Lee J, Lee T S, Ryu J, et al. RGD peptide-conjugated multimodal NaGdF₄: Yb³⁺/Er³⁺ nanophosphors for upconversion luminescence, MR, and PET imaging of tumor angiogenesis. Journal Nuclear Medicine, 2013,

54：96-103.

[100] Peng J，Sun Y，Zhao L，et al. Polyphosphoric acid capping radioactive/ upconverting NaLuF$_4$：Yb，Tm，Sm nanoparticles for blood pool imaging *in vivo*. Biomaterials，2013，34：9535-9544.

[101] Ni D，Shen Z，Zhang J，et al. Integrating anatomic and functional dual-mode magnetic resonance imaging：design and applicability of a bifunctional contrast agent. ACS Nano，2016，10：3783-3790.

[102] Weissleder R. Molecular imaging in cancer. Science，2006，312：1168-1171.

[103] Liu Y，Tu D，Zhu H，et al. Lanthanide-doped luminescent nanoprobes：controlled synthesis，optical spectroscopy，and bioapplications. Chemical Society Reviews，2013，42：6924-6958.

[104] Feng W，Zhu X，Li F. Recent advances in the optimization and functionalization of upconversion nanomaterials for *in vivo* bioapplications. NPG Asia Materials，2013，5：e75.

[105] Sun Y，Zhu X J，Peng J J，et al. Core-shell lanthanide upcocversion nanophosphors as four-modal probes for tumor angiogenesis imaging. ACS Nano，2013，7：11290-11300.

[106] Zhou L，Gu Z，Liu X，et al. Size-tunable synthesis of lanthanide-doped Gd$_2$O$_3$ nanoparticles and their applications for optical and magnetic resonance imaging. Journal Materials Chemistry，2012，22：966-974.

[107] Tian G，Gu Z，Zhou L，et al. Mn^{2+} dopant-controlled synthesis of NaYF$_4$：Yb/Er upconversion nanoparticles for *in vivo* imaging and drug delivery. Advanced Materials，2012，24：1226-1231.

[108] Song R，Zhang M，Liu Y，et al. A multifunctional nanotheranostic for the intelligent MRI diagnosis and synergistic treatment of hypoxic tumor. Biomaterials，2018，175：123-133.

[109] Cheng L，Yang K，Li Y，et al. Facile preparation of multifunctional upconversion nanoprobes for multimodal imaging and dual-targeted photothermal therapy. Angewandte Chemie International Edition，2011，50：7385-7390.

[110] Wang L，Gao C，Liu K，et al. Cypate-conjugated porous upconversion nanocomposites for programmed delivery of heat shock protein 70 small interfering RNA for gene silencing and photothermal ablation. Advanced Functional Materials，2016，26：3480-3489.

[111] Fan W，Bu W，Shi J. On the latest three-stage development of nanomedicines based on upconversion nanoparticles. Advanced Materials，2016，28：3987-4011.

[112] Li X，Zhou L，Wei Y，et al. Anisotropic growth-induced synthesis of dual-compartment Janus mesoporous silica nanoparticles for bimodal triggered drugs delivery. Journal of the American Chemical Society，2014，136：15086-15092.

[113] Zhang X，Yang P，Dai Y，et al. Multifunctional up-converting nanocomposites with smart polymer brushes gated mesopores for cell imaging and thermo/pH dual-responsive drug controlled release. Advanced Functional Materials，2013，23：4067-4078.

[114] Zhao L，Peng J，Huang Q，et al. Near-infrared photoregulated drug release in living tumor tissue via yolk-shell upconversion nanocages. Advanced Functional Materials，2014，24：363-371.

[115] Min Y，Li J，Liu F，et al. Near-infrared light-mediated photoactivation of a platinum antitumor prodrug and simultaneous cellular apoptosis imaging by upconversion-luminescent nanoparticles. Angewandte Chemie International Edition，2014，53：1012-1016.

[116] Dai Y，Xiao H，Liu J，et al. *In vivo* multimodality imaging and cancer therapy by near-infrared light-triggered trans-platinum pro-drug-conjugated upconverison nanoparticles. Journal of the American Chemical Society，2013，135：18920-18929.

[117] Chien Y H，Chou Y L，Wang S W，et al. Near-infrared light photocontrolled targeting，bioimaging，and

chemotherapy with caged upconversion nanoparticles *in vitro* and *in vivo*. ACS Nano，2013，7：8516-8528.

[118] Kang X，Cheng Z，Li C，et al. Core-shell structured up-conversion luminescent and mesoporous NaYF$_4$：Yb^{3+}/Er^{3+}@nSiO$_2$@mSiO$_2$ nanospheres as carriers for drug delivery. Journal of Physical Chemistry C，2011，115：15801-15811.

[119] Liu J，Bu J，Bu W，et al. Real-time *in vivo* quantitative monitoring of drug release by dual-mode magnetic resonance and upconverted luminescence imaging. Angewandte Chemie International Edition，2014，53：4551-4555.

[120] Barker H E，Paget J T E，Khan A A，et al. The tumour microenvironment after radiotherapy：mechanisms of resistance and recurrence. Nature Reviews Cancer，2015，15：409-425.

[121] Wilson W R，Hay M P. Targeting hypoxia in cancer therapy. Nat Reviews Cancer，2011，11：393-410.

[122] Song G，Cheng L，Chao Y，et al. Emerging nanotechnology and advanced materials for cancer radiation therapy. Advanced Materials，2017，29：1700996.

[123] Fan W，Shen B，Bu W，et al. Rattle-structured multifunctional nanotheranostics for synergetic chemo-/radiotherapy and simultaneous magnetic/luminescent dual-mode imaging. Journal of the American Chemical Society，2013，135：6494-6503.

[124] Fan W，Shen B，Bu W，et al. Design of an intelligent sub-50 nm nuclear-targeting nanotheranostic system for imaging guided intranuclear radiosensitization. Chemcal Science，2015，6：1747-1753.

[125] Fan W，Bu W，Zhang Z，et al. X-ray radiation-controlled no-release for on-demand depth-independent hypoxic radiosensitization. Angewandte Chemie International Edition，2015，54：14026-14030.

[126] Liu Y F，Chen W，Wang S P，et al. Investigation of water-soluble X-ray luminescence nanoparticles for photodynamic activation. Applied Physics Letters，2008，92：043901-043903.

[127] Zhang C，Zhao K，Bu W，et al. Marriage of scintillator and semiconductor for synchronous radiotherapy and deep photodynamic therapy with diminished oxygen dependence. Angewandte Chemie International Edition，2015，54：1770-1774.

[128] Dolmans D E J G J，Fukumura D，Jain R K. Photodynamic therapy for cancer. Nature Reviews Cancer，2003，3：380-387.

[129] Oleinick N L，Morris R L，Belichenko T. The role of apoptosis in response to photodynamic therapy：what，where，why，and how. Journal of Photochemistry and Photobiology Sciences，2002，1：1-21.

[130] De Rosa F S，Bentley M V L B. Photodynamic therapy of skin cancers：Sensitizers，clinical studies and future directives. Pharmaceutical Research，2000，17：1447-1455.

[131] Juzeniene A，Moan J. The history of PDT in Norway Part one：Identification of basic mechanisms of general PDT. Photodiagnosis and Photodynamic Therapy，2007，4：3-11.

[132] Patito I A，Rothmann C，Malik Z. Nuclear transport of photosensitizers during photosensitization and oxidative stress. Biology of the Cell，2001，93：285-291.

[133] Qian H S，Guo H C，Ho P C L，et al. Mesoporous-silica-coated up-conversion fluorescent nanoparticles for photodynamic therapy. Small，2009，5：2285-2290.

[134] Park Y，Kim H M，Kim J H，et al. Theranostic probe based on lanthanide-doped nanoparticles for simultaneous *in vivo* dual-modal imaging and photodynamic therapy. Advanced Materials，2012，24：5755-5761.

[135] Cui S，Yin D，Chen Y，et al. *In vivo* targeted deep-tissue photodynamic therapy based on near-infrared light triggered upconversion nanoconstruct. ACS Nano，2013，7：676-688.

[136] Idris N M，Gnanasammandhan M K，Zhang J，et al. *In vivo* photodynamic therapy using upconversion

nanoparticles as remote-controlled nanotransducers. Nature Medicine, 2012, 18: 1580-1585.

[137] Bell E L, Klimova T, Chandel N S. Targeting the mitochondria for cancer therapy: regulation of hypoxia-inducible factor by mitochondria. Antioxidants & Redox Signaling, 2008, 10: 635-640.

[138] Fan W P, Shen B, Bu W B, et al. Intranuclear biophotonics by smart design of nuclear-targeting photo-/radio-sensitizers co-loaded upconversion nanoparticles. Biomaterials, 2015, 69: 89-98.

[139] Hou Z Y, Zhang Y X, Deng K R, et al. UV-emitting upconversion-based TiO$_2$ photosensitizing nanoplatform: near-infrared light mediated *in vivo* photodynamic therapy via mitochondria-involved apoptosis pathway. ACS Nano, 2015, 9: 2584-2599.

[140] Zhang X, Ai F, Sun T, et al. Multimodal upconversion nanoplatform with a mitochondria-targeted property for improved photodynamic therapy of cancer cells. Inorganic Chemistry, 2016, 55: 3872-3880.

[141] Ben-Hur E, Elkind M M, Bronk B V. Thermally enhanced radioresponse of cultured chinese hamster cells: inhibition of repair of sublethal damage and enhancement of lethal damage. Radiation Research, 1974, 58: 38-51.

[142] Gerweck L E, Gillette E L, Dewey W C. Effect of heat and radiation on synchronous Chinese hamster cells: killing and repair. Radiation Research, 1975, 64: 611-623.

[143] Horsman M R, Overgaard J. Hyperthermia: a potent enhancer of radiotherapy. Clinical Oncology, 2007, 19: 418-426.

[144] Li L, Tang F, Liu H, et al. *In vivo* delivery of silica nanorattle encapsulated docetaxel for liver cancer therapy with low toxicity and high efficacy. ACS Nano, 2010, 4: 6874-6882.

[145] Nakae T, Uto Y, Tanaka M, et al. Design, synthesis, and radiosensitizing activities of sugar-hybrid hypoxic cell radiosensitizers. Bioorganic & Medicinal Chemistry, 2008, 16: 675-682.

[146] Casazzaa A, Di Conza G, Wenes M, et al. Tumor stroma: a complexity dictated by the hypoxic tumor microenvironment. Oncogene, 2014, 33 (14): 1743-1754.

[147] Pries A R, Cornelissen A J, Sloot A A, et al. Structural adaptation and heterogeneity of normal and tumor microvascular networks. Plos Computational Biology, 2009, 5 (5): e1000394.

[148] Vaupel P, Harrison L.Tumor hypoxia: causative factors, compensatory mechanisms, and cellular response. The Oncologist, 2004, 9: 4-9.

[149] Starska K, Forma E, Jozwiak P, et al. Gene and protein expression of glucose transporter 1 and glucose transporter 3 in human laryngeal cancer-the relationship with regulatory hypoxia-inducible factor-1alpha expression, tumor invasiveness, and patient prognosis.Tumour Biology: the Journal of the International Society for Oncodevelopmental Biology and Medicine, 2015, 36 (4): 2309-2321.

[150] Ivanoval L, Zandberga E, Silina K, et al. Prognostic relevance of carbonic anhydrase IX expression is distinct in various subtypes of breast cancer and its silencing suppresses self-renewal capacity of breast cancer cells. Cancer Chemotherapy and Pharmacology, 2015, 75 (2): 235-246.

[151] Span P N, Bussink J. Biology of hypoxia. Seminars in Nuclear Medicine, 2015, 45 (2): 101-109.

[152] Dulloo I, Phang B H, Othman R, et al. Hypoxia-inducible TAp73 supports tumorigenesis by regulating the angiogenic transcriptome. Nature Cell Biology, 2015, 17 (4): 511-523.

[153] Zhao X, Gao S, Ren H, et al. Hypoxia-inducible factor-1 promotes pancreatic ductal adenocarcinoma invasion and metastasis by activating transcription of the actin-bundling protein fascin. Cancer Research, 2014, 74 (9): 2455-2464.

[154] Goswami S, Sahai E, Wyckoff J B, et al. Macrophages promote the invasion of breast carcinoma cells via a

colony-stimulating factor-1/Epidermal growth factor paracrine loop. Cancer Research, 2005, 65 (12):
5278-5783.

[155] Chang L Y, Lin Y C, Mahalingaam J, et al. Tumor-derived chemokine CCL5 enhances TGF-beta-mediated killing of CD8 (+) T cells in colon cancer by T-regulatory cells. Cancer Research, 2012, 72 (5): 1092-1102.

[156] Conroy H, Galvin K C, Higgins S C, et al. Gene silencing of TGF-beta1 enhances antitumor immunity induced with a dendritic cell vaccine by reducing tumor-associated regulatory T cells. Cancer Immunology, Immunotherapy: CII, 2012, 61 (3): 425-431.

[157] Berchem G, Noman M Z, Bosseler M, et al. Hypoxic tumor-derived microvesicles negatively regulate NK cell function by a mechanism involving TGF-beta and miR23a transfer. OncoImmunology, 2016, 5 (4): e1062968.

[158] Wiktorowska-Owczarek A, Owczarek J. The effect of hypoxia on PGE2-stimulated cAMP generation in HMEC-1. Cellular and Molecular Biology Letters, 2015, 20 (2): 213-221.

[159] Civenni G, Malek A, Albino D, et al. RNAi-mediated silencing of Myc transcription inhibits stem-like cell maintenance and tumorigenicity in prostate cancer. Cancer Research, 2013, 73 (22): 6816-6827.

[160] Hakim F, Kaitsuka T, Raeed J M, et al. High oxygen condition facilitates the differentiation of mouse and human pluripotent stem cells into pancreatic progenitors and insulin-producing cells. The Journal of Biological Chemistry, 2014, 289 (14): 9623-9638.

[161] Hu Y Y, Fu L A, Li S Z, et al. Hif-1alpha and Hif-2alpha differentially regulate Notch signaling through competitive interaction with the intracellular domain of Notch receptors in glioma stem cells. Cancer Letters, 2014, 349 (1): 67-76.

[162] Brown J M. Tumor microenvironment and the response to anticancer therapy. Cancer Biology & Therapy, 2002, 1 (5): 453-458.

[163] Giaccial A J. Hypoxic stress proteins: survival of the fittest. Seminars in Radiation Oncology, 1996, 6: 46-58.

[164] Rofstad E K, Danielsen T. Hypoxia-induced metastasis of human melanoma cells: involvement of vascular endothelial growth factor-mediated angiogenesis. British Journal of Cancer, 1999, 80: 1697-1707.

[165] Vaupel P, Mayer A. Hypoxia in cancer: significance and impact on clinical outcome. Cancer Metastasis Reviews, 2007, 26 (2): 225-239.

[166] Thews O, Wollosscheck T, Dillenburg W, et al. Microenvironmental adaptation of experimental tumours to chronic vs acute hypoxia. British Journal of Cancer, 2004, 91 (6): 1181-1189.

[167] Song H, He R, Wang K, et al. Anti-HIF-1alpha antibody-conjugated pluronic triblock copolymers encapsulated with Paclitaxel for tumor targeting therapy. Biomaterials, 2010, 31 (8): 2302-2312.

[168] Song X, Feng L, Liang C, et al. Ultrasound triggered tumor oxygenation with oxygen-shuttle nanoperfluorocarbon to overcome hypoxia-associated resistance in cancer therapies. Nano Letters, 2016, 16 (10): 6145-6153.

[169] Wouters B G, Weppler S A, Koritzinsky M, et al. Hypoxia as a target for combined modality treatments. European Journal of Cancer, 2002, 38: 240-257.

[170] Grimes D R, Partridge M. A mechanistic investigation of the oxygen fixation hypothesis and oxygen enhancement ratio. Biomedical Physics & Engineering Express, 2015, 1 (4): 045209.

[171] Gollnick S O, Owczarczak B, Maier P. Photodynamic therapy and anti-tumor immunity. Lasers in Surgery and Medicine, 2006, 38 (5): 509-515.

[172] Fan W, Bu W, Shen B, et al. Intelligent MnO_2 nanosheets anchored with upconversion nanoprobes for

concurrent pH-/H$_2$O$_2$-responsive UCL imaging and oxygen-elevated synergetic therapy. Advanced Materials, 2015, 27 (28): 4155-4161.

[173] Liu J, Chen Q, Zhu W, et al. Nanoscale-coordination-polymer-shelled manganese dioxide composite nanoparticles: a multistage redox/pH/H$_2$O$_2$-responsive cancer theranostic nanoplatform. Advanced Functional Materials, 2017, 27 (10): 1605926.

[174] Zhu W, Dong Z, Fu T, et al. Modulation of hypoxia in solid tumor microenvironment with MnO$_2$ nanoparticles to enhance photodynamic therapy. Advanced Functional Materials, 2016, 26 (30): 5490-5498.

[175] Yang G, Xu L, Chao Y, et al. Hollow MnO$_2$ as a tumor-microenvironment-responsive biodegradable nano-platform for combination therapy favoring antitumor immune responses. Nature Communications, 2017, 8 (1): 902.

[176] Song G, Liang C, Gong H, et al. Core-shell MnSe@Bi$_2$Se$_3$ fabricated via a cation exchange method as novel nanotheranostics for multimodal imaging and synergistic thermoradiotherapy. Advanced Materials, 2015, 27 (40): 6110-6117.

[177] Cheng Y, Cheng H, Jiang C, et al. Perfluorocarbon nanoparticles enhance reactive oxygen levels and tumour growth inhibition in photodynamic therapy. Nature Communications, 2015, 6: 8785.

[178] Song G, Liang C, Yi X, et al. Perfluorocarbon-loaded hollow Bi$_2$Se$_3$ nanoparticles for timely supply of oxygen under near-infrared light to enhance the radiotherapy of cancer. Advanced Materials, 2016, 28 (14): 2716-2723.

[179] Kappers M H, Vanesch J H, Sleijfer S, et al. Cardiovascular and renal toxicity during angiogenesis inhibition: clinical and mechanistic aspects. Journal of Hypertension, 2009, 27 (12): 2297-2309.

[180] Xian H J, Hua Y, Chang Y L, et al. Clinical research on 127 cases of primary liver cancer treated by TAE. Clinical Medical Engineering, 2008, 15 (10): 19-20.

[181] Liu Y, Liu Y, Bu W, et al. Radiation-/hypoxia-induced solid tumor metastasis and regrowth inhibited by hypoxia-specific upconversion nanoradiosensitizer. Biomaterials, 2015, 49: 1-8.

[182] Jain R K. Normalization of tumor vasculature: an emerging concept in antiangiogenic therapy. Science, 2005, 307 (5706): 58-62.

[183] Zhang M, Cui Z, Song R, et al. SnWO$_4$-based nanohybrids with full energy transfer for largely enhanced photodynamic therapy and radiotherapy. Biomaterials, 2018, 155: 135-144.

[184] Wang X Q, Gao F, Zhang X Z. Initiator-loaded gold nanocages as a light-induced free-radical generator for cancer therapy. Angewandte Chemie, 2017, 56 (31): 9029-9033.

[185] Zhang C, Bu W, Ni D, et al. Synthesis of iron nanometallic glasses and their application in cancer therapy by a localized Fenton reaction. Angewandte Chemie, 2016, 55 (6): 2101-2106.

[186] He Q. Precision gas therapy using intelligent nanomedicine. Biomaterials Science, 2017, 5 (11): 2226-2230.

[187] Fan W, Bu W, Zhang Z, et al. X-ray radiation-controlled no-release for on-demand depth-independent hypoxic radiosensitization. Angewandte Chemie, 2015, 54 (47): 14026-14030.

[188] Yang T, Jin Z, Wang Z, et al. Intratumoral high-payload delivery and acid-responsive release of H$_2$ for efficient cancer therapy using the ammonia borane-loaded mesoporous silica nanomedicine. Applied Materials Today, 2018, (11): 136-143.

[189] Duan X, Chan C, Lin W. Nanoparticle-mediated immunogenic cell death enables and potentiates cancer immunotherapy. Angewandte Chemie, 2019, 58: 670-680.

[190] Ni K, Lan G, Chan C, et al. Nanoscale metal-organic frameworks enhance radiotherapy to potentiate checkpoint blockade immunotherapy. Nature Communications, 2018, 9 (1): 2351.

[191] Dai Y, Xu C, Sun X, et al. Nanoparticle design strategies for enhanced anticancer therapy by exploiting the tumour microenvironment. Chemical Society Reviews, 2017, 46（12）: 3830-3852.

[192] Conklin K A. Dietary antioxidants during cancer chemotherapy: impact on chemotherapeutic effectiveness and development of side effects . Nutrition and Cancer, 2000, 37（1）: 1-18.

[193] Nie S. Understanding and overcoming major barriers in cancer nanomedicine. Nanomedicine, 2010, 5: 523-528.

[194] Chen J, Ning C, Zhou Z, et al. Nanomaterials as photothermal therapeutic agents. Progress in Materials Science, 2019, 99: 1-26.

[195] Riehemann K, Schneider S W, Luger T A, et al. Nanomedicine-challenge and perspectives. Angewandte Chemie, 2009, 48（5）: 872-897.

[196] Zhang C, Bu W, Ni D, et al. A polyoxometalate cluster paradigm with self-adaptive electronic structure for acidity/reducibility-specific photothermal conversion. Journal of the American Chemical Society, 2016, 138（26）: 8156-8164.

[197] Ayalew E. Drug related problems in chemotherapy of cancer patients . Journal of Cancer Science & Therapy, 2015, 7（2）: 55-59.

[198] Folkman J. Tumor angiogenesis: therapeutic implications. New England Journal of Medicine, 1971, 285(21): 1182-1186.

[199] Marx J. A boost for tumor starvation. Science, 2003, 301（5632）: 452-454.

[200] Poursaid A, Jensen M M, Huo E, et al. Polymeric materials for embolic and chemoembolic applications. Journal of Controlled Release: Official Journal of the Controlled Release Society, 2016, 240: 414-433.

[201] Lindskog P, Arbstedt P. Iron powder manufacturing techniques: a brief review. Powder Metallurgy, 1986, 29（1）: 14-19.

[202] Kato Y, Ozawa S, Miyamoto C, et al. Acidic extracellular microenvironment and cancer. Cancer Cell International, 2013, 13（1）: 89.

[203] Zhang C, Ni D, Liu Y, et al. Magnesium silicide nanoparticles as a deoxygenation agent for cancer starvation therapy. Nature Nanotechnology, 2017, 12（4）: 378-386.

[204] Gatenby R A, Gillies R J. Why do cancers have high aerobic glycolysis? . Nature Reviews Cancer, 2004, 4: 891-899.

[205] Szatrowski T P, Nathan C, Szatrowski T P, et al. Production of large amounts of hydrogen peroxide by human tumor cells. Cancer Research, 1991, 51: 794-798.

[206] Tang Z, Zhang H, Liu Y, et al. Antiferromagnetic pyrite as the tumor microenvironment-mediated nanoplatform for self-enhanced tumor imaging and therapy . Advanced Materials, 2017, 29（47）: 1701683.

[207] Tang Z, Liu Y, He M, et al. Chemodynamic therapy: tumour microenvironment-mediated fenton and fenton-like reaction. Angewandte Chemie International Edition, 2019, 58: 946-956.

[208] Rizzello L, Pompa P P. Nanosilver-based antibacterial drugs and devices: mechanisms, methodological drawbacks, and guidelines. Chemical Society Reviews, 2014, 43（5）: 1501-1518.

[209] Prestinaci F, Pezzotti P, Pantosti A. Antimicrobial resistance: a global multifaceted phenomenon. Pathogens & Global Health, 2015, 109（7）: 309-318.

[210] Renwick M J, Brogan D M, Mossialos E. A systematic review and critical assessment of incentive strategies for discovery and development of novel antibiotics. Journal of Antibiotics, 2016, 69（2）: 73-88.

[211] Fair R J, Tor Y. Antibiotics and bacterial resistance in the 21st century. Perspectives in Medicinal Chemistry, 2014, 6（6）: 25-64.

[212] Levy S B. Factors impacting on the problem of antibiotic resistance. Journal of Antimicrobial Chemotherapy, 2002, 49（1）: 25-30.

[213] Katz M L, Mueller L V, Polyakov M, et al. Where have all the antibiotic patents gone?. Nature Biotechnology, 2006, 24（12）: 1529-1531.

[214] Davies D. Understanding biofilm resistance to antibacterial agents. Nature Reviews Drug Discovery, 2003, 2（2）: 114-122.

[215] Worthington R J, Richards J J, Melander C. Small molecule control of bacterial biofilms. Organic & Biomolecular Chemistry, 2012, 10（37）: 7457-7474.

[216] Do D C. The role of bacterial biofilms in chronic infections. California: UC Riverside, 2014.

[217] Donlan R M, Costerton J W. Biofilms: survival mechanisms of clinically relevant microorganisms. Clinical Microbiology Reviews, 2002, 15（2）: 167-193.

[218] Stewart P S, Costerton J W. Antibiotic resistance of bacteria in biofilms. The Lancet, 2001, 358（9276）: 135-138.

[219] Bordi C, de Bentzmann S. Hacking into bacterial biofilms: a new therapeutic challenge. Annals of Intensive Care, 2011, 1（1）: 19.

[220] Stewart P S, Franklin M J. Physiological heterogeneity in biofilms. Nature Reviews Microbiology, 2008, 6（3）: 199-210.

[221] Landini P, Antoniani D, Burgess J G, et al. Molecular mechanisms of compounds affecting bacterial biofilm formation and dispersal. Applied Microbiology and Biotechnology, 2010, 86（3）: 813-823.

[222] Ceri H, Olson M E, Stremick C, et al. The calgary biofilm device: new technology for rapid determination of antibiotic susceptibilities of bacterial biofilms. Journal of Clinical Microbiology, 1999, 37（6）: 1771-1776.

[223] Forier K, Raemdonck K, de Smedt S C, et al. Lipid and polymer nanoparticles for drug delivery to bacterial biofilms. Journal of Controlled Release, 2014, 190: 607-623.

[224] Ageitos J M, Sánchez-Pérez A, Calo-Mata P, et al. Antimicrobial peptides（AMPs）: ancient compounds that represent novel weapons in the fight against bacteria. Biochemical Pharmacology, 2017, 133: 117-138.

[225] Zhu X, Radovic-Moreno A F, Wu J, et al. Nanomedicine in the management of microbial infoetion overview and perspectives. Nano Today, 2014, 9（4）: 478-498.

[226] Cui Y, Zhao Y, Tian Y, et al. The molecular mechanism of action of bactericidal gold nanoparticles on Escherichia coli. Biomaterials, 2012, 33（7）: 2327-2333.

[227] Valodkar M, Modi S, Pal A, et al. Synthesis and anti-bacterial activity of Cu, Ag and Cu-Ag alloy nanoparticles: a green approach. Materials Research Bulletin, 2011, 46（3）: 384-389.

[228] Karlsson H L, Cronholm P, Hedberg Y, et al. Cell membrane damage and protein interaction induced by copper containing nanoparticles—importance of the metal release process. Toxicology, 2013, 313（1）: 59-69.

[229] Zare B, Faramarzi M A, Sepehrizadeh Z, et al. Biosynthesis and recovery of rod-shaped tellurium nanoparticles and their bactericidal activities. Materials Research Bulletin, 2012, 47（11）: 3719-3725.

[230] Lin Z H, Lee C H, Chang H Y, et al. Antibacterial activities of tellurium nanomaterials. Chemistry-An Asian Journal, 2012, 7（5）: 930-934.

[231] Badireddy A R, Hernandez-Delgadillo R, Sánchez-Nájera R I, et al. Synthesis and characterization of lipophilic bismuth dimercaptopropanol nanoparticles and their effects on oral microorganisms growth and biofilm formation. Journal of Nanoparticle Research, 2014, 16（6）: 2456.

[232] Ansari M A, Khan H M, Khan A A, et al. Characterization of clinical strains of MSSA, MRSA and MRSE

isolated from skin and soft tissue infections and the antibacterial activity of ZnO nanoparticles. World Journal of Microbiology and Biotechnology, 2012, 28（4）: 1605-1613.

[233] Meghana S, Kabra P, Chakraborty S, et al. Understanding the pathway of antibacterial activity of copper oxide nanoparticles. RSC Advances, 2015, 5（16）: 12293-12299.

[234] Hans M, Erbe A, Mathews S, et al. Role of copper oxides in contact killing of bacteria. Langmuir, 2013, 29（52）: 16160-16166.

[235] Tang Z X, Lv B F. MgO nanoparticles as antibacterial agent: preparation and activity. Brazilian Journal of Chemical Engineering, 2014, 31（3）: 591-601.

[236] Allahverdiyev A M, Abamor E S, Bagirova M, et al. Antimicrobial effects of TiO_2 and Ag_2O nanoparticles against drug-resistant bacteria and leishmania parasites. Future Microbiology, 2011, 6（8）: 933-940.

[237] Ansari M A, Khan H M, Khan A A, et al. Antibacterial potential of Al_2O_3 nanoparticles against multidrug resistance strains of *Staphylococcus aureus* isolated from skin exudates. Journal of Nanoparticle Research, 2013, 15（10）: 1970.

[238] Lemire J A, Harrison J J, Turner R J. Antimicrobial activity of metals: mechanisms, molecular targets and applications. Nature Reviews Microbiology, 2013, 11（6）: 371-384.

[239] Karthikeyan R, Kumar P V, Koushik O S. Dendrimeric biocides-a tool for effective antimicrobial therapy. Journal of Nanomedicine Nanotechnology, 2016, 7（359）: 2.

[240] Gazit E. Self-assembled peptide nanostructures: the design of molecular building blocks and their technological utilization. Chemical Society Reviews, 2007, 36（8）: 1263-1269.

[241] Qi L, Xu Z, Jiang X, et al. Preparation and antibacterial activity of chitosan nanoparticles. Carbohydrate Research, 2004, 339（16）: 2693-2700.

[242] Beyth N, Yudovin-Farber I, Bahir R, et al. Antibacterial activity of dental composites containing quaternary ammonium polyethylenimine nanoparticles against *Streptococcus mutans*. Biomaterials, 2006, 27（21）: 3995-4002.

[243] Beyth N, Houri-Haddad Y, Baraness-Hadar L, et al. Surface antimicrobial activity and biocompatibility of incorporated polyethylenimine nanoparticles. Biomaterials, 2008, 29（31）: 4157-4163.

[244] Kang S, Herzberg M, Rodrigues D F, et al. Antibacterial effects of carbon nanotubes: size does matter. Langmuir, 2008, 24（13）: 6409-6413.

[245] Panda S, Rout T K, Prusty A D, et al. Electron transfer directed antibacterial properties of graphene oxide on metals. Advanced Materials, 2018, 30（7）: 1702149.

[246] Lyon D Y, Adams L K, Falkner J C, et al. Antibacterial activity of fullerene water suspensions: effects of preparation method and particle size. Environmental Science & Technology, 2006, 40（14）: 4360-4366.

[247] Xia L, Xu M, Cheng G, et al. Facile construction of Ag nanoparticles encapsulated into carbon nanotubes with robust antibacterial activity. Carbon, 2018, 130: 775-781.

[248] Shuai C, Guo W, Wu P, et al. A graphene oxide-Ag co-dispersing nanosystem: dual synergistic effects on antibacterial activities and mechanical properties of polymer scaffolds. Chemical Engineering Journal, 2018, 347: 322-333.

[249] Le Ouay B, Stellacci F. Antibacterial activity of silver nanoparticles: a surface science insight. Nano Today, 2015, 10（3）: 339-354.

[250] Eckhardt S, Brunetto P S, Gagnon J, et al. Nanobio silver: its interactions with peptides and bacteria, and its uses in medicine. Chemical Reviews, 2013, 113（7）: 4708-4754.

[251] Xu H, Qu F, Xu H, et al. Role of reactive oxygen species in the antibacterial mechanism of silver nanoparticles on *Escherichia coli* O157: H7. Biometals, 2012, 25 (1): 45-53.

[252] Blecher K, Nasir A, Friedman A. The growing role of nanotechnology in combating infectious disease. Virulence, 2011, 2 (5): 395-401.

[253] Knetsch M L W, Koole L H. New strategies in the development of antimicrobial coatings: the example of increasing usage of silver and silver nanoparticles. Polymers, 2011, 3 (1): 340-366.

[254] Li Q, Mahendra S, Lyon D Y, et al. Antimicrobial nanomaterials for water disinfection and microbial control: potential applications and implications. Water Research, 2008, 42 (18): 4591-4602.

[255] Veerapandian M, Lim S K, Nam H M, et al. Glucosamine-functionalized silver glyconanoparticles: characterization and antibacterial activity. Analytical and Bioanalytical Chemistry, 2010, 398 (2): 867-876.

[256] Hancock R E W, Sahl H G. Antimicrobial and host-defense peptides as new anti-infective therapeutic strategies. Nature Biotechnology, 2006, 24 (12): 1551-1557.

[257] Peschel A, Sahl H G. The co-evolution of host cationic antimicrobial peptides and microbial resistance. Nature Reviews Microbiology, 2006, 4 (7): 529-536.

[258] Eby D M, Farrington K E, Johnson G R. Synthesis of bioinorganic antimicrobial peptide nanoparticles with potential therapeutic properties. Biomacromolecules, 2008, 9 (9): 2487-2494.

[259] Blin T, Purohit V, Leprince J, et al. Bactericidal microparticles decorated by an antimicrobial peptide for the easy disinfection of sensitive aqueous solutions. Biomacromolecules, 2011, 12 (4): 1259-1264.

[260] Engler A C, Wiradharma N, Ong Z Y, et al. Emerging trends in macromolecular antimicrobials to fight multi-drug-resistant infections. Nano Today, 2012, 7 (3): 201-222.

[261] Kong M, Chen X G, Xing K, et al. Antimicrobial properties of chitosan and mode of action: a state of the art review. International Journal of Food Microbiology, 2010, 144 (1): 51-63.

[262] Badawy M E I, Rabea E I, Rogge T M, et al. Synthesis and fungicidal activity of new *N*, *O*-acyl chitosan derivatives. Biomacromolecules, 2004, 5 (2): 589-595.

[263] Liu S, Zeng T H, Hofmann M, et al. Antibacterial activity of graphite, graphite oxide, graphene oxide, and reduced graphene oxide: membrane and oxidative stress. ACS Nano, 2011, 5 (9): 6971-6980.

[264] Jilani A, Othman M H D, Ansari M O, et al. A simple route to layer-by-layer assembled few layered graphene oxide nanosheets: optical, dielectric and antibacterial aspects. Journal of Molecular Liquids, 2018, 253: 284-296.

[265] Zeyuan L, Liangliang G, Jing Z. Application progress of fullerene and its derivatives in medicine. Journal of China Pharmaceutical University, 2018, 49 (2): 136-146.

[266] Zhilenkov A V, Khakina E A, Troshin P A, et al. Synthesis and antibacterial activity of hybrid supramolecular complexes based on tetracycline/doxycycline and water-soluble C60-fullerene derivatives. Pharmaceutical Chemistry Journal, 2017, 50 (10): 637-641.

[267] Suo L, Li Z, Luo F, et al. Effect of dentin surface modification using carbon nanotubes on dental bonding and antibacterial ability. Dental Materials Journal, 2018, 37 (2): 229-236.

[268] Kang S, Pinault M, Pfefferle L D, et al. Single-walled carbon nanotubes exhibit strong antimicrobial activity. Langmuir, 2007, 23 (17): 8670-8673.

[269] Lyon D Y, Adams L K, Falkner J C, et al. Antibacterial activity of fullerene water suspensions: effects of preparation method and particle size. Environmental Science & Technology, 2006, 40 (14): 4360-4366.

[270] Rajesh S, Koshi E, Philip K, et al. Antimicrobial photodynamic therapy: an overview. Journal of Indian

Society of Periodontology, 2011, 15 (4): 323-327.

[271] Paula A J, Koo H. Nanosized building blocks for customizing novel antibiofilm approaches. Journal of Dental Research, 2016, 96 (2): 128-136.

[272] Xiao D S, Zhong Q L, Hao Y. Preparation of graphene quantum dots and their biological applications. Journal of Inorganic Materials, 2016, 31 (4): 337-344.

[273] Arzhakova O V, Dolgova A A, Volynskii A L. Mesoporous and nanocomposite fibrous materials based on poly (ethylene terephthalate) fibers with high craze density via environmental crazing: preparation, structure, and applied properties. ACS Applied Materials & Interfaces, 2019, 11 (20): 18701-18710.

[274] Belusso L C S, Lenz G F, Fiorini E E, et al. Synthesis of silver nanoparticles from bottom up approach on borophosphate glass and their applications as SERS, antibacterial and glass-based catalyst. Applied Surface Science, 2019, 473: 303-312.

[275] Biswas A, Bayer I S, Biris A S, et al. Advances in top-down and bottom-up surface nanofabrication: techniques, applications & future prospects. Advances in Colloid and Interface Science, 2012, 170(1-2): 2-27.

[276] 徐霞, 赵金安, 李正军, 等. 气相法纳米二氧化硅季胺盐衍生物的合成和性能. 生物医学工程学杂志, 2006, 23 (2): 362-365.

[277] 贺英. 一维氧化锌纳米结构自组装及性能研究. 上海: 上海大学, 2016.

[278] Kang B M, Jeong W J, Park G C, et al. The characteristics of an antibacterial TiAgN thin film coated by physical vapor deposition technique. Journal of Nanoscience and Nanotechnology, 2015, 15 (8): 6020-6023.

[279] Cai Z, Liu B, Zou X, et al. Chemical vapor deposition growth and applications of two-dimensional materials and their heterostructures. Chemical Reviews, 2018, 118 (13): 6091-6133.

[280] Sarakinos K, Alami J, Konstantinidis S. High power pulsed magnetron sputtering: a review on scientific and engineering state of the art. Surface & Coatings Technology, 2010, 204 (11): 1661-1684.

[281] Owens G J, Singh R K, Foroutan F, et al. Sol-gel based materials for biomedical applications. Progress in Materials Science, 2016, 77: 1-79.

[282] Anaya-Esparza L M, Montalvo-González E, González-Silva N, et al. Synthesis and characterization of TiO_2-ZnO-MgO mixed oxide and their antibacterial activity. Materials, 2019, 12 (5): 698.

[283] Werapun U, Pechwang J. Synthesis and antimicrobial activity of Fe: TiO_2 particles. Journal of Nano Research, 2019, 56: 28-38.

[284] Ansari M A, Khan H M, Khan A A, et al. Interaction of Al_2O_3 nanoparticles with Escherichia coli and their cell envelope biomolecules. Journal of Applied Microbiology, 2014, 116 (4): 772-783.

[285] Niskanen J, Shan J, Tenhu H, et al. Synthesis of copolymer-stabilized silver nanoparticles for coating materials. Colloid & Polymer Science, 2010, 288 (5): 543-553.

[286] Joost U, Juganson K, Visnapuu M, et al. Photocatalytic antibacterial activity of nano-TiO_2 (anatase)-based thin films: effects on Escherichia coli cells and fatty acids. Journal of Photochemistry & Photobiology B Biology, 2015, 142 (142C): 178-185.

[287] Ocsoy I, Paret M L, Ocsoy M A, et al. Nanotechnology in plant disease management: DNA-directed silver nanoparticles on graphene oxide as an antibacterial against Xanthomonas perforans. ACS Nano, 2013, 7 (10): 8972-8980.

[288] Allaker R P. The use of nanoparticles to control oral biofilm formation. Journal of Dental Research, 2010, 89 (11): 1175-1186.

[289] Spacciapoli P, Buxton D, Rothstein D, et al. Antimicrobial activity of silver nitrate against periodontal

pathogens. Journal of Periodontal Research, 2010, 36 (2): 108-113.

[290] Xia T, Kovochich M, Liong M, et al. Comparison of the mechanism of toxicity of zinc oxide and cerium oxide nanoparticles based on dissolution and oxidative stress properties. ACS Nano, 2008, 2 (10): 2121-2134.

[291] Li Y, Zhang W, Niu J, et al. Mechanism of photogenerated reactive oxygen species and correlation with the antibacterial properties of engineered metal-oxide nanoparticles. ACS Nano, 2012, 6 (6): 5164-5173.

[292] Dwivedi S, Wahab R, Khan F, et al. Reactive oxygen species mediated bacterial biofilm inhibition via zinc oxide nanoparticles and their statistical determination. PLoS ONE, 2014, 9 (11): e111289.

[293] Wang L, Hu C, Shao L. The antimicrobial activity of nanoparticles: present situation and prospects for the future. International Journal of Nanomedicine, 2017, 12: 1227-1249.

[294] Bronshtein I, Aulova S, Juzeniene A, et al. *In vitro* and *in vivo* photosensitization by protoporphyrins possessing different lipophilicities and vertical localization in the membrane. Photochemistry & Photobiology, 2010, 82 (5): 1319-1325.

[295] Surai P F. Antioxidant systems in poultry biology: superoxide dismutase. Journal of Animal Research and Nutrition, 2016. 1 (1): 8.

[296] Fu H, Yuan J, Gao H. Microbial oxidative stress response: novel insights from environmental facultative anaerobic bacteria. Archives of Biochemistry & Biophysics, 2015, 584: 28-35.

[297] Zhao X, Drlica K. Reactive oxygen species and the bacterial response to lethal stress. Current Opinion in Microbiology, 2014, 21: 1-6.

[298] Cheng L, Zhang K, Weir M D, et al. Nanotechnology strategies for antibacterial and remineralizing composites and adhesives to tackle dental caries. Nanomedicine, 2015, 10 (4): 627-641.

[299] Khan S T, Ahamed M, Al-Khedhairy A, et al. Biocidal effect of copper and zinc oxide nanoparticles on human oral microbiome and biofilm formation. Materials Letters, 2013, 97: 67-70.

[300] Alrahlah A, Fouad H, Hashem M, et al. Titanium oxide (TiO$_2$)/polymethylmethacrylate (PMMA) denture base nanocomposites: mechanical, viscoelastic and antibacterial behavior. Materials, 2018. 11 (7): 1096.

[301] Kumar C G, Sujitha P. Green synthesis of Kocuran-functionalized silver glyconanoparticles for use as antibiofilm coatings on silicone urethral catheters. Nanotechnology, 2014, 25 (32): 325101.

[302] Nicolle L E. Catheter-acquired urinary tract infection: the once and future guidelines. Infection Control and Hospital Epidemiology, 2010, 31 (4): 327-329.

[303] Akiyama H, Okamoto S. Prophylaxis of indwelling urethral catheter infection: clinical experience with a modified Foley catheter and drainage system. The Journal of Urology, 1979, 121 (1): 40-42.

[304] Thomas R, Soumya K R, Mathew J, et al. Inhibitory effect of silver nanoparticle fabricated urinary catheter on colonization efficiency of Coagulase Negative Staphylococci. Journal of Photochemistry and Photobiology B-Biology, 2015, 149: 68-77.

[305] Fischer M, Vahdatzadeh M, Konradi R, et al. Multilayer hydrogel coatings to combine hemocompatibility and antimicrobial activity. Biomaterials, 2015, 56: 198-205.

[306] You C, Li Q, Wang X, et al. Silver nanoparticle loaded collagen/chitosan scaffolds promote wound healing via regulating fibroblast migration and macrophage activation. Scientific Reports, 2017, 7 (1): 10489.

[307] Zulkifli F H, Hussain F S J, Zeyohannes S S, et al. A facile synthesis method of hydroxyethyl cellulose-silver nanoparticle scaffolds for skin tissue engineering applications. Materials Science & Engineering C-Materials for Biological Applications, 2017, 79: 151-160.

[308] Gong C P, Li S C, Wang R Y. Development of biosynthesized silver nanoparticles based formulation for treating

wounds during nursing care in hospitals. Journal of Photochemistry and Photobiology B-Biology，2018，183：137-141.

[309] Sweeney I R，Miraftab M，Collyer G. A critical review of modern and emerging absorbent dressings used to treat exuding wounds. International Wound Journal，2012，9（6）：601-612.

[310] Wu J H，Wang R Z，Hao L M，et al. Antibacterial activity and stability of the electrospun antibacterial polymer/silver nanoparticle nanohybrid mats. Materials Science Forum，2016，848：538-542.

[311] Fan Z，Liu B，Wang J，et al. A novel wound dressing based on Ag/graphene polymer hydrogel：effectively kill bacteria and accelerate wound healing. Advanced Functional Materials，2014，24（25）：3933-3943.

[312] Fan L，Yang J，Wu H，et al. Preparation and characterization of quaternary ammonium chitosan hydrogel with significant antibacterial activity. International Journal of Biological Macromolecules，2015，79：830-836.

[313] 吴迎爽. 吡格列酮对去卵巢大鼠 IL-1β、IL-6、TNF-a 的影响及与骨代谢关系的实验研究．山西：山西医科大学，2012.

[314] Qiu Y，Zhang N，An Y H，et al. Biomaterial strategies to reduce implant-associated infections. International Journal of Artificial Organs，2007，30（9）：828-841.

[315] Zhang Y，Dong C，Yang S，et al. Enhanced silver loaded antibacterial titanium implant coating with novel hierarchical effect. Journal of Biomaterials Applications，2018，32（9）：1289-1299.

[316] Zhang R，Liu X，Xiong Z，et al. Novel micro/nanostructured TiO$_2$/ZnO coating with antibacterial capacity and cytocompatibility. Ceramics International，2018，44（8）：9711-9719.

[317] Mediaswanti K. Bactericidal coatings for bone implant applications. Journal of Biomimetics，Biomaterials and Biomedical Engineering，2016，28：53-56.

[318] Qin S，Xu K，Nie B，et al. Approaches based on passive and active antibacterial coating on titanium to achieve antibacterial activity. Journal of Biomedical Materials Research Part A，2018，106（9）：2531-2539.

[319] Li J，Tan L，Liu X，et al. Balancing bacteria-osteoblast competition through selective physical puncture and biofunctionalization of ZnO/Polydopamine/arginine-glycine-aspartic acid-cysteine nanorods. ACS Nano，2017，11（11）：11250-11263.

[320] Service R F. American chemical society meeting. Nanomaterials show signs of toxicity. Science，2003，300（5617）：243.

[321] Li Y F，Gao Y，Chai Z，et al. Nanometallomics：an emerging field studying the biological effects of metal-related nanomaterials. Metallomics，2014，6（2）：220-232.

[322] Kumar R，Roy I，Ohulchanskky T Y，et al. In vivo biodistribution and clearance studies using multimodal organically modified silica nanoparticles. ACS Nano，2010，4（2）：699-708.

[323] Panáček A，Kolář M，Večeřová R，et al. Antifungal activity of silver nanoparticles against Candida spp.. Biomaterials，2009，30（31）：6333-6340.

[324] Sandhiya S，Dkhar S A，Surendiran A. Emerging trends of nanomedicine-an overview. Fundamental & Clinical Pharmacology，2010，23（3）：263-269.

[325] Huh A J，Kwon Y J. "Nanoantibiotics"：a new paradigm for treating infectious diseases using nanomaterials in the antibiotics resistant era. Journal of Controlled Release，2011，156（2）：128-145.

[326] Beyth N，Houri-Haddad Y，Domb A，et al. Alternative antimicrobial approach：nano-antimicrobial materials. Evidence-Based Complementray and Alternative Medicine，2015，2015：246012.

[327] Cordeiro M，Carlos F F，Pedrosa P，et al. Gold nanoparticles for diagnostics：advances towards points of care. Diagnostics，2016，6（4）：43.

[328] Rai M, Ingle A P, Gaikwad S, et al. Nanotechnology based anti-infectives to fight microbial intrusions. Journal of Applied Microbiology, 2016, 120 (3): 527-542.

[329] Zazo H, Colino C I, Lanao J M. Current applications of nanoparticles in infectious diseases. Journal of Controlled Release Official Journal of the Controlled Release Society, 2016, 224 (20): 86-102.

[330] Massart R. Preparation of aqueous magnetic liquids in alkaline and acidic media. IEEE Transactions on Magnetics, 1981, 17: 1247-1248.

[331] Petcharoen K, Sirivat A. Synthesis and characterization of magnetite nanoparticles via the chemical co-precipitation method. Materials Science and Engineering: B, 2012, 177: 421-427.

[332] Roth H C, Schwaminger S P, Schindler M. Influencing factors in the CO-precipitation process of superparamagnetic iron oxide nano particles: a model based study. Journal of Magnetism and Magnetic Materials, 2015, 377: 81-89.

[333] Park J, An K J, Hwang Y S. Ultra-large-scale syntheses of monodisperse nanocrystals. Nature Materials, 2004, 3: 891-895.

[334] Hufschmid R, Arami H, Ferguson R M. Synthesis of phase-pure and monodisperse iron oxide nanoparticles by thermal decomposition. Nanoscale, 2015, 7: 11142-11154.

[335] Xie J, Yan C Z, Zhang Y. Shape evolution of "multibranched" Mn-Zn ferrite nanostructures with high performance: a transformation of nanocrystals into nanoclusters. Chemistry of Materials, 2013, 25: 3702-3709.

[336] Xie J, Zhang Y, Yan C Y. High-performance PEGylated Mn-Zn ferrite nanocrystals as a passive-targeted agent for magnetically induced cancer theranostics. Biomaterials, 2014, 35: 9126-9136.

[337] Li H, Lu Z, Li Q. Hydrothermal synthesis and properties of controlled alpha-Fe_2O_3 nanostructures in *hepes* solution. Chemistry-An Asian Journal, 2011, 6: 2320-2331.

[338] Pandey S, Mishra S B. Sol-gel derived organic-inorganic hybrid materials: synthesis, characterizations and applications. Journal of Sol-Gel Science and Technology, 2011, 59: 73-94.

[339] Laurent S, Forge D, Port M. Magnetic iron oxide nanoparticles: synthesis, stabilization, vectorization, physicochemical characterizations, and biological applications. Chemical Reviews, 2008, 110: 2574-2574.

[340] Caruntu D, Caruntu G, O'Connor C J. Magnetic properties of variable-sized Fe_3O_4 nanoparticles synthesized from non-aqueous homogeneous solutions of polyols. Journal of Physics D: Applied Physics, 2007, 40: 5801-5809.

[341] Liang X J, Jia X C, Cao L. Microemulsion synthesis and characterization of nano-Fe_3O_4 particles and Fe_3O_4 nanocrystalline. Journal of Dispersion Science and Technology, 2010, 31: 1043-1049.

[342] Hassanjani-Roshan A, Vaezi M R, Shokuhfar A. Synthesis of iron oxide nanoparticles via sonochemical method and their characterization. Particuology, 2011, 9: 95-99.

[343] Pascu O, Carenza E, Gich M. Surface reactivity of iron oxide nanoparticles by microwave-assisted synthesis; comparison with the thermal decomposition route. Journal of Physical Chemistry C, 2012, 116: 15108-15116.

[344] Liang Y J, Zhang Y, Guo Z R. Ultrafast preparation of monodisperse Fe_3O_4 nanoparticles by microwave-assisted thermal decomposition. Chemistry-A European Journal, 2016, 22: 11807-11815.

[345] Liang Y J, Fan F G, Ma M. Size-dependent electromagnetic properties and the related simulations of Fe_3O_4 nanoparticles made by microwave-assisted thermal decomposition. Colloids and Surfaces A: Physicochemical and Engineering Aspects, 2017, 530: 191-199.

[346] Vali H, Weiss B, Li Y L. Formation of tabular single-domain magnetite induced by *Geobacter metallireducens*

GS-15. Proceedings of the National Academy of Sciences of the United States of America，2004，101：16121-16126.

[347] Bharde A A，Parikh R Y，Baidakova M. Bacteria-mediated precursor-dependent biosynthesis of superparamagnetic iron oxide and iron sulfide nanoparticles. Langmuir，2008，24：5787-5794.

[348] Chen B，Sun J F，Fan F G. Ferumoxytol of ultrahigh magnetization produced by hydrocooling and magnetically internal heating co-precipitation. Nanoscale，2018，16（10）：7369-7376.

[349] Yang L，Hu K，Chen B. Fe$_3$O$_4$@PSC nanoparticle clusters with enhanced magnetic properties prepared by alternating-current magnetic field assisted co-precipitation. Colloids and Surfaces A：Physicochemical and Engineering Aspects，2017，520：348-354.

[350] 陈博，顾宁. 药用铁基纳米材料及其发展前景. 中国材料进展，2017，36（3）：46-50.

[351] Tourdias T，Roggerone S，Filippi M. Assessment of disease activity in multiple sclerosis phenotypes with combined gadolinium-and superparamagnetic iron oxide-enhanced or imaging. Radiology，2012，264（1）：225-233.

[352] Neuberger T，Schopf B，Hofmann H. Superparamagnetic nanoparticles for biomedical applications：possibilities and limitations of a new drug delivery system. Journal of Magnetism and Magnetic Materials，2005，293：483-496.

[353] Lee N，Hyeon T. Designed synthesis of uniformly sized iron oxide nanoparticles for efficient magnetic resonance imaging contrast agents. Chemical Society Reviews，2012，41：2575-2589.

[354] Hetzel D，Strauss W，Bernard K. A Phase III，randomized，open-label trial of ferumoxytol compared with iron sucrose for the treatment of iron deficiency anemia in patients with a history of unsatisfactory oral iron therapy. American Journal of Hematology，2014，89（6）：646-650.

[355] Zhao Q，Wang L，Cheng R. Magnetic nanoparticle-based hyperthermia for head & neck cancer in mouse models. Theranostics，2012，2（1）：113-121.

[356] Gao L，Zhuang J，Nie L. Intrinsic peroxidase-like activity of ferromagnetic nanoparticles. Nature Nanotechnology，2007，2（9）：577-583.

[357] Chen Z W，Yin J J，Zhou Y T. Dual enzyme-like activities of iron oxide nanoparticles and their implication for diminishing cytotoxicity. ACS Nano，2012，6（5）：4001-4012.

[358] Laurent S，Forge D，Port M. Magnetic iron oxide nanoparticles：synthesis，stabilization，vectorization，physicochemical characterizations，and biological applications. Chemical Reviews，2010，110：2574.

[359] Scharf A，Holmes S，Thoresen M. Superparamagnetic iron oxide nanoparticles as a means to track mesenchymal stem cells in a large animal model of tendon injury. Contrast Media & Molecular Imaging，2015，10（5）：388-397.

[360] Costa C，Brandao F，Bessa M J. *In vitro* cytotoxicity of superparamagnetic iron oxide nanoparticles on neuronal and glial cells. Evaluation of nanoparticle interference with viability tests. Journal of Applied Toxicology，2016，36（3）：361-372.

[361] Widder K J，Senyei A E，Ranney D F. Magnetically responsive microspheres and other carriers for the biophysical targeting of antitumor agents. Advances in Pharmacology and Chemotherapy，1979，16：213-271.

[362] Kong S D，Choi C，Khamwannah L. Magnetically vectored delivery of cancer drug using remotely on-off switchable nanocapsules . IEEE Transactions on Magnetics，2013，49（1）：349-352.

[363] Wu H A，Song L N，Chen L. Injectable thermosensitive magnetic nanoemulsion hydrogel for multimodal-imaging-guided accurate thermoablative cancer therapy. Nanoscale，2017，9（42）：16175-16182.

[364] Liu Y，Yang F，Yuan C X. Magnetic nanoliposomes as *in situ* microbubble bombers for multimodality image-guided cancer theranostics. ACS Nano，2017，11（2）：1509-1519.

[365] Bai C，Jia Z Y，Song L N. Time-dependent T1-T2 switchable magnetic resonance imaging realized by c（RGDyK）modified ultrasmall Fe$_3$O$_4$ nanoprobes. Advanced Functional Materials，2018，28（32）：1802281.

[366] Ugelstad J，Söderberg L，Berge A，et al. Monodisperse polymer particles—a step forward for chromatography. Nature，1983，303（5912）：95-96.

[367] Griwatz C，Brandt B，AssmannG，et al. An immunological enrichment method for epithelial-cells from peripheral-blood. Journal of Immunological Methods，1995，183（2）：251-265.

[368] 张春明，赵梗明，斯庆苏都. 磁性纳米粒子的制备及其细胞分离方面的应用. 上海师范大学学报，2008，37（3）：291-295.

[369] Chatterjee J，Haik Y，Chert C J. Modification and characterization of polystyrene-based magnetic microspheres and comparison with albumin-based magnetic microspheres. Journal of Magnetism and Magnetic Materials，2001，215（1-2）：21-29.

[370] Liu X Q，Guan Y P，Yang Y. Preparation of superparamagnetic immunomicrospheres and application for antibody purification. Journal of Applied Polymer Science，2004，94（5）：2205-2211.

[371] Xu C J，Xu K M，Gu H W. Dopamine as a robust anchor to immobilize functional molecules on the iron oxide shell of magnetic nanoparticles. Journal of the American Chemical Society，2004，126（32）：9938-9939.

（华东理工大学 李永生、屈 雪、宋佳林、刘昌胜；复旦大学 步文博、刘艳颜；东南大学 顾 宁、郭占航、陈 博）

第9章

>>

生物医学量子点

9.1 绪论

9.1 绪论

　　荧光成像作为一种高灵敏、可视化观测手段在生物医学研究中发挥着重要作用。随着纳米科学的发展，碳纳米管、金属纳米簇、量子点等各种荧光纳米材料被制备并用于生物医学研究。其中，量子点发光具有效率高、纯度高、亮度高、稳定性好等优异性能，在检测、成像、示踪等生物医学研究中展现出独特的优势，备受关注。

9.2 量子点

9.2.1 量子点及其性质

　　量子点（quantum dots，QDs）是一种具有量子限域效应的荧光半导体纳米晶，通常由ⅡB-ⅥA族元素（如 CdS、CdSe、CdTe、ZnSe 等）、ⅢA-ⅤA 族元素（如 InP、InAs 等）、ⅠB-ⅥA 族元素（如 Ag_2S、Ag_2Se、Ag_2Te 等）、ⅠB-ⅢA-ⅥA 族元素（如 $CuInS_2$、$AgInS_2$、$CuInSe_2$ 等）等组成，粒径一般在 2～20nm。因具有荧光发射光谱连续可调、荧光半峰宽窄（发光纯正）、发光效率高、稳定性好等优异的光学性质，且荧光发射波长可覆盖整个可见光区和近红外光区[1]，量子点被广泛应用于生物医学、光电显示、太阳能电池、光催化、激光器、量子计算等研究领域。

　　量子点由于尺寸小，电子的运动受限，不同于体相材料的连续能级，其能级为类似于单原子特性的分立能级，表现出一系列不同于体相材料的新性质。其中，最突出的是量子尺寸效应，即其吸收及发射光谱随着粒径的增大发生红移。因此，可以很方便地通过改变量子点的尺寸调控其发光性质 [2]。不同颜色量子点溶液及其光谱见图 9-1。

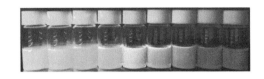

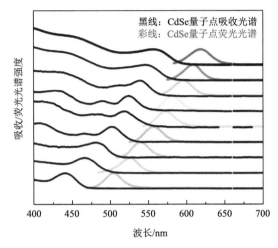

图 9-1　不同颜色量子点溶液及其光谱[2]

在生物医学应用方面，量子点与传统有机荧光试剂相比具有如下优势。

（1）发射光谱窄而对称，减少了谱图的重叠，避免了谱图间相互干扰。

（2）量子点激发谱宽，能够被所有比它的第一激子吸收峰更短波长的光激发，可以实现单一激发波长激发不同颜色的量子点。

（3）量子点具有较大斯托克斯位移，即发射光谱较吸收光谱有较大的红移，可以有效地避免自吸收。

（4）量子点具有特别强的光稳定性，荧光寿命较长，不易光漂白，适于长时间动态示踪研究。

9.2.2　量子点的发光机理

体相半导体材料含有大量原子，这些原子由于相互作用，原子原有能级分裂，形成能带。在基态下，电子首先填充在能量较低的能带上，该能带被称为价带（valence band），而能量较高的能带上未能填充电子，被称为导带（conduction band）。价带和导带之间的距离被称为带隙（band gap）。体相材料中能级间距非常小，能级密度大，表现出连续的能级。

随着材料尺寸减小到纳米量级，组成价带和导带的能级越来越少。当半导体材料的尺寸小到某一临界值时，能带边能级不再保持连续性而出现能级裂分，形成类似于分子的最高占据分子轨道（HOMO）和最低未占分子轨道（LUMO）。半导体发生带边裂分的临界尺寸是激子波尔半径。当半导体材料的尺寸小于或接近其激子波尔半径时，电子与空穴的运动受到限制，限域能大于电子与空穴的库仑相互作用，且半导体颗粒的粒径越小，激子运动受限程度越大，带隙就越宽。当激发光能量超过带隙宽度时，价带电子将吸收光子跃迁至导带，然后通过辐射复合的方式回到基态，同时发射荧光[3]。

9.3　量子点的合成

9.3.1　量子点的化学合成

化学合成法是通过化学反应来合成量子点，所得产物种类丰富，并且易于对量子点的晶体结构、表面和界面等进行调控，从而实现对其性质的调控。因此，化学合成法一直是量子点制备的主要方法。量子点化学合成法种类繁多，例如水热法、电化学沉积法、化学气相沉积法、微乳液法、金属有机物热分解法、胶体化学法等。其中胶体化学合成法发展最为成熟，是制备高质量量子点的主要方法。根据反应溶剂的不同，胶体化学合成又可分为有机相合成和水相合成。

1. 有机相合成

有机相合成是指合成量子点的反应介质（溶剂）为有机溶剂。在纳米晶体的形成过程中，温度对晶体的成核和生长有着巨大的影响。LaMer 等的研究表明，在晶体形成过程中，成核阶段与生长阶段的短暂分离以及对生长温度的有效控制，有利于生成单分散性的纳米晶体[4]。此外，高温比低温通常更有利于晶体的结晶，所以在高温有机相中合成量子点逐渐成为高性能量子点制备的主流方法。

1）裸核量子点

1993 年，美国麻省理工学院的 Murray 等[5]以 $Cd(CH_3)_2$ 为 Cd 前体，将其与硫族元素前体一起注入高温有机溶剂中使其裂解，合成 CdE（E = S/Se/Te）量子点。该方法第一次制备出了粒径均一（粒径标准偏差<5%）、尺寸可调（12～115Å）的 CdE 量子点，而且所制得的 CdE 量子点表现出尺寸依赖的光学性质。在此方法的基础上，Peng 等[6]以廉价的 CdO 为前体，代替易燃易爆且价格高昂的 $Cd(CH_3)_2$，可控地制备了粒径及发射波长可调的 CdE 量子点。这些工作在量子点的合成中具有里程碑式的意义，为可控制备高质量量子点奠定了基础。利用此高温有机相热注法，可

制备多种具有优异性质的裸核量子点，包括 CdE（E = S/Se/Te）、PbE（E = S/Se/Te）、AgE（E = S/Se/Te）等。

2）核-壳结构量子点

早期制备的胶体量子点主要为Ⅱ-Ⅵ和Ⅳ-Ⅵ族半导体纳米晶体。它们普遍具有较好的荧光性质，但这些裸核量子点存在光稳定性和胶体稳定性不够好等不足之处，这也是决定量子点具有实际应用价值的关键性问题。最初，研究者从量子点表面的有机配体着手来提高其稳定性。强配体与量子点表面的结合强度大，不易脱落，有利于提高量子点的稳定性。长碳链配体产生较大空间位阻，有利于隔断外界氧、水等对量子点的影响。但是，强配体或长碳链配体会降低反应物活性，不利于量子点的生长，并且表面配体并不能完全解决量子点表面的悬空键、缺陷等问题。用无机物包覆、钝化量子点表面（即在量子点表面再生长一层或多层其他的无机物壳层，形成核-壳结构的量子点）则可以很好地解决上述问题，因此制备核-壳结构是合成高质量量子点非常重要的手段。

在核-壳结构量子点的制备中，壳层材料通常为性质稳定的无机化合物（如 ZnS、ZnSe 等），能有效抵抗外界环境的侵蚀。壳层材料在量子点表面的生长不仅能够有效减少其表面的悬空键，而且壳层材料的能带结构对于量子点的性质也能起到重要影响。

根据核-壳材料的能带结构和组成方式，核-壳量子点可分为三种：TypeⅠ型、反 TypeⅠ型和 TypeⅡ型。TypeⅠ型是指核的能带处于壳材料的能带之间，这一类型的量子点发光波长主要由核的带隙所决定，通常具有较高的量子产率和稳定性[7]。CdSe/ZnS 量子点是最具代表性的 TypeⅠ型核-壳量子点。核、壳的价带和导带位置发生交错的核-壳结构量子点称为 TypeⅡ型量子点[8]。从能带结构可以推测，TypeⅡ型量子点所能达到的最大荧光发射波长大于单纯的核或者壳材料所对应的量子点的发射波长，因此制备该型核-壳量子点是调控量子点发射波长、制备近红外发光材料常用的手段，多被应用于生物荧光标记、成像等领域。常见的 TypeⅡ型量子点有 CdTe/CdSe、CdSe/ZnTe 量子点等。反 TypeⅠ型量子点与 TypeⅠ型量子点的核、壳带隙关系刚好相反，核的带隙宽于壳的带隙。Battaglia 等[9]制备了具有不同壳层厚度的 CdS/CdSe 反 TypeⅠ型核-壳量子点，发光波长可覆盖 520~650nm 范围。由于壳层带隙较窄，激子很容易跃迁至壳层，因此这类量子点的稳定性差，通常需要在表面再包覆宽带隙材料才能获得较好的稳定性和量子产率，例如在反 TypeⅠ型的 CdS/CdSe 量子点的表面继续包覆 CdS 层，可使该量子点量子产率达 40%。

2. 水相合成

有机相中合成的量子点表面是疏水性配体，需要经过表面修饰改性才能应用于生物体系中。然而，这种表面修饰通常步骤烦琐，甚至会对量子点的性质产生较大的负面影响。因此，研究者在水相合成量子点方面做了大量尝试。

水相合成量子点的方法可追溯至 20 世纪 80 年代。1984 年，Rossetti 等[10]以 $CdSO_4$ 和 $(NH_3)_2S$ 为原料，在水相中制备了粒径大小可调节的 CdS 量子点，并研究了尺寸大小对其激发电子态的影响。目前已发展多种水相合成量子点的方法，可在水相中制备裸核、核-壳结构、掺杂以及合金型等各种结构及组成的量子点。反应物活性、浓度、表面配体的性质、反应温度、溶液的 pH 以及反应产物的溶解性等因素在水相量子点的合成中发挥着重要作用，对于纳米晶体在水溶液中的结晶生长、表面状态以及产物颗粒的稳定性等均会产生影响[11]。

根据合成手段的不同，水相量子点的合成方法大致有以下几种：首先是传统的溶液胶体合成法，如 Rogach 等[12, 13]用 2-巯基乙醇等亲水性表面配体，在水相中制备了 CdSe、HgTe 等水溶性量子点。目前，巯基羧酸、谷胱甘肽等亲水性巯基类配体是合成水相量子点最常用的表面配体。其次是水热法，即以水为溶剂，将反应原料放入密封的压力罐中，在高温高压下反应以制备量子点。例如，Wang 等[14]用水热法制备了 Type Ⅱ 型的 CdTe/CdSe 核-壳量子点。水热法制备的量子点普遍具有晶型好、纯度高、发光性质优异等优点，但该方法对设备要求较高，且存在一定的安全问题，因而在一定程度上制约了该方法的普及。此外，在水相合成量子点中，微波辅助和光辅助等方法也较常用，这些方法相互弥补不足之处，为制备高质量量子点提供了更多的可能性。

9.3.2　量子点的活细胞合成

活细胞合成量子点是利用活细胞内高效专一的生化反应途径，将活细胞作为反应器合成量子点的方法。利用活细胞合成量子点具有多方面的优势[15]：①反应条件温和，无须任何易燃易爆有毒有机试剂；②胞内的活性分子，如蛋白质、多肽、核酸及其他活性物质均可对晶体的成核、生长及形貌控制起到关键作用；③耦合胞内的生化反应途径，能够有效地调控胞内纳米材料的组分、结构、尺寸及形貌。

1. 活细胞合成量子点策略

为了较好地适应和有效抵御外界环境的变化，细胞在漫长的进化过程中形成了严密的、程序化的生化反应调控网络[16]。例如，为避免有毒重金属离子的影响[17]，细胞会在胞内特定区域将重金属离子转化为纳米结构的金属或金属化合物，从而使细胞对重金属离子具有一定的耐受性。向培养基中加入适量的 Ag^+、$AuCl_4^-$ 或 $Ag^+/AuCl_4^-$，细胞的还原代谢系统会将重金属离子还原，在细胞壁或细胞质内形成

Ag 纳米颗粒、Au 纳米颗粒或 Au-Ag 合金纳米颗粒[18, 19]。基于活细胞胞内这种特殊的重金属解毒机制，Dameron 等[20]利用裂殖酵母（*Schizosaccharomyces pombe*）及光滑假丝酵母（*Candida glabrata*）对 Cd^{2+} 的解毒过程，实现了胞内 CdS 半导体纳米晶体的合成，胞内(γ-Glu-Cys)$_n$-Gly 多肽生物分子在 CdS 纳米晶体的成核及生长过程中发挥重要作用。随后，大肠杆菌被用来摄取 Cd 源，在胞内合成 CdS 纳米晶体。研究发现，大肠杆菌所处的生长期对 CdS 纳米晶体的形成有显著影响[21]，处于稳定生长期的细胞合成 CdS 量子点的效率最高。利用活细胞解毒机制能实现 PbS[22] 及 ZnS[23] 量子点的合成。上述利用活细胞摄取重金属离子通过其解毒途径合成纳米材料的策略，由于难以实现对合成的精确调控，所以无法调控尺寸，产物单一且性能不佳。所得的 CdS、PbS、ZnS 等硫化物纳米晶体，未展现出荧光性能[20, 22, 23]。可见，科学利用活细胞内生化反应调控网络可控获得目标产物，是一大难题。

在时间和空间上耦合细胞内通常并无关联的一系列复杂生化反应途径，从而科学地利用细胞体系稳健精准的调控机制调控合成反应过程，使将活细胞作为反应器精确调控纳米材料结构-性能成为可能[24-26]。借助这一"时-空耦合"调控活细胞合成新策略，将酵母、金黄色葡萄球菌作为活细胞反应器，实现了自然界不可能发生的合成反应，成功合成出荧光 CdSe、$CdS_{0.5}Se_{0.5}$ 等量子点。具体来说，该策略通过细胞精确的调控网络在时间和空间上将原本完全独立的 Cd 解毒反应和 Se 富集反应耦合在一起，实现纳米晶的可控合成[24, 25]。

利用活细胞合成 CdSe 量子点（图 9-2）[24]，硒前体可通过酵母细胞对硒元素的富集机制获得，胞内谷胱甘肽和谷胱甘肽还原酶参与的一系列硒还原代谢途径将培养基中高价态的 SeO_3^{2-} 还原为低价态有机硒化合物，如硒代甲硫氨酸(Se-Met)、3-(甲基硒基)-L-丙氨酸、硒代半胱氨酸(Cys-Se)$_2$、硒化的氧化型谷胱甘肽(GSSeSG)以及硒化的还原型谷胱甘肽(GSSeH)等[27, 28]。还原生成的低价态有机硒化合物主要储存在细胞质和线粒体内[27, 29]；所需 Cd 前体可以通过酵母细胞对 Cd^{2+} 的解毒机制获得，谷胱甘肽转移酶将 Cd^{2+} 与胞内天然表达的谷胱甘肽结合，并被转运至液泡中隔离起来，从而实现细胞对 Cd^{2+} 的解毒[17]。借助"时-空耦合"调控策略，将在自然界没有必然联系的 Cd 解毒途径与胞内无机硒还原途径联系起来，使 CdSe 量子点的可控合成成为可能[24, 25]。

2. 活细胞合成量子点机理

通过在时间和空间层面上耦合酵母细胞内不相关联的生化反应途径（"时-空耦合"策略），可实现多色荧光 CdSe 量子点的胞内可控合成。以胞内生成量子点的荧光为胞内合成进程判据，结合生物学技术手段发现谷胱甘肽代谢通路在控制胞内 CdSe 量子点生物合成中发挥着重要作用。在酵母细胞内，谷胱甘肽代谢

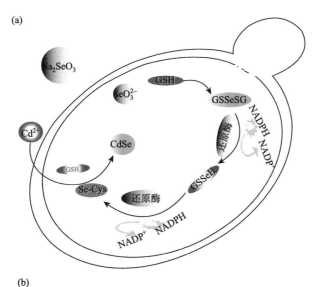

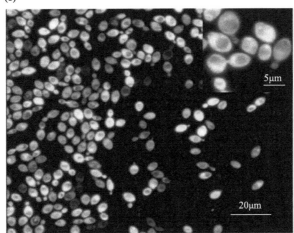

图 9-2 活细胞合成量子点策略[24]

(a) 合成途径; (b) 细胞定位

基因的敲除引起 CdSe 量子点合成产率显著下降。同时，胞内 CdSe 量子点的形成过程受到谷胱甘肽代谢通路中的关键基因 GSH1（编码 γ-谷氨酰半胱氨酸连接酶）的控制。GSH1 基因表达水平上调满足 CdSe 量子点合成过程中对谷胱甘肽分子的需求。基于以上机理，可通过置换参与 CdSe 量子点合成的关键基因（GSH1）的启动子，实现胞内 CdSe 量子点合成产率的调节。同时，酵母细胞在单细胞水平上被转变成为更为高效的细胞"工厂"。这些结果在基因水平上证实了"时-空耦合"调控活细胞合成策略的科学性[25]。

9.3.3 量子点的准生物合成

基于对"时-空耦合"调控活细胞合成策略的科学认识，如能在体外模拟细胞内环境，将"时-空耦合"原理从胞内拓展至胞外，构建"准生物合成"体系，可望实现生物相容性好的纳米材料的可控合成。

1. 准生物合成量子点体系的构建

如前所述，酵母细胞具有重要的富集硒元素功能。在一定浓度范围内，通过胞内硒的代谢途径能将高价态的无机硒还原为低价态有机硒，如硒代甲硫氨酸、硒代半胱氨酸[(Cys-Se)$_2$]、甲基硒代半胱氨酸（SeMC）、硒化的氧化型谷胱甘肽以及硒化的还原型谷胱甘肽等[24, 26]。活细胞内谷胱甘肽（GSH）、还原型辅酶Ⅱ（NADPH）及谷胱甘肽还原酶（GR）共同催化还原 SeO$_3^{2-}$ 的生化反应如式（9-1）和式（9-2）所示，得到的低价态的有机硒化合物可作为合成 CdSe 量子点的 Se 前体。

$$4GSH + 2H^+ + SeO_3^{2-} \longrightarrow GSSeSG + GSSG + 3H_2O \qquad (9-1)$$

$$GSSeSG + NADPH + H^+ \xrightarrow{\ GR\ } GSSeH + GSH + NADP^+ \qquad (9-2)$$

通过探究活细胞合成量子点涉及的胞内生化反应途径，进一步在胞外模拟胞内环境，构建由酶、辅酶、多肽、氨基酸、金属离子和电解质等共同组成的准生物体系，可实现量子点等纳米材料在水相温和条件下的可控合成[30-35]。

2. 准生物合成量子点策略的应用

应用准生物合成量子点策略，构建"准生物合成体系"，可直接在水溶液中耦合不同生化反应，实现 Au 纳米颗粒[30]、Au 团簇[31]、Au-Ag 合金纳米颗粒[32]、PbSe 纳米立方[33]、近红外 Ag$_2$Se 量子点[34]以及近红外荧光-磁性 Ag$_2$Se@Mn 量子点[35]的胞外可控合成。

仅改变准生物体系中还原剂的用量，就可合成不同粒径的 Au 纳米粒子[30]。准生物体系条件温和，晶体生长缓慢，金纳米粒子的生长经历了团簇—较小颗粒—介晶—纳米粒子的一系列过程。从动力学控制的角度出发，使该反应停留在初始阶段，可实现平均粒径为 1.3nm Au 团簇的合成[31]。利用准生物体系反应条件较温和的特点，可合成单分散性的 Au-Ag 合金纳米颗粒，同时通过改变 Au、Ag 前体比例调控合金的粒径[32]。

利用准生物体系模拟谷胱甘肽还原酶及还原型辅酶Ⅱ共同催化还原 Na$_2$SeO$_3$ 以及谷胱甘肽对 Pb^{2+} 的解毒、耦合这两个生化反应，在水相条件下即可合成形貌及尺寸可控的 PbSe 纳米立方[33]。结合 TEM 及 XRD 表征手段，发现准生物体系合成的 PbSe 纳米立方先呈现无定形形态，随后形成具有晶格结构的纳米晶体。

利用准生物合成策略，通过模拟多肽、酶、辅酶对 Na_2SeO_3 的还原，并将该反应与 Ag^+ 和 L-丙氨酸的络合反应耦合，也能实现溶度积常数非常小（$K_{sp} = 2.0 \times 10^{-64}$）的 Ag_2Se 小粒径纳米晶的水相合成[34]，这在普通的水相体系中是非常困难的。这是因为准生物体系条件温和，能够较好地控制纳米颗粒的粒径。此外，制得的 Ag_2Se 量子点粒径小、生物相容性好、荧光稳定性良好且其荧光有较深的活体穿透能力，在活体成像方面具有广阔的应用前景。

研制粒径小、弛豫率高、荧光强且低毒的磁性-近红外双功能量子点一直是生物标记纳米材料领域的挑战。传统的合成方法如种子生长法、高温热解法等制得的 Ag_2Se 量子点要么具有较大的粒径、要么在油相转水相过程中会包覆较厚的表面层，都不能满足超小磁性-近红外双功能量子点的需要。准生物合成法制备的 Ag_2Se 量子点具有超小的粒径，可直接分散在水中，为研制超小磁性-近红外双功能量子点奠定了良好基础。采用准生物体系合成超小粒径 Ag_2Se 量子点，由于这些超小粒径的 Ag_2Se 量子点表面富含 Ag^+，因此，通过在 NaOH 溶液中加热处理，量子点表面 Ag^+ 可与 OH^- 反应，形成 Ag_2O，富 Ag 的表面可转变成富 O 的表面。由于 Mn^{2+} 和 O^{2-} 能稳定地结合，向表面经改造后的 Ag_2Se 量子点加入 Mn^{2+}，即可将 Mn^{2+} 键合在 Ag_2Se 量子点表面，制得目前粒径最小（平均粒径仅 1.8nm）的近红外荧光-磁性双功能量子点[35]。并且，键合在表面的 Mn^{2+} 能与水分子直接接触，使得 $Ag_2Se@Mn$ 量子点的纵向弛豫率[12.87L/(mmol·s)]达到临床造影剂 Gd-DTPA 的 4 倍，也能维持较强的近红外荧光（荧光量子产率 13.2%）。再结合电穿孔技术，可使该量子点快速高效标记微囊泡，并用于活体多模态示踪研究。

9.4　生物医学量子点的制备及应用

9.4.1　生物医学量子点的制备

生物医学量子点需具有良好的水溶性、生物相容性、稳定性及发光性质。水相合成的量子点荧光性质和胶体稳定性相对较差，相比较而言，有机相中合成的量子点其尺寸、形貌、光学性质及稳定性更能满足生物医学研究的需要。然而，有机相中合成的量子点表面包裹一层疏水配体，不能直接应用于生物体系。因此，如何实现其水溶性化并进一步生物功能化，是实现量子点生物医学应用的关键。

1. 量子点的表面修饰

量子点的水溶性化修饰策略主要包括配体取代和疏水包覆两类。配体取代是利用亲水配体（如巯基乙酸、谷胱甘肽以及半胱氨酸等）取代量子点表面的疏水配体实现量子点水溶性化。疏水包覆是利用疏水相互作用，在量子点的表面包裹一层两亲性分子（如磷脂、CTAB 以及辛胺接枝的聚丙烯酸）实现量子点水溶性化。

1）配体取代

巯基乙酸最先被用作取代配体实现量子点水溶性化[36]，然而，含有单巯基的分子和量子点配位能力较弱，导致水溶性量子点的胶体稳定性不足。改用含有多个巯基的配体（如二氢硫辛酸，DHLA）作取代配体，可改善修饰后量子点的胶体稳定性[37]。采用谷胱甘肽修饰量子点，使相邻谷胱甘肽分子中的羧基和氨基交联形成网状配体结构，可有效改善量子点的胶体稳定性[38]。由于制备过程简单、水溶性化修饰效率较高等优点，巯基类分子被广泛地应用于量子点的水溶性化修饰。然而，巯基类分子易被氧化且容易猝灭量子点的荧光，使量子点的长期稳定性与光学性质均受到影响。因此，一些非巯基类分子被用作取代配体。如将以氮原子为配位原子的咪唑类低聚物作取代配体，所得水溶性量子点水合粒径只有 10～12nm，量子产率可达 50%以上，在 pH 为 5～10 范围内具有良好的稳定性[39]。此外，在加热的二甘醇溶液中，利用聚丙烯酸取代量子点表面的疏水配体也能实现量子点水溶性化修饰[40]，其量子产率可达到 54%。也有研究者将含多个功能基团的聚合物用于量子点修饰，由于修饰分子中不包含巯基，量子点的光学性质与胶体稳定性得到了很好的保持[41]。总的来说，配体取代策略相对简便，但是配体取代过程容易使量子点表面产生新的缺陷，影响量子点的光学性质。

2）疏水包覆

两亲性磷脂分子最早被用作疏水包覆材料的量子点水溶性化修饰[42]，实现了量子点水溶并实现了蟾蜍的活体成像。随后，单个分子中含多条疏水链的磷脂低聚物被用于疏水包覆修饰以改善水溶性量子点的稳定性[43]。核酸功能化的磷脂可通过疏水包覆一步实现量子点的生物功能化，避免繁杂的生物偶联过程[44]。此外，两亲性聚合物分子如辛胺改性的聚丙烯酸、聚马来酸酐十八烯、胺类分子接枝的聚苯乙烯-马来酸酐等也被广泛应用于量子点的水溶性化修饰。

以往研究大多关注疏水包覆法用于修饰分子的改造，而对于修饰分子结构与量子点之间的组装研究较少，导致修饰过程不可控，水溶性化修饰效果不理想。据报道[45]，只有特定亲疏水比的两亲性分子才可将有机相 ZnO 量子点转到水相，否则不能实现 ZnO 量子点的水溶性化修饰。进一步研究发现，组装在不同尺寸量子点表面两亲性聚合物的接枝率随着量子点尺寸的增加而增大，且通过匹配量子点的尺寸与修饰分子的接枝率可明显改善水溶性量子点的单分散性[46]。对纳米金水溶性化修饰研究发现，当纳米金的尺寸小于两亲性分子的回旋半径时，水溶性纳米金的粒径主要由两亲性分子决定；当纳米金的尺寸大于两亲性分子的回旋半径时，水溶性纳米金的尺寸主要由油溶性纳米金的粒径决定[47]，该结果对于研究量子点与两亲性聚合物之间的组装具有一定借鉴意义。

尽管配体取代和疏水包覆都可以将量子点从非极性溶剂转移到水溶液，但是两种方法的优缺点也是显而易见的。配体取代制备的水溶性量子点粒径相对较小，制备过程以及后续分离纯化相对简单。疏水包覆对于量子点表面的氧化以及有毒离子的释放具有抑制作用，其制备的水溶性量子点水合粒径相对较大，胶体稳定性和荧光保持率相对更高。现有商品化的水溶性量子点大多采用疏水包覆。此外，现有的高质量量子点表面常含有巯基或羧酸类配体，导致配体取代难以完全取代量子点表面的疏水配体，因此疏水包覆更适合此类量子点的水溶性化修饰。

2. 量子点的生物功能化

量子点本身不具备靶向功能，需偶联一些生物分子（如蛋白质或者多肽等）实现其自身的生物功能化。因此，量子点与生物分子的偶联过程非常重要，在保持生物分子生物学活性的同时还需保持量子点的光学性质和胶体稳定性。此外，偶联方法应尽量简便、高效且重现性好。现有偶联方法包括非共价偶联和共价偶联两种。

1）非共价偶联

（1）静电作用。

带负电荷的量子点与正电荷的蛋白质相互作用实现量子点的生物功能化。该方法容易受离子强度、pH 以及溶液中竞争试剂等的影响，同时影响蛋白质的生物学活性。例如，DHLA 修饰的量子点与重组蛋白上的亮氨酸通过静电作用实现偶联，但蛋白质的二级结构和后续生物应用均受到破坏[37]。总的来说，该方法效率高，但是易团聚、胶体稳定性不好、非特异性吸附较强，实际应用效果不理想。

（2）配位取代法。

利用生物靶向分子上的巯基等强配位基团和量子点配位实现量子点的生物功能化。典型代表有多肽或重组蛋白上自带的 His-tag 取代量子点表面的原有配体实现生物功能化[48]。此类方法操作简便，在构建基于量子点的荧光共振能量转移探针领域有广泛应用，但该方法制备的纳米探针胶体稳定性不理想。

（3）亲和自组装。

利用分子间的特异性识别功能（如生物素-亲和素以及蛋白质 A/G-抗体）实

现量子点的生物功能化。例如，先在量子点表面偶联亲和素，然后与生物素化的二抗结合实现量子点的生物功能化[49]。

2）共价偶联

（1）羧基与氨基反应。

利用量子点表面的羧基（氨基）与蛋白质上的氨基（羧基）之间形成酰胺，实现量子点生物功能化，需要用（1-C3-二甲氨基丙基）-3-乙基碳二亚胺盐酸盐（EDC）、N-羟基琥珀酰亚胺（NHS）进行活化以提高反应效率。该策略存在产物尺寸较大、非特异性吸附作用较强、标记效率相对较低以及定向标记困难等问题。此外，羧基被 EDC 活化后的中间产物不稳定，容易水解失活，需在偶联过程中加入过量 EDC。由于蛋白质或者多肽本身可能不止一个氨基，该方法可能导致交联使量子点团聚，从而影响其后续生物应用。

（2）SMCC 连接巯基与氨基。

SMCC 是 4-(N-马来酰亚胺基甲基)环己烷-1-羧酸琥珀酰亚胺酯[succinimidyl-4-(N-maleimidomethyl)cyclohexane-1-carboxylate]的英文缩写，其羧酸琥珀酰亚胺酯端可与量子点表面的伯胺反应生成稳定的酰胺键；马来酰亚胺端可与巯基特异性反应。量子点生物功能化中，先用二硫苏糖醇（DDT）还原抗体的二硫键使巯基暴露出来，再与 SMCC 功能化的氨基量子点反应[50]。该方法可使抗体在量子点表面均匀定向，不会出现抗体的识别位点被包裹而失活等问题，可最大限度地保持抗体的生物学活性。

（3）点击化学（click-chemistry）法。

该方法主要依靠环加成反应（cycloaddition reaction）[51]。亚铜离子催化抗体末端的叠氮和量子点末端的炔烃发生加成反应。由于亚铜离子会猝灭量子点的荧光，无铜催化点击反应被采用[52]，无铜催化反应温和，不会明显影响量子点的光学性质。总的来说，点击化学具有以下优点：不影响反应分子的功能基团（如羧基、氨基、巯基等）；炔烃和叠氮反应具有高度特异性，可确保生物大分子的生物学活性；生成的键高度稳定；成键刚性很强，有助于保持量子点表面原有反应基团的构象，防止交叉反应的发生。点击化学已被越来越多地应用于量子点的生物功能化。

迄今为止，研究者发展了多种量子点生物功能化方法，但因量子点表面常含有几十甚至上百个基团，很难控制其与生物分子的反应数量，甚至有些方法还会出现相互交叉偶联，影响量子点的胶体稳定性并导致团聚，且还会影响生物分子的靶向识别功能。为了解决这个问题，一些新的方法得以发展，如一个偶联有可控数量生物素的聚合物被用来修饰量子点，由于几何学和空间位阻的原因只能有一条聚合物被修饰到量子点上，这样就控制了量子点表面的生物素数目[53]。此外，研究者们一直致力于探索一种高效、温和以及顺应自然过程的非损伤性量子点生物功能化方法。如利用活细胞合成量子点策略，将金黄色葡萄球菌作为反应器合成量子点，将每个细菌都变成耀眼的"信号灯"，其表面天然表达的蛋白 A 使这种富含量子点的金黄色葡萄球菌具有良好的生物功能性[26]。

9.4.2 量子点单病毒动态示踪

病毒是一类结构简单、个体微小、靠寄生在活细胞内生活的生命体。由病毒感染引起的病毒性疾病的爆发不仅对人类生存和健康构成了重大威胁，也给社会造成了巨大的财富损失。近些年来，我国先后经受了非典型性肺炎、禽流感、手足口病等的病毒的侵袭。病毒性疾病难治愈、致死率高的主要原因是各类病毒的感染方式和侵染机制不同，深入研究病毒的侵染机制对病毒性疾病的预防及早期诊疗具有重要意义。

病毒侵染宿主细胞的过程复杂，往往包含多个阶段、多种途径并涉及病毒与各种亚细胞结构之间复杂的相互作用[54]。一般来讲，病毒侵染宿主细胞时病毒首先侵入宿主细胞内，病毒基因在合适条件下进行释放，然后在特定位置进行复制和表达，通过新合成的病毒蛋白和基因组装成子代病毒后从细胞中释放出来再侵染其他细胞[55]。由于病毒侵染宿主细胞是一个动态变化的过程，而传统的生物分析手段不能对该动态过程进行准确、无偏差地分析，因此需要新的方法对该过程进行实时、原位、动态分析进而解析病毒的侵染机制。对此，研究人员提出的策略是对病毒进行荧光标记并实时、原位、动态示踪病毒在宿主细胞内动态行为进而揭示其侵染机制。

目前用于单病毒动态示踪的荧光标记物主要包括荧光蛋白、有机荧光染料和量子点等，与传统的荧光蛋白及有机荧光染料相比，量子点具有显著的优点：量子点的荧光强度非常高，比荧光蛋白及有机荧光染料高将近 10~100 倍，对提高检测的灵敏度和信噪比非常有利；量子点光稳定性好，比荧光蛋白及有机荧光染料高 100~1000 倍，适于进行长时间实时观察；量子点的激发光谱宽且发射光谱窄，易于实现一元激发多元发射，利于进行多色同时检测[1]。更重要的是，更小的、非闪烁型的量子点和发射波长在近红外区的量子点的制备及应用可以显著降低量子点的尺寸因素对病毒标记的影响以及在活细胞内提供更稳定的示踪信号[34, 56, 57]，这些优势更拓展了量子点在病毒荧光标记中的应用。

目前，量子点在单病毒动态示踪方面取得了一系列的研究成果。例如，Joo 等[58]利用碳化二亚胺偶联反应将量子点标记到 2 型腺相关病毒上并示踪了病毒在细胞内的侵染行为。Liu 等[59]利用生物素-亲和素间的强相互作用，成功地将链霉亲和素偶联的量子点标记到生物素化的禽流感 H9N2 病毒表面，该标记方法免除了烦琐的纯化步骤，标记效率高，样品需求量及消耗量极小，减小了对病毒的损伤，满足了活细胞内单病毒示踪的需求，利用该方法对禽流感 H9N2 在细胞内的侵染机制进行了较全面的解析[60-62]。此外，Zhang 等[63]利用"点击反应"（click reaction）将叠氮基修饰的量子点和炔基修饰的病毒颗粒进行反应得到量子点标记的普适方法，为在细胞亚细胞层级揭示病毒侵染宿主细胞机制提供了有效手段。以上发展的量子点对病毒标记方法，为量子点单病毒动态示踪提供了研究基础并具有重要意义。

1. 单颗粒示踪技术

单病毒示踪是在单颗粒示踪技术的基础上发展来的。单颗粒示踪技术（single-particle tracking，SPT）是一种对单个颗粒或单个分子的运动轨迹进行可视化观察的显微成像技术，该技术可以从时间序列的显微图像中获取与颗粒运动相关的信息（图 9-3）[55]，已成为研究复杂体系内生物事件动态过程的有力工具[64]。该技术具有实时、动态、原位、高时空分辨等特点，在细胞膜结构与功能[65]、分子马达运输机制[66]、细胞信号传导机制[67]、病毒侵染机制[68, 69]等多个生物医学领域得到了广泛应用。如 Kusumi 等[70]利用高时空分辨的单颗粒示踪技术对细胞膜的结构进行了深入研究，首次提出细胞膜上磷脂分子的运动由肌球蛋白组成的膜骨架网络调控，并揭示了糖基磷脂酰肌醇（GPI）锚定蛋白的同源二聚体是脂筏组织和功能的基本单元[65]。Pierobon 等[66]利用量子点标记肌球蛋白 V，通过单颗粒示踪观测到肌球蛋白 V 以 36nm 的步长沿着微丝步进式运动。Sheng 等[67]借助单颗粒示踪技术研究了胆固醇在细胞信号传导中的作用机制，成功地揭示了胆固醇通过直接与支架蛋白的 PDZ 结构域相互作用来调控细胞内信号传导的过程。van der Schaar 等[68]和 Lakadamyali 等[71]分别利用单颗粒示踪技术示踪了登革病毒、流感病毒等病毒在

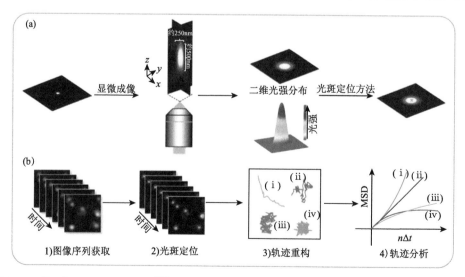

图 9-3　单颗粒示踪技术示意图[55]：（a）光斑定位示意图；（b）图像处理及数据分析示意图；（ⅰ）定向扩散；（ⅱ）正常扩散；（ⅲ）异常扩散；（ⅳ）发散扩散

宿主细胞内早期入胞、胞内转运等动态过程，揭示了相关病毒的侵染机制。生物动态过程发生在生物体这一三维空间内，三维单颗粒示踪技术能够更真实地获得亚细胞颗粒在时间和空间上运动的相关信息，从而获取更精确的动态信息[72]。目前，三维单颗粒示踪技术在生物分子动态机制研究上已取得了重要进展[73]。

由此可见，单颗粒示踪技术在分析复杂体系中颗粒的运动方面具有其独特的优势，特别是在研究生物事件的动态过程方面发挥了至关重要的作用，大大地促进了生物医学领域的发展。

2. 生物医学量子点示踪病毒侵染宿主过程

随着病毒标记技术特别是量子点标记病毒技术的成熟，单颗粒示踪技术逐渐地用于病毒侵染过程的研究。该技术不仅可以实现对多个病毒侵染过程进行群体化示踪，也可以对单个病毒在细胞内的个体侵染行为进行分析，已成为研究病毒侵染机制的热门技术。借助于量子点标记病毒和单病毒示踪技术，研究人员能够获取病毒侵染过程中病毒入胞途径、胞内转运过程、病毒核酸释放及其与细胞间的相互作用等动态信息，从而对病毒的侵染机制进行研究。Joo 等[58]利用量子点标记 2 型腺相关病毒并揭示了该病毒进入细胞主要是网格蛋白依赖的过程并利用宿主细胞骨架网络来促进病毒在胞内转运。Liu 等[60, 62]利用基于量子点的单颗粒示踪技术系统地研究了禽流感病毒在活细胞内的转运、酸化及膜融合的过程，并对病毒在细胞内的侵染行为进行了群体化分析，并且在后续的研究中揭示了流感病毒入侵是一种动力蛋白依赖的胞吞途径以及病毒在细胞骨架间的转运是依赖于分子马达间转换来实现的[74, 75]。此外，借助于三维单颗粒示踪技术，还证明 Rab5、Rab7 蛋白参与流感病毒的胞内转运过程[61]以及唾液酸受体依赖的病毒侵染行为，为禽流感病毒的跨种属传播提供了重要证据[76]。Li 等[69]利用该技术研究了人类免疫缺陷病毒在巨噬细胞内的侵染过程，实时动态观察到单个艾滋病毒的脱壳过程，揭示了病毒入侵细胞时基质蛋白、衣壳蛋白、病毒核酸等不同层次、不同组分逐级顺序解离过程和时空机制。同时，利用量子点标记转录激活子样效应因子（TALEs）探针，实现了单拷贝整合态 HIV 前病毒 DNA 原位标记、动态成像和三维定位分析[77]。从以上研究可以看出，基于量子点的单病毒示踪技术在病毒侵染机制研究中发挥了重要作用，研究人员利用该技术往往能发现许多尚未被揭示的病毒侵染机制，为病毒性疾病的防治乃至抗病毒药物的研发提供了理论基础。

9.4.3 量子点活体及组织成像

癌症（恶性肿瘤）发病率高、死亡率高，已成为人类生命健康的重大威胁之一。

世界卫生组织数据显示，在未来的 20 年内癌症的年发病病例将由 2012 年的 1400 万上升到 2200 万，年死亡病例将由 2012 年的 820 万上升到 1330 万。而我国由于人口老龄化、环境污染及传统手段治愈率较低等因素，已成为癌症发病和死亡大国。临床实践证明，早期发现、早期诊断和早期治疗，是成功治疗癌症、提高患者存活率的关键，也是当前肿瘤学发展的重要方向。量子点优异的荧光特性，使其在活体及组织成像、研究肿瘤发生发展过程及病理方面具有独特优势。

1. 生物医学量子点用于活体肿瘤成像

与经典影像诊断技术（计算机断层成像、磁共振成像、超声成像等）相比，分子影像技术利用分子探针与靶分子发生特异性结合，对人体内部生理或病理过程在分子水平上进行无损伤的、实时的成像，可反映疾病早期的分子水平改变，从而了解疾病发展程度并评估疗效。其中，荧光成像具有较高的时间和空间分辨率，图像获取时间短，在活体肿瘤早期诊断研究中具有较好的研究价值和应用前景。荧光量子点具有优异的光学特性，是一种理想的荧光标记物。

在活体组织中，内源的自发荧光会干扰可见光区荧光探针的成像信号。并且活体组织中富含的生色团，如血红蛋白（氧合血红蛋白和脱氧血红蛋白），对可见光具有较强的吸收和散射。近红外光不仅受组织吸收、散射和自发荧光的干扰较小，而且组织穿透深度大。因此，使用近红外荧光量子点可有效提高肿瘤成像的信背比，有利于获取更加准确的活体肿瘤信息。结合常用的 CCD 探测器（Si 探测器、InGaAs 探测器和 HgCdTe 探测器）的量子效率曲线，确定最佳活体成像窗口包括近红外一区（NIR-Ⅰ，650～950nm）和近红外二区（NIR-Ⅱ，1000～1700nm）[78]。

目前，近红外荧光量子点已被广泛用于前哨淋巴结成像、肿瘤血管成像和肿瘤成像研究。Kim 等[79]将 CdTe/CdSe 量子点用于小鼠前哨淋巴结成像。CdTe/CdSe量子点可以在数分钟内通过引流到达前哨淋巴结位置，并且能与前哨淋巴结成像的金标准试剂异硫蓝很好地共定位。他们还在大型动物猪的身上进行了淋巴结成像实验，注入 400pmol 量子点后可以观察到 1cm 深的淋巴结，显示了近红外量子点在生物医学成像领域的巨大潜能。

近红外荧光量子点可通过增强渗透和滞留（EPR）效应以被动靶向的形式在肿瘤区域富集，也可在量子点表面修饰靶向配体（如多肽、抗体、适配体等）实现对肿瘤血管或肿瘤组织的靶向成像。Cai 等[80]将 RGD 肽标记的 CdTe/ZnS 量子点用于肿瘤血管的靶向成像。通过 RGD 肽特异性结合肿瘤血管表面高表达的整合蛋白 $\alpha_v\beta_3$，实现肿瘤血管的可视化。该方法对于肿瘤成像和肿瘤血管抑制研究有着至关重要的意义。Li 等[81]将 RGD 肽连接到近红外荧光（728nm）发射的 CdTe 量子点表面，尾静脉注入移植到 U87MG 肿瘤的小鼠体内，实现了近红外荧光指导的裸鼠肿瘤切除手术。Shuhendler 等[82]将近红外荧光 PbSe 量子点包裹在固体脂肪酯纳米颗粒（FEN）中，不仅提高了 PbSe 量子点的量子产率，还大大降低了 PbSe 量子点本身的毒性。通过模拟实验证明该 PbSe-FEN 纳米颗粒的组织穿透深度可达 15～25mm，远大于近红外荧光染料的穿透深度（9.7mm）。进一步地，基于 EPR 效应，PbSe-FEN 纳米颗粒成功实现了小鼠腹股沟处的乳腺癌肿瘤组织成像。

　　传统近红外荧光量子点通常含有一些有毒重金属元素，如 Cd、Pb、Hg 等，易对机体造成一定的生物毒性。于是，研究者们积极探索不含有毒重金属元素、具有良好生物相容性的近红外荧光量子点。Ⅰ-Ⅲ-Ⅵ族量子点是早期研究较多的一类低毒性量子点。Pons 等[83]将所制备的 $CuInS_2/ZnS$ 量子点用于小鼠前哨淋巴结成像，同时比较了其与 CdTeSe/CdZnS 量子点的生物毒性。结果显示，$CuInS_2/ZnS$ 量子点在浓度为 CdTeSe/CdZnS 量子点 10 倍的情况下，仍然没有引起明显的炎症反应。Deng 等[84]将 $CuInS_2/ZnS$ 量子点包裹在叶酸修饰的壳聚糖微球中，实现了高灵敏的肿瘤靶向成像。2010 年，Du 等[85]首次报道了具有近红外荧光的 Ag_2S 量子点的合成。从此，一类新型的低毒性Ⅰ-Ⅵ族近红外荧光量子点进入了研究者们的视野。热注入法、一锅法、准生物合成法等常被用于制备具有近红外荧光性能的Ⅰ-Ⅵ族量子点[34, 86, 87]，并成功用于活体成像。实验结果表明，该类量子点的近红外荧光可以穿透裸鼠的身体，与自发荧光很好地分离开，在活体成像方面具有巨大的应用潜能。Wang 等[88]将 Ag_2S 量子点表面偶联血管内皮生长因子（VEGF）抗体（anti-VEGF），对 U87MG 肿瘤进行靶向成像。

　　NIR-Ⅱ荧光具有更深的组织穿透深度，组织的吸收和散射也更弱，用于活体成像时信背比可提高近 100 倍[78]。窄带隙的Ⅰ-Ⅵ族量子点是一类非常重要的 NIR-Ⅱ荧光量子点。Du 等[85]通过$(C_2H_5)_2NCS_2Ag$ 前体热分解法制备了荧光发射位于 1200nm 的 Ag_2S 量子点。Dong 等[89]采用溶剂热的方法制备了荧光发射位于 1300nm 的 Ag_2Se 量子点。这两种 NIR-Ⅱ荧光量子点在用于活体肿瘤成像[90]、肿瘤新生血管成像[91]、干细胞移植示踪[92]等研究时，都表现出很高的信背比和空间分辨率，是非常理想的长时间活体成像的标记材料。例如，NIR-Ⅱ荧光 Ag_2S 量子点用于肿瘤新生血管成像的结果显示，在肿瘤生成早期，血管主要分布在肿瘤组织的外围，随着肿瘤组织的生长，在肿瘤附近发现了大量无规则的血管。同时，利用 Ag_2S 量子点的 NIR-Ⅱ荧光清楚地观察到直径为 2.7mm 的 U87MG 肿瘤并分辨出直径为 43.3μm 的肿瘤新生血管[91]。此外，Ag_2S 量子点被用于人间充质干细胞在活体内动态生物分布的长时间示踪，实验监测了人间充质干细胞从小鼠肺部到肝部的迁移过程。整个监测过程持续 14 天，Ag_2S 量子点仍然具有良好的荧光性能[92]。NIR-Ⅱ1500～1700nm 的光受组织及水散射和吸收影响更小。最近，Zhang 等[93]应用发射波长约在 1600nm 的 PbS/CdS 量子点实现了老鼠后腿血管内血流快速（60 帧/秒）、实时成像，实现了 1.2mm 深肿瘤血管 3D 共焦成像（图 9-4），肿瘤组织和正常组织的成像信号比高达 32。

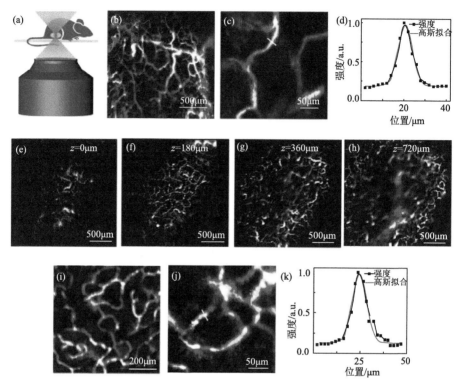

图 9-4 NIR-Ⅱ量子点用于活体无创荧光共焦成像[93]：（a）活体无创共聚焦荧光成像示意图；（b），（c）小鼠下肢血管共聚焦荧光成像图 [（b）2000μm×2000μm，标尺 500μm，（c）300μm× 300μm，标尺 50μm]；（d）图（c）所标注血管的剖面分析图；（e～h）肿瘤血管的逐层扫描共聚焦荧光成像图（标尺 500μm）；（i，j）肿瘤血管的高分辨共聚焦荧光成像图 [（i）800μm× 800μm，标尺 200μm，（j）300μm×300μm，标尺：50μm]；（k）图（i）所标注血管的剖面分析图

将近红外荧光量子点与抗肿瘤药物进行复合制成纳米诊疗剂是近年来肿瘤学的一大研究热点。量子点-抗肿瘤药物纳米诊疗剂用作治疗药物的运输载体[94]，可大大改善小分子治疗药物（化疗药物 DOX、抗肿瘤血管生成剂 TNP-470）的药代动力学性质，实现环境响应的药物控释。同时，利用量子点的荧光信号可对肿瘤疗效进行监测，实现影像引导肿瘤治疗，形成"有的放矢"的治疗模式，从而取得更好的治疗效果和更低的毒副作用，有望推动癌症的"诊疗一体化"及"个性化用药"的进一步发展。

2. 生物医学量子点用于病理研究

组织病理学是临床癌症诊断的金标准，它包括 HE 染色分析和免疫组织化学分析。前者仅反映癌症的病理形态学特征，难以进行准确定量分析，而后者虽然可对肿瘤组织细胞内抗原进行定量检测，但是单次测试仅能检测一种肿瘤标志物。由于量子点具有宽激发、窄发射、一元激发可实现多元发射的优良荧光性能，基于量子点标记的生物探针可对肿瘤组织切片中多种肿瘤标志物进行高灵敏的定量检测，大大提高了肿瘤早期诊断的准确性，同时对肿瘤的个体化用药具有重要的指导意义。

早在 2003 年，Wu 等[95]将量子点偶联 IgG 或链霉亲和素用于标记乳腺癌细胞表面的肿瘤标志物——人表皮生长因子受体 2（HER2），并利用具有不同发射波长的量子点实现了同一激发波长下两种细胞靶标的同时检测。Yezhelyev 等[96]将量子点标记的抗体作为免疫荧光探针，同时检测了 5 种人乳腺癌细胞肿瘤标志物（ER、PR、mTOR、EGFR 和 HER2），并对 2 种不同乳腺癌的临床组织样本中 ER、PR 和 HER2 的表达量进行了分析，其定量数据与传统免疫组织化学分析结果具有良好的相关性。Chen 等[97]在对肺癌组织芯片中 caveolin-1 和 PCNA 两种抗原进行检测时发现，量子点免疫荧光组织化学方法比传统免疫组织化学表现出更高的灵敏度和准确性。Zhao 等[98]利用量子点标记分子探针技术，实现了胃癌中 caveolin-1 的定量检测，对胃癌预后进行了预测。以上研究都证实了基于量子点标记的生物探针在肿瘤标志物定量检测中的巨大潜力。

基于量子点标记生物探针多分子成像技术在肿瘤异质性研究、肿瘤分子分型、治疗方案制定及预后评估等方面具有重要的研究意义。Snyder 等[99]利用量子点标记生物探针，实现了乳腺癌组织切片的三种标志物 CD44、CD24 和 Ki67 的原位多色标记。结果显示，在不同的 CD44 和 CD24 亚组中，Ki67 阳性率是不同的。Liu 等[100]将量子点多色成像技术成功用于霍奇金淋巴瘤的分子分型研究。通过多色量子点标记生物探针对组织切片中 CD15、CD30、CD45 和 Pax5 四种标志物的原位同步检测，可快速、准确地将霍奇金淋巴瘤中少量的异质性 RS 细胞（CD15$^+$/CD30$^+$/CD45$^-$/Pax5$^+$）从大量淋巴细胞中鉴别出来，从而对霍奇金淋巴瘤进行高准确度的诊断分型。Chen 等[101]结合量子点探针纳米技术和多光谱技术对 240 例乳腺癌的关键预后因子 HER2 进行定量检测，并与传统形态病理学关键指标——肿瘤大小相结合，提出了 HER2 总量（TH2）这一新的指标。进一步根据激素受体的定量表达（HR）和 HER2 总量（TH2）鉴定出 5 种不同的乳腺癌分子亚型，各亚型具有不同的 5 年无病生存期（DFS）[102]。该分类方法有助于临床医师针对不同的乳腺癌亚型制定个性化的治疗方案以及进行预后评估。

肿瘤的生长和转移往往依赖于肿瘤所处的微环境，而量子点标记生物探针为肿瘤微环境研究提供了可能。Liu 等[103]利用量子点双色成像技术对乳腺癌细胞中的 HER2 和肿瘤基质中的Ⅳ型胶原蛋白同时进行检测。结果显示，在恶性肿瘤中，随着

HER2 表达水平的增加，肿瘤基质中的Ⅳ型胶原蛋白表达量显著下降。在 HER2（3＋）表达水平，Ⅳ型胶原蛋白遭到完全破坏。该研究为 HER2 表达水平与乳腺癌浸润相关这一理论提供了直接证据。Peng 等[104]结合量子点多色成像和光谱分析技术，对肿瘤间质的多种主要成分如Ⅳ型胶原蛋白、肿瘤血管生成因子、巨噬细胞浸润和组织蛋白水解酶基质金属蛋白酶 9 等进行原位多色成像，揭示了乳腺癌和胃癌侵袭扩散过程中肿瘤细胞和肿瘤微环境的协同进化过程，将肿瘤侵袭模式总结为 4 种类型：冲刷模式、阿米巴样模式、极向型模式和线型模式（图 9-5）。该量子点多色成像技术为肿瘤浸润过程的研究提供了强有力的技术支持。同时，基于量子点多色成像对间质巨噬细胞的浸润程度、肿瘤微血管密度及新生血管成熟度进行同时原位分析，提出了间质微环境特征分子分型概念，据此将胃癌分为 4 种亚型，各组间的临床预后具有显著差异[105]。上述研究表明，在开展肿瘤分子分型时，既要关注肿瘤细胞本身，也要分析肿瘤间质微环境，后者的亚型特征对于肿瘤预后预测至关重要。

9.4.4　量子点生物检测

量子点具有传统有机染料所无法比拟的优良的荧光性能，在生物检测中展现出独特的优势。例如，量子点具有强且稳定的荧光信号，这极大提高了检测的灵敏度和操作过程的便利性；量子点能够实现一元激发多元发射，有助于多组分的同时检测。近年来，量子点已经在生物检测中得到了广泛的应用，检测对象涉及核酸、蛋白质等生物分子以及病毒、细菌、细胞等。下面主要从检测对象角度出发介绍量子点在生物检测中的应用情况。

1. 生物医学量子点用于病原体检测

病毒、细菌等病原体引起的传染性疾病一直严重威胁着人类的生命健康。如2003 年爆发的 SARS 及流感、肝炎和艾滋病等是最主要的传染病，至今已经分别造成了大量人员死亡。病原体的快速准确检测有助于及时确定传染源，最大限度地降低由此带来的健康和财产损失。量子点的出现为这一领域带来了新的契机。Hahn 等[106]用量子点代替染料作为细菌流式分析中的标记材料，取得了比染料高一个数量级的荧光强度。Sanvicens 等[107]把量子点用于酶联免疫吸附测定（ELISA）中，固定化的抗体捕获大肠杆菌后，进一步结合检测抗体，最后用量子点标记的二抗显色。该法可以检测到低于 10CFU/mL 的细菌，检测限比传统基于荧光染料的 ELISA 低三个数量级。随着纳米科技的发展，其他纳米技术开始与量子点荧光检测技术联用，其中应用效果最好的是基于磁性纳米材料的分选技术。例如，Su 等[108]先用偶联了大肠杆菌抗体的磁球捕获目标细菌，然后加入生物素化的抗体与目标细菌结合，磁分选后，再加入偶联了链霉亲和素的量子点，通过链霉亲和素

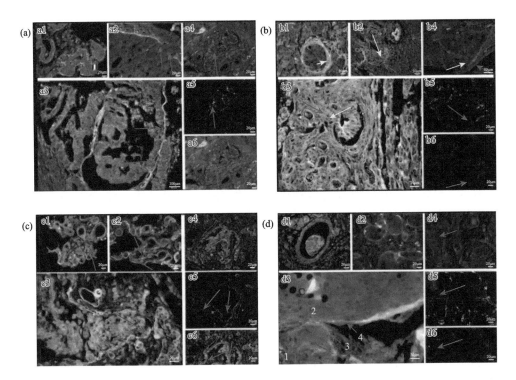

图 9-5　肿瘤侵袭模式[104]：（a）冲刷型侵袭模式，乳腺癌（a1，a2）及胃癌（a3）冲刷型侵袭模式，（a4～a6）光谱分析，包括（a4）荧光成像，（a5）与（a4）对应的 QDs-585 光谱信号图片，（a6）合成图片，在这种侵袭模式中，ECMB 变得不平滑（a1，红色箭头），在多个部位都变薄（a2，a3，红色箭头），但 ECMB 仍然保持其连续性和完整性；（b）阿米巴样侵袭模式，乳腺癌（b1，b2）及胃癌（b3）阿米巴样侵袭模式，（b4～b6）光谱分析，包括（b4）荧光成像，（b5）与（b4）对应的 QDs-585 光谱信号图片，（b6）合成图片，在这种侵袭模式中，内层 ECMB 的某个部位被降解突破，癌细胞侵入 ECMB（黄色箭头），但外层 ECMB 仍保持其连续性和完整性（红色箭头），光谱分析更清楚地显示了Ⅳ型胶原降解后的侵袭空间；（c）极向型侵袭模式，（c1～c3）乳腺癌极向型侵袭模式，（c4～c6）光谱分析，包括（c4）荧光成像，（c5）与（c4）对应的 QDs-585 光谱信号图片，（c6）合成图片，在这种侵袭模式中，肿瘤侵袭前沿方向的Ⅳ型胶原被突破，显示明确的方向性（红色箭头），但 ECMB 仍保持其连续性和完整性，在一个癌巢中可能会出现多个极性；（d）线型侵袭模式，（d1～d3）乳腺癌线型侵袭模式，（d4～d6）光谱分析，包括（d4）荧光成像，（d5）与（d4）对应的 QDs-585 光谱信号图片，（d6）合成图片，在这种侵袭模式中，虽然Ⅳ型胶原在多个部位都被水解（在 1、2、3、4 这四个区域的 ECMB 厚度分别为 0.77μm、2.06μm、0.86μm 和 4.35μm），但最终仅在 1 个部位被突破，癌细胞沿此方向呈线样侵袭（红色箭头），其他区域 ECMB 则不再被突破，保持其连续性和完整性

和生物素的亲和作用使量子点成功标记到免疫复合物上，从而通过荧光分析实现了大肠杆菌的检测，灵敏度是基于有机染料 FITC 检测方法的 100 倍。Zhao 等[109]利用量子点免疫夹心法对禽流感病毒实现了高灵敏检测，并直接用于复杂生物样品，检测结果与金标准 PCR 相符，操作过程却大大简化，为实际样品的现场检测提供了新思路。Wen 等[110]将量子点包埋进聚合物球中制得荧光球，并利用该荧光球联合磁分选技术通过一步反应完成了单个致病菌的捕获和鉴定，透射电镜表征清晰地展示了纳米球与细菌的结合。由于包埋到聚合物球中的量子点被禁锢在较为封闭的环境中，受检测环境影响较小，荧光信号稳定，而且一个聚合物球可以包埋上百颗量子点，极大地提高了抗干扰能力和灵敏度。此外，多色量子点为多种病原体的同时检测提供了可能。Wang 等[111]利用绿色量子点和红色量子点分别实现了两种病毒和两种细菌的同时检测，由于不同颜色的量子点可以用同一种光源激发，利用偶联了不同病原体抗体的不同颜色的量子点进行显色检测，操作简便。

2. 生物医学量子点用于肿瘤体外检测

癌症的早期监测和及时治疗能够有效改善治疗效果并降低治疗费用，具有重要的医学意义。目前，癌症的诊断主要通过医学成像和肿瘤标志物的检测来实现。癌症的医学成像请参考 9.4.3 节，本节主要介绍通过肿瘤标志物进行肿瘤体外检测的情况。肿瘤标志物的检测不仅有助于肿瘤的早期诊断，还对肿瘤的预防、分型、治疗和预后等都有重要的意义。迄今为止，已陆续发现了多种肿瘤标志物，主要包括蛋白质类标志物和基因类标志物等[112]。量子点荧光性能优良，检测灵敏度高，可以替代目前临床上肿瘤标志物免疫分析方法中的染料或显色剂。Hu 等[113]将基于量子点的荧光球用于免疫层析技术，实现了 C 反应蛋白的快速高灵敏定量检测，耗时 20min，检出限达到 27.8pmol/L。灵敏度是纳米金免疫层析技术和 ELISA 的250 倍，稳定性高、抗干扰能力强，并成功应用于实际肿瘤患者血浆样本中 C 反应蛋白的快速定量检测，展示出较高的实际应用潜力。通常临床上肿瘤的确诊往往需要多种肿瘤标志物的联合检测，相比于单一肿瘤标志物的检测，联合检测可以大大提高诊断的准确性[114]，而量子点的"一元激发多元发射"极大地方便了联合同时检测的进行。Liu 等[115]运用分别对三种肺癌标志物（癌胚抗原 CEA、细胞角质蛋白 19 片段 CYFRA21-1 和神经元-特性烯醇化酶 NSE）靶向的磁性微珠捕获相应的标志物，与分别偶联了三种标志物抗体的不同颜色的量子点形成免疫夹心复合物，然后将复合物通入到微孔阵列芯片中，微孔的大小被设计为与微珠尺寸匹配，单个微珠通过重力作用进入微孔中被捕获，进而通过分析微孔阵列的荧光信号实现了三种肿瘤标志物的检测。该方法将单个微珠进行了物理分区，能够有效避免不同颜色量子点间的光谱干扰。此外，除了量子点的光致发光检测外，利用量子点电致发光也可进行检测。Jie 等[116]利用基于量子点的电致发光实现了蛋白质类肿瘤标志物的高灵敏检测。电致发光不需要昂贵的荧光仪，成本低廉，而且由于无激发光干扰而具有更低的背景信号。

近年来的研究表明，循环肿瘤细胞（circulating tumor cells，CTCs）与肿瘤的发生和发展密切相关，是一种新型的重要肿瘤标志物[117]。CTCs 是由原发肿瘤组织脱落进入外周血的肿瘤细胞，血液成分复杂而 CTCs 的浓度又非常低（1 个 CTC/10^9 个血细胞，数十亿分之一），这使 CTCs 的检测面临巨大的困难。通常量子点标记技术要与分离和富集技术联用才能有效地完成 CTCs 检测。如 Song 等[118]将量子点和磁性纳米颗粒同时包埋到聚合物纳米球中制得了兼具有荧光和磁性的双功能纳米球，并在纳米球表面修饰肿瘤细胞抗体，从而实现从大量正常细胞中捕获极少量肿瘤细胞（100 万个正常细胞中捕获 100 个肿瘤细胞），荧光磁性纳米球对肿瘤细胞的分离效率可达 97%，与此同时，利用不同颜色量子点的荧光对不同肿瘤细胞进行鉴定。Wu 等[119]实现了实际肿瘤患者血液中 CTCs 的检测。将肿瘤细胞靶向的磁性纳米球和荧光纳米球加入到全血中，使二者同时与 CTCs 结合，孵育 20min，即可完成肿瘤细胞的捕获和标记，即使血液中的肿瘤细胞低至 1 个，用该法仍能准确捕获，而且该法几乎没有生物毒性，捕获的肿瘤细胞 93%以上保持较高的活性，整个操作过程快速便捷。Wu 等还将捕获的肿瘤细胞进行体外培养和功能研究，展示出较高的医学研究价值。此外，量子点标记常与微流控芯片技术联用，如 Lee 等[120]用微流控芯片实现了量子点标记的肿瘤细胞的捕获、原位分析和释放。

3. 生物医学量子点用于生物大分子检测

生物大分子往往与各种生理和病理过程密切相关，对其进行监测具有重要意义。前文肿瘤体外检测中介绍的蛋白质类和基因类标志物的检测实质上就是通过监测与肿瘤发生发展密切相关的生物大分子对癌症进行检测和研究的。Hu 等[121]利用三色量子点制得了红、黄、绿三种荧光编码球，实现了艾滋病毒、乙肝病毒、丙肝病毒三种病毒基因的同时检测，由于病毒的核酸是先于抗原和抗体大量出现的，因此该法通过监测病毒的核酸缩短了检测的窗口期。值得提出的是，基于量子点的编码器件远比 Hu 等提到的要丰富得多。量子点具有宽激发谱和窄发射谱而且能够实现一元激发多元发射，因此非常适合构建荧光编码器件。理论上，使用 m 种颜色的量子点，选用 n 种浓度，可以产生（n^m-1）种荧光码[122]。荧光编码技术结合流式分析或悬浮芯片技术便于实现高通量分析检测，对目标物的定性定量分析是通过同时检测编码信号和标记信号实现的[123]。早在 2001 年，Han 等[122]就利用量子点编码球实现了多种 DNA 序列的检测，在不同编码球上修饰能够和不同目标核酸杂交的 DNA 序列，反应后通过采集单颗微珠的光谱实现多种核酸序列的高通量检测。又如 Wang 等[124]通过流式细胞术，利用量子点编码球对乙肝五项（五种蛋白质分子，又称乙肝两对半，表面抗原

HBsAg、e 抗原 HBeAg、表面抗体 HBsAb、e 抗体 HBeAb、核心抗体 HBcAb）进行同时检测，大大提高了乙肝的诊断效率。

除了将量子点直接作为信号单元外，量子点也常用于构建共振能量转移系统进行生物检测。量子点通常有三种设计[125]：作为能量给体，作为能量受体或被设计为通过量子点的荧光恢复进行检测。如 Medintz 等[126]用带有赖氨酸标签的麦芽糖结合蛋白修饰量子点并以此作为能量转移的供体，标记了荧光猝灭基团的 β-环糊精（β-cyclodextrin）-QSY9 结合在麦芽糖结合域从而使量子点的荧光猝灭。该体系遇到麦芽糖后，麦芽糖就会将 β-cyclodextrin-QSY9 置换下来，使量子点的荧光恢复，从而实现麦芽糖的定量检测。再如 Zhang 等[127]通过 Cy5 标记的单链 DNA 和生物素标记的单链 DNA 与目标 DNA 杂交后，与偶联了链霉亲和素的量子点结合，量子点作为能量给体，Cy5 作为能量受体，通过检测 Cy5 的荧光强度实现目标 DNA 序列的检测，灵敏度是传统共振能量转移系统的 100 倍。随着纳米科技的发展，科研工作者们设计了各种各样基于量子点的共振能量转移系统，广泛应用于各种生物分子的检测，乃至细胞内一些物质的分析[128]。

9.5 本章小结

生物医学量子点因其优异的荧光性质，在生物医学研究中具有巨大的发展潜力。有机相合成、水相合成、活细胞合成、准生物合成等各种策略被用于高荧光性能、高稳定性量子点的合成。水溶性化修饰及生物功能化策略的应用使量子点具有良好的生物相容性，适于生物医学应用。生物医学量子点已经在单颗粒病毒动态示踪、活体肿瘤及组织成像、生物医学检测等领域展现出独特的优势。我们相信，随着研究的不断深入，生物医学量子点必将进一步"点亮"生物医学研究，造福人类健康。

参 考 文 献

[1] Michalet X，Pinaud F F，Bentolila L A，et al. Quantum dots for live cells，*in vivo* imaging，and diagnostics. Science，2005，307（5709）：538-544.

[2] Peng X. An essay on synthetic chemistry of colloidal nanocrystals. Nano Research，2009，2（6）：425-447.

[3] Smith A M，Nie S. Semiconductor nanocrystals：structure，properties，and band gap engineering. Accounts of Chemical Research，2009，43（2）：190-200.

[4] LaMer V K，Dinegar R H. Theory，production and mechanism of formation of monodispersed hydrosols. Journal of the American Chemical Society，1950，72（11）：4847-4854.

[5] Murray C B，Norris D J，Bawendi M G. Synthesis and characterization of nearly monodisperse CdE（E = sulfur，selenium，tellurium）semiconductor nanocrystallites. Journal of the American Chemical Society，1993，115（19）：8706-8715.

[6] Peng Z A，Peng X. Formation of high-quality CdTe，CdSe，and CdS nanocrystals using CdO as precursor. Journal

of the American Chemical Society, 2001, 123 (1): 183-184.

[7] Peng X, Schlamp M C, Kadavanich A V, et al. Epitaxial growth of highly luminescent CdSe/CdS core/shell nanocrystals with photostability and electronic accessibility. Journal of the American Chemical Society, 1997, 119 (30): 7019-7029.

[8] Kim S, Fisher B, Eisler H J, et al. Type-II quantum dots: CdTe/CdSe (core/shell) and CdSe/ZnTe (core/shell) heterostructures. Journal of the American Chemical Society, 2003, 125 (38): 11466-11467.

[9] Battaglia D, Li J J, Wang Y, et al. Colloidal two-dimensional systems: CdSe quantum shells and wells. Angewandte Chemie International Edition, 2003, 42 (41): 5035-5039.

[10] Rossetti R, Ellison J L, Gibson J M, et al. Size effects in the excited electronic states of small colloidal CdS crystallites. The Journal of Chemical Physics, 1984, 80 (9): 4464-4469.

[11] Jing L, Kershaw S V, Li Y, et al. Aqueous based semiconductor nanocrystals. Chemical Reviews, 2016, 116 (18): 10623-10730.

[12] Rogach A L, Kornowski A, Gao M, et al. Synthesis and characterization of a size series of extremely small thiol-stabilized CdSe nanocrystals. The Journal of Physical Chemistry B, 1999, 103 (16): 3065-3069.

[13] Rogach A, Kershaw S V, Burt M, et al. Colloidally prepared HgTe nanocrystals with strong room-temperature infrared luminescence. Advanced Materials, 1999, 11 (7): 552-555.

[14] Wang J, Han H. Hydrothermal synthesis of high-quality type-II CdTe/CdSe quantum dots with near-infrared fluorescence. Journal of Colloid and Interface Science, 2010, 351 (1): 83-87.

[15] Zhou J, Yang Y, Zhang C Y. Toward biocompatible semiconductor quantum dots: from biosynthesis and bioconjugation to biomedical application. Chemical Reviews, 2015, 115: 11669-11717.

[16] Gavin A C, Aloy P, Grandi P, et al. Proteome survey reveals modularity of the yeast cell machinery. Nature, 2006, 440: 631-636.

[17] Adamis P D, Panek A D, Eleutherio E C. Vacuolar compartmentation of the cadmium-glutathione complex protects Saccharomyces cerevisiae from mutagenesis. Toxicology Letters, 2007, 173: 1-7.

[18] Mukherjee P, Ahmad A, Mandal D, et al. Bioreduction of $AuCl_4^-$ ions by the fungus, Verticillium sp. and surface trapping of the gold nanoparticles. Angewandte Chemie International Edition, 2001, 40: 3585-3588.

[19] Mukherjee P, Ahmad A, Mandal D, et al. Fungus-mediated synthesis of silver nanoparticles and their immobilization in the mycelial matrix: a novel biological approach to nanoparticle synthesis. Nano Letters, 2001, 1: 515-519.

[20] Dameron C T, Reese R N, Mehra R K, et al. Biosynthesis of cadmium sulfide quantum semiconductor crystallites. Nature, 1989, 338: 596-597.

[21] Sweeney R Y, Mao C, Gao X, et al. Bacterial biosynthesis of cadmium sulfide nanocrystals. Chemical and Biology, 2004, 11: 1553-1559.

[22] Kowshik M, Vogel W, Urban J, et al. Microbial synthesis of semiconductor PbS nanocrystallites. Advanced Materials, 2002, 14: 815-818.

[23] Labrenz M, Druschel G K, Thomsen-Ebert T, et al. Formation of sphalerite (ZnS) deposits in natural biofilms of sulfate-reducing bacteria. Science, 2000, 290: 1744-1747.

[24] Cui R, Liu H H, Xie H Y, et al. Living yeast cells as a controllable biosynthesizer for fluorescent quantum dots. Advanced Functional Materials, 2009, 19: 2359-2364.

[25] Li Y, Cui R, Zhang P, et al. Mechanism-oriented controllability of intracellular quantum dots formation: the role of glutathione metabolic pathway. ACS Nano, 2013, 7: 2240-2248.

[26] Xiong L H, Cui R, Zhang Z L, et al. Uniform fluorescent nanobioprobes for pathogen detection. ACS Nano, 2014, 8: 5116-5124.

[27] Tarza A, Dauplais M, Grigoras I, et al. Extracellular production of hydrogen selenide accounts for thiol-assisted toxicity of selenite against *Saccharomyces cerevisiae*. Journal of Biological Chemistry, 2007, 282: 8759-8767.

[28] Dernovics M, Far J, Lobinski R. Identification of anionic selenium species in Se-rich yeast by electrospray QTOF MS/MS and hybrid linear ion trap/orbitrap MSn. Metallomics, 2009, 1: 317-329.

[29] Pedrajas J R, Kosmidou E, Miranda-Vizuete A, et al. Identification and functional characterization of a novel mitochondrial thioredoxin system in *Saccharomyces cerevisiae*. Journal of Biological Chemistry, 1999, 274: 6366-6373.

[30] Cui R, Zhang M X, Tian Z Q, et al. Intermediate-dominated controllable biomimetic synthesis of gold nanoparticles in a quasi-biological system. Nanoscale, 2010, 2: 2120-2125.

[31] Zhang M X, Cui R, Tian Z Q, et al. Kinetics-controlled formation of gold clusters using a quasi-biological system. Advanced Functional Materials, 2010, 20: 3673-3677.

[32] Zhang M X, Cui R, Zhao J Y, et al. Synthesis of sub-5 nm Au-Ag alloy nanoparticles using bio-reducing agent in aqueous solution. Journal of Materials Chemistry, 2011, 21: 17080-17082.

[33] Cui R, Gu Y P, Zhang Z L, et al. Controllable synthesis of PbSe nanocubes in aqueous phase using a quasi-biosystem. Journal of Materials Chemistry, 2012, 22: 3713-3716.

[34] Gu Y P, Cui R, Zhang Z L, et al. Ultrasmall near-infrared Ag$_2$Se quantum dots with tunable fluorescence for *in vivo* imaging. Journal of the American Chemical Society, 2012, 134: 79-82.

[35] Zhao J Y, Chen G, Gu Y P, et al. Ultrasmall magnetically engineered Ag$_2$Se quantum dots for instant efficient labeling and whole-body high-resolution multimodal real-time tracking of cell-derived microvesicles. Journal of the American Chemical Society, 2016, 138: 1893-1903.

[36] Chan W C, Nie S. Quantum dot bioconjugates for ultrasensitive nonisotopic detection. Science, 1998, 281: 2016-2018.

[37] Mattoussi H, Mauro J M, Goldman E R, et al. Self-assembly of CdSe-ZnS quantum dot bioconjugates using an engineered recombinant protein. Journal of the American Chemical Society, 2000, 122: 12142-12150.

[38] Zheng Y, Yang Z, Li Y, et al. From glutathione capping to a crosslinked, phytochelatin-like coating of quantum dots. Advanced Materials, 2008, 20: 3410-3415.

[39] Kim S, Bawendi M G. Oligomeric ligands for luminescent and stable nanocrystal quantum dots. Journal of the American Chemical Society, 2003, 125: 14652-14653.

[40] Zhang T, Ge J, Hu Y, et al. A general approach for transferring hydrophobic nanocrystals into water. Nano Letters, 2007, 7: 3203-3207.

[41] Wang W, Ji X, Kapur A, et al. A multifunctional polymer combining the imidazole and zwitterion motifs as a biocompatible compact coating for quantum dots. Journal of the American Chemical Society, 2015, 137: 14158-14172.

[42] Dubertret B, Skourides P, Norris D J, et al. *In vivo* imaging of quantum dots encapsulated in phospholipid micelles. Science, 2002, 298: 1759-1762.

[43] Travert-Branger N, Dubois F, Carion O, et al. Oligomeric PEG-phospholipids for solubilization and stabilization of fluorescent nanocrystals in water. Langmuir, 2008, 24: 3016-3019.

[44] Tao C, Öçsoy I, Yuan Q, et al. One-step facile surface engineering of hydrophobic nanocrystals with designer molecular recognition. Journal of the American Chemical Society, 2012, 134: 13164-13167.

[45] Rubio-Garcia J, Dazzazi A, Coppel Y, et al. Transfer of hydrophobic ZnO nanocrystals to water: an investigation of the transfer mechanism and luminescent properties. Journal of Materials Chemistry, 2012, 22: 14538-14545.

[46] Chen Z L, Lin Y, Yu X J, et al. Preparation of monodispersed quantum dots with amphiphilic polymer. ACS Applied Materials Interfaces, 2017, 9: 39901-39906.

[47] Kang Y, Taton T A. Controlling shell thickness in core-shell gold nanoparticles via surface-templated adsorption of block copolymer surfactants. Macromolecules, 2005, 38: 6115-6121.

[48] Medintz I L, Clapp A R, Brunel F M, et al. Proteolytic activity monitored by fluorescence resonance energy transfer through quantum-dot-peptide conjugates. Nature Materials, 2006, 5: 581-589.

[49] Gazouli M, Lyberopoulou A, Pericleous P, et al. Development of a quantum-dot-labelled magneticimmunoassay method for circulating colorectal cancer cell detection. World Journal of Gastroenterology, 2012, 18: 4419-4426.

[50] Pathak S, Davidson M C, Silva G A. Characterization of the functional binding properties of antibody conjugated quantum dots. Nano Letters, 2007, 7: 1839-1845.

[51] Sapsford K E, Algar W R, Berti L, et al. Functionalizing nanoparticles with biological molecules: developing chemistries that facilitate nanotechnology. Chemical Reviews, 2013, 113: 1904-2074.

[52] Boyce M, Bertozzi C R. Bringing chemistry to life. Nature Methods, 2011, 8: 638-642.

[53] Wilson R, Chen Y, Aveyard J. One molecule per particle method for functionalising nanoparticles. Chemical Communications, 2004, 10: 1156-1157.

[54] Iwasaki A, Pillai P S. Innate immunity to influenza virus infection. Nature Reviews Immunology, 2014, 14 (5), 315-328.

[55] Liu S L, Wang Z G, Zhang Z L, et al. Tracking single viruses infecting their host cells using quantum dots. Chemical Society Reviews, 2016, 45 (5), 1211-1224.

[56] Wang X, Ren X, Kahen K, et al. Non-blinking semiconductor nanocrystals. Nature, 2009, 459 (7247): 686-689.

[57] Pan H, Zhang P, Gao D, et al. Noninvasive visualization of respiratory viral infection using bioorthogonal conjugated near-infrared-emitting quantum dots. ACS Nano, 2014, 8 (6): 5468-5477.

[58] Joo K I, Fang Y, Liu Y, et al. Enhanced real-time monitoring of adeno-associated virus trafficking by virus-quantum dot conjugates. ACS Nano, 2011, 5 (5): 3523-3535.

[59] Liu S L, Tian Z Q, Zhang Z L, et al. High-efficiency dual labeling of influenza virus for single-virus imaging. Biomaterials, 2012, 33 (31): 7828-7833.

[60] Liu S L, Zhang Z L, Tian Z Q, et al. Effectively and efficiently dissecting the infection of influenza virus by quantum-dot-based single-particle tracking. ACS Nano, 2012, 6 (1): 141-150.

[61] Liu S L, Wu Q M, Zhang L J, et al. Three-dimensional tracking of Rab5- and Rab7- associated infection process of influenza virus. Small, 2014, 10 (22): 4746-4753.

[62] Liu S L, Zhang L J, Wang Z G, et al. Globally visualizing the microtubule-dependent transport behaviors of influenza virus in live cells. Analytical Chemistry, 2014, 86 (8): 3902-3908.

[63] Zhang P, Liu S, Gao D, et al. Click-functionalized compact quantum dots protected by multidentate-imidazole ligands: conjugation-ready nanotags for living-virus labeling and imaging. Journal of the American Chemical Society, 2012, 134 (20): 8388-8391.

[64] Shen H, Tauzin L J, Baiyasi R, et al. Single particle tracking: from theory to biophysical applications. Chemical Reviews, 2017, 117 (11): 7331-7376.

[65] Suzuki K G, Kasai R S, Hirosawa K M, et al. Transient GPI-anchored protein homodimers are units for raft organization and function. Nature Chemical Biology, 2012, 8 (9): 774-783.

[66] Pierobon P, Achouri S, Courty S, et al. Velocity, processivity, and individual steps of single myosin V molecules in live cells. Biophysical Journal, 2009, 96 (10): 4268-4275.

[67] Sheng R, Chen Y, Gee H Y, et al. Cholesterol modulates cell signaling and protein networking by specifically interacting with PDZ domain-containing scaffold proteins. Nature Communications, 2012, 3: 1249.

[68] van der Schaar H M, Rust M J, Chen C, et al. Dissecting the cell entry pathway of dengue virus by single-particle tracking in living cells. PLoS Pathogens, 2008, 4 (12): e1000244.

[69] Li Q, Li W, Yin W, et al. Single-particle tracking of human immunodeficiency virus type 1 productive entry into human primary macrophages. ACS Nano, 2017, 11 (4): 3890-3903.

[70] Kusumi A, Nakada C, Ritchie K, et al. Paradigm shift of the plasma membrane concept from the two-dimensional continuum fluid to the partitioned fluid: high-speed single-molecule tracking of membrane molecules. Annual Review of Biophysics and Biomolecular Structure, 2005, 34: 351-378.

[71] Lakadamyali M, Rust M J, Babcock H P, et al. Visualizing infection of individual influenza viruses. Proceedings of the National Academy of Sciences of the United States of America, 2003, 100 (16): 9280-9285.

[72] Juette M F, Bewersdorf J. Three-dimensional tracking of single fluorescent particles with submillisecond temporal resolution. Nano Letters, 2010, 10 (11): 4657-4663.

[73] Thompson M A, Casolari J M, Badieirostami M, et al. Three-dimensional tracking of single mRNA particles in *Saccharomyces cerevisiae* using a double-helix point spread function. Proceedings of the National Academy of Sciences of the United States of America, 2010, 107 (42): 17864-17871.

[74] Sun E Z, Liu A A, Zhang Z L, et al. Real-time dissection of distinct dynamin-dependent endocytic routes of influenza A virus by quantum dot-based single-virus tracking. ACS Nano, 2017, 11 (5): 4395-4406.

[75] Zhang L J, Xia L, Liu S L, et al. A "driver switchover" mechanism of influenza virus transport from microfilaments to microtubules. ACS Nano, 2018, 12 (1): 474-484.

[76] Wang Z G, Liu S L, Zhang Z L, et al. Exploring sialic acid receptors-related infection behavior of avian influenza virus in human bronchial epithelial cells by single-particle tracking. Small, 2014, 10 (13): 2712-2720.

[77] Ma Y, Wang M, Li W, et al. Live cell imaging of single genomic loci with quantum dot-labeled TALEs. Nature Communications, 2017, 8: 15318.

[78] Smith A M, Mancini M C, Nie S. Bioimaging: second window for *in vivo* imaging. Nature Nanotechnology, 2009, 4: 710-711.

[79] Kim S, Lim Y T, Soltesz E G, et al. Near-infrared fluorescent type II quantum dots for sentinel lymph node mapping. Nature Biotechnology, 2004, 22: 93-97.

[80] Cai W, Shin D W, Chen K, et al. Peptide-labeled near-infrared quantum dots for imaging tumor vasculature in living subjects. Nano Letters, 2006, 6: 669-676.

[81] Li Y, Li Z, Wang X H, et al. *In vivo* cancer targeting and imaging-guided surgery with near infrared-emitting quantum dot bioconjugates. Theranostics, 2012, 2: 769-776.

[82] Shuhendler A J, Prasad P, Chan H K C, et al. Hybrid quantum dot-fatty ester stealth nanoparticles: toward clinically relevant *in vivo* optical imaging of deep tissue. ACS Nano, 2011, 5: 1958-1966.

[83] Pons T, Pic E, Lequeux N, et al. Cadmium-free CuInS$_2$/ZnS quantum dots for sentinel lymph node imaging with reduced toxicity. ACS Nano, 2010, 4: 2531-2538.

[84] Deng D, Chen Y, Cao J, et al. High-quality CuInS$_2$/ZnS quantum dots for *in vitro* and *in vivo* bioimaging. Chemistry of Materials, 2012, 24: 3029-3037.

[85] Du Y, Xu B, Fu T, et al. Near-infrared photoluminescent Ag$_2$S quantum dots from a single source precursor.

Journal of the American Chemical Society, 2010, 132: 1470-1471.

[86]　Jiang P, Zhu C N, Zhang Z L, et al. Water-soluble Ag$_2$S quantum dots for near-infrared fluorescence imaging *in vivo*. Biomaterials, 2012, 33: 5130-5135.

[87]　Zhu C N, Jiang P, Zhang Z L, et al. Ag$_2$Se quantum dots with tunable emission in the second near-infrared window. ACS Applied Materials and Interfaces, 2013, 5: 1186-1189.

[88]　Wang Y, Yan X P. Fabrication of vascular endothelial growth factor antibody bioconjugated ultrasmall near-infrared fluorescent Ag$_2$S quantum dots for targeted cancer imaging *in vivo*. Chemical Communications, 2013, 49: 3324-3326.

[89]　Dong B, Li C, Chen G, et al. Facile synthesis of highly photoluminescent Ag$_2$Se quantum dots as a new fluorescent probe in the second near-infrared window for *in vivo* imaging. Chemistry of Materials, 2013, 25: 2503-2509.

[90]　Hong G, Robinson J T, Zhang Y, et al. *In vivo* fluorescence imaging with Ag$_2$S quantum dots in the second near-infrared region. Angewandte Chemie International Edition, 2012, 51: 9818-9821.

[91]　Li C, Zhang Y, Wang M, et al. *In vivo* real-time visualization of tissue blood flow and angiogenesis using Ag$_2$S quantum dots in the NIR-II window. Biomaterials, 2014, 35: 393-400.

[92]　Chen G, Tian F, Zhang Y, et al. Tracking of transplanted human mesenchymal stem cells in living mice using near-infrared Ag$_2$S quantum dots. Advanced Functional Materials, 2014, 24: 2481-2488.

[93]　Zhang M, Yue J, Cui R, et al. Bright quantum dots emitting at ~1, 600 nm in the NIR-IIb window for deep tissue fluorescence imaging. Proceedings of the National Academy of Sciences of the United States of America, 2018, 115 (26): 6590-6595.

[94]　Zhu C N, Chen G, Tian Z Q, et al. Near-infrared fluorescent Ag$_2$Se-cetuximab nanoprobes for targeted imaging and therapy of cancer. Small, 2017, 13: 1602309.

[95]　Wu X, Liu H, Liu J, et al. Immunofluorescent labeling of cancer marker Her2 and other cellular targets with semiconductor quantum dots. Nature Biotechnology, 2003, 21: 41-46.

[96]　Yezhelyev M V, Al-Hajj A, Morris C, et al. *In situ* molecular profiling of breast cancer biomarkers with multicolor quantum dots. Advanced Materials, 2007, 19: 3146-3151.

[97]　Chen H, Xue J, Zhang Y, et al. Comparison of quantum dots immunofluorescence histochemistry and conventional immunohistochemistry for the detection of caveolin-1 and PCNA in the lung cancer tissue microarray. Journal of Molecular Histology, 2009, 40: 261-268.

[98]　Zhao X, He Y, Gao J, et al. Caveolin-1 expression level in cancer associated fibroblasts predicts outcome in gastric cancer. PLoS One, 2013, 8: e59102.

[99]　Snyder E L, Bailey D, Shipitsin M, et al. Identification of CD44v6$^+$/CD24$^-$ breast carcinoma cells in primary human tumors by quantum dot-conjugated antibodies. Laboratory Investigation, 2009, 89: 857-866.

[100]　Liu J, Lau S K, Varma V A, et al. Multiplexed detection and characterization of rare tumor cells in Hodgkin's lymphoma with multicolor quantum dots. Analytical Chemistry, 2010, 82: 6237-6243.

[101]　Chen C, Xia H S, Gong Y P, et al. The quantitative detection of total HER2 load by quantum dots and the identification of a new subtype of breast cancer with different 5-year prognosis. Biomaterials, 2010, 31: 8818-8825.

[102]　Chen C, Sun S R, Gong Y P, et al. Quantum dots-based molecular classification of breast cancer by quantitative spectroanalysis of hormone receptors and HER2. Biomaterials, 2011, 32: 7592-7599.

[103]　Liu X L, Peng C W, Chen C, et al. Quantum dots-based double-color imaging of HER2 positive breast cancer invasion. Biochemical and Biophysical Research Communications, 2011, 409: 577-582.

[104] Peng C W，Liu X L，Chen C，et al. Patterns of cancer invasion revealed by QDs-based quantitative multiplexed imaging of tumor microenvironment. Biomaterials，2011，32：2907-2917.

[105] Peng C W，Tian Q，Yang G F，et al. Quantum-dots based simultaneous detection of multiple biomarkers of tumor stromal features to predict clinical outcomes in gastric cancer. Biomaterials，2012，33：5742-5752.

[106] Hahn M A，Keng P C，Krauss T D. Flow cytometric analysis to detect pathogens in bacterial cell mixtures using semiconductor quantum dots. Analytical Chemistry，2008，80（3）：864-872.

[107] Sanvicens N，Pascual N，Fernández-Argüelles M T，et al. Quantum dot-based array for sensitive detection of *Escherichia coli*. Analytical and Bioanalytical Chemistry，2011，399（8）：2755-2762.

[108] Su X L，Li Y. Quantum dot biolabeling coupled with immunomagnetic separation for detection of *Escherichia coli* O157：H7. Analytical Chemistry，2004，76（16）：4806-4810.

[109] Zhao W，Zhang W P，Zhang Z L，et al. Robust and highly sensitive fluorescence approach for point-of-care virus detection based on immunomagnetic separation. Analytical Chemistry，2012，84（5）：2358-2365.

[110] Wen C Y，Hu J，Zhang Z L，et al. One-step sensitive detection of *Salmonella typhimurium* by coupling magnetic capture and fluorescence identification with functional nanospheres. Analytical Chemistry，2013，85（2）：1223-1230.

[111] Wang J J，Jiang Y Z，Lin Y，et al. Simultaneous point-of-care detection of Enterovirus 71 and Coxsackievirus B3. Analytical Chemistry，2015，87（21）：11105-11112.

[112] Ludwig J A，Weinstein J N. Biomarkers in cancer staging，prognosis and treatment selection. Nature Reviews Cancer，2005，5（11）：845-856.

[113] Hu J，Zhang Z L，Wen C Y，et al. Sensitive and quantitative detection of C-reaction protein based on immunofluorescent nanospheres coupled with lateral flow test strip. Analytical Chemistry，2016，88（12）：6577-6584.

[114] Chikkaveeraiah B V，Bhirde A A，Morgan N Y，et al. Electrochemical immunosensors for detection of cancer protein biomarkers. ACS Nano，2012，6（8）：6546-6561.

[115] Liu L，Wu S，Jing F，et al. Bead-based microarray immunoassay for lung cancer biomarkers using quantum dots as labels. Biosensors and Bioelectronics，2016，80：300-306.

[116] Jie G F，Liu P，Zhang S S. Highly enhanced electrochemiluminescence of novel gold/silica/CdSe-CdS nanostructures for ultrasensitive immunoassay of protein tumor marker. Chemical Communications，2010，46（8）：1323-1325.

[117] Arya S K，Lim B，Rahman A R A. Enrichment，detection and clinical significance of circulating tumor cells. Lab on a Chip，2013，13（11）：1995-2027.

[118] Song E Q，Hu J，Wen C Y，et al. Fluorescent-magnetic-biotargeting multifunctional nanobioprobes for detecting and isolating multiple types of tumor cells. ACS Nano，2011，5（2）：761-770.

[119] Wu L L，Wen C Y，Hu J，et al. Nanosphere-based one-step strategy for efficient and nondestructive detection of circulating tumor cells. Biosensors and Bioelectronics，2017，94：219-226.

[120] Lee H J，Cho H Y，Oh J H，et al. Simultaneous capture and *in situ* analysis of circulating tumor cells using multiple hybrid nanoparticles. Biosensors and Bioelectronics，2013，47：508-514.

[121] Hu J，Wen C Y，Zhang Z L，et al. Optically encoded multifunctional nanospheres for one-pot separation and detection of multiplex DNA sequences. Analytical Chemistry，2013，85（24）：11929-11935.

[122] Han M，Gao X，Su J Z，et al. Quantum-dot-tagged microbeads for multiplexed optical coding of biomolecules. Nature Biotechnology，2001，19（7）：631-635.

[123] Leng Y, Sun K, Chen X, et al. Suspension arrays based on nanoparticle-encoded microspheres for high-throughput multiplexed detection. Chemical Society Reviews, 2015, 44 (15): 5552-5595.

[124] Wang G, Leng Y, Dou H, et al. Highly efficient preparation of multiscaled quantum dot barcodes for multiplexed hepatitis B detection. ACS Nano, 2012, 7 (1): 471-481.

[125] Smith A M, Duan H, Mohs A M, et al. Bioconjugated quantum dots for *in vivo* molecular and cellular imaging. Advanced Drug Delivery Reviews, 2008, 60 (11): 1226-1240.

[126] Medintz I L, Clapp A R, Mattoussi H, et al. Self-assembled nanoscale biosensors based on quantum dot FRET donors. Nature Materials, 2003, 2 (9): 630-638.

[127] Zhang C Y, Yeh H C, Kuroki M T, et al. Single-quantum-dot-based DNA nanosensor. Nature Materials, 2005, 4 (11): 826-831.

[128] Hildebrandt N, Spillmann C M, Algar W R, et al. Energy transfer with semiconductor quantum dot bioconjugates: a versatile platform for biosensing, energy harvesting, and other developing applications. Chemical Reviews, 2017, 117 (2): 536-711.

（武汉大学 田智全、庞代文）

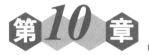

纳米生物材料的新效应

随着材料尺寸缩小到纳米尺度，材料的比表面积、表面能和表面原子所占比例不断增大，表面作用逐渐占主导地位，材料的某些性质发生显著改变，例如熔点、表面积/体积比和机械性能等，甚至产生了新的效应，如量子限制效应、表面等离子体共振和尺寸依赖的催化活性等[1]。这些独特的效应促进了纳米材料的广泛研究和应用。纳米粒子的小尺寸和大比表面积，使其具有能突破生物障碍将药物运送至肿瘤位点的性能，将其作为药物载体，结合多功能修饰，有望实现药物的靶向输运和智能控释，提高治疗效果并降低毒副作用[2]，或是结合纳米材料的光、热、磁等效应进行肿瘤的诊断或诊疗[3]。同时，纳米材料具有和蛋白质相当大小的尺寸，其表/界面特性不仅对蛋白质的结构和活性会产生直接的影响，而且对体内外细胞行为和功能起着非常重要的作用。

近年来，人们发现纳米材料的一些新生物效应，如纳米材料不仅能被动地和细胞发生相互作用，还能主动参与并调控细胞功能，影响黏附、铺展、增殖、信号传导以及分化等细胞行为[4]，通过调控纳米材料的特性如尺寸、形状、表面电荷、亲疏水性以及表面官能团等，可实现定向调控细胞行为[5]。尤其引起人们关注的是，一些纳米粒子能抑制肿瘤细胞生长，甚至在不影响正常细胞生长的条件下抑制肿瘤细胞生长，对肿瘤细胞表现出选择性毒性。这一新特性正是抗肿瘤药物开发的理想性质。同时，围绕着纳米粒子为什么具有选择性抗肿瘤活性，其作用机制是怎样的，又有哪些因素会影响抗肿瘤活性等问题，人们开展了广泛的探索。在本章中，我们将以羟基磷灰石纳米颗粒（hydroxyapatite nanoparticles，HAPNs）为对象，介绍 HAPNs 的抗肿瘤活性及其对肿瘤细胞选择性毒性的作用机理。

从生物仿生的角度来讲，蛋白质在生物材料表面的吸附与固载不仅是提高材料生物活性的有效手段，同时也是植入材料与宿主微环境相互作用的第一步，直接影响着植入材料的生物活性。大量的研究表明，材料的表/界面特性，包括化学组成、微观结构、拓扑形貌等均直接影响着蛋白质的微观结构与生物活性。为此，本章将以典型的具有成骨诱导活性的骨形态发生蛋白为例，系统介绍材料的表/界面特性（包括零维、一维、二维和介孔材料）对蛋白质活性的影响规律，并对二维和三维空间中纳米材料调控细胞行为的新效应进行阐述。

10.2 羟基磷灰石纳米颗粒抗肿瘤活性及其机理

癌症是世界范围内死亡率最高的疾病之一，预计 2030 年癌症患者将超过2100 万[6]。在美国，虽然癌症死亡率从 1991 年起持续下降，累积达 29%，但仍是致死率第二的疾病，研究者曾预计 2020 年将分别有 1806590 例和 606520 例新发和死亡病例[7]。在中国，癌症已成为所有疾病的死因之首，据统计，2015 年有429.2 万新发病例和 281.4 万例死亡病例，且发病率和死亡率还在攀升[8]。开发高效、安全的肿瘤治疗药物具有重大的社会意义和经济价值，也是世界关注的前沿课题。利用纳米粒子进行肿瘤治疗的肿瘤纳米医药（cancer nanomedicine），近年来取得了重要的进展，自 1995 年脂质体阿霉素 Doxil® 获美国 FDA 批准上市以来，已有脂质体柔红霉素 DaunoXome®、白蛋白结合型紫杉醇 Abraxane® 和脂质体长春新碱 Marqibo® 等多种纳米药物先后被批准用于肿瘤的临床治疗[9]。目前，在研究的肿瘤纳米医药数以千计，还有多种正在进行临床试验[10, 11]。利用纳米粒子输运药物，一般要求粒子本身无细胞毒性，经合成和修饰后，能作为药物负载和运输的介质，实现靶向输运和智能控释。但近期的研究发现，某些纳米粒子本身表现出抗肿瘤活性，能选择性抑制肿瘤细胞生长，如铁-金核-壳结构的纳米颗粒、金纳米棒、二氧化硅和羟基磷灰石纳米颗粒等[12-14]。

羟基磷灰石（hydroxyapatite，HAP）是动物与人体骨骼的主要无机成分，作为一种具有良好生物相容性和生物活性的磷酸钙盐 $[Ca_{10}(PO_4)_6(OH)_2]$，被广泛用作生物医用材料。随着纳米技术的发展，通过多种方法可合成不同结构的HAPNs[15]，这些纳米颗粒至少在一个方向的粒径小于 100nm，具有纳米粒子普遍的高表面活性和超细结构。由于生物体内的 HAP 都是以纳米尺度的片状或棒状晶体存在，人工合成的 HAPNs 具有与之相似的结构，被认为最适合用作骨修复和再生材料。与微米级别的材料相比，高表面能使得纳米尺度的 HAP 表现出更高的致密性和可烧结性，当颗粒尺寸达到一定纳米尺度时，材料的去矿化反应也会被抑制[16]，更高的比表面积和表面粗糙度更有利于细胞黏附以及细胞-基质间的相互作用[17]，这些纳米材料的效应使得 HAPNs 具有更好的再吸收性和生物活性[18-20]，促进成骨相关细胞的生长和分化，可在整形外科和硬组织修复及骨组织工程领域广泛应用[21]。此外，由于 HAP 的块体材料具有连通空隙，与 DNA、蛋白质等多种化合物具有较好的亲和性，可高效负载并持续释放化合物[22,23]，纳米尺度的粒子还被用于载药体系的研究[24]，作为基因治疗、抗生素和抗癌药物的载体[25-28]。有意思的是，近年来，在研究 HAPNs 的生物效应时，发现纳米粒子表现出独特的抗肿瘤活性。和其他的抗肿瘤纳米粒子不同，HAPNs 不需要红外、交变磁场等任何辅助手段，本身就能抑制肿瘤细胞生长。围绕 HAPNs 抗肿瘤活性，国内外的研究者开展了大量的工作，丰富了关于纳米生物材料新效应的认识。

10.2.1 羟基磷灰石纳米颗粒抗肿瘤活性、机理简介

1. 羟基磷灰石纳米颗粒抗肿瘤活性

目前已发现 HAPNs 可抑制肝癌、肺癌、胃癌、乳腺癌、骨肉瘤、恶性黑色素瘤、肾细胞癌、结直肠癌，以及神经胶质瘤等多种肿瘤细胞的生长。与微米级的羟基磷灰石相比，虽然纳米级的粒子更有利于成骨细胞的生长和分化，但却能抑制人骨肉瘤细胞 U2-OS 生长，使细胞形态由梭形转变为球形或椭球形[29]。

肝癌位列我国癌症发病率和死亡率最高的前 5 位[8]，在美国，2011～2015 年期间肝癌的死亡率持续增加，并未随癌症总体死亡率的下降而降低[30]，针对肝癌的工作是癌症研究的一个热点和难点。以人肝细胞癌（hepatocellular carcinoma, HCC）Bel-7402 细胞为对象的研究发现，HAPNs 孵育 4h 后可进入细胞，4 天后可通过电子显微镜观察到胞质肿胀、线粒体空泡化、内质网膨胀和细胞核膜突起等超微结构的变化，细胞生长受到抑制，并出现细胞周期在 G_1 期的迟滞[31]。而以人正常肝细胞 L-02 为对照的研究发现，HAPNs 可在不影响 L-02 生长的条件下抑制肝癌细胞 HepG2 生长，表现出对肿瘤细胞的特异性毒性[32]。

胃癌和肝癌类似，在我国都是高发和高致死率的肿瘤，在纳米和微米级的羟基磷灰石表层培养人胃癌细胞 SGC-7901 后，可以发现癌细胞与纳米材料表面的界面变得较模糊，细胞生长受到抑制[33]。椭球形和短棒状的 HAPNs 都可抑制人黑色素瘤细胞生长，细胞核出现形状不规整、染色不均匀和亮度增强，并可观察到一些核碎片[34]。肾细胞癌是最常见的肾脏恶性肿瘤，手术后易复发和转移，且对传统的放化疗不够敏感，但 HAPNs 却能显著抑制人肾细胞癌 786-0 细胞的生长、迁移和侵袭，在纳米粒子作用下，细胞出现核染色质致密、细胞核皱缩、出现凋亡小体的特征，并伴随 *caspase-12* 基因转录和蛋白质水平的升高[35]。

2015 年，脑和神经系统肿瘤是美国 40 岁以下男性和 20 岁以下女性死亡率最高的肿瘤[30]，而神经胶质瘤就是最常见的恶性中枢神经系统肿瘤，它呈浸润性生长，与周围脑组织分界不清，经传统的手术、放疗和化疗后难以得到令人满意的长期预

后效果。在体外细胞实验中,HAPNs 能抑制人神经胶质瘤细胞 U251 和 SHG44 生长,具有作用时间和浓度效应。细胞核形态观察和流式 Annexin V-FITC/PI 双染色分析表明,HAPNs 作用 24h 后引发了细胞凋亡,而与胶质瘤形成、血管化、浸润、转移及生长相关的 c-Met、SATB1 和 Ki-67 蛋白表达量都呈现下降趋势,但作为神经胶质瘤候选生物标志物的 SLC22A18 蛋白则出现了升高趋势[36]。

乳腺癌位列美国女性癌症发病率第一和死亡率第二[30],是女性健康的重要威胁。在体外细胞实验中,HAPNs 能抑制人乳腺癌细胞 MCF-7 的生长,抑制率随粒子浓度增加而升高。通过电子显微镜观察到细胞膜和核膜皱缩、胞质空泡化等凋亡形态特征,凝胶电泳结果也显示 DNA 片段化随粒子浓度增加而加剧,纳米粒子引发了肿瘤细胞凋亡。此外,粒子作用还引发了胞内活性氧(reactive oxygen species,ROS)和 p53 蛋白表达水平的升高,作用效果具有浓度效应[37]。

结直肠癌是美国发病率和死亡率第三的肿瘤[30],在中国是发病率和死亡率前 5 位中发病率唯一持续升高的癌症[8],不同尺寸、形貌和结晶度的 HAPNs 可抑制人结肠癌细胞 HCT116 生长,其中短棒状的粒子抑制效率最高[38]。

肺癌高居中美两国癌症死亡率之首,也是中国发病率最高的肿瘤[8, 30],其中 80%以上为非小细胞肺癌(non-small cell lung cancer,NSCLC),约 75%的 NSCLC 患者确诊时已发展为中晚期,无法手术,而化疗的预后效果并不理想,但 HAPNs 也可抑制肺癌细胞 A549 生长,粒子进入细胞后可被转运至线粒体,导致线粒体膜电位下降,引发线粒体途径的细胞凋亡,抑制肿瘤细胞生长,且基本不影响正常人支气管上皮细胞 16HBE 的生长[39]。

HAPNs 不仅可在体外抑制不同肿瘤细胞的生长,也在动物体内表现出抗肿瘤活性。将人肝癌细胞 Bel-7402 移植到裸鼠皮下,每天注射 HAPNs,肿瘤生长的抑制率一周后为 77.2%,两周为 51.3%,平均存活时间由未治疗的 72 天延长至 105 天,并观察到肿瘤组织和细胞受损、变小[40]。在兔 VX2 肝癌模型中,经 3 周的静脉注射 HAPNs 溶胶,肿瘤生长受到抑制,与注射生理盐水的对照组相比,肿瘤体积减小 25%~32%,出现钙化灶,HAPNs 溶胶与 5-氟尿嘧啶(5-FU)联合使用时,可更有效抑制肿瘤组织生长,并减缓 5-FU 对动物生长和肝功能的明显毒副作用;免疫组化的结果显示肿瘤组织中突变 p53 蛋白和 c-Myc 的表达受到了抑制[41]。以具有多药耐药性(MDR)的肝肿瘤细胞 HepG2/ADM 建立裸鼠体内模型后,考察重组人肿瘤坏死因子-α(rmhTNF-α)、化疗药物和 HAPNs 的疗效,发现 rmhTNF-α可恢复 MDR 肿瘤对化疗药物的敏感性,两者与 HAPNs 联合使用时,可进一步抑制肿瘤生长,检测 MDR、细胞凋亡和增殖相关基因的转录和蛋白质水平的结果表明,rmhTNF-α降低了 MDR 基因的表达,与化疗药物或 HAPNs 协同作用可抑制细胞凋亡和增殖基因的表达,而 HAPNs 本身虽不能增加 MDR 细胞内的化疗药物量,但可下调细胞凋亡和增殖基因的表达[42]。

HAPNs 不仅可抑制人神经胶质瘤细胞 U251 和 SHG44 在裸鼠体内的生长，还可与化疗药物卡莫司汀［1,3-bis(2-chloroethyl)-1-nitrosourea，BCNU］协同作用，更有效地抑制神经胶质瘤细胞生长，并降低卡莫司汀的毒副作用，HAPNs 与 BCNU 混合物注射 28 天后，采用原位末端转移酶标记法（TUNEL）检测 U251 和 SHG44 细胞中的凋亡指数分别达到 68.5% 和 67.7%，肿瘤组织中的 caspase-3 蛋白水平升高，而 Bcl-2（B-cell lymphoma-2）蛋白表达下降[36]。最近在小鼠的乳腺癌细胞 4T1 体内实验中也发现，以生理盐水为对照，与注射球形 HAPNs 的实验组相比，对照组的肿瘤体积和质量可达实验组的 5 倍以上，HAPNs 具有显著的抗肿瘤效果，而两组小鼠体重均保持略微增长的趋势，反映了 HAPNs 的低毒作用。组织学和免疫染色表明，HAPNs 可导致肿瘤细胞数量的明显下降、核固缩，组织结构出现松散状，减少 Ki-67 阳性的增殖肿瘤细胞，增加 TUNEL 和 caspase-3 阳性的凋亡肿瘤细胞，并观察到肿瘤组织中（血管）CD31 阳性信号的下降[43]。

钱江潮等在人肺癌细胞 A549 的裸鼠模型中考察 HAPNs 的体内抗肿瘤活性，按剂量为 40mg/kg 皮下给药，用药 3 周后，结合肿瘤体积和外形观察来看，肿瘤生长基本停止，但作为对照的生理盐水却并无抑制效果，而两组裸鼠的正常生理活动未受影响，体重和肝脏、肾脏都无明显差异（图 10-1），说明 HAPNs 能在无明显副作用的条件下抑制体内肺癌细胞生长[39]。

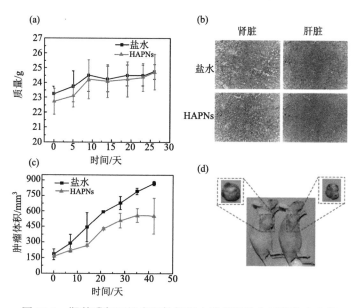

图 10-1　羟基磷灰石纳米颗粒抑制人肺癌细胞在裸鼠体内生长

（a）HAPNs 给药期间裸鼠体重的变化；（b）HAPNs 给药 26 天后，药物组和对照组裸鼠肾脏和肝脏的 HE 染色图；（c）HAPNs 对 A549 荷瘤鼠的抑瘤率；（d）生理盐水和 HAPNs 给药周期结束后的裸鼠照片

2. 羟基磷灰石纳米颗粒抗肿瘤机理

针对所发现的 HAPNs 抗肿瘤活性，近年来开展了纳米粒子引发细胞毒性的机理研究。围绕细胞凋亡的类型和通路、引发细胞毒性的原因、细胞对粒子摄取、粒子在胞内的转运和定位，以及粒子与胞内环境的相互作用，从不同角度揭示了 HAPNs 抗肿瘤活性的部分机理。

正常细胞在向肿瘤细胞发展的过程中，逐渐形成了一系列的特征，包括抵抗细胞凋亡、进行不受控生长等，而这些特征的逐渐积累也使得初期癌细胞在癌变进程中的生长代谢需求不断得到满足，获得致瘤性和最终的恶性性状[44]。细胞凋亡是一种重要的细胞凋亡途径，对于多细胞生物的发育和维持组织稳态具有重要作用。高度受调控的凋亡过程可清除生物体内无用的细胞并防止过度的免疫反应[45]，也被认为是阻止癌症发生的一种天然屏障[46, 47]。

目前已知有两种依赖于胱天蛋白酶（caspase）的途径可引发细胞凋亡：内源性和外源性凋亡途径，也被称为线粒体和死亡受体途径。外源性凋亡途径受到死亡诱导信号（死亡配体）激活，如 Fas 配体、肿瘤坏死因子（tumor necrosis factor，TNF）、肿瘤坏死因子相关凋亡诱导配体（TNF-related apoptosis-inducing ligand，TRAIL）等死亡配体与跨膜的死亡受体相结合，招募 Fas 相关死亡结构域蛋白（Fas-associated protein with death domain，FADD）和 TNF 受体相关死亡结构域蛋白（TNF receptor-associated death domain protein，TRADD）等衔接体蛋白，激活 caspase-8 和后续的效应 caspase-3。内源性线粒体途径在细胞受到 DNA 损伤、氧化应激、胞质钙超载、生长因子和细胞因子不足及未折叠蛋白积累等刺激作用时启动，BH3-only 蛋白（Bcl-2 homology 3-only protein）受内源信号激活后上调 BAX（Bcl-2-associated X protein）和 BAK（Bcl-2-antagonist/killer-1）蛋白质活性，两者在线粒体外膜形成 BAX-BAK 聚合体，造成线粒体外膜通透作用（mitochondrial outer membrane permeabilization，MMP），使细胞色素 c 等线粒体膜间隙内的蛋白质释放到胞质，导致凋亡体的形成和其中 caspase-9 的活化，随后激活 caspase-3、caspase-7 等效应。

然而，肿瘤细胞却能发展出多种方式逃脱凋亡：抑制胱天蛋白酶的功能、抑制 MMP 避免引发凋亡。逃脱凋亡能使得肿瘤细胞存活更久，获得更多时间来积累导致癌变的基因突变[48]。通常，在肿瘤细胞中受到抑制的多为内源性凋亡途径，抗凋亡 Bcl-2 蛋白表达水平的升高、BAX 和/或 BAK 蛋白功能被抑制等，这些变化不仅可使肿瘤细胞逃脱细胞凋亡进行不受控生长，使得肿瘤细胞对化疗药物引起的细胞凋亡具有抗性，也为我们利用细胞凋亡控制肿瘤细胞的生长和发展提供了一条新思路[49]。由于逃脱细胞凋亡是肿瘤细胞的一个普遍特征，利用细胞天然的死亡途径，靶向细胞凋亡进行治疗是一种普遍有效的非手术治疗方法，也是许多肿瘤治疗药物的作用机理[50, 51]。因此，在 HAPNs 抗肿瘤活性的机理中，细胞凋亡是一个重要的因素。

在多种肿瘤细胞中，都发现了 HAPNs 能引发细胞凋亡。人胃癌细胞 SGC-7901 在 HAPNs 作用下出现了 DNA 片段化、染色质浓缩、细胞核皱缩和 sub-G_1 期细胞增多等凋亡特征，但胱天蛋白酶抑制剂 Z-VAD-fmk 却能降低 sub-G_1 期凋亡细胞的比例。进一步的生化分析表明，HAPNs 激活了 caspase-9 和其下游的凋亡执行蛋白 caspase-3，但对外源性凋亡途径中的 caspase-8 活性无影响。此外，粒子作用还造成线粒体损伤，使细胞色素 c 从线粒体中释放到细胞质中，上调 BAX 蛋白水平但降低 Bcl-2 的蛋白表达水平[52]。这些结果表明，HAPNs 通过线粒体凋亡途径引发了胃癌细胞凋亡（图 10-2）。

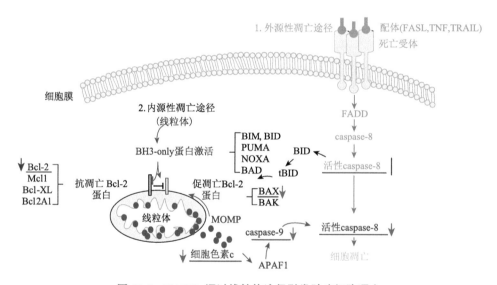

图 10-2　HAPNs 通过线粒体途径引发肿瘤细胞凋亡

在针对肝癌细胞 HepG2 的研究中，通过染色观察细胞核形态和流式 Annexin V-FITC/PI 双染色分析，发现 HAPNs 引发了肝癌细胞凋亡［图 10-3（a）］。分子水平的研究表明，在 HAPNs 作用下，肝癌细胞中 caspase-3 和 caspase-9 的活性上升（表 10-1），胞质中细胞色素 c 升高、胱天蛋白酶原 procaspase-3 下降，多腺苷二磷酸核糖聚合酶［poly（ADP-ribose）polymerase，PARP］被活化的 caspase-3 切割［图 10-3（b）］，胞内抗凋亡的 Bcl-2 蛋白表达被抑制，而促进凋亡的 BAX 和 BID 蛋白表达都明显上升，说明 HAPNs 通过线粒体途径引起 HepG2 细胞发生凋亡[32]。

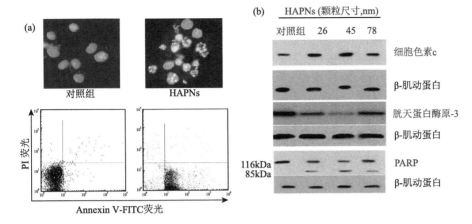

图 10-3　HAPNs 引发人肝癌细胞线粒体途径凋亡

（a）细胞核染色和流式细胞仪检测 Annexin V-FITC/PI 双染后的细胞凋亡；（b）蛋白质印迹法检测凋亡相关蛋白的表达

表 10-1　HAPNs 引发人肝癌细胞内 caspase-3 和 caspase-9 活性升高

	AMC 释放水平/（RFU/mg 蛋白质）					
	12 h		24 h		48 h	
	对照组	HAPNs	对照组	HAPNs	对照组	HAPNs
caspase-3	1.3	6.9	2.2	33.2	2.9	59.1
caspase-9	3.1	20.2	4.4	28.2	3.8	12.5
caspase-8	4.2	5.3	6.7	5.9	5.3	4.2

　　除了胃癌和肝癌细胞，在人骨肉瘤、肺癌和小鼠乳腺癌细胞中也都发现了 HAPNs 引发的线粒体途径细胞凋亡[39, 43, 53]。在此基础上，围绕着 HAPNs 引发肿瘤细胞线粒体途径凋亡的发生，在肿瘤细胞内还发现一些与引发凋亡直接或间接相关的细胞响应，如细胞周期阻滞、ROS 升高引发氧化应激，以及钙超载等。

　　细胞周期也称为细胞分裂周期，是发生在细胞中复杂而又高度受控的生命活动，通过一系列包括 DNA 复制在内的物质准备，以及细胞质和细胞器的分裂，生成两个子细胞。真核细胞的细胞周期一般包括 G_1、S、G_2 和 M 期。G_1 期是从上一次细胞分裂结束到 DNA 合成之间存在的一个时间间隔，在此期间细胞开始长大，合成蛋白质、糖类、脂类等物质。S 期是 DNA 合成期。G_2 期是 DNA 复制和细胞分裂之间的一个间隔期，在此期间细胞继续生长，然后进入 M 期，细胞停止生长，将细胞物质准确有序地分配到两个子细胞中，完成细胞分裂。细胞周期的调控包括检测和修复 DNA 损伤，以及防止不受控的细胞分裂，事关细胞存活的重要过程。周期蛋白和周期蛋白依赖性激酶（cyclin-dependent kinase，CDK）

是调控细胞周期正常运行的两种关键调控分子。不同的周期蛋白在不同的细胞周期内表达，它们均含有保守的氨基酸序列——周期蛋白框，可介导周期蛋白与相应的 CDK 结合。在周期蛋白-CDK 复合体中，周期蛋白是调控亚基，无催化活性，CDK 结合周期蛋白后可被激活，通过调节下游靶蛋白的磷酸化而调控细胞周期的运行。检查点是真核细胞中用于保证细胞周期正常运行的控制机制，由调节蛋白网络组成，在细胞周期进程的特定点，对各时相进程的顺利完成和 DNA 损伤的修复进行验证，以保证基因和基因组的稳定性。细胞周期的运行过程中存在三个主要的检查点：G_1/S、G_2/M 和中期（有丝分裂）检查点。G_1 期到 S 期的转换是细胞周期中的限速步骤，也称为限制点，细胞具备了足够的原料来复制其 DNA 才能顺利通过 G_1 期进入 S 期，营养供给不足和缺乏相关激素刺激等因素都将影响细胞从 G_1 期到 S 期的转换。G_2/M 检查点是细胞确保 DNA 已完成复制，胞内具有足够的用于两个子细胞的细胞质和磷脂，以及环境因素和分裂时间是否正确。虽然细胞一旦进入有丝分裂中期就会完成整个有丝分裂过程，但在中期检查点，细胞也会检查以确保在后期开始之前纺锤体已形成，并且所有染色体在纺锤体赤道板对齐。这三个主要的检查点及其所构成的一系列监控机制可识别细胞周期进程中的错误，调控细胞周期高度有序地进行。但是，许多种类的癌细胞发生了突变，可使得细胞加速通过甚至跳过各检查点，几乎连续地由 S 期进入 M 期，再到 S 期，这样不仅使得肿瘤细胞能进行不受控生长，也使得 DNA 突变被忽略并传给子细胞，成为肿瘤细胞能快速积累突变的一个原因。因此，细胞周期检查点的控制已成为癌症治疗的一个焦点，帕博西林（Palbociclib）就是获 FDA 批准的首个靶向细胞周期的药物，可抑制 CDK4 和 CDK6 活性，使检查点控制在肿瘤细胞中恢复调控作用。

在 HAPNs 的作用下，不同肿瘤细胞也出现了细胞周期的阻滞。在人肝细胞癌 Bel-7402 中，HAPNs 可使得 S 期细胞比例下降，G_1 期细胞比例随作用时间的延长而不断增加[31]。同样在 Bel-7402 肝癌细胞中，还发现在 HAPNs 的作用下，G_0/G_1 期的细胞比例增加，而 S 期和 G_2/M 期的细胞则减少了，这可能与粒子聚集于线粒体抑制蛋白质合成有关[54]。在另一种肝癌细胞 HepG2 中，在 HAPNs 的作用下，细胞周期出现了 G_2/M 期阻滞，处于 G_2/M 期的细胞比例随粒子浓度的增加而升高[55]。而在小鼠乳腺癌细胞 4T1 中则观察到 S 期细胞的增加和 G_1 期细胞的减少[43]。这些由 HAPNs 引起的细胞周期迟滞说明，在纳米粒子的作用下，肿瘤细胞内的检查点可发挥功能，细胞周期控制得以恢复，由营养物质不足或 DNA 损伤等因素引发细胞周期的阻滞，当细胞无法修复这些错误时就会引发凋亡。

维持细胞和机体内的氧化还原平衡对于进行正常的生命活动至关重要，当细胞和机体中的氧化与抗氧化作用失去平衡而倾向于氧化，就会扰乱氧化还原信号通路，造成生物分子损伤的失控，从而产生氧化应激[56]。生物体内引发氧化应激的高活性分子，主要是 ROS，也包括活性氮（reactive nitrogen species，RNS），可由内源或外源作用而产生，也可以通过超氧化物歧化酶（SOD）、过氧化氢酶（CAT）以及谷胱甘肽过氧化物酶（glutathione peroxidase，GPx）等酶和非酶组成的抗氧化系统去除，这两种作用决定了胞内 ROS 的水平。一定的 ROS 水平可以作用于特定的目标分子，维持正常的氧化还原信号通路和良性氧化应激（oxidative eustress），而过高的 ROS 水平则导致氧化应激。ROS 是一类含有未配对电子、高活性和短寿命的分子，包括超氧阴离子（O_2^{-}）、过氧化氢（H_2O_2）和羟基自由基（•OH），由氧气分子的不完全还原反应所生成。在生物体内，内源性 ROS 是细胞代谢的副产物，主要由线粒体和位于质膜的还原型烟酰胺腺嘌呤二核苷酸磷酸氧化酶（NADPH oxidases，NOXs）所生成，而线粒体是内源性 ROS 生成的主要部位。此外，外源性的香烟烟雾、环境污染、紫外线、电离辐射以及缺氧等因素也可诱导 ROS 的生成。ROS 可氧化蛋白质、核酸、脂类等生物分子，高水平的 ROS 可对蛋白质分子中的多种氨基酸侧链进行氧化修饰，包括半胱氨酸、甲硫氨酸、脯氨酸、组氨酸和色氨酸等，尤其是导致各种激酶、磷酸酶和转录因子中的半胱氨酸巯基发生氧化，影响它们在细胞信号通路中的作用。核酸分子中的鸟嘌呤对氧化损伤最敏感，ROS 引发的 DNA 氧化、水解和甲基化增加了基因组不稳定性。

在不同肿瘤中都可检测到较高的 ROS 水平，它们可发挥促癌变或抗癌变的信号作用[57]。升高的 ROS 水平可通过 PI3K/AKT、MAPK/ERK1/2 和 PKD 途径抑制下游 BAD、BAX 和 BIM 等靶蛋白活性促进细胞生存和生长，可造成细胞的 DNA 损伤和遗传不稳定性，也可使得细胞代谢发生适应性改变，产生抗药性。但是，过高的 ROS 水平则会通过内源的线粒体途径和外源的死亡受体途径引发细胞凋亡。这两种作用的最终结果是由肿瘤的遗传背景、参与作用的具体 ROS 分子，以及 ROS 水平升高的程度和持续时间综合作用所决定的。O_2^{-} 和 H_2O_2 是目前研究最多的活性氧分子，在胞内所生成的 O_2^{-} 可在 SOD 催化下发生歧化反应生成 H_2O_2，H_2O_2 可自由扩散，也可通过特定水通道蛋白穿过生物膜发挥第二信使的功能，作用于具有氧化还原敏感性的目标蛋白，使其中的半胱氨酸发生氧化反应，其中的硫醇盐阴离子氧化为次磺酸（SO^{-}），或过氧化生成亚磺酸（SO_2^{-}）和磺酸（SO_3^{-}），改变蛋白质构象和活性，从而影响细胞的信号传导。虽然肿瘤细胞内的 ROS 水平较高，但胞内抗氧化蛋白的表达水平也有所升高，从而得以抵抗胞内高 ROS 水平的毒性作用，建立胞内的氧化还原平衡，维持促肿瘤发生的信号并抵抗细胞凋亡。然而，当胞内 ROS 水平过高时，也会导致氧化应激反应增强，直至引发细胞凋亡，这时过高的 ROS 水平就成为抗肿瘤发生的信号。因此，通过去除 ROS 或是促进过量 ROS 的生成，有可能达到有效治疗肿瘤的效果，而更好地认识高 ROS 水平对肿瘤细胞的作用以及识别特定的 ROS 信号途径，将有助于更有效地利用 ROS 进行肿瘤治疗。

在多种不同的肿瘤细胞中都发现 HAPNs 能引发胞内 ROS 水平升高，导致氧化应激和凋亡，抑制肿瘤细胞生长。在大鼠的神经胶质瘤细胞 C6 中[58]，HAPNs 引发胞内 ROS 水平升高，抑制了总的 SOD 活性，导致细胞凋亡和活性下降，但 ROS 清除剂 N-(2-巯基丙酰基)-甘氨酸可大大降低凋亡细胞比例并提高细胞活性，说明高水平 ROS 是 HAPNs 引发神经胶质瘤细胞毒性的重要原因。在 HAPNs 的作用下，人乳腺癌细胞 MCF-7 的生长受到抑制，胞内 ROS 水平升高，且两种作用效果皆随粒子浓度的增加而增强，同时也发现 p53 蛋白的表达水平在粒子作用下，随着粒子浓度升高而增加，表明 HAPNs 有可能通过激活 p53 蛋白表达而导致细胞凋亡[37]。近来的研究还发现，HAPNs 可抑制小鼠乳腺癌细胞 4T1 生长，同时导致胞内 O_2^{-}、ROS 和 NO 水平升高，还原型谷胱甘肽（GSH）水平下降，脂质过氧化产物丙二醛（malondialdehyde，MDA）上升，而 SOD 活性升高以及 CAT 活性下降，出现明显的氧化应激效应，引发细胞凋亡[43]。

以上针对不同肿瘤细胞的研究结果表明，HAPNs 在不同肿瘤细胞中引发了细胞周期阻滞、ROS 升高和氧化应激，导致肿瘤细胞凋亡和生长受到抑制。那么 HAPNs 对不同的肿瘤细胞毒性是否存在差异？不同细胞中毒性机理是否相同？以胃癌、骨肉瘤和肝癌细胞为对象开展的研究工作表明，相同的粒子可不同程度地抑制这三类肿瘤细胞的生长，抑制率可相差 20% 以上[54]。在小鼠乳腺癌细胞、人宫颈癌细胞、人肝癌细胞和大鼠乳腺癌细胞的研究中，也发现 HAPNs 对小鼠乳腺癌细胞的毒性最强[43]。为了考察 HAPNs 对不同肿瘤细胞的毒性及相关原理，我们选用人胃癌细胞（MGC80-3）、宫颈癌上皮细胞（HeLa）和肝癌细胞（HepG2）开展研究。HAPNs 能在不影响人正常肝细胞 L-02 生长的条件下，显著抑制三种肿瘤细胞生长，引发肿瘤细胞凋亡，细胞毒性随作用时间和粒子浓度增加而升高。但粒子的细胞毒性有差异，表现为：MGC80-3＞HepG2＞HeLa（图 10-4）。

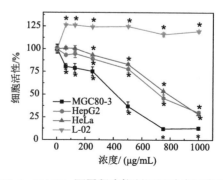

图 10-4　HAPNs 不同程度抑制不同肿瘤细胞生长

　　检测不同细胞中胱天蛋白酶的活性，发现 HAPNs 使肿瘤细胞内 caspase-3 和 caspase-9 的活性上升，但对 caspase-8 活性无影响（表 10-2），在肿瘤细胞中引发了线粒体途径介导的细胞凋亡。胱天蛋白酶的活性在 MGC80-3 中上升程度最高，HepG2 中上升水平稍高于 HeLa，与 HAPNs 抑制细胞生长的程度具有相同的趋势。

表 10-2　HAPNs 对不同细胞内胱天蛋白酶活性的影响

HAPNs	caspase-3			caspase-8			caspase-9		
	0g/mL HAPNs	250g/mL HAPNs	500g/mL HAPNs	0g/mL HAPNs	250g/mL HAPNs	500g/mL HAPNs	0g/mL HAPNs	250g/mL HAPNs	500g/mL HAPNs
MGC80-3	100	154	218	100	108	112	100	221	287
HepG2	100	119	138	100	106	105	100	184	236
HeLa	100	110	126	100	111	113	100	164	224
L-02	100	99	103	100	101	103	100	103	101

注：以不同细胞内无 HAPNs 作用时的酶活为 100 计算 HAPNs 作用后的相对酶活。

　　为了探索 HAPNs 不同程度抑制肿瘤细胞生长的机理，我们从粒子引发细胞氧化应激、细胞摄取粒子效率，以及胞内钙离子浓度的变化等角度进行了考察。在 HAPNs 作用下，肿瘤细胞内出现了不同程度的 ROS 水平上升和 GSH 水平下降。其中，HeLa 细胞在 HAPNs 作用下，ROS 升高和 GSH 下降的程度最高，说明受到的氧化损伤较强[59]。

　　以荧光化合物异硫氰酸荧光素（FITC）标记粒子后，测定标记粒子作用不同时间后胞内的荧光强度，可以反映细胞摄取粒子的效率。胞内粒子摄取的结果显示，HeLa 细胞摄取粒子的速率最快，效率最高，MGC80-3 细胞次之，HepG2 和 L-02 的摄取效率较低但差别不大，经 48h 后两种细胞内的荧光强度接近，说明这两种细胞摄取了几乎相同量的 HAPNs，细胞毒性与粒子摄取量无明显关联 [图 10-5（a）]。利用钙离子染料 fluo-3AM 检测胞内钙水平，可以发现，HAPNs 作用 6h 后，包括正常细胞 L-02 在内，所有细胞内的钙离子水平均出现上升的趋势，但此后 L-02 胞内的钙离子水平逐渐下降至正常水平，而肿瘤细胞中的钙离子浓度则持续升高，至 24h 达到最高水平，始终无法恢复到正常范围，说明 HAPNs 引发了肿瘤细胞内钙超载 [图 10-5（b）]。比较不同肿瘤细胞中的钙超载程度，可以发现，MGC80-3 胞内的钙离子水平最高，而 HAPNs 对 MGC80-3 细胞的毒性也最强，粒子引发肿瘤细胞钙超载的程度与其细胞毒性显示出相关性。通过 TEM 观察，发现棒状的 HAPNs 粒子（250μg/mL）在 MGC80-3 细胞中，随孵育时间由 4h 增加到 24h、48h 和 72h 后逐渐变短，说明粒子在细胞中发生降解，这可能是导致胞内钙离子水平上升的重要原因 [图 10-5（c）]。

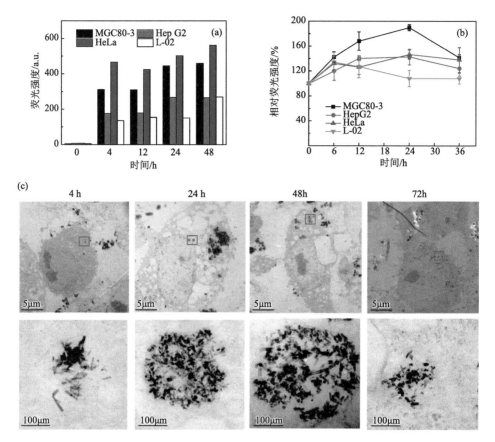

图 10-5 不同细胞对 HAPNs 的摄取（a）以及胞内钙离子水平变化（b）；（c）HAPNs 在 MGC80-3 胞内的降解

　　这些针对不同肿瘤细胞的研究工作表明，HAPNs 能不同程度地抑制多种肿瘤细胞生长，引发肿瘤细胞发生线粒体途径凋亡。不同肿瘤细胞能以不同的效率摄取 HAPNs，在粒子作用下，细胞内 ROS 升高出现氧化应激，但粒子毒性与细胞摄取粒子量以及胞内氧化应激反应的强度关联性不强，这意味着不同细胞可能通过不同的途径引发细胞凋亡。值得注意的是，所有肿瘤细胞在 HAPNs 作用后均出现胞内钙离子水平持续上升，即肿瘤细胞内发生钙超载，且细胞毒性与钙超载程度相关。同时，在胃癌细胞中可观察到 HAPNs 粒子逐渐降解变短。这意味着，由钙磷元素组成的 HAPNs 在肿瘤细胞内降解，所释放的钙离子可能是导致胞内钙离子上升的重要原因。

　　钙离子是细胞内最重要的第二信使，可通过所携带的电荷改变与之结合蛋白质的构象或局部区域的静电场来进行信号传导，对几乎所有的细胞生命活动起到调控作用。维持胞内钙稳态对于细胞进行正常生理活动十分重要，在一系列包括钙通道、钙泵和钙交换器的钙转运蛋白作用下，胞浆和细胞器中的钙离子水平也受到严格的控制[60]。处于静息状态时的细胞，胞浆中游离钙浓度约为 100nmol/L，与胞外水平（＞1mmol/L）相差 10000 倍以上，受到刺激后 Ca^{2+} 浓度发生变化，产生钙信号，调控着受精、分化、生长、分泌、代谢、基因表达、收缩、学习和记忆等诸多细胞的活动[61, 62]。钙信号有着复杂、多样的形式，胞内游离钙升高的幅度和钙振荡的频率可控制细胞增殖和死亡等不同的细胞命运，以及基因转录的特性和由此造成的不同细胞功能[63]。微区钙信号，如某些细胞前沿高度区域化和瞬时的高钙信号，即钙闪烁控制细胞的定向迁移[64]。内质网、线粒体和高尔基体等细胞器也具有钙转运蛋白，也可通过钙信号调控细胞生命活动。通过胞内钙库释放 Ca^{2+} 等途径，内质网中的 Ca^{2+} 水平下降，会引起内质网胁迫，影响细胞对凋亡刺激因素的敏感性。钙从内质网转运到线粒体受到紧密的调控，当这种钙转运下降时，就会引发自噬甚至某些肿瘤细胞的死亡。线粒体基质中的钙水平适当升高后可促进 ATP 合成，但持续高水平的钙离子则会导致细胞凋亡。具有复杂时空分布的钙信号不仅调控着细胞的各种正常活动，在引发或调控细胞凋亡和存活相关的过程中也发挥着多种重要作用。

因此，HAPNs 被细胞摄取后，在胞内降解释放出钙离子，导致胞内钙超载引发细胞毒性，这有可能是 HAPNs 在不同肿瘤细胞内引发凋亡现象背后的统一性机理。但是，钙超载又是通过怎样的途径使得细胞发生氧化应激或细胞周期阻滞等现象，最终引发凋亡？不同细胞中为何会出现不同程度的钙超载？尤其是肿瘤细胞为何会无法像正常细胞那样恢复钙稳态？这些问题都值得深入探究。

10.2.2　羟基磷灰石纳米颗粒对肿瘤细胞的特异性毒性

1. 羟基磷灰石纳米颗粒选择性抗肿瘤活性

用于肿瘤治疗的药物往往无法区分正常细胞和肿瘤细胞，同时抑制肿瘤细胞和正常细胞的生长，表现出严重的毒副作用，成为影响药物疗效的重要问题。因此，开发针对肿瘤细胞具有选择性毒性的药物是抗肿瘤研究的重要方向。羟基磷灰石是组成人体和动物骨组织的主要无机成分，具有良好的生物相容性，在生物医药领域已被广泛应用[65]。有意思的是，近年来的研究工作又发现 HAPNs 能引发肿瘤细胞凋亡，抑制其生长，意味着 HAPNs 兼具生物相容性和抗肿瘤活性的特点，是进行选择性抗肿瘤研究和药物开发的理想对象。

在研究 HAPNs 抗肿瘤作用的粒径效应时，发现纳米粒子对人正常肝细胞 L-02 的生长无抑制作用，而在相同条件下同样的粒子则能抑制肝癌细胞的生长，引发细胞凋亡[32]。在以正常成骨细胞为对照的研究中，也发现在相同条件下，HAPNs

能抑制骨肉瘤细胞生长,引发细胞凋亡,但却对成骨细胞生长具有促进作用[12]。在后续的研究中,比较了 HAPNs 对三种正常细胞(肺成纤维细胞、角质细胞和正常肝细胞)和三种肿瘤细胞(胃癌细胞、骨肉瘤细胞和肝癌细胞)的作用效果,纳米粒子虽然对正常细胞生长也有一定抑制作用,但对肿瘤细胞的抑制程度远高于正常细胞[54]。此后,我们以正常支气管上皮细胞 16HBE 为对照,也证明了 HAPNs 对肺癌细胞 A549 具有选择性毒性,可在体内外抑制肺癌细胞生长(图 10-6)[39]。

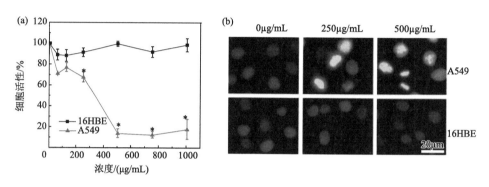

图 10-6　HAPNs 选择性抑制肺癌细胞生长(a)及引发细胞凋亡(b)

2. 羟基磷灰石纳米颗粒选择性抗肿瘤活性的机理

围绕所发现 HAPNs 对肿瘤细胞的选择性毒性,目前主要从粒子在胞内的转运和分布角度对相关机理进行探索。在我们对正常肝细胞和肝癌细胞的研究中,利用 FITC 对 HAPNs 进行标记后,观察 HAPNs-FITC 在胞内的分布,可以发现粒子与细胞孵育 48h 后,肿瘤细胞中的荧光信号主要集中在核内,而正常细胞中的粒子则分散在细胞核周围。在另一个以肝细胞癌等肿瘤细胞 Bel-7402 为对象的研究中[54],Han 等认为,粒子对肝癌细胞的选择性毒性主要归因于更多粒子分布于肝癌细胞的内质网中,通过抑制 mRNA 与核糖体的结合而干扰蛋白质合成,使细胞周期在 G_0/G_1 期迟滞。

此后,我们在以肺癌细胞 A549 和正常支气管上皮细胞 16HBE 为对象的研究中发现,更多的粒子可被转运至肺癌细胞的线粒体中[图 10-7(a)],引发线粒体膜电位下降[图 10-7(b)],从而引发线粒体途径凋亡,抑制肺癌细胞生长。以上研究工作主要从 HAPNs 胞内转运和分布的角度来探寻粒子对肿瘤细胞选择性毒性的机理,发现粒子在不同细胞器中的聚集与其对肿瘤细胞的选择性毒性相关,从一个侧面解释了 HAPNs 对肿瘤细胞具有选择性毒性的作用机理。

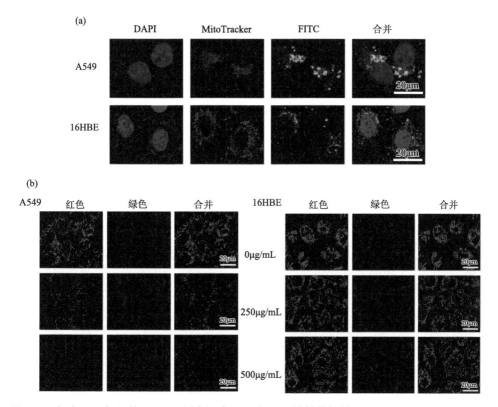

图 10-7　（a）FITC 标记的 HAPNs 孵育细胞 48h 后,利用线粒体探针 MitoTracker Red CMXRos 和细胞核染料 DAPI 染色后,通过激光共聚焦显微镜观察胞内荧光信号;（b）不同浓度的 HAPNs 孵育细胞 48h 后，通过 JC-1 染色，比较细胞中线粒体膜电位的变化（正常为红色聚集物，膜电位降低时为绿色单体）

　　通过观察 HAPNs 在不同肿瘤细胞及相应正常细胞中的分布，发现纳米粒子可更多地集中于肿瘤细胞的内质网、线粒体和细胞核中，在不同肿瘤细胞的不同细胞器中通过不同作用机理抑制肿瘤细胞生长，那么在不同肿瘤细胞中是否存在与 HAPNs 特性相关的普遍作用机理呢？我们的研究工作发现 HAPNs 的抗肿瘤活性与胞内钙离子浓度升高相关，因此在研究 HAPNs 对肿瘤细胞的选择性毒性时，也通过胞内钙离子染料 fluo-3AM 测定不同细胞内的钙离子水平，考察 HAPNs 对肿瘤及相应正常细胞内钙离子水平的影响（图 10-8）。可以看到，在 HAPNs 的作用下，正常细胞 L-02 和 16HBE 中的钙离子浓度在 6h 内逐渐升高，然后又不断下降，到 24h 就恢复到正常水平，但是肿瘤细胞内的钙离子浓度则在 6h 后继续升高，并在整个作用时间内均保持较高水平。这一现象暗示，HAPNs 导致的肿瘤细胞钙超载有可能是粒子对不同肿瘤细胞具有选择性毒性作用背后的普遍机理，与粒子的化学成分相关。

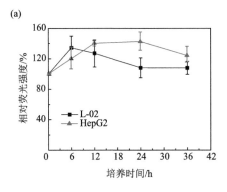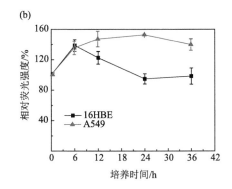

图 10-8　HAPNs 导致肝癌细胞（a）和肺癌细胞（b）内钙离子水平持续升高

　　大量研究已证明，纳米材料的生物毒性与其所作用的细胞种类有关。不同的细胞，可能由于摄取途径、胞内环境、转运方式等方面的差异，会对相同的纳米颗粒表现出不同的细胞响应。如 SiO_2 纳米颗粒可造成人巨噬细胞、肺癌细胞和红细胞不同程度的细胞膜损伤，导致不同的细胞毒性[66]。尤其值得关注的是，与我们所发现的 HAPNs 选择性抗肿瘤活性类似，有些纳米颗粒也能选择性地抑制肿瘤细胞生长。黑磷纳米片具有高的抗肿瘤活性，能引发肺癌和乳腺癌细胞周期在 G_2/M 期的迟滞，导致细胞凋亡和自噬，但并不影响骨髓间质干细胞的生长[67]。另外，在研究钆掺杂的富勒烯纳米粒子 $Gd@C_{82}(OH)_{22}$ 对肿瘤细胞的选择性毒性时发现，在肿瘤微环境的低氧条件下，细胞对纳米粒子的摄取效率提高，$Gd@C_{82}(OH)_{22}$ 在胞内可抑制转化生长因子-β（transforming growth factor-β，TGF-β）和低氧诱导因子-1α（hypoxia inducible factor-1α，HIF-1α）的活性，有效消除乳腺癌细胞[68]。然而，有关肿瘤细胞与纳米材料之间的相互作用，以及纳米颗粒造成肿瘤细胞特异性毒性的分子机制，尚有待阐明。

　　肿瘤细胞有着一些与正常细胞不同的特征，包括维持细胞增殖信号转导、逃脱生长抑制、改变能量代谢途径等[44]。早在 20 世纪 20 年代，德国生理学家 Otto Warburg 就发现，肿瘤比正常组织消耗更多的葡萄糖，即使环境中存在充足的氧，肿瘤细胞也把葡萄糖通过糖酵解产生的过量丙酮酸转化为乳酸，这就是著名的"Warburg"效应。其实质就是肿瘤细胞通过致癌基因和抑癌基因对多条代谢通路进行调节，强化葡萄糖的糖酵解途径，以满足其快速生长的物质和能量需求[69]。后续的研究还发现，除了葡萄糖，肿瘤细胞还过量摄取谷氨酰胺，这两种物质的大量代谢导致了乳酸的积累和分泌，使得肿瘤胞外微环境的 pH 降低。越来越多的研究工作表明，肿瘤细胞通过改变细胞代谢途径和胞内外代谢物的积累，重塑了细胞代谢的特征，使其能从养分相对不足的环境中获得足够的营养物用于维持细胞活动并快速增殖。值得关注的是，在肿瘤细胞中不少参与钙信号调控的蛋白质发生了表达或活性的改变，以适应肿瘤发生和发展的特征[70]。例如，质膜 Ca^{2+}-ATP 酶 PMCA2 在乳腺癌细胞中过表达时，可阻止钙蛋白酶 calpain 的激活和细胞凋亡[71]。瞬时受体电位（transient receptor potential，TRP）离子通道 TRPC5 介导的钙内流，可通过活化 T 细胞核因子（nuclear factor of activated T cells，NFATc）3 激活乳腺癌多药耐药性细胞 MCF-7/ADM 中的 P-gp 高表达，对细胞耐药性具有重要作用[72]。然而，Cárdenas 等也发现，抑制 Ca^{2+} 由内质网向线粒体的转运，可引发细胞自噬，对正常细胞产生保护作用，而对乳腺癌细胞产生特异性毒性[73]。因此，肿瘤细胞钙信号重构的特点，在维持癌症发生发展的同时，也为通过钙离子水平的调控进行癌症治疗提供了新的潜在靶标。这些肿瘤细胞独特的生理特性为开发高选择性抗肿瘤药物提供了重要的靶标，也为研究纳米颗粒选择性抗癌活性的机理提供了重要的线索。

10.2.3 粒子特性对羟基磷灰石纳米颗粒抗肿瘤活性的影响

纳米粒子的尺寸，使其能通过直接穿膜渗透或各种不同途径作用进入细胞，经过细胞转运和处理，靶向不同的生物分子和细胞器，可能通过 DNA 损伤、氧化胁迫、炎症反应和线粒体膜受损等细胞响应，引发细胞凋亡、坏死或自吞噬等途径，造成细胞凋亡。在这一过程中，纳米粒子的组成、大小、形貌、表面电荷和化学性质，以及它在生物环境中的稳定性都将影响其细胞响应和毒性[74, 75]。近年来人们已开展了大量的工作试图阐明纳米粒子这些性质对其细胞响应和毒性的影响规律。针对 HAPNs，也从其对正常细胞以及肿瘤细胞的作用效应这两方面进行了研究。

1. HAPNs 特性对正常细胞响应的影响

早前的研究发现，与常规的微米级颗粒相比，成骨细胞更容易黏附到无定形 HAPNs 表面，效果可与精氨酸-甘氨酸-天冬氨酸（RGD）多肽修饰的常规微米级颗粒相当[76]。用羟基磷灰石与明胶制成纳米复合物的支架后，与普通材料的复合物支架相比，更利于 MG-63 细胞黏附和生长，产生更高的碱性磷酸酶（ALP）活性和骨钙蛋白，向成骨分化，这可能是由于纳米复合支架具有较低的结晶度和较小的磷灰石晶体，以及更多的孔道结构，使得纳米复合材料的离子释放和蛋白质吸附增强[77]。这些研究表明，羟基磷灰石粒子的大小下降到纳米尺度，更有利于成骨细胞生长和分化。此后，Shi 等发现，与微米颗粒相比，粒径为 20nm 和 80nm 的 HAPNs 更有利于 MG-63 细胞生长并可降低细胞凋亡比例，其中 20nm 颗粒的促生长和抑凋亡效果更好[78]。对于短棒状的 HAPNs 来说，随着粒子变长和变宽，虽然不同粒子对人支气管上皮细胞 BEAS-2B、小鼠单核-巨噬细胞 RAW264.7 和肝癌细胞 HepG2 都没有明显毒性，但在这些细胞内可检测到 ROS 的升高，其中最短的粒子作用最强，而中等长度的粒子引发胞内 ROS 升高的水平最低，这可能是由于中等长度的粒子比表面积最小，表面吸附的蛋白质少，与细胞结合最少[79]。除了大小，粒子表面电荷也影响细胞响应。在小鼠成骨细胞 MC3T3-E1 中，经氨基十二酸修饰后带正电的 HAPNs，与表面带负电和中性电荷的粒子相比，更容易进入细胞，对细胞生长和活性的促进效果也更明显[80]。从粒子的形状来看[81]，在针状、片状、短棒状和球形这四种 HAPNs 中，虽然短棒状粒子更易与细胞结合被摄入，但针状和片状粒子对 BEAS-2B 细胞的毒性更强，引发胞内白介素-6（IL-6）升高，主要导致细胞坏死。然而，这种粒子形状的作用效应也与细胞种类有关，以上四种形状的 HAPNs 对 RAW264.7 都没有毒性，也不影响胞内肿瘤坏死因子 TNF-α 的水平。

巨噬细胞是一种重要的免疫细胞，当外源颗粒进入人体后，巨噬细胞可吞噬和排出粒子，也在诱导和调节人体对外源粒子的免疫反应中发挥了重要作用。为了考察 HAPNs 粒子特性与其对人单核源巨噬细胞（human monocyte-derived macrophages，HMMs）毒性的影响[82]，Motskin 等通过液相沉淀法制备了凝胶状 HAPNs，再用柠檬酸钠处理得到胶体状 HAPNs，将两种纳米粒子喷干后分别得到相应的微米颗粒。这四种羟基磷灰石粒子对 HMMs 的毒性表现出很大差异，凝胶状纳米粒子的毒性最大，两种微米粒子的毒性均低于相应的纳米粒子。通过 TEM 观察胞内粒子的状态，可以发现细胞毒性与粒子摄取量具有明显相关性，细胞摄取的凝胶状纳米粒子最多，而这些粒子都在胞内发生了降解，可能释放出钙离子造成细胞毒性。分析粒子性质与细胞摄取的关系，很难确定决定粒子摄取的某一特定性质，这应该是包括大小、形状、比表面积和表面电荷等多种特性共同作用的结果。

除了以上的性质，后续的工作还发现，粒子的团聚状态也会影响 HAPNs 对 HMMs 的细胞毒性。高浓度的 HAPNs 在培养液中会形成大的团聚物，HMMs 和肺癌细胞 A549 能通过一种非常规的机理摄取团聚的粒子，将它们隔离包裹在一个被称为表面-连通区室（surface-connected compartment，SCC）的高度分岔的膜性区室中，并通过一个或多个直接的通道连接胞外空间[83]。在 SCC 内可观察到 HAPNs 的降解，它的形成可能是为了通过快速隔离并进行降解来处理大量的粒子团聚物，从而对周围的细胞和组织起到保护作用。通过柠檬酸钠处理或添加聚甲基丙烯酸钠促分散后，可大大降低 HAPNs 的团聚、细胞对粒子的摄取，以及相应的细胞毒性[84]。因此，粒子的团聚状态控制了 HMMs 摄取粒子的机理，与 SCC 的形成、粒子摄取量以及粒子对细胞的毒性密切相关。

针对正常细胞的研究，揭示了纳米尺度的羟基磷灰石具有更高的成骨活性，也会引起细胞毒性，粒子大小、形状、比表面积、表面电荷和团聚状态等性质可影响细胞对粒子的摄取、转运和细胞响应途径，在不同细胞内引发不同的细胞响应。总体来看，表面带正电荷的较小的棒状粒子更易进入细胞，而粒子的团聚状态也会影响到细胞摄取粒子的途径和效率，以及细胞毒性。

2. HAPNs 特性对肿瘤细胞毒性的影响

为了考察粒子形状对肿瘤细胞毒性的影响，Li 等分别合成了短棒状和椭球形的 HAPNs，以高度恶性的黑色素瘤细胞 A875 为对象时，两种粒子均可抑制细胞生长，作用效果接近，但抑制效果均比微米级的羟基磷灰石粒子强，说明在抑制 A875 细胞生长时，纳米尺度的效应要比形状的影响作用更大[34]。更多的研究工作聚焦于粒径的影响。在粒径为 20nm 和 80nm 球形 HAPNs 中，粒径较大的粒子可更有效地抑制 MG-63 细胞生长，引发细胞发生内源性凋亡[53]。在以肝癌细胞 HepG2 为对象的研究中，我们控制溶胶-凝胶法合成 HAPNs 时的热处理温度为 400℃、600℃、800℃和 1000℃，分别获得粒径为 26nm、45nm、78nm 和 175nm 的四种球形纳米粒子[32]，在这四种不同粒径的纳米粒子中，除粒径为 175nm 的粒子外，其余三种都能抑制 HepG2 细胞生长，引发肿瘤细胞发生线粒体途径的凋亡，其中粒径为 45nm 的粒子抗肿瘤活性最高（图 10-9）。

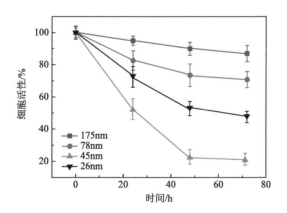

图 10-9　HAPNs 引发肿瘤细胞凋亡的粒径效应

我们利用 FITC 荧光标记 HAPNs，考察纳米粒子在 HepG2 细胞中的分布。如图 10-10 所示，48h 共培养后，175nm 的粒子分布在核周间隙，其余三种纳米粒子都主要集中在细胞核中。这一差异表明，175nm 的粒子虽然能进入细胞，但无法进入细胞核，这可能是因为细胞核被核膜与细胞质相隔离，胞质中的物质可通过核膜上的核孔进入细胞核，而不同细胞中核孔的直径在 20~50nm 之间，使得大粒子无法进入。对于 26nm 的粒子，虽然粒径最小，但由于在细胞培养液中更容易团聚，摄取效率降低，抗肿瘤活性反而低于 45nm 的粒子。

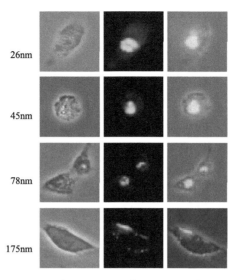

图 10-10　不同粒径 HAPNs 在 HepG2 细胞中的分布

　　Devanand 等也以 HepG2 为对象，研究 HAPNs 细胞毒性的粒径效应[55]。他们通过液相沉淀法合成 HAPNs 后，在 400℃、500℃、600℃、700℃和 800℃煅烧粒子，获得了晶粒大小为 10nm、14nm、24nm、31nm 和 60nm 的球形团聚态粒子，其中 14nm 的粒子抑制细胞生长和造成 DNA 片段化的效果最强。除了大小，粒子形状和结晶度的影响也受到了关注。Dey 等采用三种不同的方法合成了晶粒大小分别为 177nm、22nm 和 11nm 的羟基磷灰石粒子，它们的结晶度相应为 0.92、0.43 和 0.12，其中 22nm 的短棒状 HAPNs 对人结肠癌细胞 HCT116 的毒性最强[38]。

　　实际上，在合成纳米粒子时，某一反应条件的改变可能会引起多种特性的变化。我们利用微波辅助的液相沉淀法合成 HAPNs 时[85]，通过改变微波功率和热处理条件，得到三种羟基磷灰石纳米粒子 L200（50nm×15nm）、C200（100nm×30nm）和 L300（150nm×20nm），分别呈短棒状、棒状和针状（图 10-11），它们成分相同，结晶度和表面电荷相似，但大小和比表面积不同，其中 L200 的尺寸最小、比表面积最大（表 10-3）。

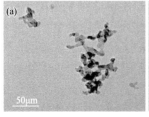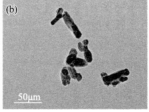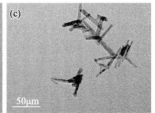

图 10-11　三种羟基磷灰石纳米粒子 L200（a）、C200（b）和 L300（c）的 TEM 图片

表 10-3　三种羟基磷灰石纳米粒子的合成条件及特性

HAPNs	微波功率/W	热处理条件	cDMEM 的流体力学尺寸		比表面积/（m²/g）
			平均尺寸/nm	Zeta 电位/mV	
L200	200	无	184	−4.21	69.20±3.62
C200	200	550℃，5h	320	−1.86	47.53±3.54
L300	300	无	221	−1.95	47.65±4.70

这三种 HAPNs 均可抑制 MGC80-3 细胞生长，引发细胞凋亡，其中 L200 毒性最大（图 10-12）。

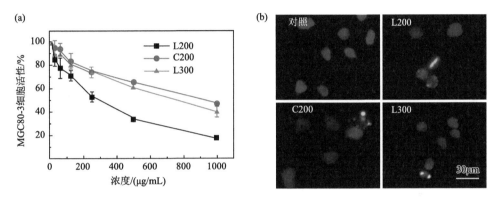

图 10-12　三种 HAPNs 不同程度抑制胃癌细胞 MGC80-3 生长（a）及引发细胞凋亡（b）

为了探寻这三种粒子对胃癌细胞具有不同毒性的机理，我们分别考察了 MGC80-3 细胞对粒子的摄取和胞内钙离子浓度的变化。三种粒子均以主动运输形式进入 MGC80-3 细胞，都能引起胞内钙离子浓度升高，但细胞对 L200 粒子的摄取效率显著高于另外两种粒子，L200 引发胞内钙离子浓度升高幅度最大（图 10-13）。

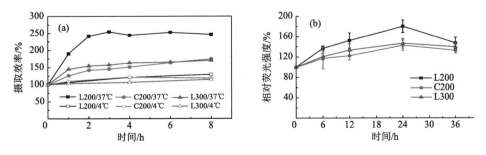

图 10-13　胃癌细胞 MGC80-3 对三种 HAPNs 的摄取（a）以及引发胞内钙离子浓度升高（b）

阐明粒子特性对细胞毒性，尤其是对 HAPNs 抗肿瘤活性的影响，是利用 HAPNs 进行肿瘤特异性治疗的基础。从目前已得到的结果来看，羟基磷灰石颗粒对肿瘤细胞的毒性具有纳米效应，是在粒子进入细胞后发生的作用。因此，粒子大小是一个重要的因素，决定了粒子能否进入细胞以及细胞核。此外，由于细胞膜表面一般呈负电，带正电的粒子更容易与细胞结合后进入细胞。但是，要确定哪种粒子特性，以及粒子特性影响细胞毒性的规律，目前仍面临两方面的挑战。一方面是精确控制粒子的特性，由于粒子的许多理化特性都是相互关联的，合成时很难只改变一种特性而保持其他性质不变。例如，通过改变热处理温度来改变粒径时，粒子的结晶度也会受到影响，而对 HAPNs 表面进行不同电荷修饰时也改变了粒子的形状和大小[80]。另一方面，对粒子特性进行准确表征也不容易，粒子特性如表面电荷和大小都是与其所处的环境密切相关的，尤其是当粒子处于生物环境中，表面会吸附不同蛋白质，形成蛋白冠（protein corona）[86]，影响细胞对纳米粒子的识别、摄取和在胞内的分布等[87]。此外，不同类型的细胞对粒子的响应也各不相同，这也给我们认识粒子特性的作用规律带来了更多可变因素和复杂性。尽管如此，已有的工作已为我们阐明粒子特性的影响规律提供了有益的基础和线索，例如与羟基磷灰石钙磷组成直接相关的胞内钙离子水平升高，很可能是 HAPNs 抗肿瘤活性的普遍机制，而对胞内钙离子水平变化起作用的粒子特性也许就是影响细胞毒性的重要因素。

10.2.4 其他纳米粒子的抗肿瘤活性

除了 HAPNs，其他一些纳米颗粒也显示出抗肿瘤活性。纳米银颗粒具有抗菌和抗感染的效应，同时也可抑制骨肉瘤细胞生长[88]，在乳腺癌细胞 MDA-MB-231 中引发 ROS 升高、caspase-3 激活和细胞凋亡[89]，针对肺癌细胞 A549 的研究也发现[90]，虽然纳米银颗粒和银离子都能导致细胞氧化应激损伤 DNA，但纳米银颗粒引发更高的 ROS 水平，而且其中的重金属含量很低，对 A549 细胞的毒性可能还是纳米银颗粒的直接效应。氧化锌纳米颗粒被发现能导致卵巢癌细胞 SKOV3 中 ROS 水平升高发生氧化应激，引发细胞凋亡和自噬，产生细胞毒性[91]。而且针对具有不同 p53 基因型的多种乳腺癌细胞，氧化锌纳米颗粒都能引发氧化应激和泛素化蛋白的积累，通过凋亡抑制肿瘤细胞生长，细胞的毒性随着粒径减小略有升高，而粒子对小鼠胚胎成纤维细胞 3T3-L1 的毒性就明显降低[92]。除了直接抑制肿瘤细胞生长，纳米粒子还可能调动免疫反应实现抗肿瘤的效果。超顺磁性氧化铁纳米粒子 Ferumoxytol（商品名 Feraheme™），是一种被美国 FDA 批准用于缺铁性贫血治疗的药物，目前还发现可在体内外抑制乳腺癌细胞以及肺癌向肝脏和肾脏的转移，但这种氧化铁纳米粒子的抗肿瘤活性并非由粒子直接抑制肿瘤细胞生长，而是粒子和肿瘤细胞共同募集巨噬细胞，使其极化为具有促炎效应的经典活化型 M1 巨噬细胞，诱发芬顿反应，产生活性氧及炎症因子，进而激活 caspase-3，从而通过凋亡途径引发肿瘤细胞凋亡[93]。

此外，还有一些纳米粒子对肿瘤细胞表现出更高的毒性，显示了一定程度的肿瘤细胞选择性毒性。与正常的人 293T 细胞和小鼠胚胎成纤维细胞相比，氧化亚铜纳米颗粒对宫颈癌细胞 HeLa 和黑色素瘤细胞 YUMAC 的毒性更大，粒子可进入肿瘤细胞并靶向线粒体，使得胞内 ROS 水平上升和脂质过氧化，引发线粒体途径细胞凋亡，并抑制黑色素瘤在小鼠体内的生长和转移[94, 95]。氧化锌纳米颗粒可在 HepG2、A549 和髓细胞性白血病 HL60 细胞内诱发 ROS 和脂质过氧化导致细胞凋亡，但基本不影响相关正常细胞生长[96, 97]。在肺癌细胞 A549 中，氧化铁纳米颗粒可引发胞内 ROS 水平上升、线粒体损伤，激活 AMPK-mTOR-AKT 信号通路导致肿瘤细胞发生自噬，而对正常的肺成纤维细胞则没有显著毒性[98]。多种纳米金材料对不同肿瘤细胞表现出选择性毒性。未经修饰的金纳米颗粒可抑制 MAPK 信号途径的激活、逆转肿瘤细胞上皮-间质转化（epithelial-mesenchymal transition，EMT），在体内外抑制卵巢癌细胞生长而不影响正常卵巢表面上皮细胞生长，20nm 的粒子最易被肿瘤细胞摄取，毒性最大[99]。金纳米棒不影响正常的人支气管上皮细胞 16HBE 间充质干细胞生长，但可抑制肺癌细胞 A549 生长，这种选择性毒性与粒子在肿瘤细胞的线粒体集中引发线粒体膜电位下降和 ROS 水平升高相关[14]。具有金外壳和铁内核的纳米粒子（Fe@Au）在人口腔癌细胞和正常角质细胞之间，可选择性杀伤口腔癌细胞，这主要是由于 Fe@Au 能造成肿瘤细胞不可逆转的线粒体膜电位的损伤，引发细胞自噬，虽然粒子也在人口腔角质细胞中造成短暂的线粒体膜电位下降，但正常细胞可从损伤中恢复并继续正常生长[13]。除了这些金属纳米颗粒，我们还发现无定形二氧化硅纳米颗粒可不同程度抑制肿瘤细胞 HepG2、HeLa 和 MGC80-3 生长，但基本不影响正常细胞 L-02 生长，粒径为 20nm 的粒子毒性最强，粒子进入细胞后引发胞内 ROS 升高和 GSH 降低，不同肿瘤细胞对粒子的摄取过程和效率差异可能与不同程度的细胞毒性相关[100, 101]。

10.3 纳米材料对蛋白质固载以及细胞行为的影响

10.3.1 纳米表/界面对蛋白质结构和活性的影响

蛋白质的吸附/固载是调控和改善纳米生物材料活性的重要手段。一方面，引入细胞因子或蛋白质是对纳米生物材料进行活性化修饰和功能化组装最为简单和最容易突破的手段。例如，骨形态发生蛋白（bone morphogenetic protein，BMP）、血管内皮生长因子（vascular endothelial growth factor，VEGF）、血小板源性生长因子（platelet derived growth factor，PDGF）、成纤维细胞生长因子（fibroblast growth factor，FGF）等的负载可有效提高骨组织修复材料的活性[102-105]。另一方面，蛋白质的吸附是生物材料植入体内后早期发生的响应，直接调控后续的材料与细胞相互作用和组织再生过程。

研究发现，生物材料的表/界面特性（如化学组成、微观结构、拓扑形貌、表面电荷等）直接影响吸附/固载在其表面的蛋白质的生物活性[106-110]。例如，Wang 等[111]证明表面亲疏水性对离子状态下牛血清白蛋白吸附行为具有显著调节作用。中性条件下，牛血清白蛋白的吸附方式主要受疏水相互作用支配，形成一层较高刚性的蛋白质层。Molino 等[112]报道牛血清白蛋白在导电聚合物聚吡咯涂层表面的吸附可分为两个阶段：①蛋白质初始接触和吸附阶段，随表面粗糙度的增加吸附质量增加；②饱和吸附后的分子重排吸附，形成更加致密和缺水的蛋白质层。Hartvig 等[107]发现带电表面对溶菌酶和 α-乳清蛋白的吸附有重要影响，并提出通过调控表面电荷、浓度和面积可调节其吸附行为。

BMP-2 作为转化生长因子-β 超家族的重要成员，被证明具有突出的诱导成骨分化和促进成骨的功能[103, 104]，BMP-2 不仅在胚胎早期参与多种器官的发育和细胞的定向分化，而且出生后可使未分化的间充质干细胞及成骨前体细胞等经过趋化、分裂和分化，定向分化为软骨细胞和成骨细胞，诱导新骨生成，并形成骨组织[104]。自 2002 年至今，重组人 BMP-2（rhBMP-2）被美国 FDA 和欧洲医药管理机构批准应用于脊柱融合、胫骨骨折和齿科移植。刘昌胜等系统地研究了材料的组成、材料表/界面（包括零维、一维、二维和介孔材料）等对 rhBMP-2 结构和生物活性的影响规律，阐明调控过程的纳米效应（图 10-14）。这些结果可为新型骨组织修复生物材料/植入体和组织工程支架材料的活性化修饰提供理论依据。

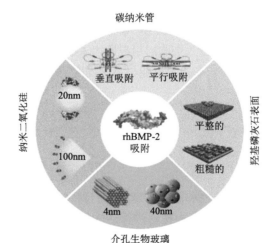

图 10-14　纳米材料表/界面多维度调控 rhBMP-2 的吸附与活性

1. 零维材料

以典型零维材料——纳米二氧化硅球（silica nanoparticles，SNPs）为模型，Tian 等[113]研究制备了大小分别为 20nm、60nm、100nm 的 SNPs，并探索其对 rhBMP-2 的二级结构和生物活性的影响规律。他们发现 rhBMP-2 在 SNPs 表面的吸附过程如下：首先是一个快速黏附阶段，0～15min，SNPs 表面的 rhBMP-2 负载量随时间增长呈线性规律增加；其次是一个饱和吸附阶段，15～30min，SNPs 表面的 rhBMP-2 负载量随时间延长缓慢增加，直至达到饱和状态，形成动态平衡吸附。相比之下，60nm 的 SNPs 外表面有很明显的 rhBMP-2 蛋白质覆盖层，并且其分界面非常明显。红外光谱和圆二色谱研究发现，SNPs 对 rhBMP-2 的解折叠效果非常明显，不同粒径的 SNPs 均能降低 rhBMP-2 中的 β-转角/折叠和 α-螺旋结构，并且呈现明显的规律性：二氧化硅纳米粒子的直径减小（从 100nm 至 20nm）对 rhBMP-2 的解折叠作用依次增强。ALP 活性检测结果显示，与溶液中 rhBMP-2（游离状态）相比，虽然吸附在 SNPs 表面的 rhBMP-2 的生物活性均有所降低，但是 60nm SNPs 样品的 rhBMP-2 比 100nm 和 20nm 样品中 rhBMP-2 的生物活性高。因此，60nm 的纳米粒子表面的曲率大小有利于 rhBMP-2 结构和活性的维持。

2. 一维材料

单壁碳纳米管（SWCNTs）是典型的一维材料，材料对维持蛋白质的二级结构和生物活性具有促进作用。Li 等[114]考察了亲水性碳纳米管（SWCNTs-COOH）和疏水性碳纳米管（SWCNTs-CH$_3$）对 rhBMP-2 吸附特性、二级结构和活性的影响。直径为 6～8nm 的单束 SWCNTs-COOH 或 SWCNTs-CH$_3$ 与 rhBMP-2 的三维尺寸相当，对 rhBMP-2 分子的亲和力很强，仅需 10min 游离状态 rhBMP-2 便基本达到饱和吸附（＞90%）。rhBMP-2 在 SWCNTs-COOH（亲水性）和 SWCNTs-CH$_3$（疏水性）表面的饱和吸附量分别约为 1583μg/mg 和 386μg/mg。且吸附到 SWCNTs-CH$_3$ 和 SWCNTs-COOH 上的 rhBMP-2 都发生不同程度的解折叠现象。吸附到 SWCNTs-CH$_3$ 表面的 rhBMP-2，其 β-转角/折叠结构仅剩下 11.8%，而其 α-螺旋结构含量和游离状态的 rhBMP-2 基本相同。然而，吸附到 SWCNTs-COOH 表面的 rhBMP-2 的 α-螺旋结构和 β-折叠结构均有明显程度下降。分析认为，这些不同程度的解折叠是由于 rhBMP-2 与亲疏水性 SWCNTs 具有不同的非特性结合方式。ALP 测试结果发现，与溶液状态 rhBMP-2 的诱导成骨活性相比较，吸附到 SWCNTs-CH$_3$ 和 SWCNTs-COOH 上的 rhBMP-2 的诱导成骨活性分别显著提高 51%和 23%。此外，从 SWCNTs-CH$_3$ 和 SWCNTs-COOH 载体上缓释下来 rhBMP-2 的生物活性出现一定程度下降。与游离状态的 rhBMP-2 相比，从 SWCNTs-CH$_3$ 表面缓释下来的 rhBMP-2 的生物活性下降约 30%；而从 SWCNTs-COOH 表面上释放下来的 rhBMP-2 的生物活性则没有显著性差异。rhBMP-2 在 SWCNTs 表面吸附前后的生物活性差别巨大，其原因可能是从 SWCNTs 表面释放下来的 rhBMP-2 再次溶于水环境的过程中，其分子结构发生一定的折叠效应，二级结构发生变化，受体结合位点可能遮蔽，即生物活性下降。rhBMP-2 非特异性结合到 SWCNTs-COOH 或 SWCNTs-CH₃ 表面时，为了能够与 SWCNTs 表面更大程度地接触，其分子内折叠结构会发生部分折叠现象，从而导致 rhBMP-2 二级结构的变化。考虑到 rhBMP-2 的分子尺寸（3nm×3.5nm×7nm），推测 rhBMP-2 在 SWCNTs 表面上的负载方式主要有两种：垂直吸附和平行吸附（图 10-15）。

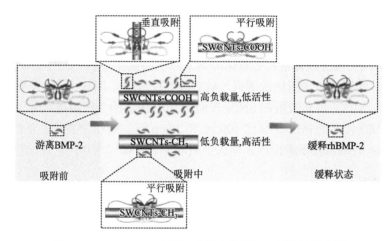

图 10-15 rhBMP-2 在碳纳米管表面吸附、缓释的示意图

rhBMP-2 分子 α-螺旋附近区域的氨基酸（Lys3，Lys5，Lys8，Lys11，Lys15，Arg7，Arg9）带正电荷，而 SWCNTs-COOH 表面带负电荷。因此，rhBMP-2 在 SWCNTs-COOH 表面的吸附过程中，垂直吸附和平行吸附方式共存，rhBMP-2 负载量大，其 α-螺旋结构部分损失。SWCNTs-CH₃ 表面主要为疏水基团，rhBMP-2 上的疏水性氨基酸与 SWCNTs-CH₃ 表面的疏水基团产生疏水相互作用，因而 rhBMP-2 在 SWCNTs-CH₃ 上的负载方式为平行吸附，导致 β-折叠结构解折叠。BMP-2 吸附在 SWCNTs 表面上所带来的解折叠效应，使得 rhBMP-2 原有的 α-螺旋结构和 β-折叠结构均被打开，可能使原本位于这些疏水区域内的蛋白质活性位点暴露于水环境中，从而使活性位点更容易与细胞表面受体结合，增强 ALP 活性表达，提升其生物活性（图 10-15）。

3. 二维材料

材料的拓扑形貌、表面粗糙度、表面亲疏水性等二维表面特性显著影响蛋白

质的吸附动力学行为。为此，以纳米羟基磷灰石（HAPs）二维表面为模型，Huang
等[115]制备了具有不同表面粗糙度的 HAP（5.2nm±0.3nm）、HAP-Pol（17.4nm±
0.3nm）和 HAP-Sin（7.7nm±0.2nm），研究其对 rhBMP-2 的吸附能力、分子动力
学行为和生物活性的影响规律。采用 QCM-D 技术检测吸附在 HAP、HAP-Pol 和
HAP-Sin 表面的 rhBMP-2 质量分别为 115.8ng±3.7ng、176.9ng±4.9ng 和
123.4ng±3.3ng。进一步的成骨活性结果表明，HAP-Pol/rhBMP-2 样品组的 ALP 值
显著高于 HAP/rhBMP-2 和 HAP-Sin/rhBMP-2 样品组的 ALP 值。Smad1/5/8 信号
通路是 rhBMP-2 介导 C2C12 细胞成骨分化的最主要和最经典的信号通路。采用
蛋白质印迹检测发现各样品组中 C2C12 的 Smad1/5/8 表达强度都比较高，但
p-Smad1/5/8 的表达强度差别很大，以 HAP-Sin＜HAP＜HAP-Pol 的顺序显著性增
大（$p<0.05$），表明吸附在 HAP-Pol 表面的 rhBMP-2 分子的骨诱导活性最大。

　　骨生长因子与细胞表面受体的结合是影响其诱导成骨活性的主要因素。因此，
进一步研究不同表面特性的 HAPs 对 rhBMP-2 吸附分子构象的影响，并介导其对
rhBMP-2 受体（BMPR-IA）的结合能力和成骨生物活性。结合实验和分子动力学
模拟（MD）研究发现（图 10-16）：在 HAP 表面，吸附后的 rhBMP-2 分子基本保
持原来的分子构象；在 HAP-Pol 表面，吸附后的 rhBMP-2 分子构象略微松散，
可能暴露 BMPR-IA 的结合位点；在 HAP-Sin 表面，吸附后的 rhBMP-2 分子构
象略微紧凑，包埋了 BMPR-IA 的结合位点，从而呈现不同的诱导成骨活性。此
外，低浓度的镁掺杂（Mg/Ca 原子比＝2.2%）将使 HAPs 表面的 rhBMP-2 从以
Side1 和 Side2 为主转变为以 Side1、Side3 和 Side4 为主的构象，导致其回转半
径、分子构象、Cys 二硫键的稳定性等显著变化，从而提高其与受体分子的结合
和诱导成骨活性。

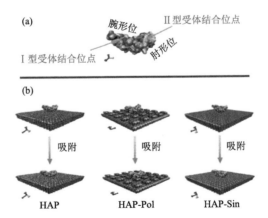

**图 10-16　rhBMP-2 在 HAPs 表面吸附机理图：（a）rhBMP-2 的分子结构图；（b）rhBMP-2
吸附到 HAPs 表面的瞬态构象图**

4. 介孔材料

介孔材料具有极高的比表面积、规则有序的孔道结构、狭窄的孔径分布、孔径大小连续可调等特点，孔径与蛋白质分子尺寸相近的介孔材料有利于蛋白质的固载、活性保持以及缓释效应[116, 117]。为此，设计制备了不同介孔尺寸的介孔生物玻璃（MBG）MBG-4、MBG-8 和 MBG-40。研究其对模型蛋白 BSA 和 BMP-2 的装载、吸附、缓释和生物活性的影响规律。其中，MBG-4 和 MBG-8 的孔道直径分别为 4.30nm 和 7.67nm，其孔口直径比孔道直径略小，分别为 3.63nm 和 5.48nm。由于扩孔剂的添加，MBG-40 的孔道直径远高于 MBG-4 和 MBG-8，且分布较宽，孔道直径为 44.03nm，但其孔口直径相对较小，与 MBG-8 接近，仅为 5.93nm。BSA 的吸附和缓释研究结果显示：在较低浓度的 BSA 溶液（0.2mg/mL）中，MBG-8 对 BSA 的吸附量最高，达到 0.18mg/mg；MBG-40 和 MBG-4 的吸附量分别为 0.11mg/mg 和 0.10mg/mg，无介孔生物玻璃（BG）的吸附量最低，仅为 0.03mg/mg。而 MBG-8 和 MBG-40 的蛋白质缓释速率较慢且平稳，第 4 天时的蛋白质缓释总量仅为 20%左右，可以达到长期缓释的作用；MBG-4 在一开始时大量释放蛋白质，第 1 天释放约 40%的蛋白质，之后的释放速率逐渐平稳，但相较于 MBG-8 和 MBG-40 而言其释放速率仍然较高，第 4 天时的缓释总量达到 50%左右。进一步采用金纳米簇将 BSA 进行标记，并利用场发射透射电镜直接观察蛋白质在 MBG 中的固载位置。MBG-4 的表面可见蛋白质层包裹，介孔内部未观察到金纳米团簇粒子；MBG-8 表面没有蛋白质层包裹，其规则介孔内可观察到金纳米团簇粒子；MBG-40 由于介孔无规，无法区分出 BSA-Au 粒子，其表面也未观察到包裹的蛋白质层。由此证明，BSA 在 MBG-8 和 MBG-40 上发生作用力较强的孔内吸附，在 MBG-4 上发生作用力较弱的孔外表面吸附（图 10-17）。

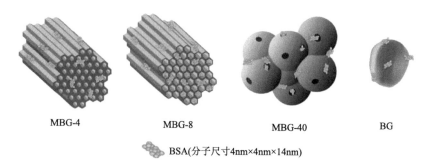

| MBG-4 | MBG-8 | MBG-40 | BG |

BSA(分子尺寸4nm×4nm×14nm)

图 10-17　不同孔径介孔生物玻璃对 BSA 的吸附行为示意图

而 BMP-2 蛋白尺寸（7nm×3nm×3.5nm）小于 BSA 蛋白，其尺寸与 MBG-4

的孔口直径接近，部分 BMP-2 蛋白分子能够进入介孔内部；MBG-8 的孔口直径略大于 BMP-2 蛋白分子，同时孔道内部直径也与蛋白分子尺寸接近，因此主要发生孔内吸附，其吸附量最高。圆二色谱数据表明，相较于未经吸附的游离 BMP-2，从 MBG 释放出的 BMP-2 的二级结构的变化率仅为 2%～3%。其中，MBG-8 的结构变化率最低，仅为 2.04%，而无介孔的 BG 释放出的 BMP-2 蛋白质结构变化率相对较大，达到了 12.80%。这些结果表明，介孔对蛋白质的二级结构能够起到较好的保护作用，固载在介孔内的蛋白质缓释后能够保持原有的生物学活性。ALP 活性测试结果表明，MBG 的固载对 BMP-2 蛋白的活性无明显影响，其中，MBG-8 缓释出的 BMP-2 诱导细胞的 ALP 活性最高，说明其介孔孔径最利于固载 BMP-2 的活性保持。

10.3.2　纳米材料与细胞的相互作用

细胞功能在很大程度上依赖于它们的微环境，细胞-材料相互作用是生物材料功能发挥的核心和关键，对其基本规律的认识可直接指导生物材料的设计与构建。生物体内的细胞时刻与"细胞外基质"（ECM）发生接触和相互作用，植入体内的生物材料也将迅速与细胞接触并实现其功能。因此，细胞-材料相互作用是生物材料学中的重要组成部分；同时模拟体内 ECM 的结构与功能是进行材料设计与加工的重要方法。除了化学组成之外，特别是纳米尺度上材料的表面形貌、粗糙度、图案尺寸和顺序等物理性质对细胞行为和功能起着非常重要的作用（图 10-18）。

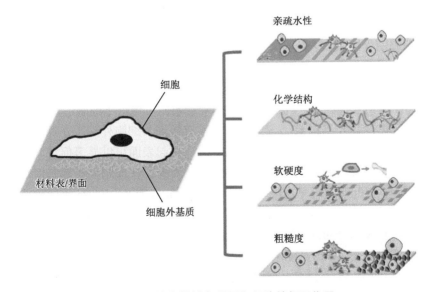

图 10-18　纳米材料表/界面与细胞的相互作用

1. 二维材料表面与细胞的相互作用

材料表面化学性质是影响细胞特性（包括黏附、铺展、迁移、增殖和分化）的重要因素。其中影响细胞行为的表面化学性质包括两类：特异性（特定的分子或分子结构、化学组成）和非特异性（如亲水性/疏水性和表面电荷）[118]。非特异性的化学性质如电荷和润湿性会影响间充质干细胞的黏附、显性和功能。由于细胞表面是典型的带负电荷的，带有正电荷的基质表面可能由于电荷吸引作用更利于细胞的黏附。但是材料表面的电性会对许多细胞外基质中的蛋白质如纤连蛋白的吸附和构象产生很大的影响，这会进一步影响吸附在材料表面上的细胞的早期黏附、增殖以及随后的成骨分化行为。相似地，材料表面适度的亲水性也会促进细胞的黏附，例如在具有合适亲疏水性的钛金属材料的表面可与骨组织实现良好的整合性。整合素可将细胞外基质的化学成分与力学状态等信号转导入细胞[119]；磷酸钙骨水泥（CPC）中适量 5%镁离子掺杂不仅可加快材料的固化、提高抗压强度，而且可通过激活 Fn-细胞黏附整合素 α5β1 信号通路促进干细胞的黏附和分化[120]。

材料表面的特性，包括形貌、粗糙度、软硬度等物理性质也直接影响细胞的行为和功能，利用具有不同尺度的表面形貌和拓扑结构来调控细胞行为已经成为组织修复领域中的重要研究方向。微纳图案化可促进细胞迁移、启动组织快速修复，材料表面突起的高度影响细胞形貌和迁移活性，300nm 突起表面上的细胞变得更为细长，但细胞迁移活性降低[121]。除了表面不规则的尺寸，表面不规则形貌的形状和密度对细胞行为也有很大的影响。例如，Rice 等[122]将白硫酸盐胶乳颗粒以 3%、19%、30%或 43%的面积覆盖率分别沉积在钛氧化物表面，随着纳米颗粒沉积密度的增加，在材料表面大鼠颅骨成骨细胞的铺展和增殖能力显著下降，然而这些细胞的骨钙蛋白表达量却显著增加。Kunzler 等[123]也曾报道在聚乙烯（乙烯）涂层的硅晶片上吸附硅纳米颗粒（直径为 73nm），其梯度范围从 0%到 21%不等。除了细胞黏附，材料表面的拓扑结构也影响细胞分化和细胞的命运。与 30～70nm 的 TiO_2 纳米管相比，100nm TiO_2 纳米管表面可促进干细胞的成骨分化[124]。引入微米尺度的拓扑结构（0.5～10μm）能够有效调节细胞外基质介导细胞成骨分化这一复杂过程，特定尺寸的微米凹陷和微米凸起表面可以显著促进间充质干细胞的成骨分化。除了材料表面的拓扑结构，基质的弹性或刚性等都是影响细胞行为的重要因素。近期的研究发现，强度为 0.1～1 kPa 或 8～17kPa 等的软质材料促进干细胞向神经/脂肪分化，而 25～45kPa 的硬质材料利于骨向分化[125]。同样，硬度越高，且规则分布的水凝胶可促进黏着斑形成，更有利于成骨分化[126]。

大量研究表明，材料表面拓扑结构等理化特性是通过在细胞骨架间产生间接力传导作用，细胞黏附过程中通过感受材料的表面特性，产生力的信号，并将信号传导到细胞核内诱导细胞发生功能性转变，从而调节细胞黏附和成骨分化等一系列细胞行为[127]。越来越多的研究表明，在这个过程中，整合素能够跨细胞膜连接细胞外基质和细胞骨架，是细胞力学刺激的主要传感器，而整合素和黏着斑共同产生的力学作用在调控干细胞成骨分化的过程中发挥着非常重要的作用[120, 128]。有研究报道，拓扑结构引起的力传导和整合素激活的信号通路可以促进干细胞成骨分化。其中，黏着斑激酶（focal adhesion kinase，FAK）和整合素连接激酶（integrin linked kinase，ILK）是整合素相关信号通路中的两个关键信号因子，共同参与拓扑结构诱导干细胞成骨分化。许多研究都强调了整合素、黏着斑激酶和整合素连接激酶信号通路在调节细胞物理刺激中具有至关重要的作用[129, 130]。

2. 三维材料表面与细胞的相互作用

早期关于材料与细胞的相互作用大多是在二维材料表面进行的，而近年来的研究发现，三维空间环境中，关于材料表面微观结构（微孔密度、凹凸结构）对细胞行为的影响规律呈现不同于二维材料表面。如二维材料表面细胞黏着斑和纤维状粘连独立产生，而三维空间中两种粘连同时发生，细胞黏附发生更快。且三维纤维束结构可显著促进细胞迁移、黏附，促进血管生成和肌肉组织修复。此外，多项研究表明，在大孔支架内部引入微米孔（<10μm）和纳米孔可以提供大量丰富的微米和纳米尺度的拓扑结构，这些拓扑结构通过模拟自然骨细胞外基质的吸收坑尺寸和细胞尺寸，显著促进了间充质干细胞的成骨分化，实现了多尺度、无死角的骨组织修复[131]。

牛浩一等[132]通过嵌段共聚物（F127）、聚甲基纤维素（MC）和聚氨酯（PU）海绵为多模板，制备出具有 200～500μm 的高连通大孔、0.5～5μm 的丰富表面微孔和孔径为 7.5nm 的高比表面积介孔的兼具"大孔/微孔/介孔"三级结构生物活性玻璃（MBG），深入研究了三维空间中材料的表面特定微米尺度的凸面和凹面拓扑结构（1～2μm 微米颗粒、微米孔和微米颗粒/微米孔）调控间充质干细胞的规律及相关机理。微米拓扑结构（微米颗粒/微米孔表面拓扑结构），在 MSCs 成骨分化的前期和后期均能促进成骨分化。进一步的研究发现，微米拓扑结构能够不同程度促进 FAK 磷酸化表达、显著激活 ERK 和 P38 的磷酸化表达，并在经过 FAKsi 转染后这些促进作用受到了明显的抑制。在 FAK/MAPK 信号通路中 FAK 位于 ERK 和 P38 的上游，FAK、ERK 和 P38 共同参与 MSCs 成骨分化的调控。ILK 是位于 FAs 的另一个重要激酶，是整合素相关信号转导过程中的重要信号因子，可以激活其下游与成骨分化密切相关的 Wnt/β-catenin 信号通路[133]。结果表明，微米拓扑结构能够显著上调 ILK、p-GSK3β 和 β-catenin 的蛋白表达，且与蛋白表达趋势呈正相关，而微米拓扑结构明显抑制了 N-cadherin 的蛋白水平，与其蛋白表达呈负相关。将 ILK 沉默后，由微米拓扑结构促进或抑制的蛋白水平又恢复到与对照组相近的水平，表明 ILK 确实在 β-catenin 信号通路中位于上游，并通

过调节 β-GSK3β、N-cadherin 和 β-catenin 的表达诱导 MSCs 成骨分化。有趣的是，三维环境中不同微米拓扑结构在 FAK/MAPK 和 ILK/β-catenin 信号通路之间能够产生不同程度的交互作用。相比而言，ILK 对 FAK/MAPK 信号通路的作用强于 FAK 对 ILK/β-catenin 信号通路的影响。因此，在三维多级微/纳环境中，微米颗粒/微米孔拓扑结构增强了 integrin 和 Fn 表达，从而促进了 FAs 和肌动蛋白丝的形成、成熟和达到稳态。最终通过间接力转导，激活 FAK/MAPK 和 ILK/β-catenin 信号通路及两者间的相互作用，从而诱导 MSCs 成骨分化（图 10-19）。

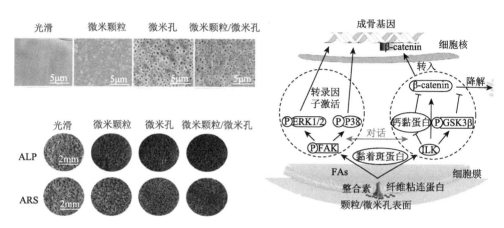

图 10-19　三维支架中材料表面拓扑结构的影响

进一步以 MBG 为基体材料，设计了一系列具有不同微观结构的三维支架并探讨了其表面微孔密度（BMS、TMS10、TMS20 和 TMS30）对间充质干细胞行为的调控[134]。研究发现，在 TMSs 的微孔表面，细胞丝状伪足充分铺展、板状伪足更为突出，微孔结构更利于细胞的黏附，且呈现 TMS20＞TMS30＞TMS10＞BMS 的规律。同时具有 20%微孔密度的支架也利于 rBMSCs 的成骨分化。进一步深入的研究发现，与 BMS、TMS10 和 TMS30 相比，在具有适宜微孔密度的 TMS20 表面 Fn 的分布比较均匀，具有较高的 integrin α5 和 β1 基因和蛋白水平表达量，从而促进黏着斑 FAs 的形成与肌动蛋白纤维束以及 FAK 的激活，最终激活 MAPK 信号通路来影响细胞功能和新骨的再生。

10.4　本章小结

目前已发现多种纳米颗粒具有抗肿瘤或选择性抗肿瘤的新效应，这些粒子具有不同的物理和化学特性，进入细胞后，可被转运至线粒体、内质网和细胞核等不同位点，引发肿瘤细胞的氧化应激反应、线粒体损伤、钙超载等细胞响应，通过不同的信号途径导致细胞周期迟滞、线粒体途径细胞凋亡或细胞自噬，抑制细胞生长，或通过调动免疫细胞实现抗肿瘤活性。这一新效应的共同基础应该是纳米粒子的小尺寸效应，使其能进入细胞甚至细胞器，随后这些粒子与胞内环境或生物分子相互作用，通过不同途径产生细胞毒性效果。而不同粒子可通过不同途径选择性抑制肿瘤细胞生长，主要是因为肿瘤细胞具有与正常细胞不同的遗传和代谢特性等诸多特征，例如"Warburg"效应、胞内高 ROS 水平和钙信号重构、细胞周期检查点失控导致生长不受控等，这些有别于正常细胞的特性为纳米粒子发挥选择性毒性作用提供了基础。虽然针对纳米粒子对肿瘤细胞的选择性毒性机理已开展了不少工作，也揭示了一些途径，但有关粒子产生细胞毒性的直接原因、影响选择性毒性的特定粒子特性，以及不同肿瘤细胞响应粒子作用的规律，都不甚明了。后续针对这些问题开展研究工作，有可能在阐明机理的基础上更有针对性地合成和调控粒子特性，提高粒子的特异性抗肿瘤活性，或与药物及免疫治疗相结合，实现更有效的肿瘤靶向治疗。此外，所发现的这一新效应也为研究肿瘤细胞生物学提供了理想的研究对象，有助于全面深入了解肿瘤细胞的各种特性。

纳米表/界面对蛋白质活性和细胞行为的调控是生物材料领域重要的研究方向。特别是近年来，随着材料学、分子生物学、生物及蛋白质等先进材料制备与检测技术的快速发展及普及，定性和定量研究纳米材料性质（如材料组成、多级结构、表面特性等）对蛋白质结构和细胞行为的影响和调控机制方面的研究成为可能，取得了一系列重要的结论，为生物医学材料的活性化修饰及体内外生物学性能优化提供理论依据与实验指导。但由于生物材料表面规整结构构建和制备方面的限制，目前关于材料表/界面对蛋白质结构和活性的调控多以模型材料（氧化硅、碳纳米管）为基体，后续随着材料先进制备技术的发展，构建具有规整结构的典型生物材料并开展研究，阐明相关机制，将对生物材料的设计和构建具有更重要的意义。另外，关于材料与细胞的相互作用方面，尽管目前在材料表面理化性质对细胞特性（包括黏附、铺展、迁移、增殖和分化）的研究方面取得了系列研究[121, 125]，但关于三维空间及体内复杂环境中，材料本体及表面拓扑结构对细胞特性、多细胞之间的相互作用、多细胞的自组装等的影响规律及机制的研究刚刚起步，这些未知领域的探索将极大丰富材料生物学的内涵，指导新型材料的设计，提升材料的生物学性能。

参 考 文 献

[1] Boles M A，Ling D，Hyeon T，et al. The surface science of nanocrystals. Nature Materials，2016，15：141.

[2] Chen H B，Gu Z J，An H W，et al. Precise nanomedicine for intelligent therapy of cancer. Science China-Chemistry，2018，61：1503-1552.

[3] Huang H，Lovell J F. Advanced functional nanomaterials for theranostics. Advanced Functional Materials，2017，

27: 1603524.

[4] Liu X Q, Tang R Z. Biological responses to nanomaterials: understanding nano-bio effects on cell behaviors. Drug Delivery, 2017, 24: 1-15.

[5] Biggs M J P, Richards R G, Gadegaard N, et al. The use of nanoscale topography to modulate the dynamics of adhesion formation in primary osteoblasts and ERK/MAPK signalling in STRO-1+ enriched skeletal stem cells. Biomaterials, 2009, 30: 5094-5103.

[6] Allemani C, Matsuda T, di Carlo V, et al. Global surveillance of trends in cancer survival 2000–14 (CONCORD-3): analysis of individual records for 37 513 025 patients diagnosed with one of 18 cancers from 322 population-based registries in 71 countries. The Lancet, 2018, 391: 1023-1075.

[7] Jacques F, Murielle C, Isabelle S, et al. Cancer statistics for the year 2020: An overview. International Journal of Cancer, 2021, 3: 1-12.

[8] Chen W Q, Zheng R S, Baade P D, et al. Cancer statistics in China, 2015. CA: A Cancer Journal for Clinicians, 2016, 66: 115-132.

[9] von Roemeling C, Jiang W, Chan C K, et al. Breaking down the barriers to precision cancer nanomedicine. Trends Biotechnol, 2017, 35: 159-171.

[10] Shi J, Kantoff P W, Wooster R, et al. Cancer nanomedicine: progress, challenges and opportunities. Nature Reviews Cancer, 2016, 17: 20.

[11] Jabir N R, Anwar K, Firoz C K, et al. An overview on the current status of cancer nanomedicines. Current Medical Research and Opinion, 2018, 34: 911-921.

[12] Qing F Z, Wang Z, Hong Y L, et al. Selective effects of hydroxyapatite nanoparticles on osteosarcoma cells and osteoblasts. Journal of Materials Science-Materials in Medicine, 2012, 23: 2245-2251.

[13] Wu Y N, Yang L X, Shi X Y, et al. The selective growth inhibition of oral cancer by iron core-gold shell nanoparticles through mitochondria-mediated autophagy. Biomaterials, 2011, 32: 4565-4573.

[14] Wang L, Liu Y, Li W, et al. Selective targeting of gold nanorods at the mitochondria of cancer cells: implications for cancer therapy. Nano Letters, 2011, 11: 772-780.

[15] Sadat-Shojai M, Khorasani M T, Dinpanah-Khoshdargi E, et al. Synthesis methods for nanosized hydroxyapatite with diverse structures. Acta Biomaterialia, 2013, 9: 7591-7621.

[16] Wang L, Nancollas G H. Pathways to biomineralization and biodemineralization of calcium phosphates: the thermodynamic and kinetic controls. Dalton Transactions, 2009, (15): 2665-2672.

[17] Webster T J, Ergun C, Doremus R H, et al. Enhanced osteoclast-like cell functions on nanophase ceramics. Biomaterials, 2001, 22: 1327-1333.

[18] Dong Z, Li Y, Zou Q. Degradation and biocompatibility of porous nano-hydroxyapatite/polyurethane composite scaffold for bone tissue engineering. Applied Surface Science, 2009, 255: 6087-6091.

[19] Wang Y, Liu L, Guo S. Characterization of biodegradable and cytocompatible nano-hydroxyapatite/polycaprolactone porous scaffolds in degradation *in vitro*. Polymer Degradation and Stability, 2010, 95: 207-213.

[20] Cai Y, Liu Y, Yan W, et al. Role of hydroxyapatite nanoparticle size in bone cell proliferation. Journal of Materials Chemistry, 2007, 17: 3780-3787.

[21] Zhou H, Lee J. Nanoscale hydroxyapatite particles for bone tissue engineering. Acta Biomater, 2011, 7: 2769-2781.

[22] Shinto Y, Uchida A, Korkusuz F, et al. Calcium hydroxyapatite ceramic used as a delivery system for antibiotics. Journal of Bone and Joint Surgery-British Volume, 1992, 74: 600-604.

[23] Komlev V S，Barinov S M，Koplik E V. A method to fabricate porous spherical hydroxyapatite granules intended for time-controlled drug release. Biomaterials，2002，23：3449-3454.

[24] Loo S C J，Moore T，Banik B，et al. Biomedical applications of hydroxyapatite nanoparticles. Current Pharmaceutical Biotechnology，2010，11：333-342.

[25] Olton D，Li J，Wilson M E，et al. Nanostructured calcium phosphates（nanocaps）for non-viral gene delivery：influence of the synthesis parameters on transfection efficiency. Biomaterials，2007，28：1267-1279.

[26] Palazzo B，Iafisco M，Laforgia M，et al. Biomimetic hydroxyapatite–drug nanocrystals as potential bone substitutes with antitumor drug delivery properties. Advanced Functional Materials，2007，17：2180-2188.

[27] Venkatesan P，Puvvada N，Dash R，et al. The potential of celecoxib-loaded hydroxyapatite-chitosan nanocomposite for the treatment of colon cancer. Biomaterials，2011，32：3794-3806.

[28] Rauschmann M A，Wichelhaus T A，Stirnal V，et al. Nanocrystalline hydroxyapatite and calcium sulphate as biodegradable composite carrier material for local delivery of antibiotics in bone infections. Biomaterials，2005，26：2677-2684.

[29] Fu Q，Zhou N，Huang W，et al. Effects of nano HAP on biological and structural properties of glass bone cement. Journal of Biomedical Materials Research Part A，2005，74A：156-163.

[30] Siegel R L，Miller K D，Jemal A. Cancer statistics，2018. CA：A Cancer Journal for Clinicians，2018，68：7-30.

[31] Yin M Z，Han Y C，Bauer I W，et al. Effect of hydroxyapatite nanoparticles on the ultrastructure and function of hepatocellular carcinoma cells *in vitro*. Biomedical Materials，2006，1：38.

[32] Yuan Y，Liu C S，Qian J C，et al. Size-mediated cytotoxicity and apoptosis of hydroxyapatite nanoparticles in human hepatoma HepG2 cells. Biomaterials，2010，31：730-740.

[33] Li J，Yin Y，Yao F，et al. Effect of nano- and micro-hydroxyapatite/chitosan-gelatin network film on human gastric cancer cells. Materials Letters，2008，62：3220-3223.

[34] Li B，Guo B，Fan H，et al. Preparation of nano-hydroxyapatite particles with different morphology and their response to highly malignant melanoma cells *in vitro*. Applied Surface Science，2008，255：357-360.

[35] Wang Z X，Hou Y，Han W，et al. Effects of hydroxyapatite nanoparticles on apoptosis and invasion of human renal cell carcinoma 786-0 cells. Chemical Research in Chinese Universities，2011，27（1）：94-98.

[36] Chu S H，Feng D F，Ma Y B，et al. Hydroxyapatite nanoparticles inhibit the growth of human glioma cells *in vitro* and *in vivo*. International Journal of Nanomedicine，2012，7：3659-3666.

[37] Meena R，Kesari K K，Rani M，et al. Effects of hydroxyapatite nanoparticles on proliferation and apoptosis of human breast cancer cells（MCF-7）. Journal of Nanoparticle Research，2012，14：712.

[38] Dey S，Das M，Balla V K. Effect of hydroxyapatite particle size，morphology and crystallinity on proliferation of colon cancer HCT116 cells. Materials Science and Engineering：C，2014，39：336-339.

[39] Sun Y，Chen Y Y，Ma X Y，et al. Mitochondria-targeted hydroxyapatite nanoparticles for selective growth inhibition of lung cancer *in vitro* and *in vivo*. ACS Applied Materials & Interfaces，2016，8：25680-25690.

[40] Yin M Z，Han Y C，Dai H L，et al. Effects of antihepatocarcinoma with apatite nanoparticles *in vivo*. Journal of Wuhan University of Technology-Materials Science Edition，2006，21：102-104.

[41] Hu J，Liu Z S，Tang S L，et al. Effect of hydroxyapatite nanoparticles on the growth and p53 c-Myc protein expression of implanted hepatic VX2 tumor in rabbits by intravenous injection. World Journal of Gastroenterololgy，2007，13：2798-2802.

[42] Li G，Dong S，Qu J，et al. Synergism of hydroxyapatite nanoparticles and recombinant mutant human tumour necrosis factor-alpha in chemotherapy of multidrug-resistant hepatocellular carcinoma. Liver International，2010，

30：585-592.

[43] Zhao H，Wu C，Gao D，et al. Antitumor effect by hydroxyapatite nanospheres: activation of mitochondria-dependent apoptosis and negative regulation of phosphatidylinositol-3-kinase/protein kinase B pathway. ACS Nano，2018，12：7838-7854.

[44] Hanahan D，Weinberg R A. Hallmarks of cancer: the next generation. Cell，2011，144：646-674.

[45] Taylor R C，Cullen S P，Martin S J. Apoptosis: controlled demolition at the cellular level. Nature Reviews Molecular Cell Biology，2008，9：231-241.

[46] Adams J M，Cory S. The Bcl-2 apoptotic switch in cancer development and therapy. Oncogene，2007，26：1324-1337.

[47] Lowe S W，Cepero E，Evan G. Intrinsic tumour suppression. Nature，2004，432：307-315.

[48] Hassan M，Watari H，Abualmaaty A，et al. Apoptosis and molecular targeting therapy in cancer. BioMed Research International，2014，2014：150845.

[49] Lopez J，Tait S W. Mitochondrial apoptosis: killing cancer using the enemy within. British Journal of Cancer，2015，112：957-962.

[50] Zaman S，Wang R，Gandhi V. Targeting the apoptosis pathway in hematologic malignancies. Leuk Lymphoma，2014，55：1980-1992.

[51] Pfeffer C M，Singh A T K. Apoptosis: a target for anticancer therapy. International Journal of Molecular Sciences，2018，19（2）：448.

[52] Chen X J，Deng C S，Tang S L，et al. Mitochondria-dependent apoptosis induced by nanoscale hydroxyapatite in human gastric cancer SGC-7901 cells. Biological & Pharmaceutical Bulletin，2007，30：128-132.

[53] Zhongli S，Xin H，Bing L，et al. Biological response of osteosarcoma cells to size-controlled nanostructured hydroxyapatite. Journal of Biomaterials Applications，2009，25：19-37.

[54] Han Y，Li S，Cao X，et al. Different inhibitory effect and mechanism of hydroxyapatite nanoparticles on normal cells and cancer cells *in vitro* and *in vivo*. Scientific Reports，2014，4：7134.

[55] Devanand V G，Ramasamy S，Avadhani G S，et al. Size-mediated cytotoxicity of nanocrystalline titanium dioxide, pure and zinc-doped hydroxyapatite nanoparticles in human hepatoma cells. Journal of Nanoparticle Research，2012，14：819.

[56] Sies H，Berndt C，Jones D P. Oxidative stress. Annual Review of Biochemistry，2017，86：715-748.

[57] Moloney J N，Cotter T G. ROS signalling in the biology of cancer. Seminars in Cell Developmental Biology，2018，80：50-64.

[58] Xu J，Xu P J，Li Z G，et al. Oxidative stress and apoptosis induced by hydroxyapatite nanoparticles in C6 cells. Journal of Biomedical Materials Research Part A，2012，100A：738-745.

[59] Tang W，Yuan Y，Liu C S，et al. Differential cytotoxicity and particle action of hydroxyapatite nanoparticles in human cancer cells. Nanomedicine，2014，9：397-412.

[60] Clapham D E. Calcium signaling. Cell，2007，131：1047-1058.

[61] Berridge M J，Bootman M D，Roderick H L. Calcium signalling: dynamics, homeostasis and remodelling. Nature Reviews Molecular Cell Biology，2003，4：517-529.

[62] Berridge M J，Lipp P，Bootman M D. The versatility and universality of calcium signalling. Nature Reviews Molecular Cell Biology，2000，1：11-21.

[63] Berridge M J. The AM and FM of calcium signalling. Nature，1997，386：759-760.

[64] Wei C，Wang X，Chen M，et al. Calcium flickers steer cell migration. Nature，2008，457：901-905.

[65] Habraken W, Habibovic P, Epple M, et al. Calcium phosphates in biomedical applications: materials for the future?. Materials Today, 2016, 19: 69-87.

[66] Yu T, Malugin A, Ghandehari H. Impact of silica nanoparticle design on cellular toxicity and hemolytic activity. ACS Nano, 2011, 5: 5717-5728.

[67] Zhou W, Pan T, Cui H, et al. Black phosphorus: bioactive nanomaterials with inherent and selective chemotherapeutic effects. Angewandte Chemie International Edition, 2019, 58: 769-774.

[68] Liu Y, Chen C Y, Qian P X, et al. Gd-metallofullerenol nanomaterial as non-toxic breast cancer stem cell-specific inhibitor. Nature Communications, 2015, 6: 5988.

[69] Levine A J, Puzio-Kuter A M. The control of the metabolic switch in cancers by oncogenes and tumor suppressor genes. Science, 2010, 330: 1340-1344.

[70] Monteith G R, Prevarskaya N, Roberts-Thomson S J. The calcium-cancer signalling nexus. Nature Reviews Cancer, 2017, 17: 367-380.

[71] Vanhouten J, Sullivan C, Bazinet C, et al. PMCA2 regulates apoptosis during mammary gland involution and predicts outcome in breast cancer. Proceedings of the National Academy of Sciences, 2010, 107: 11405-11410.

[72] Ma X, Cai Y, He D, et al. Transient receptor potential channel TRPC5 is essential for p-glycoprotein induction in drug-resistant cancer cells. Proceedings of the National Academy of Sciences, 2012, 109: 16282-16287.

[73] Cárdenas C, Müller M, Mcneal A, et al. Selective vulnerability of cancer cells by inhibition of Ca^{2+} transfer from endoplasmic reticulum to mitochondria. Cell Reports, 2016, 14: 2313-2324.

[74] Jiang W, Kim B Y S, Rutka J T, et al. Nanoparticle-mediated cellular response is size-dependent. Nature Nanotechnology, 2008, 3: 145-150.

[75] Zhu M, Nie G, Meng H, et al. Physicochemical properties determine nanomaterial cellular uptake, transport, and fate. Accounts of Chemical Research, 2013, 46: 622-631.

[76] Balasundaram G, Sato M, Webster T J. Using hydroxyapatite nanoparticles and decreased crystallinity to promote osteoblast adhesion similar to functionalizing with RGD. Biomaterials, 2006, 27: 2798-2805.

[77] Kim H W, Kim H E, Salih V. Stimulation of osteoblast responses to biomimetic nanocomposites of gelatin-hydroxyapatite for tissue engineering scaffolds. Biomaterials, 2005, 26: 5221-5230.

[78] Shi Z, Huang X, Cai Y, et al. Size effect of hydroxyapatite nanoparticles on proliferation and apoptosis of osteoblast-like cells. Acta Biomater, 2009, 5: 338-345.

[79] Zhao X, Heng B C, Xiong S, et al. In vitro assessment of cellular responses to rod-shaped hydroxyapatite nanoparticles of varying lengths and surface areas. Nanotoxicology, 2011, 5: 182-194.

[80] Chen L, Mccrate J M, Lee J C, et al. The role of surface charge on the uptake and biocompatibility of hydroxyapatite nanoparticles with osteoblast cells. Nanotechnology, 2011, 22: 105708.

[81] Zhao X, Ng S, Heng B C, et al. Cytotoxicity of hydroxyapatite nanoparticles is shape and cell dependent. Archives of Toxicology, 2013, 87: 1037-1052.

[82] Motskin M, Wright D M, Muller K, et al. Hydroxyapatite nano and microparticles: correlation of particle properties with cytotoxicity and biostability. Biomaterials, 2009, 30: 3307-3317.

[83] Motskin M, Muller K H, Genoud C, et al. The sequestration of hydroxyapatite nanoparticles by human monocyte-macrophages in a compartment that allows free diffusion with the extracellular environment. Biomaterials, 2011, 32: 9470-9482.

[84] Muller K H, Motskin M, Philpott A J, et al. The effect of particle agglomeration on the formation of a surface-connected compartment induced by hydroxyapatite nanoparticles in human monocyte-derived

macrophages. Biomaterials，2014，35：1074-1088.

[85] Cui X，Liang T，Liu C，et al. Correlation of particle properties with cytotoxicity and cellular uptake of hydroxyapatite nanoparticles in human gastric cancer cells. Materials Science and Engineering：C，2016，67：453-460.

[86] Cedervall T，Lynch I，Lindman S，et al. Understanding the nanoparticle–protein corona using methods to quantify exchange rates and affinities of proteins for nanoparticles. Proceedings of the National Academy of Sciences，2007，104：2050-2055.

[87] Hadjidemetriou M，Kostarelos K. Nanomedicine：evolution of the nanoparticle corona. Nature Nanotechnology，2017，12：288-290.

[88] Moaddab S，Ahari H，Shahbazzadeh D，et al. Toxicity study of nanosilver on osteoblast cancer cell line. International Nano Letters，2011，1：11-16.

[89] Gurunathan S，Han J W，Eppakayala V，et al. Cytotoxicity of biologically synthesized silver nanoparticles in MDA-MB-231 human breast cancer cells. BioMed Research International，2013，2013：535796.

[90] Foldbjerg R，Dang D A，Autrup H. Cytotoxicity and genotoxicity of silver nanoparticles in the human lung cancer cell line，A549. Archives of Toxicology，2011，85：743-750.

[91] Bai D P，Zhang X F，Zhang G L，et al. Zinc oxide nanoparticles induce apoptosis and autophagy in human ovarian cancer cells. International Journal of Nanomedicine，2017，12：6521-6535.

[92] Padmanabhan A，Kaushik M，Niranjan R，et al. Zinc oxide nanoparticles induce oxidative and proteotoxic stress in ovarian cancer cells and trigger apoptosis independent of p53-mutation status. Applied Surface Science，2019，487：807-818.

[93] Zanganeh S，Hutter G，Spitler R，et al. Iron oxide nanoparticles inhibit tumour growth by inducing pro-inflammatory macrophage polarization in tumour tissues. Nature Nanotechnology，2016，11：986-994.

[94] Wang Y，Zi X Y，Su J，et al. Cuprous oxide nanoparticles selectively induce apoptosis of tumor cells. International Journal of Nanomedicine，2012，7：2641-2652.

[95] Wang Y，Yang F，Zhang H X，et al. Cuprous oxide nanoparticles inhibit the growth and metastasis of melanoma by targeting mitochondria. Cell Death &Disease，2013，4：e783.

[96] Premanathan M，Karthikeyan K，Jeyasubramanian K，et al. Selective toxicity of ZnO nanoparticles toward gram-positive bacteria and cancer cells by apoptosis through lipid peroxidation. Nanomedicine：Nanotechnology，Biology and Medicine，2011，7：184-192.

[97] Akhtar M J，Ahamed M，Kumar S，et al. Zinc oxide nanoparticles selectively induce apoptosis in human cancer cells through reactive oxygen species. International Journal of Nanomedicine，2012，7：845-857.

[98] Khan M I，Mohammad A，Patil G，et al. Induction of ROS，mitochondrial damage and autophagy in lung epithelial cancer cells by iron oxide nanoparticles. Biomaterials，2012，33：1477-1488.

[99] Arvizo R R，Saha S，Wang E，et al. Inhibition of tumor growth and metastasis by a self-therapeutic nanoparticle. Proceedings of the National Academy of Sciences，2013，110：6700-6705.

[100] Lu X，Qian J，Zhou H，et al. *In vitro* cytotoxicity and induction of apoptosis by silica nanoparticles in human HepG2 hepatoma cells. International Journal of Nanomedicine，2011，6：1889-1901.

[101] Wu Y Q，Tang W，Wang P，et al. Cytotoxicity and cellular uptake of amorphous silica nanoparticles in human cancer cells. Particle & Particle Systems Characterization，2015，32：779-787.

[102] Lee J S，Johnson A J W，Murphy W L. A modular，hydroxyapatite-binding version of vascular endothelial growth factor. Advanced Materials，2010，22：5494-5498.

[103] Martino M M，Briquez P S，Guc E，et al. Growth factors engineered for super-affinity to the extracellular matrix enhance tissue healing. Science，2014，343：885-888.

[104] Migliorini E，Valat A，Picart C，et al. Tuning cellular responses to BMP-2 with material surfaces. Cytokine & Growth Factor Reviews，2015，27：43-54.

[105] Subbiah R，Guldberg R E. Materials science and design principles of growth factor delivery systems in tissue engineering and regenerative medicine. Advanced Healthcare Materials，2019，8：1801000.

[106] Dolatshahi-Pirouz A，Skeldal S，Hovgaard M B，et al. Influence of nanoroughness and detailed surface morphology on structural properties and water-coupling capabilities of surface-bound fibrinogen films. The Journal of Physical Chemistry C，2009，113：4406-4412.

[107] Hartvig R A，van de Weert M，Ostergaard J，et al. Protein adsorption at charged surfaces：the role of electrostatic interactions and interfacial charge regulation. Langmuir，2011，27：2634-2643.

[108] Hudalla G A，Koepsel J T，Murphy W L. Surfaces that sequester serum-borne heparin amplify growth factor activity. Advanced Materials，2011，23：5415-5418.

[109] Puddu V，Perry C C. Peptide adsorption on silica nanoparticles：evidence of hydrophobic interactions. ACS Nano，2012，6：6356-6363.

[110] Vogler E A. Protein adsorption in three dimensions. Biomaterials，2012，33：1201-1237.

[111] Wang X，Liu G，Zhang G. Effect of surface wettability on ion-specific protein adsorption. Langmuir，2012，28：14642-14653.

[112] Molino P J，Higgins M J，Innis P C，et al. Fibronectin and bovine serum albumin adsorption and conformational dynamics on inherently conducting polymers：a QCM-D study. Langmuir，2012，28：8433-8445.

[113] Tian Y，Li Z，Zhang W，et al. Size-mediated adsorption dynamics，conformation and bioactivity of bone morphogenetic protein-2 onto silica nanoparticles. Journal of Nanoscience and Nanotechnology，2016，16：5528-5536.

[114] Li Z Y，Gan Q，Zhang W J，et al. Surface-induced conformational and functional changes of bone morphogenetic protein-2 adsorbed onto single-walled carbon nanotubes. Biochemical and Biophysical Research Communications，2013，440：215-221.

[115] Huang B，Yuan Y，Ding S，et al. Nanostructured hydroxyapatite surfaces-mediated adsorption alters recognition of BMP receptor IA and bioactivity of bone morphogenetic protein-2. Acta Biomaterialia，2015，27：275-285.

[116] Lin D，Chai Y，Ma Y，et al. Rapid initiation of guided bone regeneration driven by spatiotemporal delivery of IL-8 and BMP-2 from hierarchical MBG-based scaffold. Biomaterials，2017，196：122-137.

[117] Cai L，Lin D，Chai Y，et al. MBG scaffolds containing chitosan microspheres for binary delivery of IL-8 and BMP-2 for bone regeneration. Journal of Materials Chemistry B，2018，6：4453-4465.

[118] Davidson P M，Ozcelik H，Hasirci V，et al. Microstructured surfaces cause severe but non-detrimental deformation of the cell nucleus. Advanced Materials，2009，21：3586-3590.

[119] Kanchanawong P，Shtengel G，Pasapera A M，et al. Nanoscale architecture of integrin-based cell adhesions. Nature，2010，468：580-584.

[120] Zhang J，Zhou H J，Lin D，et al. Magnesium modification of calcium phosphate cement alters bone marrow stromal cell behavior via an integrin-mediated mechanism. Biomaterials，2015，53：251-264.

[121] Kocer G，ter Schiphorst J，Hendrikx M，et al. Light-responsive hierarchically structured liquid crystal polymer networks for harnessing cell adhesionand migration. Advanced Materials，2017，29：1606407-1606415.

[122] Rice J M，Hunt J A，Gallagher J A，et al. Quantitative assessment of the response of primary derived human

osteoblasts and macrophages to a range of nanotopography surfaces in a single culture model *in vitro*. Biomaterials, 2003, 24: 4799-4818.

[123] Kunzler T P, Huwiler C, Drobek T, et al. Systematic study of osteoblast response to nanotopography by means of nanoparticle-density gradients. Biomaterials, 2007, 28: 5000-5006.

[124] Seunghan O H, Karla S B, Li Y S, et al. Stem cell fate dictated solely by altered nanotube dimension. PNAS, 2009, 106: 2130-2135.

[125] Li Y L, Rodrigues J, Tomás H. Injectable and biodegradable hydrogels: gelation, biodegradation and biomedical applications. Chemical Society Reviews, 2012, 41: 2193-2221.

[126] Yang C, DelRio F W, Ma H, et al. Spatially patterned matrix elasticity directs stem cell fate. PNAS, 2016, 113: E4439-E4445.

[127] Sonam S, Sath S R, Yim E K F, et al. Cell contractility arising from topography and shear flow determines human mesenchymal stem cell fate. Scientific Reports, 2016, 6: 20415.

[128] Shie M Y, Ding S J. Integrin binding and MAPK signal pathways in primary cell responses to surface chemistry of calcium silicate cements. Biomaterials, 2013, 34: 6589-6066.

[129] Chen X N, Wang J, Chen Y, et al. Roles of calcium phosphate-mediated integrin expression and MAPK signaling pathways in the osteoblastic differentiation of mesenchymal stem cells. Journal of Materials Chemistry B, 2016, 4: 2280-2289.

[130] Wang W, Zhao L, Wu K, et al. The role of integrin-linked kinase/beta-catenin pathway in the enhanced MG63 differentiation by micro/nano-textured topography. Biomaterials, 2013, 34 (3): 631-640.

[131] Zhao L, Liu L, Wu Z, et al. Effects of micropitted/nanotubular titania topographies on bone mesenchymal stem cell osteogenic differentiation. Biomaterials, 2012, 33: 2629-2641.

[132] Niu H Y, Lin D, Tang W, et al. Surface topography regulates osteogenic differentiation of MSCs via crosstalk between FAK/MAPK and ILK/β-catenin pathways in a hierarchically porous environment. ACS Biomaterials Science & Engineering, 2017, 3: 3161-3175.

[133] Dedhar S. Cell-substrate interactions and signaling through ILK. Current Opinion in Cell Biology, 2000, 12: 250-256.

[134] Duan B, Niu H Y, Zhang W J, et al. Microporous density-mediated the response of MSCs on 3D trimodal macro/micro/nano-porous scaffolds via fibronectin/integrin and FAK/MAPK signaling pathways. Journal of Materials Chemistry B, 2017, 5: 3586-3599.

（华东理工大学 钱江潮，袁　媛，孙　懿，刘昌胜）

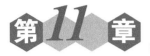

第 **11** 章 _____ >>

纳米生物材料的表征新技术

11.1 ▶ 绪论

纳米材料因为具有众多的优良的物理化学特性被广泛地应用于材料、物理、化学、生物以及医疗等领域。然而，即使成分与尺寸相同，形貌不同的纳米材料在物理和化学性质等方面也表现出巨大的差异。随着纳米材料的广泛使用，纳米材料本身的性质及与生物体相互作用的机理也需要进一步深入了解。因此，迫切地需要先进的纳米材料表征技术对纳米材料的粒径、形貌、成分、结构等进行系统的表征。

为了更加真实地研究纳米材料的功能，非破坏性的原位表征越来越重要，同时对纳米材料的表征也逐渐从静态表征走向动态表征，尤其是对于纳米生物材料，不仅要研究纳米生物材料在生物体内的分布，还要进一步研究纳米材料与生物体相互作用的过程。本章主要分为两部分内容：一是纳米生物材料的常用表征技术，将从纳米材料的传统表征技术出发，以高分辨的光学、电子和 X 射线成像技术等可视化的纳米表征技术为重点，详细介绍成像为主的纳米材料表征技术及在纳米生物材料领域中的应用。二是纳米生物材料结构的原位高分辨定量表征新技术，该部分将重点介绍在高分辨、原位、定量成像具有巨大优势的相干 X 射线衍射成像技术以及在纳米材料粒径、形貌以及结构等原位表征中的应用。

11.2 ▶ 纳米生物材料的常用表征技术

11.2.1 光学显微成像及应用

1. 传统光学显微成像技术的发展

显微成像技术的发展与人们对光的物理认知是紧密相关的。1873 年，来自德国的科学家 Abbe[1, 2]提出显微镜的二次成像理论,并指出由于光学成像系统中存在衍射极限,即波长和数值孔径的大小的限制,传统的远场光学显微镜能够获得的最小分辨率不超过 200nm。在纳米生物材料领域,备受关注的细胞生理活动一般发生在几纳米到几百纳米,使用传统的光学显微镜很难观测到细胞细节结构、亚细胞器、生物大分子以及细胞内部的一些生理活动。为了更精准地观测活细胞结构,荧光标定成像技术被广泛应用,且已成为在细胞和亚细胞水平上成像活体生物组织的主要方法。各种光学技术使探测和操纵细胞内的生物过程变得更加可行。激光共聚焦显微技术以及超分辨显微技术也得到了开发和发展,在分辨率上实现了对衍射极限的突破,在微观尺度上实现了对活细胞的生命活动的实时动态观察、分子和离子水平的标定、荧光定位分析以及三维结构重建等,成为纳米生物材料表征的重要手段[3]。

2. 主要光学显微成像技术原理

根据成像方式的不同,光学成像显微镜可分为光学宽视场显微镜、共聚焦显微镜、体视显微镜等[4]。在生命科学领域中,应用比较广泛的是光学宽视场显微镜和共聚焦显微镜。光学宽视场显微镜常用的技术有荧光成像、暗场成像、明场成像、相衬成像、微分干涉成像、偏光成像和调制对比度成像。共聚焦显微镜常用的显微技术有全反射、荧光、超分辨、白光和多光子共聚焦成像[5]。

1)共聚焦显微技术

共聚焦显微技术最初的基本概念是由 Marvin Minsky 在 20 世纪 50 年代中期提出的,且其在 1957 年获得共聚焦显微镜专利[6]。共聚焦显微镜发展至今,可以被视为完全集成的电子系统,通常能够产生电子图像的数字或视频成像,并应用于生物分子、细胞以及活组织的常规研究。共聚焦显微技术以荧光成像原理为基础。在细胞内部结构观察中,不同的荧光染剂会附着在不同结构上。不同的荧光染剂使用不同波长的激发光激发,会产生波长不同的荧光,这样就可以表征不同的细胞内部结构[7]。

荧光共聚焦成像指的是发射光光源点、探测器成像像点和焦面上物点共同聚焦,其基本原理见图 11-1[8]。如图所示,激光系统发出的相干光通过位于共轭焦面上的光阑,并经过滤波片滤波,再由二相色镜反射,由物镜会聚到样品共焦平面上的成像物点位置,从样品上的点激发发射出的荧光透过二相色镜,并聚焦到探测器针孔。

激光扫描共聚焦显微镜的主要优点是能够通过厚度高达 50μm 或更大的荧光样品连续生产薄(0.5~1.5μm)光学切片。通过协调显微镜精细聚焦机制(使用步进电机)的增量变化和每个步骤的顺序图像采集来收集图像序列。激光扫描共聚焦显微镜可以在无需解剖的条件下,研究活的机体皮肤表面疾病情况[9]。其不仅速度快,还可以对皮肤表面下 200~300μm 的组织实现非入侵的实时高分辨率的平面断层成像，称作光学断层，避免了在生物组织研究中取样、样品切片、染色等一系列烦琐的操作问题。Rajadhyaksha 等[10]研制的激光共聚焦显微镜，可达 10～30 幅/s 的成像速率，可以在不损坏组织的情况下对人体口腔黏膜和人体皮肤表面进行成像。

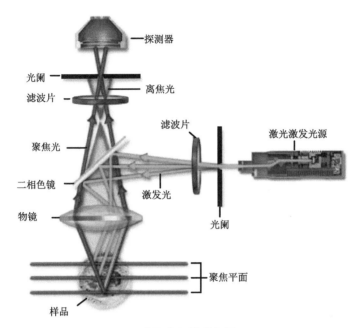

图 11-1　共聚焦显微成像原理

　　单光子共聚焦显微成像指的是用一个光子激发一个荧光分子产生发射荧光，激发光的波长一般比发射荧光波长短[11]；而多光子是用两个光子或多个光子激发一个荧光分子，激发光的波长比发射荧光波长要长。由于光子能量与波长成反比，在普通共聚焦显微镜中，样品受到波长较长的连续激光持续照射，尤其是许多荧光物质需要使用紫外光波段的激光来激发产生荧光，这样就造成样品结构的较大损伤。而在多光子共聚焦显微成像技术中，使用长波来激发样品发射荧光，能在一定程度上减少对样品的损伤。多光子共聚焦成像系统使用较长波长激发光源，生物组织对其散射较小，因而可以对生物组织和表面下更深处进行结构成像，而且没有光漂白作用。对于大脑这种相对稠密的组织结构，该成像系统可以在 1.5mm 深处成像。多光子共聚焦显微成像技术已被用来对活体老鼠组织中的枝状脊骨进行成像，在神经科学、胚胎学以及生理学等方面应用广泛。

　　2）超分辨显微成像技术

　　近些年来，随着高灵敏度探测器、高强度激光等光电器件的成熟发展以及新型荧光探针的成功开发利用，超分辨显微技术（super-resolution microscopy）取得了巨大的发展和成就，为现代生物医学在纳米分辨领域提供了强有力的工具。超分辨显微成像方法大概分为以下三类：①针对宽场成像系统的空域处理技术，以单分子定位显微成像[SMLM，PALM/STORM 主要包括 PALM（光激活定位显微技术）和 STORM（随机光学重建显微技术）]为代表[12]；②针对扫描成像系统的空域处理技术，以 Hell 等于 1994 年提出并于 2000 年实现的受激发射损耗显微技术（STED）为代表[13]；③主要针对宽场成像系统的频域处理技术，以 2000 年 Gustafsson 等展示的结构光照明显微技术（SIM）为代表[14]。

单分子定位显微成像的基本原理是通过确定像斑的衍射极限点扩散函数的中心来找到每个荧光团的位置。该位置精度高于艾里斑的宽度。这个原理由 Werner Heisenberg 在 20 世纪 20 年代提出，并于 20 世纪 80 年代被实验论证并得到纳米尺度单分子定位。利用该原理，每个成像的荧光像斑对应一个荧光分子，并可以忽略单个光斑大小，利用高斯拟合、质心定位的方法[15]确定其中心位置，从而消除单个荧光光斑衍射的影响。在一般的荧光成像中，往往是将激发光源对样品中的荧光分子进行全场激发。由于衍射极限的限制，样品中相邻的两个荧光分子的像斑中心的距离小于艾里斑半径的情况下，是无法分辨的。但该成像过程中，由相邻荧光分子发出来的光是同时被 CCD 探测器接收成像。如果这两个荧光分子是先后发光并分别成像，则可以分别确定其中心位置，再相互叠加，从而对在分辨率极限内的分子进行分辨。其原理如图 11-2 所示。要实现样品单分子定位成像技术，关键在于让两个相邻的荧光分子先后发光并且先后被探测器探测。1995 年，Betzig[16]提出了基于单分子信号处理实现超分辨的构思：假设荧光分子具有两种状态，在激发条件相同的情况下，有的荧光分子激发出荧光，有的荧光分子不发出荧光。在这种假设的条件下，探测器探测时只要能控制单次探测时少数的荧光分子被激发，则相邻荧光分子同时被激发的概率就会减小，这样经过反复实验，最后将每次探测得到的像斑进行单分子定位处理，再将这些像点整合叠加，可以形成一幅分辨率高于衍射极限的超分辨荧光显微图。2006 年，Betzig[17]利用光激活荧光蛋白以及高灵敏度、低噪声的电子倍增 CCD 实现了该项技术。

1994 年，德国科学家 Hell 等提出了 STED，计算出理论分辨率为 35nm[19]。为了突破衍射极限对成像分辨率的限制，实现超分辨的关键往往在于减小单个扫描荧光点的发光有效面积。如图 11-3 所示，STED 技术通过两束激光（激发光和损耗光）同时照射样品，激发光照射使样品中的荧光分子被激发，使得电子跃迁到激发态，损耗光通过相位调制为圆环状，边缘部分光强较大，中心部分光强趋近于 0，并使得部分被激发的电子受激发射回到基态，荧光分子能级跃迁原理见图 11-4，主要通过抑制被激发的荧光光斑外围的荧光发射，有效减少荧光的发光面积从而成功实现超分辨技术。

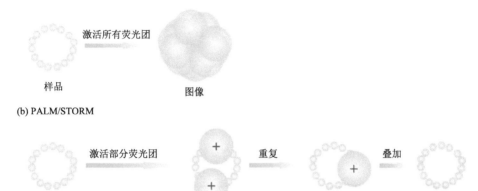

(a) 传统荧光成像

激活所有荧光团

样品　　　　　　图像

(b) PALM/STORM

激活部分荧光团　　　重复　　　　叠加

样品　　　　　　　　　　　　　　　图像

图 11-2　（a）传统荧光成像原理；（b）PALM/STORM 成像原理[18]

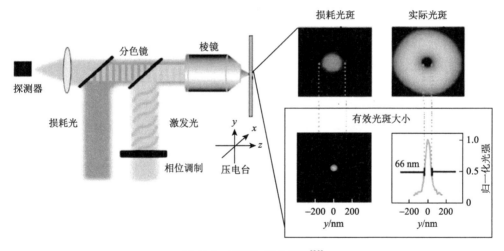

损耗光斑　　实际光斑

分色镜　棱镜

探测器

损耗光　激发光

相位调制　压电台

有效光斑大小

66 nm

归一化光强

-200　0　200
y/nm

-200　0　200
y/nm

图 11-3　STED 技术原理[20]

　　而结构光照明显微技术（SIM）是通过在照明光路中插入一个空间光调制器，从而将初始的高斯光转换为亮度规律性变化的摩尔条纹（结构光）。通过将结构光投射到样品的不同部位获得多幅图像，而由于使用了结构光，这些图像包含了原先无法探测的高频信息。通过算法可以从调制光的条纹信息和这些图像中提取出高分辨率的图像。该方法所需的激光长度较低、对荧光染料无特异性需求且图像采集速率较快，因而在生物成像领域适用范围较广[22]。

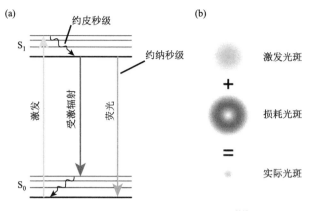

图 11-4 荧光分子能级跃迁示意图[21]

3）纳米生物材料超分辨成像应用示例

2014 年 Klotzsch 等利用单分子定位显微成像技术对纤维粘连蛋白在玻璃表面的形态进行了观察[23]。生物材料的表面化学对纤维粘连蛋白的构象有显著影响，会改变细胞在生物材料表面的吸附、增殖以及分化等生物过程。由于单分子定位显微成像技术的超高分辨率，该实验对荧光团的定位精度达到了 6.4nm。通过分析荧光团之间距离的变化，研究者发现玻璃表面的亲水性会显著改变纤维粘连蛋白的构象。同样在 2014 年，Albertazzi 等利用单分子定位显微成像技术对天然一维超分子结构——微管蛋白的单体交换进行了观察[24]。如图 11-5（a）所示，通过对两种荧光标定的微管蛋白进行动态观察，研究者发现整个微管蛋白的单体交换是均一的，即两端和中间部位的交换速率相同。得益于优于 50nm 的空间分辨率，这一结论推翻了之前普遍认为的微管蛋白在不同区域交换机制不同的研究结果。

近年来 STED 在提高成像分辨率、扩展成像深度以及提高成像速度方面得到较大发展。2009 年，Moneron 等将 STED 与双光子激发荧光显微技术相结合，提高了成像分辨率，扩展了成像深度并实现在焦平面各方向均小于 50nm 的分辨率[25]。2011 年，Friedrich 等将 STED 与选择平面显微技术（SPIM）相结合，轴向分辨率提高 60%，实现了对厚度 100μm 以上的活体生物高分辨、快速成像。2013 年，Takasaki 等利用双光子激发 STED 在活体脑组织上实现了 30nm 的穿透深度和 60nm 的分辨率[27]。近年来 STED 成像在生物领域的一个重要应用是对神经细胞的树突棘进行动态成像。2008 年，Naegerl 等实现了利用 STED 技术对活脑切片中的树突棘的形态进行动态成像[28]。实验对黄色荧光蛋白（YFP）标记的转基因老鼠的海马体进行切片，厚度为 300μm。研究者在不同深度和时间对其中的树突棘进行了观测。实验的空间分辨率达到了 69nm，成功对树突棘的细节部位进行了高分辨动态成像。紧接着，Tonnesen 等在此实验的基础上又成功用类

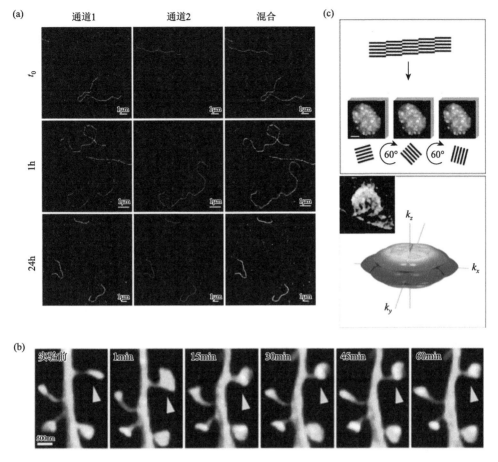

图 11-5　（a）微管蛋白在不同时间的交换情况的单分子定位显微成像；（b）活体鼠脑组织切片树突棘的动态 STED 成像；（c）三维细胞核结构光照明成像的原理和示例

似的方法对活体鼠脑切片中的神经细胞上的树突棘进行了动态观测，进一步提高了实验的空间分辨率，成功借助树突棘清晰动态结构[图 11-5（b）]，证实了树突棘颈部的塑性对突触的间隔起到调制作用[29]。在纳米生物材料领域，STED 也有较广泛的应用。2014 年 Peuschel 等利用 STED 对不同大小的硅胶纳米颗粒的内化过程进行了量化表征[30]。量化生物纳米颗粒的内化是研究其毒性和实现靶向给药的重要方面，对生物纳米颗粒的工程设计有着重要意义。由于许多纳米颗粒的粒径小于可见光的波长，难以利用传统荧光显微镜对其进行观测。STED 的超高空间分辨率则可以有效克服这一局限。另外，荧光成像中的荧光强度被证实与细胞中纳米颗粒的含量成正比[31]。借助这一机制，研究者成功对 25nm 和 85nm 的两种硅纳米颗粒与 A549 细胞作用时的内化过程进行了量化研究。

结构光照明显微技术所需的光强较小，很适合进行生物活体成像[32]。2009 年 Kner 等采用高速结构光照明显微技术，对活体黑腹果蝇（*Drosophila melanogaster*）S2 细胞微管蛋白和驱动蛋白的动力学进行了研究[33]。实验的帧率达到了 11Hz，空间分辨率达到了 100nm。该实验成功在较低光强的实验条件下对活体细胞进行了动态成像。该技术的另外一个优点是对荧光染料无特异性要求，细胞的不同结构能够在不同方向上进行光学分割（optical sectioning），从而实现三维成像[34]。2008 年 Schermelleh 等利用三维结构光照明技术对 C2C12 细胞的细胞核进行了高分辨成像，其原理和典型图像如图 11-5（c）所示[35]。最后，结构光照明显微技术的采样速率很快，很适合进行超快时间分辨成像。2018 年，Toyouchi 等利用该技术对水和乙二醇单丁醚从低温到高温的转变过程进行了研究[36]。利用红外泵浦激光和纳秒级别的超高时间分辨率，研究者成功揭示了在亚稳相分解的早期（< 1μs），水大量从初始的胶束状混合物中析出。

3. 总结

传统的光学显微成像技术中，光学宽视场显微镜以明场成像技术为代表，由此衍生出了众多增强成像对比度的技术。荧光成像技术使用可激发荧光的荧光分子标记成像，在微观成像可视化上做出了巨大贡献，理论上也是增强成像对比度的技术；同时荧光成像技术是共聚焦技术与超分辨技术的联用。激光共聚焦成像技术则是将焦面上的物点准确成像，本质上也是一种对比度增强技术。当然这些成像技术分辨率都受到衍射极限的限制。超分辨成像技术则是在分子层面上，通过单分子重构、受激发射损耗以及光学调制等技术，在分辨率上突破了衍射极限的限制。近年来，超分辨成像技术发展迅速，在三维、动态和活体成像等方面都有较大突破，已经成为纳米生物材料表征中最重要的技术手段之一。

11.2.2 电子显微成像及应用

1. 电子显微镜概述

电子显微镜是一项革命性的成像技术，它打开了纳米材料的世界，能够对其特性进行良好的表征。电子显微镜对亚微米大小的物体甚至是单个原子位置及分布进行成像，推动了纳米技术的全新发展，使得宏观尺寸元件的纳米工程取得了显著进展。电子显微镜已成为材料表征的关键技术，广泛应用于生物、材料、物理、化学等学科的研究中。

相比于光学显微镜，电子显微镜具备明显优势。首先，分辨率高，最先进的透射电子显微镜可分辨单个原子的位置和化学性质。其次，放大范围宽，扫描电子显微镜的放大范围为 100～50 万倍,透射电子显微镜为 2000～100 万倍,这大大拓宽了电子显微镜表征的长度尺度范围。最后,电子能够产生信号(图 11-6),电子带负电荷且与原子的相互作用非常强。与试样的电子相互作用导致一系列的现象,这些现象产生从试样发出的信号。被检测出来的这些信号用于形成样品特定区域的结构和化学图像。电子显微镜是多功能的,既是一种纳米成像技术,也是一种光谱分析工具。

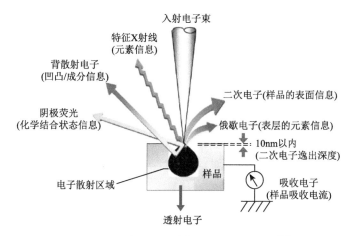

图 11-6　电子与物质相互作用产生信号[37]

2. 主要的电子显微镜

1)扫描电子显微镜

扫描电子显微镜(SEM)的原理是利用聚焦电子束对样品的不同位置进行扫描。在每个位置,信号从样品发出并由探测器收集。检测信号与样品波束位置同步,利用信号强度调制对应的图像像素。序列采集的信号被组合成一个图像,其尺寸以及像素分布取决于所选择的扫描模式。SEM 由电子光学系统、信号收集及显示系统、真空系统及电源系统组成。由三极电子枪发出的电子束经多级调整后形成 5～10nm 束斑的电子束,并在试样表面聚焦。高能电子束在试样表面扫描,与样品物质相互作用产生二次电子、背散射电子和 X 射线等信号。这些信号分别被不同的接收器接收,经放大后用来调制荧光屏的亮度。

SEM 室内压力通常为低真空(约 0.1×10^4 Pa),可以有效抑制样品挥发物的蒸发。通常取直径 3～20cm 的样品。样品台可以进行一定自由度的运动,而样品灵活附着在样品台上;有各种各样的样品支架,通常以称为标本柱的扁平金属圆盘的形式出现[38]。在电子束的控制过程中,电子透镜用于将电子聚焦到光束中,调整光束散光,移动光束穿过标本,扫描光束生成图像。

2）透射电子显微镜

透射电子显微镜（TEM）用于分析样品内部微观结构、评价纳米结构（如粒子、纤维和薄膜）和原子成像。其原理在于把经加速和聚集的电子束投射到非常薄的样品上，电子与样品中的原子碰撞改变方向而产生立体角散射。散射角的大小与样品密度、厚度相关，形成明暗不同的影像，并在放大、聚焦后在成像器件（如荧光屏、胶片以及感光耦合组件）上显示出来。

TEM 由照明系统、成像系统、真空系统、记录系统、电源系统五部分构成。TEM 中的电子枪给电子提供足够的能量，在电子束控制方面，TEM 比 SEM 有更多的电子透镜，沿着电子束方向排列成一个电子柱。在样品聚焦之前，冷凝器透镜将电子聚焦成一束控制直径和收敛的光束。物镜聚焦透射电子，形成衍射图样和第一图像[39]。TEM 具有敏感性，需要安装在无振动、无杂散电磁场且温度恒定的环境中；透射电子穿过试样，通过试样后透镜聚焦形成图像。图像可以在荧光屏或广角摄像机上实时监控。

3. 电子显微成像在纳米生物材料结构表征中的具体应用

1）结构仿生纳米生物材料

通过水热法合成的羟基磷灰石粉末分散均匀、粒度较细、纯度高、形貌可控、工艺流程简单，无须煅烧和研磨等步骤且反应时间短。2013 年 Xia 等[40]采用水热法设计了一种三维多孔结构的植入物植入到高度连通的大孔隙羟基磷灰石纳米片支架中，结果表明该材料能增强骨髓基质细胞的黏附、细胞活性、碱性磷酸酶活性和骨髓基质细胞中成骨细胞基因的表达能力，明显提高了骨细胞再生能力。如图 11-7（a）所示，SEM 图片显示制备的羟基磷灰石支架的大孔尺寸在 $400\sim550\mu m$，内部相互连通的小孔尺寸约为 $100\mu m$。2015 年 Xue 等[41]同样采用水热法合成了高结晶度的碳化羟基磷灰石的纳米棒。生物学表征结果表明，制备的纳米棒有着很好的生物相容性，在人造骨科材料中有着潜在的应用。研究者用 TEM 对纳米棒的形貌进行了表征，结果如图 11-7（b）所示：不含碳的羟基磷灰石纳米棒的长度为 $60\sim90nm$，宽度为 $10\sim20nm$，与人体内的磷灰石晶体大小相当；随着晶体中碳含量的增多，纳米棒的长度减小而宽度增加。图 11-7（b）插图中的衍射图案给出了多种晶面的衍射峰，包括羟基磷灰石（002）、（300）、（310）和（211）晶面。

2）生物活性玻璃

生物活性玻璃在植入人体骨缺失部位后，能够与骨组织直接结合，对骨组织缺损的修复具有重要作用。2013 年 Lei 等[42]在低温下合成一种仿生分级生物活性玻璃-明胶复合材料，其具有与人体骨骼相匹配的机械性能。如图 11-8 所示，该种生物活性玻璃-明胶复合结构仿生材料具有良好的生物相容性和细胞活性，能够促进细胞的黏附、增殖和分化。

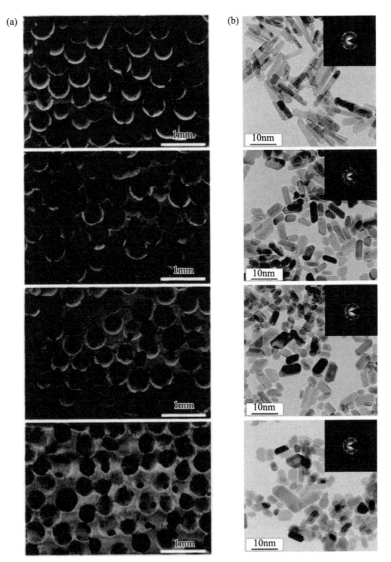

图 11-7　（a）不同制备方式获取的羟基磷灰石三维多孔材料的 SEM 图片；（b）不同碳含量的
高结晶度碳化羟基磷灰石纳米棒的 TEM 照片和电子衍射图案（插图）

3）介孔生物玻璃

介孔生物玻璃是一种具有高度有序性介孔通道且有较大比表面积的新型生物玻璃[43]。在骨科手术中，细菌感染导致的骨髓炎是一种常见情况，往往需要额外的治疗手段甚至是再次进行手术以解决这一问题。通过在介孔生物玻璃内部载药，可以有效解决这一问题，因为这种载药方式有高效、作用持久以及毒性低等优点。这种新型的介孔生物玻璃的制备可以根据需求通过采用不同的模板剂对生物玻璃进行介孔化。图 11-9 展示了用不同模板剂制备的介孔生物玻璃的 TEM 照片[44]。由图可见介孔结构高度有序排列，孔大小均一。

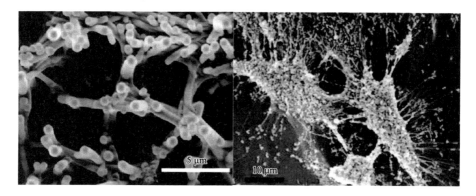

图 11-8　复合仿生生物活性玻璃-明胶材料的 SEM 图

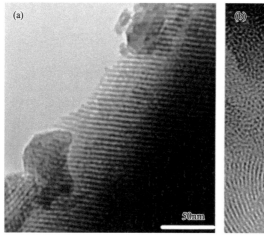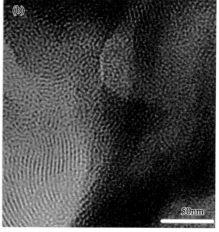

图 11-9　采用（a）P123 和（b）溴化十六烷基三甲铵两种不同模板剂制备的介孔生物玻璃的 TEM 照片

4）生物高分子材料

高分子材料在医用领域应用广泛，然而许多高分子材料的生物相容性较差，往往需要用表面改性的方法来提高其生物相容性。磷脂酰胆碱是一种常见的磷脂，也是许多细胞膜和细胞器膜的主要成分。2-甲基丙烯酰氧乙基磷酰胆碱（MPC）中含有磷酸胆碱（PC）基团，因而被认为可以用来提高生物表面的生物相容性。2011 年 Xu 等[45]利用光固化合成的方法在玻璃表面合成了不同 PC 含量的聚氨酯丙烯酸酯（PUAPC），从而获得了含有磷酰胆碱基团的生物相容表面。研究者利用 SEM 对不同 PC 含量的 PUA 膜表面的血小板吸附情况进行了表征，结果如图 11-10 所示。根据图 11-11 中的血小板吸附量的统计结果，1%的 PC 含量即可以显著降低膜表面的血小板吸附。综合其他研究结果，光固化提供了一种快速高效提高聚合物生物相容性的方法。

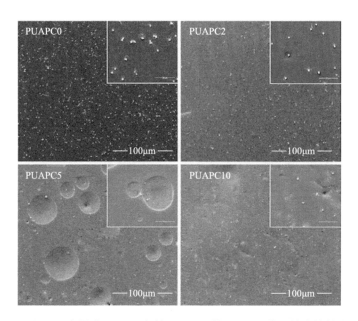

图 11-10　不同 PC 含量（0～10%）的 PUAPC 的 SEM 照片，放大倍数为 300 倍和 2000 倍（插图）

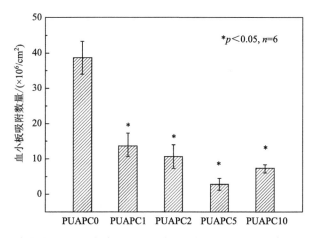

图 11-11　不同 PC 含量（0～10%）的 PUAPC 的血小板吸附数量；p 表示 p 值统计，n 表示重复次数

5）酵母-碳纳米管复合膜

上述生物材料都是用物理化学的手段制备的，而用生物手段制备的生物材料往往具有一些特异的生物性能。2016 年 Valentini 等[46]创新性地用生物手段制备了酵母-碳纳米管（CNT）复合膜。实验使用啤酒酵母提取物作为发酵培养基，将超声分散后的碳纳米管加入酵母溶液中，然后将酵母-CNT 溶液放入无菌铝质模具中并在夜间 30℃下，将液体培养基蒸发后得到复合膜。研究者利用场发射 SEM 对不同条件下的酵母以及酵母-CNT 复合膜进行了表征：如图 11-12（a）和图 11-12（b）所示，在发酵的条件下，CNT 能够很好地进入酵母菌内，显著增强膜的强度（通过张力测试表征）；然而在不发酵的条件下[图 11-12（d~e）]，CNT 遗留在酵母菌外，导致膜脆化。

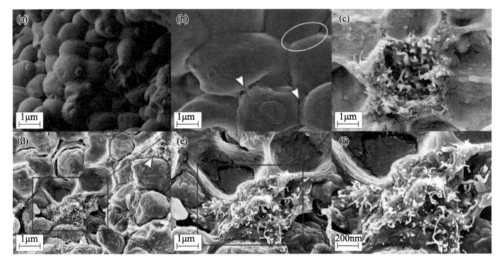

图 11-12　不同条件制备的复合膜的场发射 SEM 图片：（a）酵母细胞；（b）发酵后 CNT 与酵母细胞桥接，箭头为桥接 CNT，椭圆形区域用于估算 CNT 体积比；（c）发酵后复合膜截面图；（d~f）不同放大倍率下未发酵的 CNT 与酵母细胞，箭头指示 CNT 束

4. 总结

电子显微技术具有高分辨率、宽放大范围、快速成像等多重优点，扫描电子显微镜能对纳米生物材料表面形貌进行良好表征并对其进行准确的元素分析，而透射电子显微镜则能对纳米生物材料的内部结构进行科学分析。利用透射电子显微镜看到纳米生物材料的多孔三维结构并对其进行改进；利用扫描电子显微镜观察不同磁控溅射条件下生物活性玻璃的不同形貌，为活性玻璃提供最优设计。在介孔生物玻璃/蛋白仿生骨的研究中，结合透射电子显微镜和扫描电子显微镜对其进行了有序介孔结构的表征，改良了材料的生物活性；在磷酸盐/酵母蛋白纳米复合材料的催

化合成及其应用机理研究中，利用电子显微镜观察了纳米复合材料的螺旋自组装结构。可见，电子显微技术在纳米生物材料结构表征中起到了重要作用。

11.2.3　激光散射法原理及应用

激光散射分为静态光散射（static light scattering，SLS）和动态光散射（dynamic light scattering，DLS）两大类。前者在不同角度下测量样品的散射强度 I_s，对颗粒在时间平均上的一些性质进行测量，如分子的分子量和回转半径（G_r）等。为获得较高强度的散射信号，该方法一般选取较小的散射角，因而空间分辨率较低。动态光散射测量是在特定角度下散射强度的时间关联（time correlation）。为了更好地对较小粒子进行测量，一般选取较大的散射角（约 90°）。动态光散射主要测量的是与时间相关的一些性质，如扩散系数、流体动力学半径和粒径等[47]。本节侧重于在纳米生物材料中应用更广泛的动态光散射方法，首先介绍动态光散射方法的基本原理，然后是对具体的实验方法和实验数据分析的介绍，最后介绍该方法在生物纳米材料领域的一些应用实例。

1. 基本原理

动态光散射依赖于入射光的相干性，测量的是相干散射形成的散斑（speckle）随时间的变化情况。其动态变化可以用一阶和二阶自相关函数进行描述：

$$g_1(q,t,\tau) = \frac{\langle E_s(q,t)E_s(q,t+\tau)\rangle}{\langle I_s\rangle} \tag{11-1}$$

$$g_2(q,t,\tau) = \frac{\langle I_s(q,t)I_s(q,t+\tau)\rangle}{\langle I_s\rangle^2} \tag{11-2}$$

其中，q 为动量转移；t 为实验时间；τ 为延迟时间；E_s 为散射的电场强度；I_s 为散射强度。二阶自相关函数可以通过测量得到，而一阶和二阶自相关函数存在以下依赖关系（Siegert 公式）：

$$g_2(q,\tau) = 1 + \beta\left|g_1(q,\tau)\right|^2 \tag{11-3}$$

其中，β 为描述入射光相干性质的相干因子。在理想的低浓度单分散的体系中：

$$g_1(q,\tau) = Ge^{-\Gamma\tau} = Ge^{-q^2 D\tau} \tag{11-4}$$

其中，Γ 为衰减速率；D 为粒子的扩散系数（diffusion coefficient），它描述粒子在溶液中的运动剧烈程度：

$$\langle r^2\rangle = 60Dt \tag{11-5}$$

式中，$\langle r^2\rangle$ 为粒子在时间 t 内运动平方的期望值。假设：①胶体颗粒是被连续分散介质包围的刚性小球，且粒径远大于介质的分散自由程；②周围分散介质和胶体颗粒间的相互作用可以忽略；③胶粒的密度较高。在满足这些假设的情况下，D 可以用斯托克斯-爱因斯坦关系式（Stokes-Einstein relation）进行描述[48]。

$$D = \frac{k_B T}{3\pi\eta a} \tag{11-6}$$

其中，k_B 为玻尔兹曼常数；T 为样品温度；η 为动力学黏度；a 为粒子的流体动力学直径。

2. 实验方法

经过了 20 世纪 60 年代动态光散射技术的蓬勃发展后，70 年代初出现了许多优秀的商业化的动态光散射系统生产商，如英国的 Malvern 公司、美国的 Brookhaven 公司和德国的 ALV 公司等[49]。

图 11-13 直观地展示了动态光散射系统的基本组成部分。

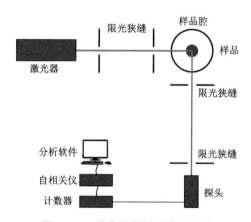

图 11-13　动态光散射系统示意图

（1）首先相干入射光照射到样品上产生散斑。为获得较高的散射矢量 q，一般选择在 90°左右的较高角度接收样品的散射信号。

（2）商业的动态光散射系统一般选用光电倍增管（PMT）或雪崩光电二极管（APD）进行信号检测，其时间分辨率能够达到微秒以下。也有部分使用二维阵列探测器，然而二维阵列探测器的帧频一般较低，限制了其在高时间分辨率实验中的应用。

（3）在散射信号被探测器接收之后，配备的自相关仪会对所得的散射强度进行自动处理，得到二阶自相关函数 g_2。

（4）最终，这些商业系统配备的分析软件进一步对 g_2 进行分析从而得到粒径分布。

3. 实验数据分析

在得到相应的自相关函数之后，实验数据分析的关键是采用合适的处理方法对数据进行分析并得到准确的粒径分布。在理想的低浓度单分散的体系中：

$$g_1(q,\tau) = Ge^{-q^2 D\tau} \tag{11-7}$$

然而，大部分的被测量体系都不是理想的低浓度单分散体系，大部分都存在一定的粒径分布，需要采取合适的算法以获得真实的粒径分布。常用的算法有如下几种：

（1）累积（cumulant）法：累积法是最常用的动态光散射的时间相关函数分析的算法之一。它假设粒径是单一高斯分布且中心在其平均值的位置，将简单情况下的相关项进行累积，并以方差作为系数，从而与实际测量的时间相关函数进行关联。

$$g_1(q,\tau) = \exp\left[-\overline{\Gamma}\left(\tau - \frac{\mu_2}{2!}\tau^2 + \frac{\mu_3}{3!}\tau^3 + \cdots + (-1)^{n+1}\frac{\mu_n}{n!}\tau^n\right)\right] \tag{11-8}$$

其中，$\overline{\Gamma}$ 为平均衰减速率；μ_n 为 n 阶多分散指数（n^{th} order polydispersity index）。对于一般的多分散系统，三阶以及更高阶的多分散指数可以被忽略。累积法使用较为简单，但并不适用于比较复杂的多分散体系。

（2）CONTIN 法：CONTIN 法是 Provencher 在 1979 年率先提出的[50]，该方法通过对一阶时间相关函数进行拉普拉斯变换从而得到粒径分布。

$$g_1(\tau) = \int G(\Gamma)\exp(-\Gamma\tau)\mathrm{d}\Gamma \tag{11-9}$$

它对粒径分布函数 $G(\Gamma)$ 没有要求，理论上可以获得任意的 $G(\Gamma)$，一般被用来处理复杂的多分散体系。

（3）其他方法：除了累积法和 CONTIN 法之外，还有 MULTIQ 法、Kohlrausch 法和最大熵（maximum entropy）法等多种动态光散射数据处理方法。它们也分别有各自的优势[51]，例如 MULTIQ 法在多个角度进行测量，因而准确度较高，Kohlrausch 法在 X 射线光子关联谱（XPCS）的数据处理中应用广泛。然而在动态光散射的数据处理中，这些方法都不如累积法和 CONTIN 法应用广泛。

4. 在纳米生物材料中的应用实例

1）载药聚合物胶束

纳米载药颗粒的不稳定性会导致其在到达目标位置前提前释放药物，不仅降低药物传输的效能，也可能会导致一些较为严重的副作用。纳米载药颗粒一般由磷脂、活性剂、碳水化合物或聚合物分子等制备而成。相比于活性剂小分子构成的自组装结构，交联聚合物颗粒具有较高的生物稳定性，能够有效克服这些缺点。

2017 年 Zhai 等[52]利用聚乙二醇和聚丁二酸丁二醇酯嵌段聚合物成功制备了作用于肿瘤组织的载药胶束，并对其生物学性能进行了系统表征。胶束的粒径分布是表征载药胶束的一项重要指标，它关系到胶束在组织中的渗透能力和药物的释放速率。研究者利用动态光散射对胶束粒径在不同溶液/生物学环境下的变化情况进行观测，表征聚合物的交联情况。如图 11-14（a）所示：在水溶液的环境下，交联和非交联的聚合物胶束（CCM 和 NCM）的粒径分布几乎完全一致。如果将水置换为二甲基甲酰胺（DMF）溶液[图 11-14（b）]，交联胶束仅仅发生溶胀，粒径大幅增大，非交联胶束中许多聚合物分子被 DMF 溶解为单聚体，粒径大大减小。如图 11-14（c，d）所示：这两种胶束在胎牛血清（FBS）中，交联胶束的粒径在 24h 内略微增长，而非交联胶束则出现聚集，表现为粒径大幅增长。与此同时，研究了两种胶束在十二烷基硫酸钠（SDS）环境下的粒径变化情况[图 11-14（e，f）]。在 24h 内，交联胶束的粒径几乎没有发生变化，呈较高的稳定性；而非交联胶束溶解为单聚体。以上动态光散射实验结果给出了载药聚合物胶束在不同生理环境下的粒径分布及其随时间变化情况，验证了这一交联聚合物胶束的生物稳定性，表明这一载药交联聚合物胶束体系用于肿瘤细胞靶向给药的可行性。

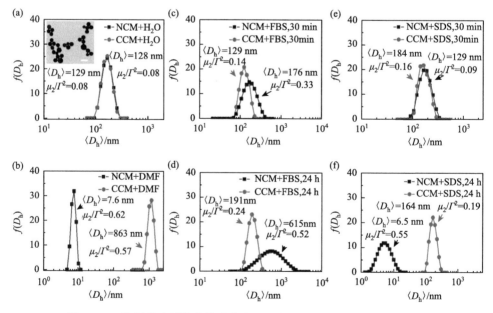

图 11-14 非交联/交联聚合物胶束在不同生理环境中的分子动力学直径

2）金纳米颗粒（AuNP）

AuNP 对光有强烈的吸收和散射。AuNP 在 X 射线成像技术如 X 射线 CT、X 射线扫描透射显微镜等中常被用来提高衬度；在表面等离子体共振（SPR）表征中，AuNP 可大幅提高信号强度；在肿瘤治疗中，如能将 AuNP 输入到癌细胞内部并施加一定的辐照，金颗粒对光的强烈吸收会产生大量的热量从而导致细胞膜破裂并杀死癌细胞。由于金颗粒对光的吸收和散射作用与其颗粒大小有较大关联，正确表征其粒径分布就显得尤为重要，而动态光散射高效、准确、可重复性高的特点使得它成为 AuNP 粒径表征中最常用的方法之一。然而，2016 年的一篇研究[53]指出，许多动态光散射设备的使用者对该方法的基本原理理解不透彻，导致未能科学设计实验，以致最后获得的实验结果与真实的粒径分布差别较大。存在的常见问题有：①动态光散射技术获得的粒径和其他方法测试的结果差别较大；②多分散体系的分析结果与实际情况不匹配；③动态光散射实验结果不能重复；④纳米颗粒的聚集对平均粒径和粒径分布的影响不明确。

作者首先研究了浓度对动态光散射测量结果的影响。由图 11-15（a）可见，当金颗粒浓度较低时，观察到 100nm 左右的单分散峰。提高金颗粒浓度后，在低粒径区域出现一个新的粒径分布峰。图 11-15（b）中的 Z 平均分子动力学直径也展示了类似结果。这种高浓度条件下反常的粒径分布是光的多重散射造成的。动态光散射技术观测的是粒子的运动引起的散射强度的时间关联，而多重散射改变了这种时间关联，从而导致偏低的粒径分布。

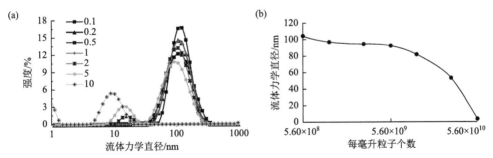

图 11-15　（a）不同相对浓度下 100nm 金颗粒的强度权重的粒径分布曲线，1 代表原始浓度；（b）相应的 Z 平均分子动力学直径

通过用 100nm 金颗粒模拟 20nm 金颗粒聚集体的方法研究颗粒聚集对实验结果的影响。由图 11-16（a）可见，当 100nm 金颗粒的浓度为 0.01% 时，出现双分散粒径分布。这表明如果金颗粒发生聚集，所占比例很小的聚集体显著影响测量结果，使得测量结果往高粒径区域偏移。由图 11-16（b）可见，对于两种单分散颗粒的混合体系来说，Z 平均分子动力学直径可以计算出来，且与实际值较为接近。

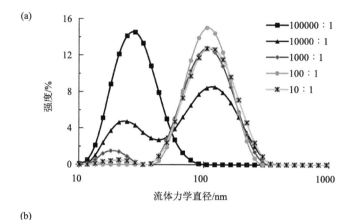

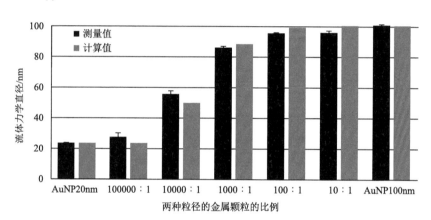

图 11-16 混合 20nm 和 100nm 金颗粒产生的（a）强度权重粒径分布和（b）测量获得的 Z 平均粒径与计算值的对比

5. 总结

动态光散射技术具有快速、准确和可重复率高等优点，是最常用的粒径测量方法。纳米颗粒的粒径显著影响其生物应用。得益于丰富的数据分析算法和成熟的商业动态光散射系统，动态光散射使粒径测量变得更加简便快捷。然而，该系统的易用性使许多用户未能深入了解动态光散射原理，未能合理设计实验，导致结果偏离真实值。因此，在利用动态光散射表征纳米生物材料前，需认真思考实验参数和流程，以获得较为准确的结果。

11.2.4 X 射线表征技术及应用

1895 年德国物理学家伦琴发现了 X 射线，X 射线被认为是 19 世纪最重大的发现。当 X 射线通过介质时，因存在各种散射和吸收，X 射线的强度和相位会发生相应改变。基于光电效应、瑞利散射、康普顿散射和电子对效应等相互作用，X 射线的表征技术主要包括 X 射线光谱（X-ray spectroscopy）技术、X 射线衍射（X-ray diffraction）技术和 X 射线成像（X-ray imaging）技术等。

1. X 射线衍射技术

X 射线衍射（XRD）是利用 X 射线在晶体、非晶体中的衍射与散射效应来表征物质的有关信息，包括结构、相位、晶体择优取向（纹理）、平均晶粒尺寸、应变和缺陷等，常用于矿物学分析和未知材料的鉴定[54]。随着 X 射线衍射理论的不断发展，X 射线衍射方法及技术也广泛应用于金属材料、半导体材料和生物样本的研究中。晶体的结构完全决定了衍射花样的特征。衍射图谱是晶体的"指纹"，得到的衍射花样或图谱可对其进行物相鉴定、结构分析等研究。为获得晶体的衍射图谱和分析信息，必须采用一定的衍射方法和技术，X 射线衍射技术的发展从初期的照相时代，到中期的计数器衍射仪时代，再到近代的计算机应用时代，最后到现代的同步辐射及自由电子激光器时代。按照原理可以分为单晶体衍射法和粉末衍射法。晶体结构主要是用单晶体衍射法来测定，但样品的实际状态在许多情况下是多晶聚集体，这就需要用粉末衍射法对聚集体的物相组成、晶粒的形状和尺寸等进行测定[55]。

目前主要使用的是 X 射线衍射仪和同步辐射光源来获得衍射图谱。近年来蓬勃发展的结构基因组学和制药业大大促进了生物大分子的晶体研究，这引出收集 X 射线衍射数据的新方法和新的结构确定技术，而这在传统的 X 射线源上是不可能实现的。同步辐射光源和高效 CCD 探测器的使用，不仅大大缩短了衍射数据的采集时间，还实现了高分辨粉末衍射的 2θ 分辨率，比常规衍射仪高出一个量级左右，所以它可以使许多重叠峰分开，增加衍射线的数目，奠定了生物大分子晶体结构测定的实验基础，具有高能量分辨率、高通量、较强的信噪比等特点[56]，其设备构造如图 11-17 所示。

X 射线衍射技术在纳米生物材料方面得到广泛的应用，1958 年由 X 射线衍射法解析出鲸肌红蛋白（myoglobin）结构，第一次从原子水平描述生物大分子的组装方式，使传统的宏观生物学发展成为以测定生物分子结构为基础的微观生物学[58]。2007 年 Wang 等在寻找医学中迫切需要简单且通用的组装生物相容和功能性生物材料涂层的方法时，发现丝素蛋白可自发吸附在各种基质上，通过改变浸渍液的组成和涂层脱水方法可以控制丝素涂层的厚度和结构，从而证明了丝素蛋白的纳米级薄涂层可以通过使用全水性工艺逐步沉积形成；进一步通过 X 射线衍射分析研究了具有各种多层结构和处理方法的膜结构，实现控制丝素蛋白涂层结构和形态，从而调节掺入组分的释放，用小分子药物和治疗相关蛋白质评估了逐层丝素蛋白涂层的构建和药物释放的可行性，提供了用于从表面工程生物材料和医疗装置控制释放的框架[59]。

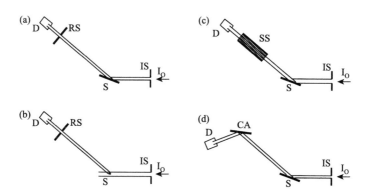

图 11-17 在同步辐射线站实施粉末衍射几何结构的简图：（a）接收-狭缝平板几何图；（b）接收-狭缝毛细管几何图；（c）长索勒狭缝平板几何图；（d）分析仪-晶体平板几何图[57]

I_O：入射光；IS：入射狭缝；RS：接收狭缝；S：样品；SS：索勒狭缝；CA：晶体分析器；D：探测器

图 11-18 表明小分子和蛋白质的掺入不会干扰丝绸中的晶体结构，薄膜中丝和复合结构域可以共存：掺入罗丹明 B 的丝膜；掺入偶氮白蛋白的丝膜。在将样品浸入 PBS 中 24h 之前和之后通过 AFM 表征膜的表面；在云母晶片上获得罗丹明 B 的 AFM 高度模式和相模式图像；在云母晶片上获得偶氮白蛋白的 AFM 高度模式和相模式图像。模型化合物负载丝表面的相位图像粗糙度增加可以解释为模型化合物向最顶层的扩散导致丝素蛋白分子经历结构重排。与蛋白质模型化合物相比，小分子化合物对表面形貌特征的影响较小。

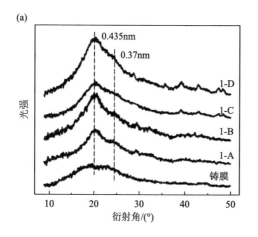

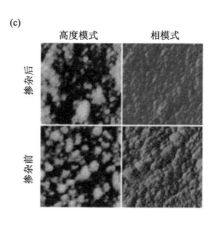

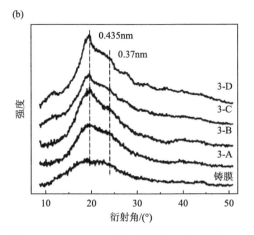

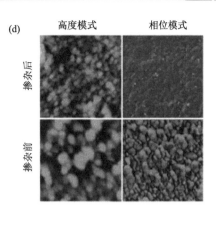

图 11-18 （a，c）掺入罗丹明 B 的丝膜的 XRD 曲线和 AFM 照片；（b，d）掺入偶氮白蛋白的丝膜的 XRD 曲线和 AFM 照片，XRD 曲线旁的备注代表不同的样品处理方法

2. X 射线谱学

X 射线吸收谱（X-ray absorption spectroscopy，XAS）又称为 X 射线吸收精细结构（X-ray absorption fine structure，XAFS）光谱。XAFS 谱可通过测量透射光强度获得，还可通过测量样品的发射荧光强度获得。同步辐射光源的出现大大缩短了 XAFS 测量的时间，提高了 XAFS 谱的信噪比，为 XAFS 的实际应用奠定了基础[60]。

XAFS 指当入射 X 射线能量等于被照射样品某内层电子的电离能时，X 射线激发的光电子被周围配位原子散射，导致 X 射线吸收强度随能量发生振荡，在吸收边附近及其高能扩展段存在着一些分立的峰或波动起伏，依据形成机制及处理方法的不同分为两部分：一部分为 X 射线吸收近边结构（X-ray absorption near edge structure，XANES）；另一部分为广延 X 射线吸收精细结构（extended X-ray absorption fine structure，EXAFS），如图 11-19 所示。XANES 的范围为吸收边前至吸收边后 50eV，具有连续强振荡的特点，包含更丰富的近邻结构信息，可推得吸收原子的配位结构。随着光电子能量的提高，在吸收边后约 50eV 即进入 EXAFS 区，延续约 1000eV。研究这些振荡信号可以得到所研究体系的电子和几何局域结构，从微观上来说就是光电效应与由其诱发的荧光发射和俄歇效应，在宏观上则直接表现为透过物质后强度的衰减。

1971 年 Sayers、Stern 和 Lytle 基于单电子的单次散射理论，对 k 空间的谱图进行傅里叶变换，把不同原子配位壳层的信号分离出来，开创了测定物质结构的新纪元[62]。基于单散射理论[63]的 EXAFS 一般的表达式为

$$\chi(k) = \sum_j \frac{N_j f_j(k) e^{\frac{-2R_j}{\lambda(k)}} e^{-2k^2\sigma_j^2}}{kR_j^2} \sin[2kR_j + \delta_j(k)] \qquad (11\text{-}10)$$

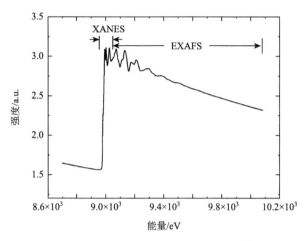

图 11-19　铜箔在 Cu 的 K 边吸收谱[61]

如果知道原子的散射特性：$f(k)$、$\delta(k)$ 及 $\lambda(k)$，那么可以确定邻近原子距离 R、邻近原子的配位数 N 和邻近原子的紊乱均方差 σ^2。

X 射线吸收谱技术在纳米生物材料方面得到了广泛应用。2010 年 Wang 等[64]利用金纳米棒在大鼠体内的组织分布和结构信息来探究纳米材料对人类健康和环境的潜在不利影响。通过尾部静脉注射到小鼠体内后，通过电感耦合等离子体质谱法定量研究金纳米棒在不同时间点的生物分布。选择肝脏和脾脏作为靶组织，通过透射电子显微镜和能量色散 X 射线光谱学的组合进一步证明金纳米棒的细胞内定位。采用基于同步辐射的 X 射线吸收光谱技术，观察到肝脏和脾脏中金纳米棒的长期保留不会引起金氧化态的明显变化，此系统方法可以扩展到未来研究其他金属纳米材料的生物学效应。该研究所用的表征方法和典型结果如图 11-20 所示。

在体内和无细胞系统中，纳米金属材料对于解决和预测其生物活性至关重要。高分辨 TEM（HR-TEM）、Zeta 电位测量和动态光散射（DLS）用于表征体外金属纳米材料的物理化学性质，如尺寸、形状、表面电荷和表面积。在静脉注射后，合并了三种类型的分析技术以研究体内金属纳米材料的运输和命运，用于定量分析、鉴定和结构表征。电感耦合等离子体质谱（ICP-MS）是元素分析的定量工具，可用于研究纳米材料的组织分布、残留和清除。TEM 可提供关于纳米材料的尺寸和形状的信息并观察它们的细胞内定位，而能量色散 X 射线光谱仪（EDX）可用于识别元素。最后，X 射线吸收光谱技术（包括 XANES 和 EXAFS），可用于进行体内特定元素的结构表征。在原子水平上，XAFS 技术可提供靶组织中纳米材料的化学形态和结构信息。

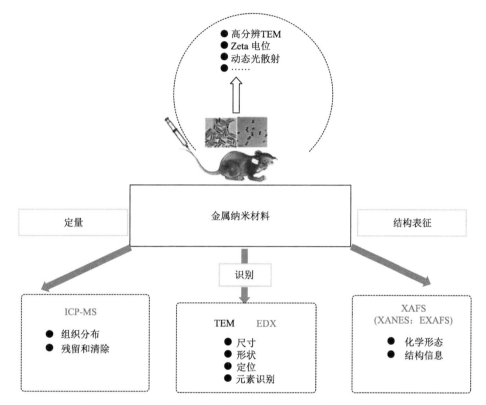

图 11-20　用于体内金属纳米材料的生物分布和表征的集成分析技术

3. X 射线成像

X 射线具有很强的穿透能力，可用于微米到厘米尺度完整样品无损观测。根据成像模式的不同，可以实现纳米到微米空间分辨率结构解析。基于同步辐射 X 射线的成像方法有多种，如基于吸收衬度的全场透射 X 射线显微术（full-field transmission X-ray microscopy，TXM）和扫描透射 X 射线显微术（scanning transmission X-ray microscopy，STXM）。被观测样品内部不同化学组分对入射 X 射线吸收的差异产生可分辨图像衬度，这对组分差异较大的样品有很好的成像效果，但是针对以轻元素为主或者组分元素相似的样品如生物软组织就难以得到满意的图像。为解决此类问题，基于相位衬度的 X 射线成像技术在生物成像中很快有着很好的实际应用效果。

如图 11-21 所示，X 射线穿过物体时会被吸收，也会发生相位的改变，这将导致入射 X 射线强度和传播方向的变化。强度和相位可以用 X 射线透过物体的复折射率来表示：$n=1-\delta+i\beta$，其中，β 代表物质的吸收项，δ 代表相位改变项，二者的表达式如下：

$$\beta(\lambda) = \frac{r_0\lambda^2}{2\pi}Nf_2(\lambda) \propto O(\lambda^4) \tag{11-11}$$

$$\delta(\lambda) = \frac{r_0\lambda^2}{2\pi}Nf_1(\lambda) \propto O(\lambda^2) \tag{11-12}$$

其中，λ 为入射 X 射线的波长；r_0 为经典电子半径；N 为物质单位体积内的原子数目；f_1 和 f_2 为复杂原子散射因子的实部和虚部。由公式可以看出，当使用高能量 X 射线成像时，对于由碳、氢、氧、氮等轻元素组成的生物样品，相位改变量比强度改变量大 1000 多倍。当使用能量非常高的 X 射线对低密度样品成像时，即便很小的厚度或密度改变，也会产生很大的相位改变，探测到相位变化产生的效果。

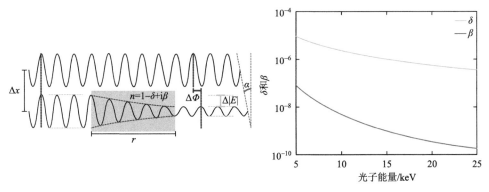

图 11-21 X 射线穿过物体后强度和相位发生改变示意图，以及 δ 和 β 随光子能量的变化规律[65]

相位衬度成像对于生物软组织等弱吸收样品可以得到较好的成像效果。欧洲同步辐射光源（ESRF）的 Momose 等在 1996 年提出了单色光源的同轴相位衬度成像方法，并在欧洲同步辐射光源开展了相关的实验研究[66]。同轴相位衬度成像在生物软组织的三维成像中有广泛的应用。例如小鼠肺部的定量和定性研究，分析内部显微组织和外部表面形貌，由于成像过程中的衍射增强效应，可以很清晰地区分出肺泡组织[67]。2014 年 Zhang 等对食道癌组织进行同轴相位衬度成像，得到组织微米级分辨率的三维结构。通过和正常组织对比，分析了癌变组织的特异性结构。如图 11-22 所示，基于同步辐射 X 射线的相位衬度成像方法，可以快速高效地获取食道壁的无损三维结构[68]。该方法在小鼠肝脏的脉管结构、大脑微血管的分布研究及小鼠腰椎小关节的组织成像研究中均显示出特有的优势。

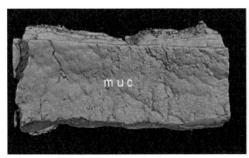 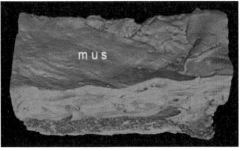

图 11-22　食道壁的肌肉层（muc）和黏膜层（mus）的 X 射线三维相位衬度结构

11.3　纳米生物材料结构的原位高分辨定量表征新技术

11.3.1　相干 X 射线衍射成像技术

X 射线波长范围在 0.001～10nm，与晶体的晶格排列周期尺寸相当。当 X 射线入射到晶体上，在满足布拉格衍射条件下，X 射线与电子发生相互作用产生衍射，形成与晶体结构密切相关的衍射图样，从而可以恢复样品物质的结构。但大多数所要研究的物质如细胞、病毒和材料等，并不具有周期性结构，为此在 X 射线成像基础上发展了相干 X 射线衍射成像（coherent X-ray diffraction imaging，CDI）技术。CDI 技术是以相干 X 射线为成像光源，分辨率可达到几纳米甚至小于 1nm，远远高于传统可见光源的 200nm 分辨率极限。

相对于其他一些高分辨成像技术，CDI 有着独特优势。首先，以电子相干散射为基础，CDI 突破了传统显微技术（如多光子显微技术、受激发射损耗显微技术等）需要标定和荧光的局限。其次，X 射线穿透能力强，对于厚度为几微米的样品也能实现透射成像。扫描电子显微镜和原子力显微镜仅能获得样品表面的信息，而透射电子显微镜虽然可以对样品进行切片操作实现三维成像，但由于电子的穿透能力弱，尤其对于生物样品，导致样品的厚度一般不能超过 100nm。再次，CDI 技术是一种无透镜技术，采用的是相位恢复算法来重建样品三维信息，可以不受光学元件焦深的限制。最后，由于 X 射线波长短，能量高，可以实现更高分辨率成像。

从 CDI 诞生以来，出现了许多新型的 CDI：对晶格振动尤其是晶格内部应力场成像优势明显的布拉格 CDI；对样品尺寸无限制的扫描 CDI；相位恢复迭代收敛过程更稳定的菲涅尔 CDI；相位、振幅衬比度高的反射 CDI 等。

1. 相干 X 射线衍射成像原理

CDI 的成像原理大致可以分为三步：相干 X 射线入射进光路照到样品；随后光经过样品散射到远场处的 CCD 探测器产生衍射图样；最后通过迭代算法进行数据处理。图 11-23 所示为 CDI 成像主要过程图。

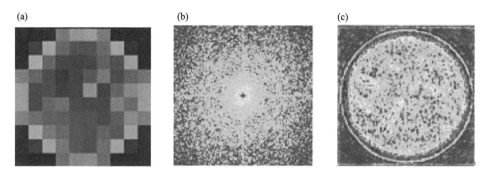

(a)　　　　　　　　(b)　　　　　　　　(c)

图 11-23　（a）待测量的样品；（b）样品的平面波衍射图样；（c）通过算法得到的重建样品图像

假设样品的电子密度函数为 $\rho(X)$，对于平面波照射的一维物体，其在远场处的夫琅禾费衍射信号为

$$\psi(x) \approx \frac{i\exp(ikr_0)}{\lambda r_0}\int[1+i\phi(X)]\exp\left(\frac{-2\pi iXx}{\lambda r_0}\right)dX \qquad (11\text{-}13)$$

其中，x 为探测面坐标；X 为物面坐标；r_0 为探测面到物面的距离。令 $u = -\dfrac{x}{\lambda r_0}$，$u$ 代表倒易空间的距离。再用密度函数 $\rho(X)$ 替换相位因子 $\phi(X)$，$F(u)$ 替换 $\psi(x)$，可以得到：

$$F(u) = \int\rho(X)\exp(2\pi iuX)\,dX \qquad (11\text{-}14)$$

显然，衍射信号为实空间样品电子密度的傅里叶变换。理论上，可以通过逆傅里叶变换定量得到样品的信息：

$$\rho(X) = \int F(u)\exp(-2\pi iuX)\,du \qquad (11\text{-}15)$$

但实际中，CCD 探测器仅能记录衍射信号的振幅信息，也就是丢失了样品的相位信息，这是 CDI 成像过程中重要的相位问题。为解决这一问题，基于 Shannon 取样理论，Sayre[69]提出了单个分离样品的衍射图样不受布拉格衍射的限制，通过增加采样频率获得非晶样品的相位恢复信息。目前常用的迭代算法主要有：混合输入-输出（hybrid input-output，HIO）算法、误差下降（error reduction，ER）算法[70]、过采样平滑（oversampling smoothness，OSS）算法[71]等。1999 年，Miao 等[72]利用 CDI 首次成功地实现了对金颗粒点非周期性排列的成像，实现了 X 射线对非晶体的衍射成像。

从理论上来说，限制 X 射线成像的唯一因素是 X 射线的波长，但随着光源从第三代的同步辐射光源到第四代的自由电子激光光源，强度越来越大。对于生物样品的成像来说，不可忽视的一个问题就是辐射损伤。使用低温冻干技术提高样品的抗辐射损伤能力、使用自由电子激光在样品损伤之前就记录下衍射信号等手段，使得生物样品克服辐射损伤甚至无损成像成为可能。

2. CDI 在纳米生物材料领域的应用

1）CDI 对纳米材料的高分辨定量表征

传统 X 射线对样品的研究仅能得到样品的平均信息，并没有给出样品在结构上或时间上变化的成像。2003 年，Miao 等[73]首次实现了应用 CDI 技术对大肠杆菌细胞进行染色处理后的二维成像，分辨率达到 30nm，开启了 CDI 技术在生物领域的高分辨率、高衬度、定量成像应用。目前 CDI 已广泛应用于细胞、细胞器、生物大分子、病毒等生物样品。2010 年，Nelson 等[74]利用能量为 750eV 的软 X 射线实现对酵母菌细胞及其特定标记的二维高分辨成像，分辨率达到 11～13nm。2010 年，Jiang 等[75]实现了酵母孢子细胞的三维高分辨成像，分辨率达到 50～60nm。Jiang 等对未染色的酵母孢子细胞进行定量三维成像，分辨出细胞中各种细胞器的三维形态和结构，突出了孢子的三维和其萌发结构。图 11-24（a）显示了孢子细胞内部结构三维图，不同颜色对应不同的细胞器。橘色对应细胞核，绿色对应内质网，白色对应液泡，蓝色对应线粒体，浅蓝色对应细胞核外线粒体。对酵母菌细胞的二维和三维成像，对于生物材料及其内部结构的解析有着重要的意义。当 X 射线能量提高时，生物样品的 CDI 不得不考虑辐射的问题，低温能够让细胞结构更加稳定，从而大大增加了细胞的辐射耐性，增加曝光时间。将冷冻（Cryo）技术与 CDI 结合，发展 Cryo-CDI 技术。2015 年，Rodriguez 等[76]应用 Cryo-CDI 技术对犬新孢子虫实现了分辨率为 74nm 的三维成像。实验在 ESRF 的 ID10 线站上进行，所用能量为 8keV。Rodriguez 等以犬新孢子虫速殖子为样品，在低温保护剂混合物的保护下直接置于低温氮气流中进行冻干，实验获取了 –60.6°～50.9°的 72 组衍射图样，并通过三维 OSS 算法重构出三维模型。图 11-24（b）所示为犬新孢子虫速殖子的亚细胞结构。CDI 对于生物样品定量成像，可从样品衍射恢复出不同密度的结构，同时能够清晰地分辨出样品不同部位以及在探测纳米颗粒在样品中定量高分辨分布有巨大优势。CDI 对于跟踪药物的分布和作用位置具有重要应用前景。

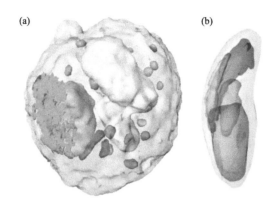

图 11-24 （a）孢子细胞三维内部结构图，不同颜色对应不同的细胞器[75]；（b）犬新孢子虫速殖子的亚细胞结构[76]

2）CDI 对纳米材料的原位高衬度表征

扫描 CDI，又称扫描相干衍射成像，是一种相干衍射成像技术。它通过对样品进行不同角度的扫描得到不同角度样品的衍射图，再通过特定算法重建恢复出样品的定量密度图[77]。扫描 CDI 也可以与断层扫描相结合，对样品进行三维 CDI 成像，这种复合技术称为扫描 CT。2010 年，Dierolf 等[78]利用扫描 CT 对小鼠的股骨软组织进行成像。实验在瑞士同步辐射光源的 X12SA 线站上进行，所用能量为 6.2keV，在角度 90°～290°之间按照每隔 1°收集一组数据的间隔得到 704 个扫描点的投影，并进行了三维重建，所得图像如图 11-25（a）所示。同时，扫描 CDI 作为一种高分辨成像技术，是医学上极为重要的表征方式，能够实现整个生物体和单细胞的

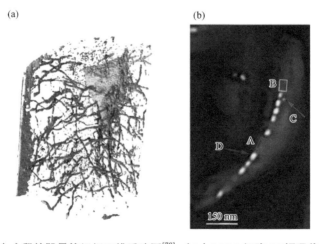

图 11-25 （a）小鼠的股骨软组织三维重建图[78]；（b）MV-1 细胞 76 幅吸收图样的平均[79]

三维定量成像。扫描 CDI 的发展使 CDI 用于大样品的三维原位高分辨成像成为可能。2016 年，Zhu 等[79]利用软 X 射线扫描成像提取了有氧培养的表面趋磁细菌 MTB *M. blakemorei* 菌株 MV-1 细胞中磁小体（Fe_3O_4 纳米颗粒）。磁小体是 MTB 的化学和磁性生物组织机理和功能的重要标志。实验中，使用低于 1keV 能量的软 X 射线对 Fe 2p 边缘进行扫描 CDI 成像并结合 STXM 得到了不同角度不同能量的磁小体的扫描 CDI 图像和 X 射线吸收光谱。分辨率达到 7nm，通过记录前体和未成熟的磁小体相信息，给出了磁小体生物矿化过程。图 11-25（b）为 X 射线能量在 700～732eV 范围内时，对 MV-1 细胞的 76 幅吸收图样的平均。A、B、C、D 为四个不同的标记区域。对生物体某些生长过程及细胞内矿物质的形成和发展过程进行完整记录，对揭示生物样品的动态发展过程和形成机理具有重要的作用。

　　3）自由电子激光对生物样品的无损高分辨表征

　　自由电子激光（FEL）由第三代同步辐射光源发展而来，具有高相干性（比同步辐射提高 3 个量级）、强亮度（比同步辐射高 9 个量级）、短脉冲（比同步辐射缩短 3 个量级）和宽波长范围。应用"破坏前衍射"（diffraction before destruction）的原则，可以实现在生物样品未受到损坏之前便获得信息，实现无损高分辨成像。2011 年，Marvin Seibert 等利用 X 射线自由电子激光（XFEL）在能量为 1.8keV 下对米米病毒气溶胶进行成像[80]。米米病毒是现今已知最大的病毒[81]，其大小与最小的活细胞相当，直径约为 0.75mm，具有伪二十面体结构。由于其大体积，无法运用冷冻电镜进行完整的三维成像，所以采用以自由电子激光为光源的 CDI 技术进行二维和三维结构的重建。实验中，对样品预先进行纯化处理，随后转移到缓冲液中，在气态动力学喷嘴的作用下将悬浮液气雾化，由空气动力学透镜聚焦泵送进 X 射线脉冲通道中。将收集到的衍射图样利用 Hawk 软件包进行重建恢复，得到米米病毒单颗粒的二维高分辨成像，分辨率为 32nm。图 11-26（a）为所获得的衍射图样，实验在中心数据有较大缺失的情况下，为自由电子激光对生物样品的高分辨无损成像提供了解决方案。如图 11-26（b）所示，2015 年 Ekeberg 等[82]

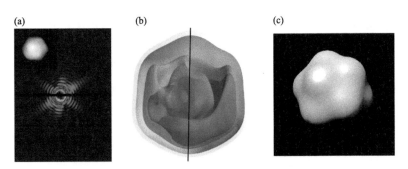

图 11-26 （a）米米病毒衍射图样；（b）米米病毒的三维重建图像；（c）PR772 病毒的三维结构

实现了米米病毒的三维重建图像，分辨率在 125nm 左右。对米米病毒的二维到三维高分辨成像，展示了 XFEL 在大生物样品成像方面的优势。2017 年，Hosseinizadeh 等基于流型自由电子激光互相关的方法确定了 PR772 病毒的三维结构和动态构相变化过程[83]，为衍射成像应用在探究生物结构连续变化的过程提供了新的途径，也为自由电子激光提供了新的发展方向。图 11-26（c）所示为由衍射图样重建出的 PR772 病毒的三维结构，其具有明显的二十面体结构。可见 XEFL 在实现更高分辨的生物单颗粒成像方面有着重要意义。

11.3.2　布拉格相干 X 射线衍射成像技术

相干 X 射线衍射成像技术作为 X 射线晶体学方法的发展和延伸，在满足布拉格几何光路的条件下，同样对晶体样品可实现相干衍射成像，称为布拉格相干 X 射线衍射成像（Bragg coherent X-ray diffraction imaging，BCDI）[84]。下面将重点介绍 BCDI 基本原理、BCDI 在微纳米晶体三维形貌成像和应力场研究中的应用以及 BCDI 动态表征新方法。

1. BCDI 基本原理

晶体是由基本结构单元（原子、离子或者分子等）按照一定规则周期排列的物质。每个基本结构单元，又称为晶胞，可以抽象成一个几何点，因此晶体可以抽象成由无限个晶胞构成的点阵。X 射线的波长与晶体点阵的面间距相近，利用 X 射线可以解析晶体结构。劳厄于 1912 年首次发现晶体的衍射现象，提出劳厄方程，确定了晶体发生衍射的条件。根据晶体衍射现象，1913 年 W. L. Bragg 和 W. H. Bragg 提出了布拉格（Bragg）方程[式（11-16）]。

$$2d\sin\theta = n\lambda \tag{11-16}$$

如图 11-27 所示，X 射线以角度 θ 入射到晶面间距为 d 的晶体上，发生衍射效应，布拉格方程是满足 X 射线在晶体中产生衍射的基本条件。1921 年埃瓦尔德

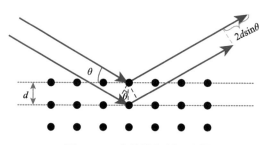

图 11-27　布拉格衍射示意图

（P. Ewald）根据布拉格方程中产生衍射所需要满足的光程差和衍射角的条件，提出了埃瓦尔德图解方法描述晶体的衍射。在不考虑 X 射线能量损失的情况下，凡是与埃瓦尔德球面相交的倒异点阵都能满足衍射条件而产生衍射，能够被置于埃瓦尔德球面上的探测器记录。

对于完美晶体，X 射线入射晶体得到的是高亮度且分离的布拉格衍射点。对于有限尺寸的晶体，如微纳米晶体，采用相干体积大于晶体形貌的 X 射线照射时，其在埃瓦尔德球面上利用探测器记录的布拉格相干衍射图样的强度为

$$I(Q) = \left| \int \rho(r) e^{-iQr} dr \right|^2 \tag{11-17}$$

其中，Q 为动量转移矢量；r 为实空间位置矢量；$\rho(r)$ 为电子密度。$\rho(r)$ 可以写为[85]

$$\rho(r) = s(r)\rho_{inf}(r) \tag{11-18}$$

其中，$s(r)$ 为晶体形貌的函数表达式，晶体内 $s(r)$ 为 1，晶体外 $s(r)$ 为 0；$\rho_{inf}(r)$ 为无限大晶体的晶体密度。布拉格相干衍射图样是晶体形貌和电子密度傅里叶变换的卷积，通过对布拉格相干衍射图样进行重构，可以获得晶体的形貌和晶体的电子密度。对于完美晶体，其电子密度是实数，在仅考虑 X 射线弹性散射的情况下，其相干衍射图样满足中心对称。当晶体存在缺陷或者存在应力时，晶格会发生畸变，这种情况下：

$$\rho_{inf}(r) = |\rho_{inf}(r)| e^{i\phi} \tag{11-19}$$

其中的相位因子表示由于晶体缺陷或者应力引起的位移[86]。晶体中晶格出现位移，则直接反映在倒异空间的布拉格相干衍射图样上。最直观的反映就是在布拉格点处相干衍射图样不再满足中心对称。

BCDI 的基本原理如图 11-28 所示。相干 X 射线照射微纳米晶体样品，在 2θ 衍射角处记录晶体的布拉格相干衍射图样。与传统的相干 X 射线衍射三维成像需要对样品旋转 180° 不同，BCDI 仅需要在非常小的角度范围内（摇摆曲线宽度）旋转晶体即可获得三维的布拉格相干衍射图样[87]。在三维布拉格相干衍射图样满足取样条件，即取样频率优于奈奎斯特取样频率的情况下，可利用相位恢复和图像重构算法获得晶体在实空间的三维图像。根据 BCDI 的基本原理，通过对三维布拉格相干衍射图样的相位恢复和图像重构，可以重构晶体复函数 $s(r)|\rho_{sp}(r)|e^{i\phi}$，可以获得晶体的形貌 $s(r)$、电子密度 $|\rho_{sp}(r)|$ 以及位移场 $u(r)$。BCDI 电子密度成像分辨率与相干 X 射线衍射成像方法相同，理论上与入射 X 射线波长有关，实际考虑入射 X 射线的相干通量和样品的辐射损伤，实际成像分辨率取决于布拉格相干衍射图样的信号强度，目前可以获得小于 10nm 的成像分辨率，高于聚焦元件

所能获得的最小光斑。相比纳米级的晶体电子密度分辨率，由于晶体内部的应力场是长程的，BCDI 最主要的优势是对晶体内部的应力场分布具有皮米级的灵敏度和分辨率[87, 88]。

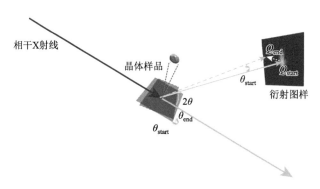

图 11-28   BCDI 原理示意图

2. BCDI 在微纳米晶体三维形貌成像和应力场研究中的应用

BCDI 在微纳米晶体原位、纳米空间尺度成像和皮米级灵敏度应力分布成像中的巨大优势被广泛应用于微纳米晶体的形貌、结构和内部应力场分布的研究。作为对 X 射线光源相干性和相干通量有高要求的成像方法，BCDI 的实现与高亮度和高相干性第三代同步辐射光源的发展密不可分。1999 年，Miao 等[89]利用美国国家同步辐射光源（NSLS）首次实现了平面波相干 X 射线衍射成像，将 X 射线晶体学扩展到非晶结构解析。2001 年，Robinson 等在美国先进光子源（APS）光源首先实现了 1μm 金单晶布拉格相干 X 射线衍射成像[84]，通过记录在（11$\bar{1}$）布拉格衍射点处满足过取样的相干 X 射线衍射图样，重构得到了金单晶在实空间的图像。与 X 射线晶体学不同，在微纳米晶体的布拉格衍射点处得到的衍射图样不再是高亮度、分离的布拉格点，而是满足过取样的布拉格相干衍射图样，不仅可以重构得到晶体形貌和内部电子密度，还能得到晶体内应力场的分布。2003 年，Williams 等[90]首次利用 BCDI 技术，在纳米金单晶（111）布拉格衍射峰处以 0.002° 的间隔转动金单晶，得到一组近似平行的二维衍射图样，重组得到三维的布拉格相干衍射图样，重构得到纳米金的三维图像，xy 向分辨率为 80nm，z 向分辨率为 450nm。这是首次在实验上实现了微纳米晶体的 BCDI 三维结构成像。

根据布拉格成像原理，利用 BCDI 不仅可以得到晶体的三维形貌信息，还能通过测量布拉格衍射点处的位移场，计算出晶体内部完整应力张量的分布。2006 年 Pfeifer 等[92]利用 BCDI 对真空下原位结晶在硅衬底上的纳米铅晶体进行了三维成像研究，首次获得了晶体内部三维晶格位移场的分布。2009 年，Newton 等[91]通过测量 ZnO 纳米棒在六个独立布拉格点处的相干衍射图样，重构了 ZnO 纳米棒三维位移场的分布，进一步计算得到完整的应力张量（图 11-29）。由于纳米晶体的电学、磁学和光学特性等与形貌、应力和缺陷等密切相关，BCDI 被广泛应用于纳米晶体的形貌和应力的原位成像研究。F. Hofmann 等[93]利用 BCDI 研究了离子束刻蚀对纳米金的损伤，全面展示了离子束刻蚀引起的纳米金晶格应变张量，详细研究了离子束在加工过程中对晶体的损伤以及引起的应力。对于由微纳米单晶组成的多晶材料，其性能与晶粒的分布和晶粒间相互作用密切相关。2017 年，A. Yau 等[94]利用原位 BCDI 技术，研究了多晶薄膜中单个晶粒在加热状态下的形貌和内部应力场分布。在 10nm 的空间尺度和亚埃级的位移场分辨率下揭示了单晶粒内晶界和缺陷的动态变化过程。在加热过程中，晶粒内的缺陷能够局部促进晶粒的生长，而共格孪晶界具有很强的转移性。2018 年，A. Singer 等[95]利用原位 BCDI 技术，研究了富锂层状氧化物（LRLO）电池材料在原位充放电状态下内部纳米颗粒的结构，观察到 LRLO 纳米颗粒内移动位错网络结构的成核现象，揭示了缺陷与 LRLO 电压下降的关系。

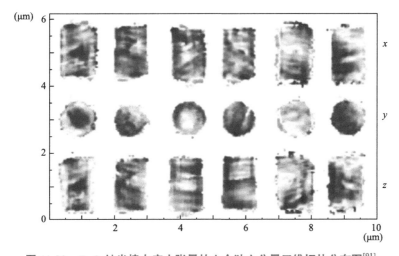

图 11-29　ZnO 纳米棒内应力张量的六个独立分量三维切片分布图[91]

传统 BCDI 解析纳米晶体的三维结构，需要通过在布拉格衍射点的摇摆曲线内转动晶体，获取纳米晶体的三维布拉格衍射图样[90]，对样品台的设计精度要求极高，同时增加了原位研究的难度。与转动样品获取布拉格相干 X 射线衍射图样相似，在不改变样品取向和探测器位置的情况下，可以通过改变入射 X 射线波长的方式获得布拉格三维相干 X 射线衍射图样，进而实现微纳米晶体的三维成像。但是根据扫描波长的方式得到的三维衍射图样由于衍射矢量非固定值，无法直接通过傅里叶变换解析晶体的三维结构。2016 年，Cha 等[96]将入射 X 射线的波长作为已知条件，发展了新型的三维重构算法，成功实现了变波长的三维 BCDI 技术，获得了纳米金颗粒的三维形貌和位移场分布（图 11-30）。与同一个纳米金颗粒转角度 BCDI 的三维重构结果对比，证明了变波长 BCDI 实验结果的正确性。变波长三维 BCDI 技术将进一步简化原位 BCDI 技术。原位 BCDI 技术作为一种新型的研究手段，可用于研究功能材料和生物材料等在不同外部激励下的动态过程，为原位研究纳米生物材料在生物体内的分布及功能提供了可行的途径。

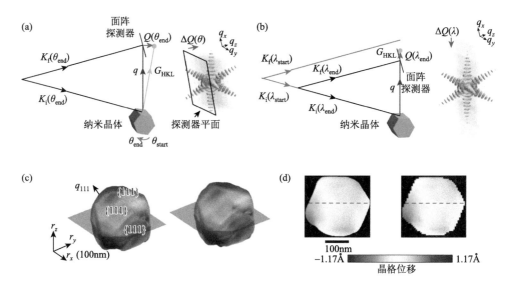

图 11-30 （a）转角度三维 BCDI 技术；（b）变波长三维 BCDI 技术；（c）转角度和变波长三维 BCDI 重构得到的纳米金晶体形貌；（d）转角度和变波长得到的（c）图所示位置切片的晶格位移图[96]

3. BCDI 动态表征新方法

基于同步辐射光源开展 BCDI 技术取得了巨大的进展，为原位研究微纳米晶体形貌和内部应力场分布提供了强大的工具。研究微纳米晶体在外部激励下的动态响应，对于研究材料的能量转换机制、能量传输通道以及在非平衡状态下的稳定性具有重要的意义。第三代同步辐射光源可以提供高亮度的部分相干 X 射线，基于衍射极限储存环的新型同步辐射光源，将进一步提高相干通量。XFEL 作为最先进的 X 射线光源，能够提供飞秒脉宽的高亮度、全相干 X 射线脉冲，具有飞秒时间尺度的动态研究能力。与激光泵浦技术相结合，以 XFEL 和同步辐射为相干 X 射线光源的动态 BCDI 技术可在高时空尺度研究单个纳米晶体的机械和动态性能[97]。

美国直线加速器相干光源（LCLS）是世界上首台运行的硬 X 射线自由电子激光装置。2013 年 J. N. Clark 等[98]首先利用 50fs 脉宽的可见光激光作为泵浦光，

90fs 脉宽的 XFEL 单脉冲作为探测光，发展了激光泵浦-X 射线探测的超快时间分辨 BCDI 技术，研究了单个纳米金晶体在皮秒尺度上声子的产生和演化过程（图 11-31）。分辨出在泵浦光作用下晶体内部的两种声频声子：膨胀、收缩的"呼吸"模式和晶体扭曲引起的剪切模式，与前期研究结果和分子动力学模拟的结果相一致。2017 年，Ulvestad 等[99]在 50nm 空间尺度和 25ps 时间尺度研究了单个 ZnO 纳米棒的声频声子模式，同样分辨出以上两种声频声子模式。进一步利用酸腐蚀对 ZnO 纳米棒的形貌和尺寸进行修饰，为下一步研究晶体形貌和尺度对声频声子的影响提供了基础[100]。利用泵浦探测技术，研究纳米晶体的熔化过程。2015 年 Clark 等[101]利用 LCLS 的 XFEL 光源，结合飞秒泵浦激光和超快BCDI，在皮秒时间尺度研究了单个纳米金晶体的熔化过程（图 11-32）。分别在倒空间和实空间分析晶体的熔化过程。在瞬态熔化过程中，纳米金的表面熔化，而内部核结构得以保存，这与熔化的核-壳模型相一致，为纳米晶体的相变等动态过程的研究提供了可行途径。

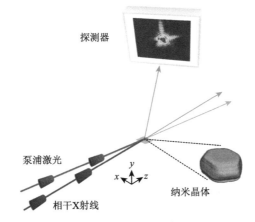

图 11-31　基于激光泵浦-X 射线探测的超快时间分辨 BCDI 示意图[15]

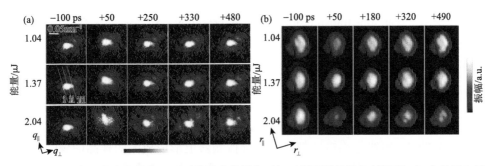

图 11-32　（a）纳米金晶体在不同泵浦激光能量和延迟时间下的相干衍射图样；（b）纳米金晶体在不同泵浦激光能量和延迟时间下的实空间重构图像[101]

近几年基于同步辐射光源的超快 BCDI 技术也得到了快速的发展。通过将同步辐射光源运行在一定数量束团的模式，获得 X 射线脉冲并匹配泵浦激光的重复频率。2016 年 Cherukara 等[102]在美国 APS 实现了具有皮秒时间分辨率的超快 BCDI 成像，研究了 ZnO 纳米晶的三维形变模式，包括声频声子和晶体的共振。进一步通过热-电-机械的有限元模型，阐明了泵浦激光诱导晶体形变的机理。2017 年 Cherukara 等[103]研究了 ZnO 和 Ni 组成的核-壳纳米棒结构，在不同的时间尺度上观察到径向、轴向和剪切形变模式的相互作用是由泵浦激光激励下 Ni 壳形变引起的，并通过理论模型证实了实验结果。

4. 总结

BCDI 作为新型的 X 射线成像技术，不仅可以获得纳米晶体的高分辨结构和形貌成像，最主要的特点是可以在皮米级灵敏度下研究微纳米晶体内部位移场的三维分布，进而揭示结构与功能之间的密切关系。X 射线衍射可以在多种环境下进行，这使得研究者可以在原位条件下使用 BCDI 研究微纳米晶体。进一步结合泵浦探测技术，可以深入研究微纳米晶体在外界激励下的动态变化过程。纳米生物材料是进行生物体的诊断、治疗以及修复等重要的新型高技术纳米材料。BCDI 技术为在原位条件下研究纳米生物材料的结构、在生命体内的分布以及结构与功能的关系，研究纳米生物材料在生物体内的动态演化过程具有重要的应用前景。

11.3.3　纳米 CT 成像技术及其在生物材料表征中的应用

1. X 射线纳米 CT 成像技术

应用 X 射线开展纳米分辨成像，主要存在两种基于光学元件聚焦的成像模式，即全场透射 X 射线显微术（transmission X-ray microscopy，TXM）和扫描透射 X 射线显微术（scanning transmission X-ray microscopy，STXM）。X 射线成像与计算机断层扫描（computed tomography，CT）成像技术相结合可以实现纳米分辨三维成像，即纳米 CT[104-107]。

1）TXM

TXM 的成像装置与光学显微镜类似。单色 X 射线经过波带片聚焦形成微米光斑，经过级选光阑滤除杂散光和高级衍射光，照射到波带片焦点处的样品表面，通过样品的 X 射线经物镜波带片在二维探测器上形成放大的样品图像[108-110]。TXM 对于光源没有特殊的要求，同时可以全场成像，每次得到一张二维图像，成像速度快。但是由 TXM 光路的布置看出，样品后仍然有物镜波带片（成像波带片)(图 11-33)。波带片对于 X 射线的衍射效率很低,所以为实现高质量的成像,会增加样品的曝光时间,从而增加样品的辐射剂量,这是生物成像中需要考虑的因素。另外,波带片的制备依赖于光学器件的加工制备技术,进一步提高分辨能力对于显微加工技术是一个很大的考验。

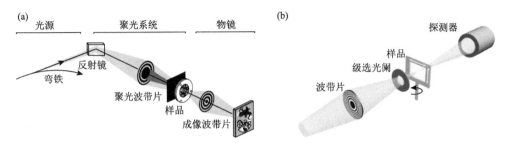

图 11-33　(a)TXM[110]和(b)STXM 实验装置图[111]

2)STXM

STXM 中,由波荡器产生的白光 X 射线经过单色器后选出特定波长的 X 射线,然后被波带片聚焦成直径纳米级的光斑。光斑通过级选光阑选出一级衍射光并且滤除杂散光,X 射线进一步照射到位于波带片焦点处的样品表面,透过样品的 X 射线被光电倍增管记录,形成二维图像中的一个像素。实验中通过样品台的二维移动实现样品的二维扫描,最终得到样品的二维吸收衬度图像。STXM 在生物成像中的最大优势是辐射剂量小。光路中效率比较低的光学元件如波带片和级选光阑等都在样品的上游,可以减少样品的辐射剂量。另外,STXM 可以根据实验需求选择成像区域、设置扫描步进等实验参数,具有较大的灵活性;STXM 和谱学相结合实现纳米分辨率的元素分辨成像。但是 STXM 对于光源的要求较高,需要高空间相干性和单色性。

2. X 射线纳米 CT 成像的生物学应用

1)TXM 的生物学应用

TXM 在生物成像尤其是细胞成像中有着广泛的应用,利于推动生物结构的研究。TXM 用于研究多种细胞的显微结构,例如分离的单个精子、肿瘤细胞、被疟原虫感染的红细胞等,得到单个细胞的内部结构变化,对其生理功能有了新的认识[112, 113]。

(1)细胞 X 射线成像。

D. Weiβ 等应用冷冻 TXM 研究绿藻的内部显微结构,冷冻技术提高了样品的抗辐射能力,保持了样品在实验过程中的结构稳定性[114]。C. A. Larabell 课题组在美国先进光源（Advanced Light Source，ALS）的国家 X 射线断层成像中心（NCXT）搭建了冷冻 TXM 实验平台，对细胞的三维成像开展了较多的工作。2003 年实现了酵母菌细胞在 60nm 分辨率的成像（图 11-34）[115]；2007 年在 50nm 分辨率研究了分裂酵母细胞的显微结构，增进了对细胞分裂的理解[116-118]；2009 年对白色念珠球菌进行成像研究，得到酵母和菌丝状态的三维形貌，同时研究了抗真菌药物进入细胞后引起细胞结构的变化[119]。2010 年 Schneider 等开展成像方法研究，用于冷冻含水贴壁细胞成像，实现了小鼠腺癌细胞成像，观测到双层核膜、核孔、核膜通道以及线粒体、溶酶体等细胞器[120]。2015 年 Niclis 等在 ALS 的 NCXT 首次对人类干细胞的 TXM 成像，细胞核、线粒体、溶酶体、空泡等细胞器可以在 50nm 分辨率下清晰地识别。该成像方法不需染色和复杂的样品处理，在细胞成像领域有较大应用前景[121]。

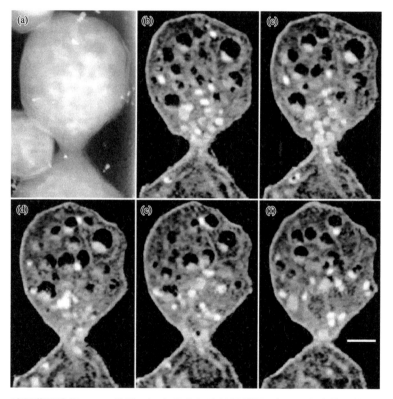

图 11-34　酵母菌细胞的 TXM 结果：（a）整个细胞的投影图；（b～f）计算机软件生成的截面图；标尺代表 0.5μm[115]

合肥国家同步辐射实验室（National Synchrotron Radiation Laboratory，NSRL）的田扬超课题组开展了硬 X 射线 TXM 成像相关研究，应用泽尼克相位衬度和染色处理，对酵母菌在 5.4keV 下的成像，8keV 下分裂期酵母菌的成像，可以识别出多种细胞器[122-124]。2015 年 Wang 等用北京同步辐射装置（Beijing Synchrotron Radiation Facility，BSRF）对纳米颗粒进入细胞后化学状态的改变进行研究，预测纳米颗粒的药物价值以及细胞毒性。如图 11-35 所示，将 TXM 和近边吸收谱相结合，得到了纳米颗粒在单个人类单核细胞内的三维分布以及纳米颗粒化学状态的改变，从而更新了人们对纳米颗粒的细胞毒性的认知[125]。

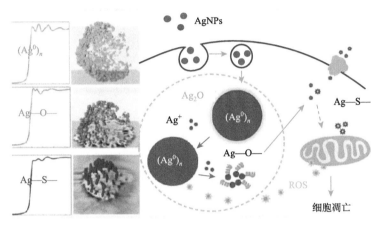

图 11-35　纳米材料进入细胞后化学状态改变导致细胞凋亡

（2）骨成像。

2010 年 Andrews 等[126]在斯坦福同步辐射光源（Stanford Synchrotron Radiation Lightsource，SSRL）采用 TXM 技术开展硬 X 射线的小鼠骨成像研究，观测到样品内多孔骨结构。其成像效果如图 11-36 所示。硬 X 射线 TXM 穿透能力强、景深大，适合高密度大尺寸的样品。对于低密度生物样品的成像存在成像衬度差的问题，可以通过染色或者相位衬度成像解决[127, 128]。

2）STXM 的生物学应用

STXM 便于实现空间分辨和化学分辨成像，在生物学研究中有重要应用。1987 年 Jacobsen 等发展了冷冻 STXM，可以在 100K 低温下实现厚度为 10μm 的冷冻样品成像，对冷冻的真核细胞成像显示样品没有发生辐射损伤。后来，其他研究者用类似的实验设备实现了冷冻小鼠 3T3 纤维细胞的 CT 成像[129-132]。2009 年 Obst 等[133]对蓝藻的生物矿化成核机制开展了研究，$CaCO_3$ 在淡水浮游蓝藻细胞表面生物矿化成核。如图 11-37 所示，利用吸收边成像，得到钙和碳元素的空间分布，成功解释了钙元素在蓝藻细胞内的矿化成核机理。

上海光源软 X 射线谱学显微光束线/实验站（BL08U1-A）是国内第一条软 X

射线谱学显微光束线站。它采用 STXM，将 30nm 的高空间分辨能力和高分辨近边吸收精细结构谱学能力结合在一起，具有元素识别和化学态分析的能力。江怀东课题组在上海光源开展了较多单细胞成像工作[111]。如图 11-38 所示，通过结合 STXM 和新的 CT 重建算法，实现了单细胞的高分辨低剂量成像。结合双能衬度成像，实现单个巨噬细胞三维结构解析以及抗肿瘤药物细胞内三维空间定位，该研究对理解该药物高效低毒的抗肿瘤效果具有重要意义。

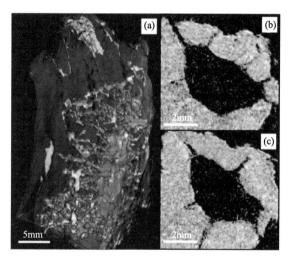

图 11-36　（a）小鼠胫骨骨小梁的三维 TXM 结构；（b，c）二维切片 TXM 图片[126]

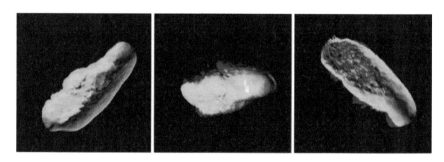

图 11-37　蓝藻细胞内钙的生物矿化成核过程，红色表示钙聚集，绿色表示碳元素分布，蓝色表示钙元素分布[133]

3. X 射线纳米 CT 成像技术的优势和发展趋势

X 射线纳米 CT 成像技术可以实现细胞的高分辨三维无损成像，填补光学显微镜和电子显微镜之间的技术空白，其在成像中的主要优势有：①高空间分辨率。

X 射线的波长介于可见光和电子之间，基于 X 射线的成像技术在理论上可以达到原子级别成像。现有的成像技术已经达到较高的空间分辨率。光学元件的制备工艺成为限制分辨率提高的主要因素，随着微纳米加工技术的提高和发展，基于光学元件的 X 射线成像技术可以获得更好的空间分辨率。②无损三维成像。X 射线具有极高的穿透能力，可无损研究细胞内部显微结构，可避免样品的切片处理等复杂制备过程，同时节省了时间，提高了效率。此外，基于同步辐射的 X 射线纳米 CT 成像可实现样品内元素分布信息以及化学信息的成像研究。

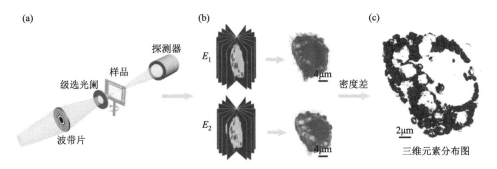

图 11-38　（a）STXM 实验装置示意图；（b）在不同能量下进行三维重建；（c）利用吸收边前后的电子密度差获得三维元素分布图[111]

快速发展的 TXM，使快速、低辐射剂量、高分辨率的细胞成像研究逐渐成为可能。TXM 和冷冻光学成像相结合，在得到细胞三维结构信息的同时得到细胞内标记分子的空间分布，同时实现了结构和功能成像[134-136]。

11.4　本章小结

随着对纳米材料研究的不断深入以及生物纳米材料应用的不断普及，在原位状态下深入了解纳米材料的物理化学性质变得尤为重要。丰富的纳米材料表征技术成为深入理解纳米材料物理化学特性的重要武器。高分辨成像技术作为可以直接反映纳米材料尺寸和形貌等信息的重要手段，与谱学表征技术，如 X 射线荧光、X 射线光电子能谱等相结合，可以进一步表征纳米材料的化学成分以及物相等信息。近年来，以相干 X 射线衍射成像技术为代表的高分辨的 X 射线成像技术得到了快速发展，并在纳米材料的原位、定量表征中得到快速应用。X 射线以其高穿透性和短波长特性，尤其适合在生物体内原位表征纳米生物材料的粒径、形貌、分布、结构等特性，解释纳米生物材料结构与功能之间的关系以及纳米生物材料与生物体相互作用的机理。

参考文献

[1] Abbe E. Note on the proper definition of the amplifying power of a lens or lens-system. J Roy Mic Society，1884，4（1）：348-351.

[2] Abbe E. Beitrage zur theorie des mikroskops und der mikroskopischen wahrnehmung. Archiv für Mikroskopische Anatomie，1873，9：413-468.

[3] Weisenburger S，Sandoghdar V. Light microscopy：an ongoing contemporary revolution. Contemporary Physics，2015，56：123-143.

[4] 王莉，蒋洪，孙丽丽. 显微镜的发展综述. 科技信息，2009，11（113）：117-118.

[5] 张祥翔. 现代显微成像技术综述.光学仪器，2015，37（6）：550-560.

[6] Minsky M. Microscopy Apparatus：US Patent 3.013.467.1957.

[7] Minsky M. Memoir on inventing the confocal scanning microscope. Scanning，1988，10（4）：128-138.

[8] Spring K R，Davidson M W. Introduction to Fluorescence Microscopy. Nikon Microscopy U. 2008-09-28.

[9] Dailey M E，Manders E，Soll D R，et al. Handbook of Confocal Microscopy. Boston：Springer，2006：381-403.

[10] Rajadhyaksha M，Gonzalez S. Confocal microscopy of human tissues *in vivo*. Optics & Photonics News，1999，10：10-11.

[11] Yildiz A，Forkey J N，Mckinney S A，et al. Myosin V walks hand -over -hand：single fluorophore imaging with 1.5-nm localization. Science，2003，300（5628）：2061-2065.

[12] Adhikari S，Moscatelli J，Smith M E，et al. Single-molecule localization microscopy and tracking with red-shifted states of conventional BODIPY conjugates in living cells. Nature Communications，2019，10：3400-3411.

[13] Klar T A，Jakops S，Dyba M，et al. Fluorescence microscopy with diffraction resolution barrier broken by stimulated emission.Proc Natl Acad Sci，2000，97（15）：8206-8210.

[14] Gustafsson M G L. Surpassing the lateral resolution limit by a factor of two using structured illumination microscopy. Journal of Microscopy，2001，198（2）：82-87.

[15] Heisenberg W K. The Physical Principles of the Quantum Theory. Chicago：Chicago University Press，1930.

[16] Betzig E. Proposed method for molecular optical imaging. Optical Letters，1995，20（3）：237-239.

[17] Betzig E，Patterson G H，Sougrat R，et al. Imaging intracellular fluorescent proteins at nanometer resolution. Science，2006，313（5793）：1642-1645.

[18] Chiu S W，Leake M C. Functioning nanomachines seen in real-time in living bacteria using single-molecule and super-resolution fluorescence imaging. International Journal of Molecular Sciences，2011，12（4）：2518-2542.

[19] Hell S W，Wichmann J. Breaking the diffraction resolution limit by stimulated eission：stimulated-emission-depletion fluorescence microscopy. Optics Letters，1994，19（11）：780-782.

[20] Willig K I，Rizzoli S O，Westphal V，et al. STED microscopy reveals that synaptotagmin remains clustered after synaptic vesicle exocytosis. Nature，2006，440（7086）：935-939.

[21] Cai J. Protein-Protein Interactions Computational and Experimental Tools. London UK：IntechOpen，2012：315.

[22] Chen T C，Chen L C，Li H，et al. Structured illumination super-resolution microscopy technology：review and prospect. Chinese Optics，2018，11（3）：307-328.

[23] Klotzsch E，Schoen I，Ries J，et al. Conformational distribution of surface-adsorbed fibronectin molecules explored by single molecule localization microscopy. Biomaterials Science，2014，2：883-892.

[24] Albertazzi L，van der Zwaag D，Leenders C M A，et al. Probing exchange pathways in one-dimensional aggregates

with super-resolution microscopy. Science, 2014, 344 (6183): 491-495.

[25] Moneron G, Hell S W. Two-photon excitation STED microscopy. Optics Express, 2009, 17 (17): 14567.

[26] Friedrich M, Gan Q, Ermolayev W, et al. STED -SPIM: stimulated emission depletion improves sheet illumination microscopy resolution. Biophysical Journal, 2011, 100 (8): L43-L45.

[27] Takasaki K T, Ding J B, Sabatini B L. Live-cell superresolution imaging by pulsed STED two-photon excitation microscopy. Biophysical Journal, 2013, 104 (4): 770-777.

[28] Naegerl U V, Willig K I, Hein B, et al. Live-cell imaging of dendritic spines by STED microscopy. Proceeding of Natational Academy of Science U.S.A., 2008, 105 (48): 18982-18987.

[29] Tonnesen J, Katona G, Rozsa B, et al. Spine neck plasticity regulates compartmentalization of synapses. Nature Neuroscience, 2014, 17: 678-685.

[30] Peuschel H, Ruckelshausen T, Cavelius C, et al. Quantification of internalized silica nanoparticles via STED microscopy. BioMed Research International, 2015, (1): 961208-961223.

[31] Jiang X, Rocker C, Hafner M, et al. Endo- and exocytosis of zwitterionic quantum dot nanoparticles by live hela cells. ACS Nano, 2010, 4 (11): 6787-6797.

[32] Strack R. Hessian structured illumination microscopy. Nature Methods, 2018, 15 (407): 541-459.

[33] Kner P, Chhun B B, Griffis E R, et al. Super-resolution video microscopy of live cells by structured illumination. Nature Methods, 2009, 6 (5): 339-342.

[34] Schermelleh L, Heintzmann R, Leonhardt H. A guide to super-resolution fluorescence microscopy. Journal of Cell Biology, 2010, 190 (2): 165-175.

[35] Schermelleh L, Carlton P M, Haase S, et al. Subdiffraction multicolor imaging of the nuclear periphery with 3D structured illumination microscopy. Science, 2008, 320 (5881): 1332-1336.

[36] Toyouchi S, Kajimoto S, Toda M, et al. Time-resolved structured illumination microscopy for phase separation dynamics of water and 2-Butoxyethanol mixtures: interpretation of "Early Stage" involving micelle-like structures. The Journal of Physical Chemistry B, 2018, 122 (51): 12375-12385.

[37] Dumanli A G, Savin T. Recent advances in the biomimicry of structural colours. Chmical Society Reviews, 2016, 45: 6698-6724.

[38] Erni R. Aberration-Corrected Imaging in Transmission Electron Microscopy. London UK: Imperial College Press, 2014: 45-72.

[39] Carter C B, Williams D B. Transmission Electron Microscopy. Oklahoma: Springer, 2016.

[40] Xia L, Lin K, Jiang X, et al. Enhanced osteogenesis through nano-structured surface design of macroporous hydroxyapatite bioceramic scaffolds viaactivation of ERK and p38 MAPK signaling pathways. Journal of Materials Chemistry B, 2013, 1 (40): 5403-5416.

[41] Xue C, Chen Y, Huang Y, et al. Hydrothermal synthesis and biocompatibility study of highly crystalline carbonated hydroxyapatite nanorods. Nanoscale Res Letters, 2015, 10: 316.

[42] Lei B, Wang L, Chen X, et al. Biomimetic and molecular level-based silicate bioactive glass-gelatin hybrid implants for loading-bearing bone fixation and repair. Journal of Materrerials Chemistry B, 2013, 1 (38): 5153-5162.

[43] Yan X, Yu C, Zhou X, et al. Highly ordered mesoporous bioactive glasses with superior in vitro bone-forming bioactivities. Angewandte Chemie International Edition England, 2004, 43: 5980-5984.

[44] Wu C, Chang J. Mesoporous bioactive glasses: structure characteristics, drug/growth factor delivery and bone regeneration application. Interface Focus, 2012, 2 (3): 292-306.

[45] Xu Y，Dong A，Zhao Y，et al. Synthesis，characterization and biomedical properties of UV-cured polyurethane acrylates containing a phosphorylcholine structure. Journal of Biomaterials Science，Polymer Edition，2012，23（16）：2089-2104.

[46] Valentini L，Bon S B，Signetti S，et al. Fermentation based carbon nanotube multifunctional bionic composites. Scientific Reports，2016，6：27031.

[47] Borsali R，Pecora R. Soft Matter Characterization. Dordrecht：Springer，2008：337.

[48] 蔡小舒，苏明旭，沈建琪，等.颗粒粒度测量技术及其应用.北京：化学工业出版社，2010：168.

[49] Annuziata O. Introduction to Dynamic Light Scattering with Applications，2007：9.

[50] Provencher S W. Direct analysis of polydispersity with photon correlation spectroscopy. Makromol Chem，1979，180：201-209.

[51] Andrews R N，Narayanan S，Zhang F，et al. CONTIN XPCS：software for inverse transform analysis of X-ray photon correlation spectroscopy dynamics. Journal of Applied Crystallography，2018，51：205-209.

[52] Zhai S，Hu X，Hu Y，et al. Visible light-induced crosslinking and physiological stabilization of diselenide-rich nanoparticles for redox-responsive drug release and combination chemotherapy. Biomaterials，2017，121：41-54.

[53] Zheng T，Bott S，Huo Q. Techniques for accurate sizing of gold nanoparticles using dynamic light scattering with particular application to chemical and biological sensing based on aggregate formation. ACS Applied Materials & Interfaces，2016，8：21585-21594.

[54] Bunaciu A A，Udriştioiu E G，Aboul-Enein H Y. X-ray diffraction：instrumentation and applications. Critical Reviews in Analytical Chemistry，2015，45（4）：289-299.

[55] 马礼敦.X射线晶体学的百年辉煌. 物理学进展，2014，（2）：47-117.

[56] Mobilio S，Boscherini F，Meneghini C. Synchrotron Radiation. Berlin：Springer-Verlag，2016.

[57] Coppens P，Cox D，Vlieg E，et al. Synchrotron Radiation Crystallography. San Diego：Elsevier Science Publishing Co Inc，1992.

[58] Kendrew J. A three-dimensional model of the myoglobin molecule obtained by X-ray analysis. Nature，1958，181（4610）：662-666.

[59] Wang X，Hu X，Daley A，et al. Nanolayer biomaterial coatings of silk fibroin for controlled release. Journal of Controlled Release，2007，121（3）：190-199.

[60] 马礼敦.X射线吸收光谱及发展.上海计量测试，2007，（6）：2-11.

[61] 韦世强，孙治湖，潘志云，等.XAFS 在凝聚态物质研究中的应用.中国科学技术大学学报，2007，（Z1）：426-440.

[62] Sayers D E，Stern E A，Lytle F W. New technique for investigating noncrystalline structures：fourier analysis of the extended X-ray-absorption fine structure. Physical Review Letters，1971，27（18）：1204.

[63] Koningsberger D C，Prins R. X-ray absorption：principles，applications，techniques of EXAFS，SEXAFS，and XANES. Chichester UK：Wiley，1988，12（4）：195.

[64] Wang L，Li Y F，Zhou L，et al. Characterization of gold nanorods *in vivo* by integrated analytical techniques：their uptake，retention，and chemical forms. Analytical and Bioanalytical Chemistry，2010，396（3）：1105-1114.

[65] Als-Nielsen J，McMorrow D. Elements of Modern X-ray Physics. 2nd ed. Hoboken：John Wiley & Sons，2011.

[66] Momose A，Takeda T，Itai Y，et al. Phase-contrast X-ray computed tomography for observing biological soft tissues. Nature Medicine，1996，2（4）：473-475.

[67] Zhang L，Li D，Luo S.Non-invasive microstructure and morphology investigation of the mouse lung：qualitative description and quantitative measurement. PLoS One，2011，6（2）：e17400.

[68] Zhang J F，Tian D P，Lin R H，et al. Phase-contrast X-ray CT imaging of esophagus and esophageal carcinoma.

Scientific Reports，2014，4：5332.

[69]　Sayre D. Some implications of a theorem due to Shannon. Acta Crystallographica，2010，5（6）：843.

[70]　Fienup J R. Phase retrieval algorithms：a comparison. Applied Optics，1982，21（15）：2758-2769.

[71]　Rodriguez J A，Xu R，Chen C，et al. Oversampling smoothness：an effective algorithm for phase retrieval of noisy diffraction intensities. Journal of Applied Crystallography，2013，46（2）：312-318.

[72]　Miao J，Charalambous P，Kirz J，et al. Extending the methodology of X-ray crystallography to non-crystalline specimens. Nature，1999，400：342-344.

[73]　Miao J，Hodgson K O，Ishikawa T，et al. Imaging whole escherichia coli bacteria by using single-particle X-ray diffraction. Proceedings of the National Academy of Sciences of the United States of America，2003，100（1）：110-112.

[74]　Nelson J，Huang X，Steinbrener J，et al. High-resolution X-ray diffraction microscopy of specifically labeled yeast cells. Proceedings of the National Academy of Sciences，2010，107（16）：7235-7239.

[75]　Jiang H，Song C，Chen C C，et al. Quantitative 3D imaging of whole，unstained cells by using X-ray diffraction microscopy. Proceedings of the National Academy of Sciences，2010，107（25）：11234-11239.

[76]　Rodriguez J A，Xu R，Chen C C，et al. Three-dimensional coherent X-ray diffractive imaging of whole frozen-hydrated cells. IUCrJ，2015，2（5）：575-583.

[77]　Hitchcock，Adam P. Soft X-ray spectromicroscopy and ptychography. Journal of Electron Spectroscopy and Related Phenomena，2015，200：49-63.

[78]　Dierolf M，Menzel A，Thibault P，et al. Ptychographic X-ray computed tomography at the nanoscale. Nature，2010，467（7314）：436-439.

[79]　Zhu X，Hitchcock A，Bazylinski D，et al. Measuring spectroscopy and magnetism of extracted and intracellular magnetosomes using soft X-ray ptychography. Proceedings of the National Academy of Sciences of the United States of America，2016，113（51）：E8219.

[80]　Seibert M M，Ekeberg T，Maia F R N C，et al. Single mimivirus particles intercepted and imaged with an X-ray laser. Nature，2011，470（7332）：78-81.

[81]　Scola B L，Audic S，Robert C，et al. A giant virus in amoebae. Science，2003，299（5615）：2033.

[82]　Ekeberg T，Svenda M，Abergel C，et al. Three-dimensional reconstruction of the giant mimivirus particle with an X-ray free-electron laser. Physical Review Letters，2015，114（9）：098102.

[83]　Hosseinizadeh A，Mashayekhi G，Copperman J，et al. Conformational landscape of a virus by single-particle X-ray scattering. Nature Methods，2017，14：877-881.

[84]　Robinson，I K，Vartanyants I A，Williams G J，et al. Reconstruction of the shapes of gold nanocrystals using coherent X-ray diffraction. Phys Review Lett，2001，87（19）：195505.

[85]　Boutet S，Robinson I K. Coherent X-ray diffractive imaging of protein crystals. J Synchrotron Radiation，2008，15（6）：576-583.

[86]　Dzhigaev D，Shabalin A，Stankevic T，et al. Bragg coherent X-ray diffractive imaging of a single indium phosphide nanowire. Journal of Optics，2016，18（6）：064007.

[87]　Xiong G，Moutanabbir O，Reiche M，et al. Coherent X-ray diffraction imaging and characterization of strain in silicon-on-insulator nanostructures. Advanced Materials，2014，26（46）：7747-7763.

[88]　Harder R，Robinson I K.Coherent X-ray diffraction imaging of morphology and strain in nanomaterials. JOM，2013，65（9）：1202-1207.

[89]　Miao J，Charalambous P，Kirz J，et al. Extending the methodology of X-ray crystallography to non-crystalline

specimens. Nature，1999，400：342-344.

[90] Williams G J, Pfeifer M A, Vartanyants I A, et al. Three-dimensional imaging of microstructure in Au nanocrystals. Phys Rev Lett，2003，90（17）：175501.

[91] Newton M C，Leake S J，Harder R J，et al. Three-dimensional imaging of strain in a single ZnO nanorod. Nat Mater，2010，9（2）：120-124.

[92] Pfeifer M A，Williams G J，Vartantants I A，et al.Three-dimensional mapping of a deformation field inside a nanocrystal. Nature，2006，442（7098）：63-66.

[93] Hofmann F，Tarleton E，Harder R J，et al. 3D lattice distortions and defect structures in ion-implanted nano-crystals. Sci Rep，2017，7：45993.

[94] Yau A，Cha W，Kanan M W，et al. Bragg coherent diffractive imaging of single-grain defect dynamics in polycrystalline films. Science，2017，356（6339）：739-742.

[95] Singer A，Zhang M，Hy S，et al. Nucleation of dislocations and their dynamics in layered oxide cathode materials during battery charging. Nature Energy，2018，3（8）：641-647.

[96] Cha W，Ulvestad A，Allian M，et al. Three dimensional variable-wavelength X-ray Bragg coherent diffraction imaging. Phys Rev Lett，2016，117（22）：225501.

[97] Robinson I，Clark J，Harder R. Materials science in the time domain using Bragg coherent diffraction imaging. Journal of Optics，2016，18（5）：054007.

[98] Clark J N，Beitra L，Xiong G，et al. Ultrafast three-dimensional X-ray Imaging of lattice dynamics in individual gold nanocrystals. Science，2013，314（6141）：56-59.

[99] Ulvestad A，Cherukara M J，Harder R，et al. Bragg coherent diffractive imaging of zinc oxide acoustic phonons at picosecond timescales. Scientific Reports，2017，7（1）：9823.

[100] Cha W，Liu Y，You H，et al. Dealloying in individual nanoparticles and thin film grains：a bragg coherent diffractive imaging study. Advanced Functional Materials，2017，27（25）：1700331.

[101] Clark J N，Beitra L，Xiong G，et al. Imaging transient melting of a nanocrystal using an X-ray laser. Proceeding of National Academy of Science U.S.A.，2015，112（24）：7444-7448.

[102] Cherukara M J，Sasikumar K，Cha W，et al. Ultrafast three-dimensional X-ray imaging of deformation modes in ZnO nanocrystals. Nano Letters，2017，17（2）：1102-1108.

[103] Cherukara M J，Sasikumar K，DiChiara A，et al. Ultrafast Three-Dimensional integrated imaging of strain in core/shell semiconductor/metal nanostructures. Nano Letters，2017，17（12）：7696-7701.

[104] Sakdinawat A，Attwood D. Nanoscale X-ray imaging. Nature Photonics，2010，4（12）：840-848.

[105] Leis A，Rockel B，Andrees L，et al. Visualizing cells at the nanoscale. Trends in Biochemical Sciences，2009，34（2）：60-70.

[106] Le Gros M A，McDermott G，Larabell C A. X-ray tomography of whole cells. Current Opinions in Structural Biology，2005，15（5）：593-600.

[107] Larabell C A，Nugent K A. Imaging cellular architecture with X-rays. Current Opinions in Structural Biology，2010，20（5）：623-631.

[108] Le Gros M A，McDermott G，Larabell C A. Biological soft X-ray tomography on beamline 2.1 at the advanced light source. Journal of Synchrotron Radiation，2014，21（6）：1370-1377.

[109] Parkinson D Y，Epperly L R，McDermott G，et al. Nanoimaging cells using soft X-ray tomography. Methods in Molecular Biology，2013，950：457-481.

[110] Chao W，Hartneck B D，Linddle J A，et al. Soft X-ray microscopy at a spatial resolution better than 15 nm. Nature，

2005，435：1210-1213.

[111] Yao S，Fan J，Chen Z，et al. Three-dimensional ultrastructural imaging reveals the nanoscale architecture of mammalian cells. IUCrJ，2018，5（2）：141-149.

[112] Kirz J，Jacobsen C，Howells M. Soft X-ray microscopes and their biological applications. Quarterly Reviews of Biophysics，2009，28（1）：33.

[113] Jacobsen C. Soft X-ray microscopy. Trends in Cell Biology，1999，9（2）：44-47.

[114] Weiß D，Schneider G，Niemann B，et al. computed tomography of cryogenic biological specimens based on X ray microscopic images. Ultramicroscopy，2000，84：185-197.

[115] Larabell C A，LeGros M A. X-ray tomography generates 3-D reconstructions of the yeast，saccharomyces cerevisiae，at 60-nm resolution. Molecular Biology of the Cell，2004，15（3）：957-962.

[116] Parkinson D Y，McDermott G，Etkin L D，et al. Quantitative 3-D imaging of eukaryotic cells using soft X-ray tomography. Journal of Structural Biology，2008，162（3）：380-386.

[117] Uchida M，Sun Y，McDermott G，et al. Quantitative analysis of yeast internal architecture using soft X-ray tomography. Yeast，2011，28（3）：227-236.

[118] Gu W，Etkin L D，Le Gros M A，et al. X-ray tomography of Schizosaccharomyces pombe. Differentiation，2007，75（6）：529-535.

[119] Uchida M，McDermott G，Wetzler M，et al. Soft X-ray tomography of phenotypic switching and the cellular response to antifungal peptoids in Candida albicans. Proceedings of National Academy of Science U.S.A.，2009，106（46）：19375-19380.

[120] Schneider G，Guttmann P，Heim S，et al. Three-dimensional cellular ultrastructure resolved by X-ray microscopy. Nat Methods，2010，7（12）：985-987.

[121] Niclis J C，Murphy S V，Parkinson D Y，et al. Three-dimensional imaging of human stem cells using soft X-ray tomography. Journal of the Royal Society Interface，2015，12（108）：20150252.

[122] Chen J，Yang Y，Zhang X，et al. 3D nanoscale imaging of the yeast，Schizosaccharomyces pombe，by full-field transmission X-ray microscopy at 5.4 keV. Anal Bioanal Chem，2010，397（6）：2117-2121.

[123] Yang Y，Li W，Liu G，et al. 3D visualization of subcellular structures of Schizosaccharomyces pombe by hard X-ray tomography. Journal of Microscopy，2010，240（1）：14-20.

[124] Guan Y，Li W，Gong Y，et al. Analysis of the three-dimensional microstructure of a solid-oxide fuel cell anode using nano X-ray tomography.Journal of Power Sources，2011，196（4）：1915-1919.

[125] Wang L M，Zhang T，Li P，et al. Use of synchrotron radiation-analytical techniques to reveal chemical origin of silver-nanoparticle cytotoxicity. ACS Nano，2015，9（6）：6532-6547.

[126] Andrews J C，Almeida E，Marjolein C H，et al. Nanoscale X-ray microscopic imaging of mammalian mineralized tissue. Microscopy and Microanalysis，2010，16（3）：327-336.

[127] Andrews J C. Meirer F，Liu Y，et al. Transmission X-ray microscopy for full-field nano imaging of biomaterials. Microscopy Research and Technique，2011，74（7）：671-681.

[128] Masako I. Recent progress in bone imaging for osteoporosis research. Journal of Bone and Mineral Metabolism，2011，29（2）：131.

[129] Meyer-llse W，Hamamoto D，Nair A，et al. High resolution protein localization using soft X-ray microscopy. Journal of Microscopy，2001，201：395-403.

[130] Jacobsen C，Kenny J M，Kirz J，et al. Quantitative imaging and microanalysis with a scanning soft X-ray microscope. Physics in Medicine & Biology，1987，32（4）：431-437.

[131] Maser J，Osanna A，Wang Y，et al. Soft X-ray microscopy with a cryo scanning transmission X-ray microscope：I. Instrumentation，imaging and spectroscopy. Journal of Microscopy，2000，197（1）：68-79.

[132] Wang Y，Jacobson C，Maser J，et al. Soft X-ray microscopy with a cryo scanning transmission X-ray microscope：II. Tomography. Journal of Microscopy，2000，197（1）：80-93.

[133] Obst M，Wang J，Hitchcock A P.Soft X-ray spectro-tomography study of cyanobacterial biomineral nucleation. Geobiology，2009，7（5）：577-591.

[134] Smith E A，Cinquin B P，Do M，et al. Correlative cryogenic tomography of cells using light and soft X-rays. Ultramicroscopy，2014，143：33-40.

[135] Hagen C，Guttmann P，Klupp B，et al. Correlative VIS-fluorescence and soft X-ray cryo-microscopy/tomography of adherent cells. Journal of Structural Biology，2012，177（2）：193-201.

[136] Smith E A，McDermott G，Do M，et al，Quantitatively imaging chromosomes by correlated cryo-fluorescence and soft X-ray tomographies. Biophysical Journal，2014，107（8）：1988-1996.

（上海科技大学 江怀东，范家东，徐以会）

第12章

>>

纳米生物材料的安全性研究

12.1 绪论

随着纳米科技的迅速发展，纳米材料的应用越来越广泛，人类及动植物与纳米材料的接触已经不可避免。纳米生物材料具有良好的生物相容性，在多领域中尤其是医学检测、纳米药物递送、药物治疗方面取得了很大成功。但是，关于其生物安全性、长期接触潜在毒性的研究也逐渐引起关注。纳米尺度物质对生命过程的影响可能具有正负两个方面[1]：正面纳米生物效应，将为疾病的早期诊断和高效治疗带来新的机遇和新的方法；负面纳米生物效应（其中部分内容也称为纳米毒理学，nanotoxicology），主要是以科学客观的方式描述纳米材料/颗粒在生物环境中的行为、命运以及毒理学效应，揭示纳米材料进入人类生存环境对人类健康可能产生的负面影响。纳米毒理学的研究将加强我们对纳米尺度下物质对人体健康效应的认识和了解，这不仅是纳米科技发展产生的新的基础科学前沿领域，也是保障纳米科技可持续发展的关键环节[2]。

当材料细分到纳米尺度时，会具有块体材料及普通粉末所没有的特殊理化性质，如量子尺寸效应、表面效应以及宏观量子隧道效应等。因此，根据常规物质或者小分子化合物研究所得到的生物学效应与安全性评价结果，可能并不适用于纳米物质。化学成分、剂量和暴露途径通常是评价常规材料生物安全性的主要变量。但是对于纳米材料来说，由于其特有的物理化学性质，评价会变得更加复杂。为了准确评估纳米材料的生物安全性，不仅需要评价内在因素，如尺寸、形状、纳米表面（表面修饰、表面积、表面电荷、吸附性、孔隙率、粗糙度等）、团聚或聚集程度、胶体稳定性、疏水性/亲水性、化学成分、自组装程度、量子效应、结晶度、杂质等；还需要评价外部因素，如剂量（以质量、表面积或颗粒数表示）、细胞/器官特异性反应、暴露途径（肺部暴露、皮肤暴露、口服灌胃、静脉/皮内/肌肉/皮下/腹腔注射等）和动物种类（小鼠、大鼠、秀丽隐杆线虫、斑马鱼等）（图12-1）[3]。

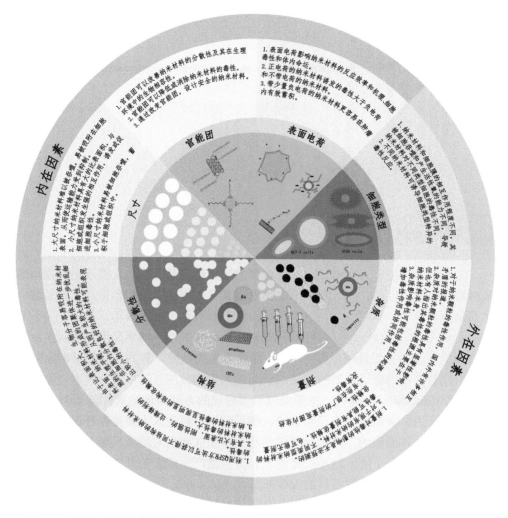

图 12-1　影响纳米材料毒性的关键因素主要包括纳米材料的物理化学性质等内在因素以及在实验研究或纳米安全评估中影响纳米材料毒性响应的所有其他外在因素[3]

目前，纳米毒理学领域研究前沿的高被引论文，主要分为两个研究方向：纳米材料对人体健康的风险研究和纳米材料的环境风险研究。健康风险研究主要围绕肺毒性、皮肤毒性、细胞毒性、生物相容性等，关注的主要纳米物质包括碳纳米管、纳米锌、纳米银、石墨烯、介孔纳米二氧化硅、纳米二氧化钛和纳米金等。环境风险研究主要围绕环境释放、环境归趋、生态毒理学、生物降解、植物吸收等。其中，纳米银的毒性作用研究包括纳米银颗粒的细胞毒性、遗传毒性、发育毒性、炎症反应及毒性作用机制，纳米银在生物体内的分布动力学，纳米银对癌细胞系增殖和凋亡的影响等。新加坡国立大学、韩国环境及商品检测研究所、美国空军研究实验室、荷兰国家公共卫生和环境研究院等研究机构都有高被引论文贡献。碳纳米管的安全性研究包括单壁/多壁碳纳米管的生物相容性、体内分布循环、细胞内吞、慢性毒性、间皮损伤，以及致癌性、毒性的影响因素（如长度、尺寸依赖性）等。2008 年，苏格兰爱丁堡大学 Donaldson 团队研究发现石棉状长碳纳米管可能导致小鼠产生一种以往由石棉引起的恶性间皮瘤，引起世界轰动[4]。此外，美国斯坦福大学、麻省理工学院和美国国家职业安全卫生研究所（NIOSH），德国巴斯夫公司和拜耳公司、我国北京大学等也有高被引论文贡献。

自 2003 年 *Science* 发表文章关注纳米生物安全性之后[5]，各国政府即先后启动了对纳米生物安全性的研究，支持力度不断增加。例如，美国国家纳米技术发展计划（NNI）在环境健康安全领域投入的经费占比逐年提升，从 2011 年的 4%，2012 年的 7%至 2017 年达到 10%；欧盟第六、七框架计划将纳米科技的人体安全、健康和环境效应列为最优先支持课题，投入近 24 亿欧元，并制定了"欧盟 2015—2025 纳米安全计划——面向纳米材料可持续发展及纳米技术创新的路线规划"（Nanosafety in Europe 2015—2025：Towards Safe and Sustainable Nanomaterials and Nanotechnology Innovations）。我国是世界上较早开展纳米生物效应与安全性研究的国家之一，研究成果在国际上产生了重要影响。2001 年 1 月，中国科学院高能物理研究所提出"开展纳米生物效应、毒性与安全性研究"的建议，完成了关于纳米尺度物质生物毒性的研究报告。2004 年正式成立了我国第一个纳米生物效应实验室。2006 年，国家纳米科学中心与中国科学院高能物理研究所共同建立"中国科学院纳米生物效应与安全性重点实验室"，开展纳米材料的生物效应研究，标志着我国纳米生物效应与安全性研究已初步进入系统化、规模化的研究阶段。目前，该重点实验室已经成为国际上该领域的代表性实验室[2]。2007 年，世界第一部纳米毒理学领域专著 *Nanotoxicology* 由国家纳米科学中心赵宇亮研究员领衔 11 个国家的科学家共同编著，被国外多所大学选为教材，产生了重要的国际影响[6]。2009～2015 年，我国科学家主编出版了《纳米生物效应与安全性》系列丛书[7]，有力地推动了新的分支学科在国内外的形成和发展，为学术研究、工业生产以及管理提供了重要的参考依据和理论支持。2011 年，赵宇亮研究员和陈春英研究员在碳纳米管金属杂质的高灵敏、高准确定量分析和相关毒理学基础研究上，完成了我国第一项 ISO 和 IEC 纳米技术国际标准，填补了国际空白。2012 年，国家纳米科学中心与中国科学院高能物理研究所在北京主办了第 6 届国际纳米毒理学大会，这是首次在亚洲召开的纳米毒理学领域的国际盛会。大会交流研讨纳米材料生物效应和安全性，从学术和国际标准制定层面讨论国际上纳米毒理学的发展方向、纳米毒理学的基础研究、如何保障纳米科技相关产业的可持续发展等国际高度关注的重要问题，不仅促进了我国与国际纳米毒理学界的学术交流，而且扩大了我国在该领域的国际影响，有力地推动了我国纳米科技的可持续、健康和快速发展。2012年，中国毒理学会"纳米毒理学"专业委员会成立。2015年，我国科学家出版了国内第一部针对纳米生产现场的指南《生产与工作场所纳米颗粒暴露监测指南》[8]，对暴露现场监测中的具体策略、技术方法和仪器设备进行了详细的阐述；针对纳米颗粒暴露现场的风险评价和安全防护，给出了不同纳米材料的空气暴露剂量阈值（建议值），提出了指导建议与操作方法；为相关专业的研究生、纳米科技领域的科研人员、气溶胶科学领域的研究人员、预防与劳动卫生工作者等提供参考，尤其是为我国纳米生产相关企业、政府监督管理部门在制定相关政策法规、建立纳米产业安全措施与防护方法上提供了科学依据。2016年6月，美国国会研究服务局（CRS）发布《纳米技术：政策入门》，概述了纳米技术的世界研究与开发，环境、健康与安全（EHS）问题，纳米制造以及公众对纳米技术的理解和态度。根据该报告，中国在此领域的纳米技术论文及出版物已经超过了美国。

纳米生物材料的尺寸、形状、表面、化学组成、金属杂质及聚集状态等一系列基本的理化性质与纳米材料的生物效应和安全性密切相关。随着纳米科技日新月异的发展，纳米材料新的理化性质层出不穷，同时，这些理化性质也受到生物微环境的显著影响。中国科学院纳米生物效应与安全性重点实验室在了解纳米材料基本的性质-活性关系的基础上，对更深层次的理化效应展开了更加深入的研究，并建立了适用于纳米生物效应与安全性评价的多层次模型，发展高灵敏、高分辨率的适用于纳米生物效应和安全性的实验技术和研究方法，为保证纳米科技的可持续发展做出了重要的贡献。

12.2 纳米材料的暴露途径及其对重要组织器官的影响

在纳米材料的应用过程中，纳米材料进入人体的途径主要包括呼吸道吸入、经口摄入、皮肤接触和药物注射等。其中，呼吸道是纳米材料进入职业人群肌体的主要途径之一，因而也是纳米材料毒性效应的重要靶器官。我们在此方面的研究开展较早，研究揭示了纳米材料暴露对机体呼吸系统造成的生物毒效应包括氧化应激损伤、DNA损伤、炎症反应和由此恶化成的肺纤维化、尘肺等[9]。

消化道也是纳米物质进入人体内的一个重要途径。纳米物质可能以多种形式经消化道进入人体。例如，呼吸道的上皮纤毛运动能把吸入的纳米颗粒导入食道；食用含有纳米颗粒（如食品添加剂）的食品；口服含有纳米材料的药物或药物载体。我国多个课题组对用途非常广泛的金属/金属氧化物/碳纳米材料，如纳米铜、纳米锌和纳米 TiO_2、纳米银、碳纳米材料（SWCNTs、MWCNTs、GO）等对胃肠道的损伤效应进行了广泛的研究[10, 11]。丰伟悦课题组[12]研究发现经口暴露纳米材料的生物效应与纳米材料的物理化学性质和胃肠道的生物微环境密切相关。人体肠道微生物作为人体一个重要的"器官"，参与人体的食物摄取、能量代谢、免疫调控等。对碳纳米材料的经口暴露研究发现，碳纳米管对典型的肠道微生物具有明显的抑菌作用，并呈现显著的剂量-效应关系，其抑菌作用主要通过裂解和破坏细菌细胞壁的完整性来实现。而单层片状的氧化石墨烯在特定条件下具有良好的生物相容性，能够显著地促进厌氧菌的增殖，并增加青春双歧杆菌（*B. adolescentis*）对于病原菌大肠杆菌（*E. coli*）和金黄色葡萄球菌（*S. aureus*）的拮抗能力[10]。

纳米材料暴露对机体其他脏器及系统，如肝脏、肾脏、免疫系统、神经系统等也都可能产生不同程度的损伤作用。最近的研究发现，银纳米颗粒暴露促进了肝脏细胞发生凋亡，与氧化应激诱导的线粒体损伤密切相关[11]。有研究揭示量子点通过激活促凋亡基因 *Bcl-2* 和抑制抗凋亡基因 *Bax* 的表达促进肝脏细胞的凋亡[13]。此外，近年来的研究对纳米材料暴露对免疫系统和神经系统的影响也有初步涉及。如研究发现碳纳米颗粒暴露可以影响生物免疫系统，激活巨噬细胞内炎症通路，促进促炎性细胞因子分泌增加，导致细胞死亡[14]。还有研究发现，量子点暴露可以损伤海马神经元，影响生物体的学习和记忆能力，这些毒性效应与量子点在分子水平上影响突触可塑性和促炎症信号通路密切相关[15, 16]。

12.3　纳米材料在生物体内代谢与转运过程的规律

纳米材料在生物体内的代谢和清除规律研究，是保障纳米材料生物医学应用及在工业等领域安全应用的重要基础科学问题。迄今为止，大量研究表明纳米材料毒性效应来源于其在生物体内不良的吸收（absorption）、分布（distribution）、代谢（metabolism）和排泄（excretion）过程，即 ADME 性质。纳米材料的血液循环特征、体内 ADME 特征和代谢模式决定了其在体内的生物活性（效应）与生物毒性之间微妙的平衡关系。我们总结了金属及金属氧化物纳米材料、碳纳米材料和量子点等在大鼠、小鼠、秀丽隐杆线虫等模式生物体内的 ADME 行为[17]。已有的研究揭示纳米材料在体内的 ADME 行为受暴露途径、纳米物理化学特征（尺寸、比表面积、形状、表面化学修饰等）、组织器官的微结构、纳米材料与生物微环境的作用及纳米蛋白冠（nanoparticle-protein corona）的形成和性质等因素影响。

12.3.1　纳米材料的体内动力学特性

经典毒理学中，大多数小分子的吸收和排泄遵循药物动力学的线性规律和一阶模型，也就是说，其药代动力学通常表现出剂量依赖性。而在纳米毒理学中，迄今为止，大多数研究的实验数据表明，大部分纳米材料（CNTs、QDs、Au、TiO$_2$、ZnO、Cu 等）的摄取和清除通常是非线性的，同时其 ADME 模式与给药剂量（颗粒质量、表面积或颗粒数）无关[18-20]。例如，对 QDs 的研究表明，较高的暴露剂量下（小鼠大于 0.5 nmol/只小鼠），QDs 主要分布在肝、脾、肺和肾等的网状内皮系统，而较低的暴露剂量下（0.02pmol/只小鼠或 20pmol/只大鼠），QDs 在肝、脾、肺、肾、淋巴结、小肠、胰腺和脑等组织器官呈现较宽的分布范围[21]。在金纳米材料[22]和碳纳米管[23, 24]的动物实验中观察到类似的器官分布和积累模式。通常情况下，粒径较小的纳米颗粒能够分布于脑、肺、肝、肾等脏器，而较大的颗粒则不能被小肠吸收进入血液循环。进入血液循环的纳米颗粒在体内的清除去向与颗粒物的尺寸密切相关，小于 5nm 的纳米颗粒可经肾脏排出体外，大于 200nm 的颗粒物，经肝脾代谢。另外，纳米材料的形状也会影响其在血液中的循环半衰期。

纳米材料在不同的给药剂量下也表现出不同的蓄积行为。以 CNTs 为例，在低剂量（1.5μg/只小鼠）下，CNTs 主要积聚在胃、肾和骨中，且和给药途径无关[23]。TiO$_2$[25-27]、ZnO[28]、Cu[29, 30]、Fe$_2$O$_3$[25, 31-34]单次高剂量给药后迅速排泄，很少累积于脏器中。单次口服 100mg/只小鼠，TiO$_2$（25nm）和 ZnO（20nm）在肝脏、脾脏、肺脏和心脏中的累积都很低，滞留量仅仅为 TiO$_2$ 125～500ng/g 和 ZnO 40～100ng/g[28]。4mg/只大鼠放射性 Fe$_2$O$_3$（22nm）高剂量单次气管内灌注显示等量的肺蓄积（100μg/g）[26-28]。

纳米材料表现出的复杂剂量-效应关系与体内蓄积并不是完全的正相关。例如，口服 108～1080mg/kg 体重的纳米 Cu（21nm），可导致明显的组织损伤，具有剂量依赖性。纳米 Cu 的暴露剂量越高，小鼠的肝、肾和脾脏损伤越严重[29, 30]。然而，小鼠口服 20nm ZnO（1～5g/kg 体重）时，较高剂量对小鼠肝脏、心肌和脾脏的病理损害却较小[28]。这些研究表明，纳米材料毒性的剂量依赖性，不仅与纳米材料在特定靶器官中的蓄积有关，还与其毒性作用机制有关。纳米 Cu 的毒性主要是由于纳米 Cu 在体内快速溶解而导致铜离子的过载，同时碱性 HCO$_3^-$大量形成，纳米 Cu 较高的化学反应活性是其体内毒性的主要原因[35, 36]。

12.3.2 纳米材料的生物利用度决定了纳米材料在体内的蓄积

传统药物进入体内被吸收和首次通过清除后到达全身循环和特定靶器官/组织的药物量，也就是生物利用度，通常由药物的溶解、扩散和运输所确定。而纳米材料与传统药物不同，分布到特定靶器官/组织的量主要受其尺寸、形状、团聚或聚集程度、溶解度和蛋白质吸附的影响。纳米材料比表面积大，具有较高的表面，容易形成较大的聚集体或团块，这在很大程度上影响了它们的生物利用度，但是可以通过改变纳米材料的分散状态来调节。我们发现，静脉注射 5nmol 量子点，大约 8.6%聚集态量子点滞留于肝组织中，很难被清除。而游离的量子点可以以极快的速度通过尿液或粪便排出体外[21, 37]。血清白蛋白处理后的纳米 CeO_2 分散性良好，能够穿透肺泡-毛细血管屏障，并被输送到血液中，导致肺沉积。部分团聚态的纳米 CeO_2 被肺泡单核细胞/巨噬细胞吞噬，并从气管或支气管中排出[38]。

纳米材料的聚集或团聚行为影响着其在生物微环境中的尺寸和形状，可以显著改变纳米材料在体外或体内的生物利用度，而生物利用度直接决定了纳米材料的生物医学功能或毒性。例如，较大的 CNTs 聚集体沉积在气道，引起肺部损伤和炎症[39]。不同尺寸金纳米颗粒的药代动力学和生物分布情况也明显不同。同样表面修饰的情况下，小尺寸的纳米金簇（粒径为 7nm）血液半衰期较长，主要通过肾脏排出体外；较大尺寸的纳米金棒[20nm（ϕ）×50nm（L）]和纳米金球（直径分别为 20nm 和 50nm）则迅速从血液中清除，高浓度蓄积于肝脏、脾脏，基本无法从体内代谢出去，对肝脏造成明显的形态学损伤[40]。此外，官能化的纳米材料可以被生物去官能化。例如，用聚乙二醇官能化的 SWCNTs（PEG-SWCNTs）可以在肝样品中生物功能化，可能导致功能化或部分 PEG-SWCNTs 减少。然而，在脾脏中的 PEG-SWCNTs 没有生物功能化。PEG-SWCNTs 在不同器官/组织中的生物命运是不同的[41]。

不同的表面修饰影响金纳米颗粒在荷瘤小鼠模型的药代动力学和生物分布。聚乙二醇和牛血清白蛋白（BSA）修饰的金纳米棒主要蓄积在肝脏和脾脏，3 天后无明显代谢，而牛血清白蛋白修饰的金团簇 3 天后 Au 含量明显降低，显示了尺寸依赖的代谢过程。通过控制纳米载体的表面性质和尺寸大小，能延长其在血液中的循环时间，提高其在肿瘤组织的富集，可以获得更安全、更有效的纳米药物设计方法[40]。另外，不同表面修饰的金纳米棒对机体免疫系统具有显著的调节作用，对 DNA 具有不同的释放能力，从而使其具有截然不同的细胞转染能力。金纳米棒只有当表面进行适当修饰后才能显示出良好的佐剂活性。聚二烯丙基二甲基氯化铵（PDDAC）和聚乙烯亚胺（PEI）修饰的金纳米棒可以诱导机体体液和细胞免疫应答。而十六烷基三甲基溴化铵（CTAB）修饰的金纳米棒则引起显著的细胞毒性，不能引起有效的免疫应答[42]。纳米材料的形貌对体内的 ADME 性质影响不是重要的因素。尺寸相似但不同形貌的金纳米颗粒具有相似的药代动力学和生物分布特征。星状和棒状金纳米颗粒都在血液中有较快清除，并且很快在肝脏和脾脏中富集，星状金纳米颗粒的血液半衰期稍大于棒状[43]。

组织器官的超微结构特征也决定了纳米材料的代谢途径。例如，肝脏中肝血窦孔径大小为 100～200nm，允许尺寸小于 100nm 的颗粒进入肝窦周的 Disse 间隙。纳米材料在主动脉和门静脉中的流速为 10～100cm/s，而流经肝血窦时，降至 200～800μm/s，增加了纳米颗粒与肝血窦内 Kupffer 细胞和血管内皮细胞的接触概率。对量子点的研究表明，肝组织中约 84%的 Kupffer 细胞，81%的肝 B 细胞和 65% 的肝血窦内皮细胞参与了对纳米材料的摄取[20]。

12.3.3 建立针对 ADME 过程的具有高灵敏度和高分辨率的分析方法

针对吸收、分布、代谢与排泄（ADME）4 个主要过程的不同特点，我们建立了具有高灵敏度和高分辨率的定量分析方法。①吸收：纳米材料暴露后，首先跨越生物屏障吸收入血，这是一个极为快速的过程，因此快速、实时成像分析包括超声成像、分子光谱成像、X 射线成像等非常适合纳米材料的定量表征。②分布：纳米材料进入生物体，将在生物体内转运、蓄积与组织分布。定量分析研究，既需要考虑分布的动态过程，也需要考虑组织深度的精确定位、极低含量的灵敏检测，因此既可通过光学、磁共振成像、核成像等方法定量纳米材料的动态转运过程，也可通过原子光谱法［电感耦合等离子体质谱法（ICP-MS）等］、同位素标记与示踪、中子活化、同步辐射等高灵敏检测其组织分布。③代谢：不同组织和脏器中的纳米材料通过一系列的物理、化学与生物学过程将逐步被代谢，原位、化学结构分析的定量方法如 XAFS、高效液相色谱-质谱联用等技术非常适合研究相关过程，通过液体池透射电镜、XAFS 与 X 射线超高分辨成像联用等手段，能够在单细胞、单颗粒水平原位地研究代谢的化学过程与机制。④排泄：经过代谢的纳米材料被机体清除，高分辨、高灵敏的同位素分析、元素成像与定量分析非常适合定量捕捉被排泄的纳米材料及代谢产物[44]。

我们将多种同步辐射技术应用于纳米材料在体内代谢与降解过程的研究。通过比较量子点荧光的光学成像和量子点组成元素的微束 X 射线荧光谱分析技术（SR-μ-XRF）成像，发现位于消化道末端的量子点组成元素 Se 大量积累。而光学荧光猝灭，通过对不同部位的化学价态进行分析（微束 X 射线近边吸收精细结构谱，μ-XANES）发现，对于没有表面修饰基团或外壳结构保护的量子点伴随消化过程，结构不断被破坏，内核元素发生氧化，导致荧光猝灭，同时释放有毒重金属离子，导致发生中毒[44]。借助于同步辐射光源的 Nano-CT、XAS 技术，在时间与空间水平上首次将纳米颗粒的细胞转运与化学转化关联，结合分子与细胞生物学证据，揭示了纳米银细胞毒性的化学机制。由于 Nano-CT 具有高空间分辨率、较强的元素分辨能力，能够实现单细胞内金属纳米颗粒的三维成像；结合透射电子显微镜，可以观察到内吞、降解、外排过程中纳米银的三维分布；在降解过程中，细胞内纳米银的信号逐步降低。XAFS 具有高灵敏的化学形态解析能力，能表征生物过程中细胞内银元素的化学形态转化；发现纳米银由单质氧化降解并转化为银硫键，后者是诱导细胞毒性的主要形式，导致细胞的氧化应激及线粒体凋亡途径[45]。同步辐射技术清晰地揭示细胞毒性产生过程中银的化学信息，为细胞毒性机制的研究提供确凿的科学证据，可灵敏地反映纳米材料中特定元素在复杂生物、环境样品中的赋存状态，从而应用于纳米材料的转化与解离研究（图 12-2）[46]，也将为纳米金属及纳米金属氧化物等纳米材料的毒理学研究提供新方法的借鉴[47, 48]。

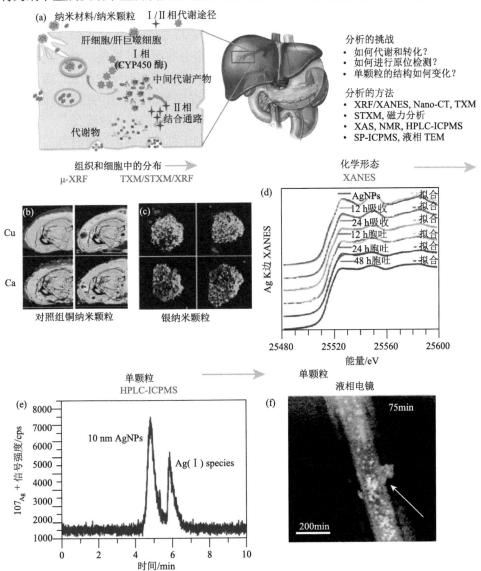

图 12-2 纳米生物材料体内代谢的定量分析：（a）纳米材料的肝代谢过程；（b～d）高分辨成像相结合分析纳米材料的分布和化学转化：（b）XRF 观察纳米材料的组织内分布，（c）TXM 观察纳米材料的细胞内分布，（d）XANES 检测纳米材料的化学转化；（e）HPLC-ICPMS 检测 Ag 纳米颗粒的降解；（f）Ag 纳米颗粒的液相电镜[46]

版权属于 American Chemical Society（2018 年）

软 X 射线谱学显微成像技术是集化学衬度显微成像、形态三维显微成像及透射软 X 射线近边吸收谱分析于一体的优势成像分析方法。结合软 X 射线谱学显微光束线站成像技术，对免疫细胞摄入的 $Gd@C_{82}(OH)_{22}$ 的位置和含量进行观察。通过扫描 Gd 吸收边附近的能量（200～2000 eV），获得特征性的 XANES 结构，选取 Gd 的吸收边上（1189 eV）及边前（1185 eV）两种能量的 X 射线对巨噬细胞进行扫描透射成像，得到高空间分辨率的能量分布图像。发现巨噬细胞可以摄入大量的 $Gd@C_{82}(OH)_{22}$，主要富集于细胞浆内，随着暴露时间的延长，摄入量也逐渐增多，为证实 $Gd@C_{82}(OH)_{22}$ 直接作用于巨噬细胞提供了最为直观的证据[49]。同时，该方法可以用来分析细胞内 Gd 元素，具有较高的化学敏感度[50, 51]。由于 STXM 的聚焦光斑能达到 50nm 以下，非常有利于细胞内纳米尺度材料的精细扫描和定位。因此这种具有 STXM 的高空间分辨能力和适用于 XANES 研究高化学态分辨能力的成像技术，是纳米尺度下结构与功能研究的有力工具。通过采集和分析 XANES 光谱，STXM 可用于纳米材料的原位测量，提供空间分辨的化学信息，化学成像的空间分辨率小于 30nm。结合双能量衬度 X 射线显微成像技术和等斜率层析的三维图像重建算法，对巨噬细胞内 $Gd@C_{82}(OH)_{22}$ 进行三维定量成像，更加证实其主要位于胞浆内，而在细胞核中未观察到 $Gd@C_{82}(OH)_{22}$[52]。该成像技术可用于探测完整的大尺寸单个细胞内纳米材料纳米分辨率的三维精确分布，有利于纳米医学和纳米毒理学领域的深入研究。

中国科学院纳米生物效应与安全性重点实验室将同步辐射 X 射线近边吸收结构谱学技术与分子动力学模拟方法相结合，揭示了金纳米棒与血清白蛋白的结合方式，研究了金纳米棒-BSA 复合体在细胞内的转运和降解过程。建立了基于同步辐射 SR-μ-XRF 单细胞内纳米颗粒二维分布的分析方法，成功检测到单个细胞中纳米材料与 P、S、Ca、Zn 等多元素的二维分布，实现了纳米蛋白冠复合物在细胞内转运过程的原位成像[53]。

另外，单细胞分析技术可获得单个细胞信息，也应用于纳米生物材料安全性的研究。王萌等建立了 ICP-MS 单细胞元素分析方法，定量分析了单细胞中量子点和金属富勒醇，得到了基于单细胞分析的细胞吞噬金属纳米颗粒效应曲线[54]。将 ICP-MS 与激光剥蚀系统联用，实现了单细胞中金纳米颗粒的绝对定量分析。同位素示踪技术是目前生物环境体系中纳米材料特别是碳纳米材料定量分析的非常可靠的方法。如利用放射性 ^{14}C 标记或稳定同位素 ^{13}C 标记的碳纳米管、富勒烯及其衍生物、石墨烯和碳量子点等碳纳米材料，对碳纳米材料在生物体内进行定量分析[55]。利用正电子核素 ^{64}Cu 合成 Cu 纳米团簇，成功实现了 Cu 纳米团簇的活体 PET 成像[56]。

12.4　影响纳米生物材料安全性的物理化学特性及其相关机制

12.4.1　纳米材料表面性质对生物效应的影响

不同的表面修饰影响细胞对纳米材料的内吞、胞内转运途径以及外排能力。对于 PDDAC、CTAB 和 PEI 修饰的 AuNRs 来说，只有 PDDAC-Au NRs 表现出最明显的细胞内吞和最小的细胞毒性[57]。CTAB-Au NRs 可以选择性地定位于肺癌 A549 细胞的线粒体，降低线粒体膜电位并增加细胞活性氧水平，诱导肿瘤细胞凋亡，而对于正常细胞，Au NRs 主要定位于溶酶体并能被细胞外排。这种差异导致肿瘤细胞中 Au NRs 蓄积于线粒体，从而降低了线粒体膜电位，引起胞内氧化应激水平增加，最终导致细胞死亡[58]。50nm 的氨基表面修饰的聚苯乙烯纳米颗粒可以引起细胞周期 G_1 期延迟，下调细胞周期蛋白 D 和 E 的表达。同时，与羧基表面修饰相比，氨基表面修饰的聚苯乙烯会破坏细胞膜的完整性，具有更高的细胞毒性[59]。未修饰石墨烯能够通过降低线粒体膜电位以及增加细胞内的活性氧，从而激活线粒体途径，触发细胞凋亡[60]；能够刺激巨噬细胞激活依赖于 TLR 介导的 NF-κB 信号通路，分泌 Th1 和 Th2 类细胞因子，引起巨噬细胞形态改变，降低细胞黏附性以及吞噬能力[61]。而氧化石墨烯光照后表面产生大量电子-空穴对，降低其含氧量，产生少量单线态氧，同时对各种抗氧化剂表现出强烈的氧化作用。光生电子可以促进氧化石墨烯表面含氧基团的还原反应，原位残留的碳中性自由基则会增强氧化石墨烯的抗菌能力。光生空穴具有强氧化性，能够加速细菌中抗氧化分子与氧化石墨烯之间的电子转移，进而破坏细菌的抗氧化系统，同时加速氧化石墨烯材料自身的还原[62]。

纳米材料进入生物体内会迅速吸附蛋白质分子，形成纳米蛋白冠，调节纳米材料的化学生物学性质、药理学活性、毒理学性质及其生物医学功能[63]。不同形状、尺寸、表面电荷、表面化学修饰均会影响纳米颗粒表面蛋白冠的形成和蛋白质的吸附量，蛋白质吸附量与金纳米棒被细胞摄入的能力之间具有正相关的关系[64-66]。纳米蛋白冠的物理化学特性对纳米材料的体内代谢、细胞摄取和清除能力等生物学行为具有调控作用，可以降低碳纳米管的细胞毒性，为设计更安全的纳米药物提供科学依据。碳纳米管与人血液蛋白形成的蛋白冠，主要是通过蛋白质分子的疏水性氨基酸残基与碳纳米管表面发生多重弱相互作用的协同效应以及纳米表面多蛋白分子的竞争吸附过程。碳纳米管的 π 电子密度以及它与蛋白质分子的芳香族氨基酸残基之间相互作用力的大小，是决定蛋白质分子在碳纳米管表面竞争性吸附反应速率以及形成软蛋白冠的关键因素

（图 12-3）。而对于金属纳米材料，其纳米蛋白冠的形成机制取决于表面化学键的强弱。如金纳米棒主要通过 Au—S 键与体内含硫蛋白质发生作用形成硬蛋白冠，这种硬蛋白冠会共同参与细胞内转运和降解过程，大大改变纳米材料在生物体内的本征特性[64]。我们应邀为 *Accounts of Chemical Research* 撰写了以"Understanding the toxicity of carbon nanotubes"为题的专论[67]，系统论述了碳纳米管的蛋白冠界面作用、细胞转运途径、代谢动力学、表面化学调控机制，对系统阐明碳纳米材料的体内过程及其医学功能做出了贡献。"纳米蛋白冠"领域的国际权威学者都柏林大学 Dawson 的课题组在 *Nature Nanotechnology*

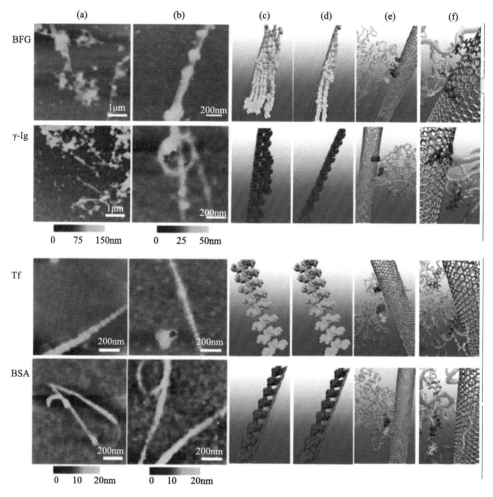

图 12-3 碳纳米管表面形成的蛋白冠能够明显降低其细胞毒性和改变其生物学行为：（a,b）碳纳米管与血液蛋白相互作用的 AFM；（c～f）碳纳米管与不同血液蛋白相互作用的模式图[64]

发表综述文章，全文 7 次引用该工作，并评价该工作为蛋白冠调控碳纳米管生物效应的代表性工作，阐明了纳米蛋白冠的独特生物学效应[68]。德国明斯特大学 Riehemann 以 "Nanotoxicity：How the body develops a way to reduce the toxicity of carbon nanotubes" 为题作了亮点报道，评价本工作是一项开创性的工作，为探索理解纳米材料与生物体系的相互作用机制开拓了一个重要的新方向，是纳米科学领域研究的新焦点[69]。

12.4.2　金属杂质是影响碳纳米材料生物学效应的重要原因

碳纳米材料制备过程中的金属催化剂，如过渡金属催化剂（如 Fe、Y、Ni、Mo、Co 等）的残留，严重影响着其实际应用。金属杂质的存在是碳纳米管毒性的一个重要原因[67]。中国科学院纳米生物效应与安全性重点实验室在国际上率先突破了纳米生物效应定量分析方法学瓶颈、建立了碳纳米管中金属含量的绝对定量分析方法。利用中子活化分析（NAA）与 ICP-MS 相结合，建立了测定 CNTs 中金属杂质的高灵敏、高准确的定量分析方法，检测灵敏度极高，可达到皮克级以下的超痕量分析[70]。相关内容于 2011 年 8 月作为 CNTs 纯度鉴定的国际标准，被国际标准化组织 "ISO" 和国际电工委员会 "IEC" 审定并颁布为国际标准分析方法（ISO/TS 13278），填补了这个领域内相关国际标准的空白，也是我国首项 ISO 和 IEC 纳米技术国际标准，目前已经被全球 160 多个国家认可并采用为标准分析方法。这不但为我国 CNTs 的制备、质量控制和应用提供了相应的技术保障，同时也为我国可控批量生产 CNTs 的质量保障做出了贡献，提升了我国 CNTs 产品的国际竞争力，具有经济和社会效益。

碳纳米管在生理环境中会有大量的金属溶出、释放到溶液中，释放的量与生物微环境的性质和金属种类有关。含有金属杂质和通过酸处理去除部分金属杂质的 CNTs 均能产生羟基自由基，羟基自由基与 Fe 金属杂质的含量呈正相关。Fe 在产生羟基自由基的过程中发挥主要作用，能够增加细胞内活性氧的产生进而损伤细胞。当浓度小于 80μg/mL 时，CNTs 对细胞活力没有显著影响[39]。不同 Fe 金属杂质含量的 MWCNTs 对 PC12 细胞的毒性不同，高 Fe 含量的 MWCNTs 对细胞产生明显的毒性效应，表现为活性下降、细胞骨架受损、减少神经突的形成并抑制神经细胞分化[71]。低 Fe 金属杂质和高 Fe 金属杂质的 SWCNTs 对自发性高血压大鼠呼吸系统及心血管系统的影响不同。SWCNTs 暴露可造成急剧的肺部损伤，包括炎症、肉芽瘤的形成、碳纳米管肺泡中不均一沉积和支气管细胞的脱落、肺部内皮功能紊乱和外周血管血栓，气管滴注碳纳米管也造成一定的肝损伤和心肌损伤。SWCNTs 中金属残留物的存在加剧其诱发的负面效应，过渡金属可以参与 Fenton 反应，生成自由基，进而通过蛋白质氧化、脂质过氧化、DNA 链损伤诱发细胞损伤。所以，在研究纳米材料生物学效应时要考虑金属残留物的影响[72]。

12.4.3 纳米材料的尺寸对生物效应的影响

纳米材料的尺寸大小可以显著影响其生物学效应及毒性。例如，碳纳米管的毒性与其长度密切相关。长度较短（0.5～2μm）的多壁碳纳米管对类神经元细胞没有明显的毒性效应，明显促进细胞的内吞和外排过程，更容易影响神经生长因子信号通路，进而促进神经细胞的分化[73]。较长的碳纳米管（20～50μm）会引起肺泡巨噬细胞分泌更多的 TGF-β，进而导致成纤维细胞的增殖，促进成纤维细胞分泌胶原蛋白从而导致肺纤维化。TGF-β/Smad2/collagenⅢ信号通路的激活对于碳纳米管引发肺纤维化有重要作用[74]。同时发现较长的碳纳米管不能被巨噬细胞完全吞噬，直接与肺组织中的成纤维细胞以及肺泡上皮细胞发生作用，诱导成纤维细胞的激活，使其高表达肌成纤维细胞相关的蛋白。通过激活细胞内 TGF-β/Smad2 信号通路，诱导成纤维细胞向肌成纤维细胞分化，以及诱导上皮细胞向间质细胞转化[75]。较大的颗粒（>5μm）主要通过经典的吞噬作用和巨胞饮作用，而亚微米的颗粒主要通过受体介导的内吞机制发挥作用，其依赖的受体类型与尺寸有关[76]。

12.4.4 其他影响纳米材料生物学效应的理化因素

形状和晶体结构也是决定纳米材料毒性的关键因素。乳腺癌细胞 MCF-7 对不同形状和长径比的金纳米材料的摄取具有形状依赖性，随着长径比增加，细胞摄入的金纳米材料逐渐减少[57]。调控贵金属纳米材料的晶面可以提高材料的类酶（氧化酶、过氧化物酶）活性，进而调控抗菌效果。类酶模型实验和量子力学计算均表明，高表面能的立方体比低表面能的八面体具有更高的类酶活性。革兰氏阴性菌模型中，由于没有革兰氏阳性菌细胞壁的阻碍，表面裸露晶面不同的钯纳米材料透过革兰氏阴性菌细胞膜的速度不同，从而造成材料进入细菌的摄入量存在差异，进而引起抗菌效果的逆转。晶面不同的材料在阴性菌中的分布不同，八面体在阴性菌内分布更高，而在阳性菌中的分布没有体现明显差异，可以通过调控晶面来达到针对不同类型细菌的优化效果[76]。

纳米材料的降解是研究纳米材料生物学效应需要考虑的一个重要因素。纳米材料在体内降解或价态改变可能对机体产生新的生物学效应。银纳米颗粒可以通过脂筏介导的内吞和不依赖能量的渗透方式进入细胞，被降解成银离子，随着时间的延长，细胞不断地摄入银纳米颗粒，降解产生的银离子在细胞内累积。银在细胞内先是以 Ag—O 的中间物存在，然后转化成 Ag—S 的形式，可能结合在含有 SH 的氨基酸或多肽分子上。抗氧化剂和银离子的螯合剂 N-乙酰半胱氨酸明显降低细胞毒性，说明银纳米颗粒的毒性主要由银离子的降解和产生的氧化应激引起。不同的表面修饰可降低纳米银的体内蓄积，进而降低其毒性[77]。借助于同步辐射 Nano-CT、XAS 技术，在时间与空间水平上将纳米颗粒的细胞转运与化学转化关联起来。纳米银由单质降解并进一步转变为银硫键，后者是诱导细胞毒性的主要形式，导致细胞的氧化应激及线粒体凋亡[45]。而金纳米棒则在体内长期稳定存在，不会发生降解[78]。

12.5　建立早期、灵敏、高通量的安全性检测评价指标

　　纳米材料在很多情况下是低剂量暴露，如纳米相关产品中的材料释出或纳米材料生产场所的低剂量呼吸暴露，这都对纳米毒理学的发展及纳米材料的安全性评价应用提出了更高的要求，需要发展更精细、高灵敏、高分辨率的安全性研究方法和先进的风险评估技术，建立新型、早期及灵敏的安全性检测评价指标，以保证其可持续发展。除了利用传统的毒理学研究方法在细胞或动物水平对纳米材料进行毒性鉴别和安全性评估外，纳米毒理学研究还在分子层面对纳米毒性进行深入探索，可以有效指导纳米产品的安全性设计与合成以降低或消除其环境健康危害。纳米材料的分子毒理学是从分子水平上研究纳米颗粒与生物机体相互作用的学科，阐释纳米颗粒的有害结局路径（adverse outcome pathways，AOPs），探究生物机体对纳米颗粒物结构性质的影响，即纳米颗粒物的生物转化。我们从实际安全性评价应用的角度，将当前毒理学研究中所提倡的替代毒理学方案引入到纳米材料安全性评价中，并推荐了纳米材料安全性评价的具体执行路线与分层级评价策略，同时从应用角度，将高通量筛选、计算毒理学及组学评价技术应用于纳米生物效应与安全性评价中[79]。

　　首先需要选择合适的分子起始事件（molecular initiating event，MIE），例如 ROS/氧化应激水平、内质网应激（ER stress）、Ca^{2+} 变化情况等。多种金属或金属氧化物纳米材料如 Ag[80]、ZnO[81]、TiO_2[27]、Cu 和 CuO[82]纳米颗粒均可以通过产生游离自由基诱发氧化应激。细胞受到低剂量纳米 ZnO 颗粒刺激可诱发明显的内质网应激效应，而内质网应激定量检测可以作为测定纳米材料低剂量暴露时早期、灵敏的安全性评价指标，应用于纳米 ZnO 颗粒物及其他人造纳米材料的安全性评价（图 12-4）。在 $1mg/m^3$ 纳米 ZnO 气溶胶暴露下，成年人呼吸 60min，肺内颗粒沉积可诱发肺内明显产生内质网应激效应，相比美国国家职业安全卫生研究所给出的 ZnO 类颗粒物质暴露阈值（$5mg/m^3$ 气溶胶暴露环境，工人每周工作 40h），灵敏度有了进一步的提升[81]。通过内质网应激评价不同来源细胞系，发现不同细

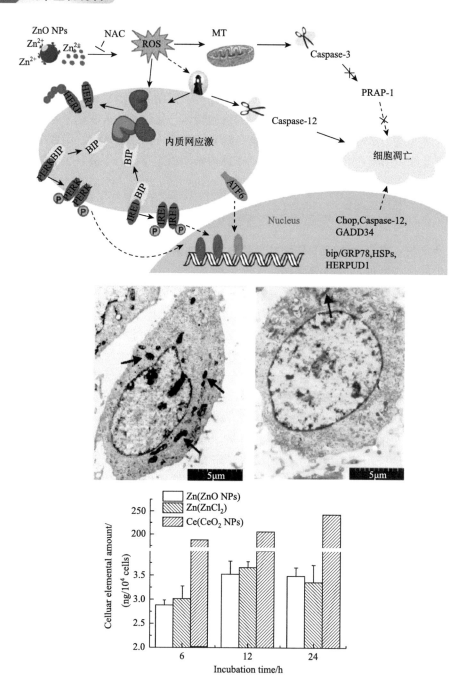

图 12-4 细胞受到低剂量纳米 ZnO 颗粒刺激可诱发明显的内质网应激效应，内质网应激定量检测可以作为测定纳米材料低剂量暴露时早期、灵敏的安全性评价指标[81]

胞对银纳米颗粒的暴露差异显著, 其中呼吸系统细胞系 16HBE 最低可观察到效应剂量 (lowest observable effect concentrations, LOEC) 为 $1.3\mu g/cm^2$。对动物效应所使用剂量与体外细胞实验获得的剂量值进行了比对, 动物实验所使用的引起明显效应的剂量 $4ng/cm^2$ 是体外得到的 LOEC 值的 1/325, 提示动物水平安全性评价得到更严格的剂量效应评价结果, 而体外安全性评价数据不能简单地外推作为体内安全剂量结果[83]。

其次是选择毒性信号通路 (toxicity signaling pathways) 中的关键因素, 如炎症因子、核因子 κB (NF-κB)、丝裂原活化蛋白激酶 (MAPK)、TGF-β 等。较大的纳米颗粒更容易产生 ROS, 导致毒性信号通路的激活, 如 NF-κB 信号通路和 NLRP3 炎性小体信号通路。纳米颗粒一般会与细胞膜受体相互作用, 诱发细胞因子和趋化因子的分泌[61]。NF-κB 是机体调节对感染免疫应答的重要转录因子, 可以用于进行纳米材料的风险评估[67]。NLRP3 炎性小体主要在巨噬细胞中表达, 其活化导致炎性细胞因子如 IL-1β 的成熟, NLRP3 炎性小体通路可用于评估颗粒和纤维的免疫毒性[49]。这意味着 ROS-NF-κB-NLRP3 信号传导途径在纳米材料的毒性评估中具有高度优先性。另外, MAPK 途径控制细胞基本过程, 包括增殖、基因表达、分化、有丝分裂、细胞存活和细胞凋亡, 对外部刺激和细胞应激具有强烈反应, 并且与细胞不良反应如细胞凋亡和炎症密切相关。CNTs、石墨烯、富勒醇和一些金属氧化物纳米材料, 均可以通过激活 MAPK 信号通路触发细胞凋亡[60]。

最后是选择细胞损伤或恶性转化的相关指标, 如细胞周期改变、基因毒性、纤维化、上皮间质转化 (EMT) 等。细胞凋亡与坏死是细胞损伤的重要指标。纳米颗粒与细胞膜接触, 与脂质分子相互作用引发细胞凋亡与坏死。纳米材料生物效应与安全性评价的最初阶段: ①通过测定乳酸脱氢酶来监测细胞膜的完整性; ②通过测定细胞活力 (如 MTT 测定用于评估线粒体功能) 评估细胞的毒性作用; ③通过比色测定法定量细胞的死亡 (如活/死试验和台盼蓝染色等); ④通过膜联蛋白 annexin V 荧光染色检测细胞的凋亡和坏死。当细胞与纳米材料相互作用时, 发生的细胞稳态中断、细胞损伤或细胞死亡通常是时间和浓度依赖性的, 随着时间延长和浓度增加, 毒性增强。随着炎症的诱导, 长的 CNTs 可以通过激活 TGF-β/Smad 信号通路促进成纤维细胞向肌成纤维细胞转化[74], 并诱导上皮细胞向间质细胞转化[84], 在体内形成明显的肉芽肿。因此, 从激活的相关信号传导途径中鉴定分子标志物将有助于纳米材料诱发癌变发生的早期检测。

在多层级评价策略中, 高通量筛选越来越显示其重要性, 包括毒理学损伤途径、信号通路、细胞膜损伤、器官损伤、细胞凋亡和坏死途径、DNA 损伤、致突变性等方面的评估。在基于快速通路的细胞筛选研究中, 利用一个或多个上述终点, 可以对不同大小、形状、分散性、带隙、表面电荷等材料性能分别进行生物响应测试, 以建立纳米材料的性质-活性关系。目前系统生物学方法, 特别是组学技术在分子纳米毒理学研究中也发挥着越来越重要的作用。系统生物学方法的优势在于可以对纳米颗粒物引发的生物分子的改变进行系统性的检测。尽管组学技术可以鉴定到大量生物分子表达量的变化，但是对于其所对应的 AOPs 的验证非常有限，主要集中于细胞炎症响应、细胞迁移、细胞凋亡坏死等已知的信号通路。针对不同纳米材料，我们建立了高内涵分析技术及详细的检测实验方法。使用人支气管上皮细胞，针对 8 种纳米材料，同时检测 4 种不同生物学效应指标，包括 ROS、钙离子细胞质内的释放变化、线粒体膜电位及溶酶体 pH 变化，并随后对所得到的结果进行综合检测分析。纳米 Ag、ZnO、CeO_2 及 TiO_2 等都明显诱发 ROS 的产生，同时发生剂量相关的膜电位下降和溶酶体 pH 上调现象，而利用此方法在 24h 处理的细胞中未检测到明显的 Ca^{2+} 变化。继续发展高效、可靠的高内涵分析技术，增加多种指标的获取及结果的综合分析，可以大大提高纳米材料安全性评价的效率。

12.6 本章小结

我国纳米毒理学学科发展起步较早，在纳米毒理学某些重要的研究方向上，我国形成了重要的研究成果和国际影响。在纳米毒理学研究方法方面，我国科研人员近年来在复杂介质中纳米材料定量分析、纳米材料化学/生物转化分析方面取得了一系列重要的创新成果，将单细胞分析、Nano-CT、X 射线吸收精细结构谱、X 射线荧光分析与 X 射线吸收近边结构谱结合、同位素示踪等技术手段用于纳米毒理学效应研究，形成了多项重要创新性研究成果。在理化性质与生物效应的影响机制方面我国也走在国际前列，这与我国研究工作起步早、研究团队稳定及研究计划周密是密不可分的。随着纳米材料定量分析的发展，未来的研究更需要基于纳米-生物体作用过程的特点，发展超高灵敏、超高分辨、原位、非标记、高通量、动态快速检测的新分析方法和分析策略，实现纳米材料的精准定量和准确定位，并动态获取纳米材料的关键化学结构信息。这些含量、组成及化学结构等时空关联信息将为纳米生物医学的研究提供全方位、真实、可靠的生物学与化学证据。

参 考 文 献

[1]　Xu L, Liang H W, Yang Y, et al. Stability and reactivity: positive and negative aspects for nanoparticle processing. Chemical Reviews, 2018, 118 (7): 3209-3250.

[2]　Liu Y, Chen C Y. Development and prospect of biological effects and safety issues of nanomaterials (in Chinese). Chinese Science Bulletin, 2018, 63: 1-18.

[3]　Zhao F, Meng H, Yan L, et al. Nanosurface chemistry and dose govern the bioaccumulation and toxicity of carbon

nanotubes，metal nanomaterials and quantum dots *in vivo*. Science Bulletin，2015，60（1）：3-20.

[4]　Poland C A，Duffin R，Kinloch I，et al. Carbon nanotubes introduced into the abdominal cavity of mice show asbestos-like pathogenicity in a pilot study. Nature Nanotechnology，2008，3（7）：423-428.

[5]　Service R F. American Chemical Society meeting. Nanomaterials show signs of toxicity. Science，2003，300（5617）：243.

[6]　Zhao Y L，Nalwa S H. Nanotoxicology：Interactions of Nanomaterials with Biological Systems. Los Angeles：American Scientific Publishers，2007.

[7]　赵宇亮，白春礼. 纳米毒理学：纳米材料的毒理学和生物活性. 北京：科学出版社，2009：1-68.

[8]　陈春英，陈瑞，白茹，等. 生产与工作场所纳米颗粒暴露监测指南. 北京：科学出版社，2015：30-36.

[9]　Wu T，Tang M. Toxicity of quantum dots on respiratory system. Inhalation Toxicology，2014，26（2）：128-139.

[10]　Chen H Q，Gao D，Wang B，et al. Graphene oxide as an anaerobic membrane scaffold for the enhancement of *B. adolescentis* proliferation and antagonistic effects against pathogens *E. coli* and *S. aureus*. Nanotechnology，2014，25（16）：165101.

[11]　Xue Y，Zhang T，Zhang B，et al. Cytotoxicity and apoptosis induced by silver nanoparticles in human liver HepG2 cells in different dispersion media. Journal of Applied Toxicology，2016，36（3）：352-360.

[12]　Chen H，Wang B，Gao D，et al. Broad-spectrum antibacterial activity of carbon nanotubes to human gut bacteria. Small，2013，9（16）：2735-2746.

[13]　Zhang T，Hu Y，Tang M，et al. Liver toxicity of cadmium telluride quantumdots（CdTe QDs）due to oxidative stress *in vitro* and *in vivo*. International Journal of Molecular Sciences，2015，16（10）：23279-23299.

[14]　Zhang T，Tang M，Kong L，et al. Surface modification of multiwall carbon nanotubes determines the pro-inflammatory outcome in macrophage. Journal of Hazardous Materials，2015，284：73-82.

[15]　Wu T，He K，Zhan Q，et al. Partial protection of *N*-acetylcysteine against MPA-capped CdTe quantum dot-induced neurotoxicity in rat primary cultured hippocampal neurons. Toxicology Research，2015，4（6）：1613-1622.

[16]　Wu T，He K，Zhan Q，et al. MPA-capped CdTe quantum dots exposure causes neurotoxic effects in nematode *Caenorhabditis elegans* by affecting the transporters and receptors of glutamate，serotonin and dopamine at the genetic level，or by increasing ROS，or both. Nanoscale，2015，7（48）：20460-20473.

[17]　Wang B，He X，Zhang Z Y，et al. Metabolism of nanomaterials *in vivo*：blood circulation and organ clearance. Accounts of Chemical Research，2013，46（3）：761-769.

[18]　Wang J，Deng X Y，Yang S T，et al. Rapid translocation and pharmacokinetics of hydroxylated single-walled carbon nanotubes in mice. Nanotoxicology，2008，2（1）：28-32.

[19]　Su Y，Peng F，Jiang Z，et al. *In vivo* distribution，pharmacokinetics，and toxicity of aqueous synthesized cadmium containing quantum dots. Biomaterials，2011，32（25）：5855-5862.

[20]　Cao M J，Cai R，Zhao L，et al. Molybdenum derived from nanomaterials incorporates into molybdenum enzymes and affects their activities *in vivo*. Nature Nanotechnology，2021，16（6）708-716.

[21]　Chen Z，Chen H，Meng H，et al. Bio-distribution and metabolic paths of silica coated CdSeS quantum dots. Toxicology and Applied Pharmacology，2008，230（3）：364-371.

[22]　Sun C，Yang H，Yuan Y，et al. Controlling assembly of paired gold clusters within apoferritin nanoreactor for *in vivo* kidney targeting and biomedical imaging. Journal of the American Chemical Society，2011，133（22）：8617-8624.

[23]　Wang H F，Wang J，Deng X Y，et al. Biodistribution of carbon single-wall carbon nanotubes in mice. Journal of Nanoscience and Nanotechnology，2004，4（8）：1019-1024.

[24] Yang S T，Guo W，Lin Y，et al. Biodistribution of pristine single-walled carbon nanotubes *in vivo*. Journal of Physical Chemistry C，2007，111（48）：17761-17764.

[25] Wang J X，Zhou G Q，Chen C Y，et al. Acute toxicity and biodistribution of different sized titanium dioxide particles in mice after oral administration. Toxicology Letters，2007，168（2）：176-185.

[26] Wang J X，Chen C Y，Liu Y，et al. Potential neurological lesion after nasal instillation of TiO$_2$ nanoparticles in the anatase and rutile crystal phases. Toxicology Letters，2008，183（1）：72-80.

[27] Wang J X，Liu Y，Jiao F，et al. Time-dependent translocation and potential impairment on central nervous system by intranasally instilled TiO$_2$ nanoparticles. Toxicology，2008，254（1）：82-90.

[28] Wang B，Feng W Y，Wang M，et al. Acute toxicological impact of nano- and submicro-scaled zinc oxide powder on healthy adult mice. Journal of Nanoparticle Research，2008，10（2）：263-276.

[29] Meng H，Chen Z，Xing G M，et al. Ultrahigh reactivity provokes nanotoxicity：explanation of oral toxicity of nanocopper particles. Toxicology Letters，2007，175（1-3）：102-110.

[30] Chen Z，Meng H，Xing G M，et al. Acute toxicological effects of copper nanoparticles *in vivo*. Toxicology Letters，2006，163（3）：109-120.

[31] Zhu M T，Feng W，Wang B，et al. Comparative study of pulmonary responses to nano- and submicron-sized ferric oxide in rats. Toxicology，2008，247（2-3）：102-111.

[32] Zhu M T，Feng W，Wang Y，et al. Particokinetics and extrapulmonary translocation of intratracheally instilled ferric oxide nanoparticles in rats and the potential health risk assessment. Toxicological Sciences，2009，107（2）：342-351.

[33] Zhu M T，Wang B，Wang Y，et al. Endothelial dysfunction and inflammation induced by iron oxide nanoparticle exposure：risk factors for early atherosclerosis. Toxicology Letters，2011，203（2）：162-171.

[34] Wang B，Feng W Y，Zhu M T，et al. Neurotoxicity of low-dose repeatedly intranasal instillation of nano- and submicron-sized ferric oxide particles in mice. Journal of Nanoparticle Research，2009，11（1）：41-53.

[35] Meng H，Chen Z，Xing G M，et al. Ultrahigh reactivity and grave nanotoxicity of copper nanoparticles. Journal of Radioanalytical and Nuclear Chemistry，2007，272（3）：595-598.

[36] Chen Z，Meng H，Yuan H，et al. Identification of target organs of copper nanoparticles with ICP-MS technique. Journal of Radioanalytical and Nuclear Chemistry，2007，272（3）：599-603.

[37] Li Y，Zhou Y，Xu D，et al. Surface chirality-dependent cytotoxicity of glutathione-stabilized quantum dots and its links to autophagy. Angewandte Chemie International Edition，2011，50：5860-5864.

[38] He X，Zhang H，Ma Y，et al. Lung deposition and extrapulmonary translocation of nano-ceria after intratracheal instillation. Nanotechnology，2010，21（28）：285103.

[39] Ge C C，Li Y，Yin J J，et al. The contributions of metal impurities and tube structure to the toxicity of carbon nanotube materials. NPG Asia Material，2012，4（12）：755-758.

[40] Wang J，Bai R，Yang R，et al. Size- and surface chemistry-dependent pharmacokinetics and tumor accumulation of engineered gold nanoparticles after intravenous administration. Metallomics，2015，7（3）：516-524.

[41] Yang S T，Wang H，Meziani M J，et al.Biodefunctionalization of functionalized single-walled carbon nanotubes in mice. Biomacromolecules，2009，10：2009-2012.

[42] Xu L G，Liu Y，Chen Z Y，et al. Surface-engineered gold nanorods：promising DNA vaccine adjuvant for HIV-1 treatment. Nano Letters，2012，12（4）：2003-2012.

[43] Wang J，Xie Y D，Wang L M，et al. *In vivo* pharmacokinetic features and biodistribution of star and rod shaped gold nanoparticles by multispectral optoacoustic tomography. RSC Advances，2015，5（10）：7529-7538.

[44] Qu Y，Li W，Zhou Y L，et al. Full assessment of fate and physiological behavior of quantum dots utilizing caenorhabditis elegans as a model organism. Nano Letters，2011，11（8）：3174-3183.

[45] Wang L M，Zhang T L，Li P Y，et al. Use of synchrotron radiation-analytical techniques to reveal chemical origin of silver-nanoparticle cytotoxicity. ACS Nano，2015，9（6）：6532-6547.

[46] Wang L M，Yan L，Liu J，et al. Quantification of nanomaterial/nanomedicine trafficking *in vivo*. Analytical Chemistry，2018，90（1）：589-614.

[47] Liu J，Wang P，Zhang X，et al. Rapid degradation and high renal clearance of Cu_3BiS_3 nanodots for efficient cancer diagnosis and photothermal therapy *in vivo*. ACS Nano，2016，10（4）：4587-4598.

[48] He X，Pan Y Y，Zhang J Z，et al. Quantifying the total ionic release from nanoparticles after particle-cell contact. Environmental Pollution，2015，196：194-200.

[49] Chen Z Y，Liu Y，Sun B Y，et al. Polyhydroxylated metallofullerenols stimulate IL-1 beta secretion of macrophage through TLRs/MyD88/NF-kappa B pathway and $NLRP_3$ inflammasome activation. Small，2014，10（12）：2362-2372.

[50] Cao M J，Wang P Y，Kou Y，et al. Gadolinium(III)-chelated silica nanospheres integrating chemotherapy and photothermal therapy for cancer treatment and magnetic resonance imaging. ACS Applied Materials & Interfaces，2015，7（45）：25014-25023.

[51] Wang J，Liu J，Liu Y，et al. Gd-hybridized plasmonic Au-nanocomposites enhanced tumor-interior drug permeability in multimodal imaging-guided therapy. Advanced Materials，2016，28（40）：9014-9014.

[52] Yao S K，Fan J D，Chen Z Y，et al. Three-dimensional ultrastructural imaging reveals the nanoscale architecture of mammalian cells. IUCRJ，2018，5（Pt 2）：141-149.

[53] Wang L M，Li J Y，Pan J，et al. Revealing the binding structure of the protein corona on gold nanorods using synchrotron radiation-based techniques：understanding the reduced damage in cell membranes. Journal of the American Chemical Society，2013，135（46）：17359-17368.

[54] Zheng L N，Wang M，Zhao L C，et al. Quantitative analysis of $Gd@C_{82}(OH)_{22}$ and cisplatin uptake in single cells by inductively coupled plasma mass spectrometry. Analytical and Bioanalytical Chemistry，2015，407（9）：2383-2391.

[55] Chang X L，Ruan L F，Yang S T，et al. Quantification of carbon nanomaterials *in vivo*：direct stable isotope labeling on the skeleton of fullerene C_{60}. Environmental Science：Nano，2014，1（1）：64-70.

[56] Gao F P，Cai P J，Yang W J，et al. Ultrasmall [^{64}Cu]Cu nanoclusters for targeting orthotopic lung tumors using accurate positron emission tomography imaging. ACS Nano，2015，9（5）：4976-4986.

[57] Qiu Y，Liu Y，Wang L M，et al. Surface chemistry and aspect ratio mediated cellular uptake of Au nanorods. Biomaterials，2010，31（30）：7606-7619.

[58] Wang L M，Liu Y，Li W，et al. Selective targeting of gold nanorods at the mitochondria of cancer cells：implications for cancer therapy. Nano Letters，2010，11（2）：772-780.

[59] Liu Y X，Li W，Lao F，et al. Intracellular dynamics of cationic and anionic polystyrene nanoparticles without direct interaction with mitotic spindle and chromosomes. Biomaterials，2011，32：8291-8303.

[60] Li Y，Liu Y，Fu Y，et al. The triggering of apoptosis in macrophages by pristine graphene through the MAPK and TGF-beta signaling pathways. Biomaterials，2012，33（32）：402-411.

[61] Zhou H J，Zhao K，Li W，et al. The interactions between pristine graphene and macrophages and the production of cytokines/chemokines via TLR- and NF-kappa B-related signaling pathways. Biomaterials，2012，33（29）：6933-6942.

[62] Chong Y，Ge C C，Fang G，et al. Light-enhanced antibacterial activity of graphene oxide，mainly via accelerated electron transfer. Environmental Science & Technology，2017，51（17）：10154-10161.

[63] Cai R，Chen C Y. Protein corona *in vivo*：dynamic complement proteins-mediated opsonization and immune modulation. Science Bulletin，2017，62（14）：976-977.

[64] Ge C C，Du J F，Zhao L N，et al. Binding of blood proteins to carbon nanotubes reduces cytotoxicity. Proceedings of the National Academy of Sciences of the United States of America，2011，108（41）：16968-16973.

[65] Wang X Y，Wang M Z，Lei R，et al. Chiral surface of nanoparticles determines the orientation of adsorbed transferrin and its interaction with receptors. ACS Nano，2017，11（5）：4606-4616.

[66] Wang X Y，Wang X F，Wang M Z，et al. Probing adsorption behaviors of BSA onto chiral surfaces of nanoparticles. Small，2018，14（16）：1703982.

[67] Liu Y，Zhao Y L，Sun B Y，et al. Understanding the toxicity of carbon nanotubes. Accounts of Chemical Research，2013，46（3）：702-713.

[68] Monopoli M P，Aberg C，Salvati A，et al. Biomolecular coronas provide the biological identity of nanosized materials. Nature Nanotechnology，2012，7（14）：779-786.

[69] Riehemann K. Nanotoxicity：how the body develops a way to reduce the toxicity of carbon nanotubes. Small，2012，8（13）：1970-1972.

[70] Ge C C，Lao F，Li W，et al. Quantitative analysis for metal impurities in carbon nanotubes：efficacy of different pretreatment protocols for ICP-MS spectroscopy. Analytical Chemistry，2008，80（24）：9426-9634.

[71] Meng L，Jiang A H，Chen R，et al. Inhibitory effects of multiwall carbon nanotubes with high iron impurity on viability and neuronal differentiation in cultured PC12 cells. Toxicology，2013，313（1）：49-58.

[72] Ge C C，Meng L，Xu L，et al. Acute pulmonary and moderate cardiovascular responses of spontaneously hypertensive rats after exposure to single-wall carbon nanotubes. Nanotoxicology，2012，6（5）：526-542.

[73] Meng L，Chen R，Jiang A H，et al. Short multiwall carbon nanotubes promote neuronal differentiation of PC12 cells via up-regulation of the neurotrophin signaling pathway. Small，2013，9（9-10）：1786-1798.

[74] Wang P，Nie X，Wang Y，et al. Multiwall carbon nanotubes mediate macrophage activation and promote pulmonary fibrosis through TGF-beta/smad signaling pathway. Small，2013，9（22）：3799-3811.

[75] Zhao F，Zhao Y，Liu Y，et al. Cellular uptake，intracellular trafficking，and cytotoxicity of nanomaterials. Small，2011，7（10）：1322-1337.

[76] Fang G，Li W F，Shen X M，et al. Differential Pd-nanocrystal facets demonstrate distinct antibacterial activity against gram-positive and gram-negative bacteria. Nature Communications，2018，9（1）：129.

[77] Jiang X M，Miclaus T，Wang L M，et al. Fast intracellular dissolution and persistent cellular uptake of silver nanoparticles in CHO-K1 cells：implication for cytotoxicity. Nanotoxicology，2015，9（2）：181-189.

[78] Wang L M，Li Y F，Zhou L J，et al. Characterization of gold nanorods *in vivo* by integrated analytical techniques：their uptake，retention，and chemical forms. Analytical & Bioanalytical Chemistry，2010，396（3）：1105-1114.

[79] Chen R，Qiao J，Bai R，et al. Intelligent testing strategy and analytical techniques for the safety assessment of nanomaterials. Analytical & Bioanalytical Chemistry，2018（11）：1-16.

[80] Chen R，Zhao L，Bai R，et al. Silver nanoparticles induced oxidative and endoplasmic reticulum stresses in mouse tissues：implications for the development of acute toxicity after intravenous administration. Toxicology Research，2016，5（2）：602-608.

[81] Chen R，Huo L L，Shi X F，et al. Endoplasmic reticulum stress induced by zinc oxide nanoparticles is an earlier biomarker for nanotoxicological evaluation. ACS Nano，2014，8（3）：2562-2574.

[82] Zhang L，Bai R，Liu Y，et al. The dose-dependent toxicological effects and potential perturbation on the neurotransmitter secretion in brain following intranasal instillation of copper nanoparticles. Nanotoxicology，2012，6（5）：562-575.

[83] Huo L L，Chen R，Zhao L，et al. Silver nanoparticles activate endoplasmic reticulum stress signaling pathway in cell and mouse models：the role in toxicity evaluation. Biomaterials，2015，61：307-315.

[84] Wang P，Wang Y，Nie X，et al. Multiwall carbon nanotubes directly promote fibroblast-myofibroblast and epithelial-mesenchymal transitions through the activation of the TGF-beta/Smad signaling pathway. Small，2015，11（4）：446-455.

（国家纳米科学中心 刘　颖，陈春英，赵宇亮）

关键词索引